Schubert

Leistungsabrechnung in der Zahnmedizin

Libromed

Wichtiger Hinweis: Das Abrechnungswesen unterliegt einem ständigen Wandel. Gesetzliche Bestimmungen, Rechtsverordnungen und die vertraglichen Vereinbarungen zwischen Zahnärzten und Krankenkassen werden mit der Zeit geändert bzw. neu geregelt.

Autor und Verlag haben besondere Mühe darauf verwandt, dass die Angaben in diesem Buch genau dem **Wissensstand bei Fertigstellung des Werkes** entsprechen. Dennoch ist jeder Benutzer aufgefordert, bei der praktischen Anwendung eigenverantwortlich die jeweils gültigen rechtlichen Bestimmungen für eine ordnungsgemäße Abrechnung zu prüfen.

Die Auslegung mancher Abrechnungspositionen ist unterschiedlich. In Zweifelsfällen empfehlen wir, sich an die zuständige Zahnärztekammer oder Kassenzahnärztliche Vereinigung (KZV) zu wenden. Im Rahmen der vertragszahnärztlichen Abrechnung sind die Aussendungen der KZV zu beachten, die auch auf regionale Besonderheiten hinweisen.

Für im Buch bestehende Fehler können Autor und Verlag keine Verantwortung und daraus folgende oder sonstige Haftung übernehmen.

Als Beitrag zum **Umweltschutz** wurde dieses Buch auf **chlorfrei gebleichtem** Papier gedruckt.

Libromed online   www.libromed.de

Für den Gebrauch an Schulen. Dieses Buch folgt der neuen Rechtschreibung.
Alle Drucke einer Auflage können im Unterricht parallel verwendet werden.
© 2019 Libromed GmbH, Krefeld

Dieses Werk und seine Teile sind urheberrechtlich geschützt.
Jede Nutzung – außer in den gesetzlich zugelassenen Fällen – bedarf daher der vorherigen schriftlichen Genehmigung des Verlages.

4. Auflage
Druck 6 5 4 3 2 / 24 23 22 21 20 19
Gebrauchsnamen, Handelsnamen, Warenbezeichnungen usw. können gesetzlich geschützt sein, ohne dass dies im Buch gekennzeichnet wurde.

Titelgestaltung:	Scott Krausen
Produktion:	Printmanagement Plitt GmbH, Oberhausen
Vertrieb:	Libromed GmbH Winnertzweg 30 B 47803 Krefeld Tel./Fax: 0 21 51/56 44 42

Best.-Nr. 86513
ISBN 978-3-927 865-13-6
Band I hat die Best.-Nr. 86512   (ISBN 978-3-927 865-12-9)

Vorwort

Am **01.01.2012** ist die neue **Gebührenordnung für Zahnärzte (GOZ 2012)** in Kraft getreten.

Unser **modernes, zweibändiges Lehrwerk** enthält die **komplette Leistungsabrechnung in der Zahnmedizin** übersichtlich nach dem Rahmenlehrplan in 13 Lernfelder gegliedert:
- Band I Lernfelder 1 – 8
- Band II Lernfelder 9 – 13.

Die Privat- und Kassenabrechnung werden auf neuestem Stand erläutert.

> Kassenabrechnung nach BEMA auf weißen Seiten,
> Privatabrechnung nach GOZ auf blauen Seiten.

Grundsätze unseres Lehr- und Nachschlagewerks sind:
- **Gebührentexte im Original** abgedruckt (grau unterlegt)
- **ausführliche Erläuterungen** mit Bezug auf die **Zahnmedizinische Assistenz**
- **klare, präzise Bewertungen** der Abrechnungsbestimmungen
- handlungsorientierte **Einheit von Text, Bild und Gestaltung**
- fächerübergreifend schneller Zugriff auf **fundiertes Wissen**.

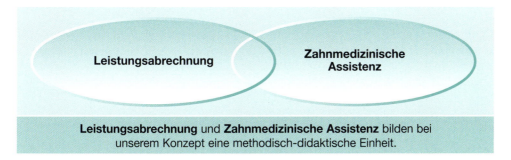

Leistungsabrechnung und Zahnmedizinische Assistenz bilden bei unserem Konzept eine methodisch-didaktische Einheit.

Unsere **Leistungsabrechnung** ist:
– ein **Lehrbuch** für die Ausbildung in der Schule und
– ein **Nachschlagewerk** für die tägliche Arbeit in der Praxis.

Der strukturierte Aufbau und ein **umfangreiches Stichwort- und Leistungsverzeichnis** machen das Buch besonders benutzerfreundlich.

Wir **danken** Frau Maria Bockholt für die gewissenhafte Bewältigung der umfangreichen Schreibarbeiten und Herrn Hans-Joachim Plitt mit seinem Team für die hervorragende Zusammenarbeit und professionelle Realisation dieses Buches.

Wir wünschen viel **Spaß** bei der Arbeit mit diesem Buch und würden uns über Anregungen und Hinweise zur Weiterentwicklung dieses Lehrbuches freuen.

Krefeld, im Juli 2019

Dr. Fred Schubert   Dr. Barbara Schubert

Zur Benutzung des Buches

Dieses Buch enthält die Ausbildungsinhalte der **Lernfelder 9-13** für die **Leistungsabrechnung bei Kassen- und Privatpatienten** (Röntgenleistungen, systematische Parodontalbehandlung, kieferorthopädische Leistungen, Individualprophylaxe, Früherkennungsuntersuchungen, prothetische Leistungen).
Das Buch ist komplett 4-farbig gestaltet. Zur sicheren Orientierung dient die durchgängige Verwendung von Farben, Logos und Gestaltungselementen.

| Die Kassenabrechnung wird auf weißem Papier, | die Privatabrechnung auf hellblauem Papier erläutert. |

Originaltexte (Gesetze, Verträge und Gebühren) sind grau,

abrechenbare Leistungen grün,

nicht abrechenbare Leistungen rot,

Eintragungshinweise gelb unterlegt.

Die abgebildeten Logos unterstützen das optische Gedächtnis.

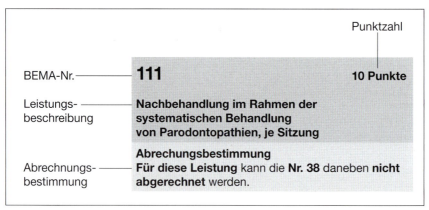

Aufbau des Gebührentextes einer BEMA-Position

Ergänzend enthält dieses Buch **Schaubilder, Diagramme, Übersichten** und **praxisbezogene Beispiele** zur Veranschaulichung und Selbstkontrolle.
Zu Beginn eines Lernfeldes dienen **Fallsituationen** und **Mindmaps** als Einstieg.

Die einzelnen **Gebührenpositionen der Leistungsabrechnung** bei Kassen- und Privatpatienten werden in diesem Buch detailliert in den verschiedenen **Lernfeldern** beschrieben:

- **LF 4** – Konservierende Leistungen bei der Kariestherapie und intraorale Röntgenleistungen
- **LF 5** – Konservierende Leistungen bei endodontischen Behandlungen
- **LF 7** – Leistungen bei Notfällen
- **LF 8** – Chirurgische Leistungen, Implantologie
- **LF 10** – Röntgenleistungen, Leistungen bei Parodontalbehandlungen, kieferorthopädische Leistungen
- **LF 11** – Individualprophylaxe, Früherkennungsuntersuchungen
- **LF 12** – Prothetische Leistungen.

Die **Lernfelder 1-8** sind **in Band I**, **die Lernfelder 9-13 in Band II** enthalten.

Inhaltsverzeichnis

Die Lernfelder 1-8 sind in Band I enthalten.

9 Waren beschaffen und verwalten

Zielformulierung 7
Inhalte von Lernfeld 9 7

10 Erkrankungen von Mundhöhle und Zahnhalteapparat – Röntgenkunde/Strahlenschutz

10.1	**Kassenabrechnung**	**10**
10.1.1	Röntgenleistungen	10
10.1.2	Behandlung von Mundschleimhauterkrankungen	13
10.1.3	Systematische Behandlung von Parodontalerkrankungen	14
10.1.4	Kieferorthopädische Leistungen	27
10.2	**Privatabrechnung**	**42**
10.2.1	Röntgendiagnostik	42
10.2.2	Leistungen bei Mundschleimhauterkrankungen	46
10.2.3	Leistungen bei Parodontalerkrankungen	47
10.2.4	Kieferorthopädische Leistungen	65

11 Prophylaxemaßnahmen planen und durchführen

11.1	**Kassenabrechnung**	**72**
11.1.1	Abrechnungsgrundlagen	72
11.1.2	Zahnärztliche Früherkennungsuntersuchungen	73
11.1.3	Individualprophylaxe	75
11.2	**Privatabrechnung**	**81**
11.2.1	Abrechnungsgrundlagen	81
11.2.2	Prophylaktische Leistungen	82
11.2.3	Konservierende Leistungen	90
11.2.4	Labordiagnostik	91
11.2.5	Zytologische Untersuchung	95

12 Prothetische Behandlungen begleiten

12.1	**Kassenabrechnung**	**99**
12.1.1	Abrechnungsgrundlagen	99
12.1.2	Vorbereitende Maßnahmen	148
12.1.3	Provisorien	152
12.1.4	Kronen	156
12.1.5	Brücken	159
12.1.6	Herausnehmbarer Zahnersatz und Kombinationsversorgung	165
12.1.7	Weichteilstützung und Verschluss von Defekten	181
12.1.8	Zahnersatz auf Implantaten	182
12.2	**Privatabrechnung**	**184**
12.2.1	Abrechnungsgrundlagen	184
12.2.2	Vorbereitende Maßnahmen	188
12.2.3	Provisorien	193
12.2.4	Kronen	199
12.2.5	Brücken	205
12.2.6	Herausnehmbarer Zahnersatz und Kombinationsversorgung	215
12.2.7	Verschluss von Defekten	225
12.2.8	Funktionsanalyse und -therapie	227

Anhang

Abkürzungen 237

Gebührenverzeichnis des Einheitlichen Bewertungsmaßstabes – BEMA 238

Gebührenverzeichnis der GOZ und GOÄ (Auszug) 240

Stichwortverzeichnis 244

Bildquellenverzeichnis 246

Inhaltsverzeichnis von Band I

1 Im Beruf und Gesundheitswesen orientieren

Keine Inhalte der Leistungsabrechnung

2 Patienten empfangen und begleiten

2.1	**Kassenabrechnung**	**9**
2.1.1	System der sozialen Sicherung	9
2.1.2	Gesetzliche Krankenversicherung	11
2.1.3	Kassenzahnärztliche Vereinigung	14
2.1.4	Bundesmantelvertrag	15
2.1.5	Einheitlicher Bewertungsmaßstab	19
2.1.6	KVK und eGK	20
2.1.7	Formulare	22
2.2	**Privatabrechnung**	**26**
2.2.1	Rechtliche Grundlagen	26
2.2.2	Zahnärztekammer	28
2.2.3	Gebührenordnung für Zahnärzte (GOZ)	29
2.2.4	Gebührenordnung für Ärzte (GOÄ)	51
2.2.5	Privatleistungen bei Kassenpatienten	53
2.3	**Zahnmedizinische Grundlagen**	**58**

3 Praxishygiene organisieren

Keine Inhalte der Leistungsabrechnung

4 Kariestherapie begleiten

	Zahnmedizinische Grundlagen	**63**
4.1	**Kassenabrechnung**	**65**
4.1.1	Abrechnungsgrundlagen	65
4.1.2	Allgemeine Leistungen	73
4.1.3	Untersuchungen	80
4.1.4	Basismaßnahmen	89
4.1.5	Füllungen	92
4.1.6	Konfektionierte Kronen	100
4.2	**Privatabrechnung**	**101**
4.2.1	Abrechnungsgrundlagen	101
4.2.2	Allgemeine Leistungen	102
4.2.3	Zahnärztliche Untersuchungen	114
4.2.4	Basismaßnahmen	119
4.2.5	Füllungen	124
4.2.6	Konfektionierte Kronen	133

5 Endodontische Behandlungen begleiten

	Zahnmedizinische Grundlagen	**137**
5.1	**Kassenabrechnung**	**138**
5.1.1	Abrechnungsgrundlagen	138
5.1.2	Anästhesieleistungen	140
5.1.3	Vitalerhaltung der Pulpa	143
5.1.4	Wurzelkanalbehandlungen	146
5.2	**Privatabrechnung**	**151**
5.2.1	Abrechnungsgrundlagen	151
5.2.2	Anästhesieleistungen	151
5.2.3	Vitalerhaltung der Pulpa	153
5.2.4	Wurzelkanalbehandlungen	154

6 Praxisabläufe organisieren

Keine Inhalte der Leistungsabrechnung

7 Zwischenfällen vorbeugen und in Notfallsituationen Hilfe leisten

	Zahnmedizinische Grundlagen	**163**
7.1	**Kassenabrechnung**	**164**
7.2	**Privatabrechnung**	**167**

8 Chirurgische Behandlungen begleiten

	Zahnmedizinische Grundlagen	**171**
8.1	**Kassenabrechnung**	**172**
8.1.1	Abrechnungsgrundlagen	172
8.1.2	Zahnärztliche Chirurgie	174
8.1.3	Behandlung von Verletzungen und Kiefergelenkserkrankungen	202
8.2	**Privatabrechnung**	**209**
8.2.1	Abrechnungsgrundlagen	209
8.2.2	Chirurgische Leistungen	215
8.2.3	Behandlung von Verletzungen	237
8.2.4	Aufbissbehelfe und Schienen	240
8.2.5	Implantologische Leistungen	244

9 Waren beschaffen und verwalten

Das **Lernfeld 9** enthält **keine Inhalte der Leistungsabrechnung**.

Zielformulierung

Im **Rahmenlehrplan** sind folgende Ziele von Lernfeld 9 angegeben:
Die angehenden **Zahnmedizinischen Fachangestellten**
– planen die bedarfs- und umweltgerechte Versorgung der Praxis mit Waren und Materialien.
– erkunden Beschaffungsmöglichkeiten, holen Informationen ein und bereiten die gewonnenen Daten zur Vorbereitung von Kaufentscheidungen auf. Dazu nutzen sie die Formen mündlicher und schriftlicher Kommunikation mit aktuellen Medien.
– analysieren und vergleichen Angebote unter qualitativen, quantitativen und wirtschaftlichen Aspekten und treffen eine ökonomisch und ökologisch begründete Auswahlentscheidung.
– überwachen und erfassen den Wareneingang.
– identifizieren auftretende Erfüllungsstörungen und damit verbundene Konflikte, verdeutlichen Praxisinteressen und vertreten diese unter Berücksichtigung rechtlicher und wirtschaftlicher Gesichtspunkte gegenüber dem Kaufvertragspartner. Dazu kommunizieren sie sowohl mündlich als auch schriftlich unter Verwendung moderner Informationstechnik.
– bereiten Zahlungsvorgänge unter Nutzung ihrer Fachkenntnisse über Zahlungsbedingungen und aktuelle Zahlungsformen vor, erfassen und überwachen diese.
– wenden relevante Rechtsvorschriften beim Umgang mit Belegen an.
– verschaffen sich einen Überblick über die zu lagernden Materialien und Werkstoffe und berücksichtigen die mit der Lagerung verbundenen Besonderheiten.
– nutzen Möglichkeiten der Energieeinsparung und planen die umweltgerechte Wiederverwertung und Entsorgung von Materialien und Geräten entsprechend den rechtlichen Vorschriften.

Inhalte von Lernfeld 9

Die im **Rahmenlehrplan** aufgeführten **Inhalte von Lernfeld 9** sind:
– Bezugsquellenermittlung
– Informationsbeschaffung, Anfrage
– Angebotsvergleich
– Skontoberechnung und Zinsberechnung
– Kaufvertrag
– Sprechstundenbedarf
– mangelhafte Lieferung, Lieferungsverzug
– Umgang mit Belegen
– Gerätebuch und -verzeichnis
– Checklisten
– Grundsätze der Lagerhaltung.

Lernfeldübersicht

Kassenabrechnung

10.1.1 Röntgenleistungen
- Röntgendiagnostik der Zähne **Ä 925 a-d**
- Röntgenaufnahme der Hand **Ä 928**
- Aufnahmen des Schädels **Ä 934 a-c**
- Teilaufnahmen des Schädels **Ä 935 a-d**

10.1.2 Mundschleimhauterkrankungen
- Gewinnung von Zellmaterial durch Abstrich **05**
- Mundschleimhautbehandlung **105**

10.1.3 Systematische Parodontalbehandlung
- Erhebung des PSI-Code **04**
- Befundaufnahme und Erstellen eines Heil- und Kostenplans **4**
- Systematische PAR-Behandlung, geschlossenes Vorgehen **P 200, P 201**
- Systematische PAR-Behandlung, offenes Vorgehen **P 202, P 203**
- Einschleifen des Gebisses **108**
- Nachbehandlung **111**

10.1.4 Kieferorthopädische Leistungen
- Kieferorthopädische Untersuchung **01k**
- Kieferorthopädische Behandlungsplanung **5**
- Abformung, Bissnahme **7a**
- Kieferorthopädische Diagnostik **116-118**
- Umformung eines Kiefers **119 a-d**
- Einstellung des Unterkiefers in den Regelbiss **120 a-d**
- Einzelne Maßnahmen **121-125**
- Behandlung mit festsitzenden Apparaturen **126-131**

Privatabrechnung

10.2.1 Röntgenleistungen
- Röntgendiagnostik der Zähne **GOÄ 5000**
- Panoramaaufnahmen **GOÄ 5002, 5004**
- Bestimmung des Skelettalters **GOÄ 5037**
- Schädel-Übersicht **GOÄ 5090**
- Schädelteile **GOÄ 5095**
- Zuschlag für digitales Röntgen **GOÄ 5298**
- Computertomographie **GOÄ 5370, 5377**

10.2.2 Mundschleimhauterkrankungen
- Entnahme und Aufbereitung von Abstrichmaterial **GOÄ 297, 298**
- Mundschleimhautbehandlung **GOZ 4020**

10.2.3 Systematische Parodontalbehandlung
- Erstellen eines Parodontalstatus **GOZ 4000**
- Erhebung Gingiva-/PAR-Index **GOZ 4005**
- Basismaßnahmen **GOZ 4020-4060**
- Parodontalchirurgie **GOZ 4070-4138**
- Nachbehandlung **GOZ 4150**

10.2.4 Kieferorthopädische Leistungen
- Heil- und Kostenplan für KFO-Behandlung **GOZ 0040**
- Befunderhebung und Diagnostik **GOZ 6000-6020**
- Umformung eines Kiefers **GOZ 6030-6050**
- Einstellung der Kiefer in den Regelbiss **GOZ 6060-6090**
- Behandlung mit festsitzenden Apparaturen **GOZ 6100-6160**
- Kopf-Kinn-Kappe **GOZ 6170**
- Selbstständige Maßnahmen **GOZ 6180-6260**

10 Erkrankungen von Mundhöhle und Zahnhalteapparat

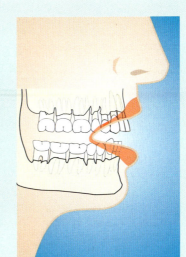

Fallsituation

Die 29-jährige Patientin Ayse Öztürk kommt zum ersten Mal in die Praxis. Sie hat zwei Kinder, eine 5-jährige Tochter und einen 3-jährigen Sohn.
Frau Öztürk klagt über geschwollenes Zahnfleisch, das beim Zähneputzen teilweise stark blutet.
Dr. Müller untersucht die Patientin eingehend. Dabei stellt er tiefe Zahnfleischtaschen in allen Quadranten fest. Er erhebt deshalb ergänzend den PSI-Code und lässt auch einen Röntgenstatus anfertigen.
Auf den Röntgenbildern erkennt man tiefe Knochentaschen vor allem im Molarenbereich. Dr. Müller erklärt der Patientin, dass bei ihr eine aggressive Parodontitis vorliegt. Er empfiehlt eine systematische Parodontalbehandlung.

Fragen zur Fallsituation

1. Wie entsteht eine Parodontitis?
2. Wie wird der PSI-Code erhoben?
3. Wie kann die Patientin zum Erfolg der Behandlung beitragen?
4. Wie wird eine systematische Parodontalbehandlung abgerechnet?

Das Lernfeld 10 hat im Rahmenlehrplan die Doppelüberschrift:
- Behandlungen von Erkrankungen der Mundhöhle und des Zahnhalteapparates begleiten;
- Röntgen- und Strahlenschutzmaßnahmen vorbereiten.

Entsprechend ist das **Lernfeld 10** gegliedert:

10.1 Kassenabrechnung
10.1.1 Röntgenleistungen (BEMA Teil 1)
10.1.2 Behandlung von Mundschleimhauterkrankungen (BEMA Teil 1)
10.1.3 Systematische Behandlung von Parodontalerkankungen (BEMA Teil 4)
10.1.4 Kieferorthopädische Leistungen (BEMA Teil 3)

10.2 Privatabrechnung
10.2.1 Röntgendiagnostik (GOÄ Abschnitt O)
10.2.2 Leistungen bei Mundschleimhauterkrankungen (GOZ Abschnitt E, GOÄ Abschnitt C)
10.2.3 Leistungen bei Parodontalerkrankungen (GOZ Abschnitt E)
10.2.4 Kieferorthopädische Leistungen (GOZ Abschnitt G)

Röntgenaufnahmen der Zähne, des Schädels und der Hand

10.1 Kassenabrechnung

10.1.1 Röntgenleistungen

Röntgenuntersuchungen gehören zur vertragszahnärztlichen Versorgung im Rahmen der
- **Diagnostik**, wenn die klinische Untersuchung allein nicht für eine Diagnose ausreicht, und der
- **Therapie**, wenn bestimmte Behandlungsschritte dies erfordern.

Die vertragszahnärztliche Abrechnung erfolgt nach **BEMA Teil 1** unter Berücksichtigung der **Richtlinien Abschnitt B II** des Bundesausschusses der Zahnärzte und Krankenkassen (siehe auch **Band I, Seite 65**).

> **Richtlinien des Bundesausschusses der Zahnärzte und Krankenkassen für eine ausreichende, zweckmäßige und wirtschaftliche vertragszahnärztliche Versorgung (Auszug)**
>
> **Abschnitt B II Röntgendiagnostik**
>
> 1. Die **Röntgenuntersuchung** gehört zur vertragszahnärztlichen Versorgung, wenn
>   - die **klinische Untersuchung** für eine Diagnose **nicht ausreicht**
>   - oder bestimmte **Behandlungsschritte dies erfordern**.
>
> 2. Röntgenuntersuchungen dürfen nur durchgeführt werden, wenn dies aus zahnärztlicher Indikation geboten ist. Dies kann auch der Fall sein zur **Früherkennung von Zahnerkrankungen**, z.B. wenn der Verdacht auf **Approximalkaries** besteht, die klinisch nicht erkennbar ist.
>
> 3. Vor Röntgenuntersuchungen ist stets abzuwägen, ob ihr **gesundheitlicher Nutzen das Strahlenrisiko überwiegt**. Die **Strahlenexposition ist auf das notwendige Maß zu beschränken**. Bei Röntgenuntersuchungen von Kindern und Jugendlichen ist ein besonders strenger Indikationsmaßstab zugrunde zu legen.
>
> 4. Bei neuen Patienten oder bei Überweisungen sollen nach Möglichkeit **Röntgenaufnahmen**, die **von vorbehandelnden Zahnärzten** im zeitlichen Zusammenhang angefertigt worden sind, beschafft werden. Diese Röntgenaufnahmen sollen **vom nachbehandelnden Zahnarzt in Diagnose und Therapie einbezogen** werden.
>
> 5. Für Röntgenuntersuchungen findet die **Röntgenverordnung** Anwendung. Das gilt auch für die **Aufzeichnungspflicht**.

Röntgendiagnostik der Zähne

Ä 925a / 9251
Rö 2 — 12 Punkte
bis zwei Aufnahmen

Ä 925b / 9252
Rö 5 — 19 Punkte
bis fünf Aufnahmen

Ä 925c / 9253
Rö 8 — 27 Punkte
bis acht Aufnahmen

Ä 925d / 9254
Stat — 34 Punkte
Status bei mehr als acht Aufnahmen

Ä 928 — 30 Punkte
Röntgenaufnahme der Hand

Aufnahme des Schädels

Ä 934a / 9341 — 19 Punkte
eine Aufnahme (auch Fernröntgenaufnahme)

Ä 934b / 9342 — 30 Punkte
zwei Aufnahmen

Ä 934c / 9343 — 36 Punkte
mehr als zwei Aufnahmen

Der BEMA Teil 1 enthält folgende Gebührenpositionen zur Abrechnung von Röntgenleistungen:
Ä 925 a-d – Röntgendiagnostik der Zähne
Ä 928 – Röntgenaufnahme der Hand
Ä 934 a-c – Röntgenaufnahmen des Schädels
Ä 935 a-d – Röntgen-Teilaufnahmen des Schädels

Die Röntgendiagnostik der Zähne (Ä 925 a-d) wurde bereits ausführlich in **Band I** erläutert (**Seiten 87, 88**).

Röntgenaufnahmen des Schädels und der Hand

Teilaufnahme des Schädels
(auch in Spezialprojektion), auch Nebenhöhlen, Unterkiefer, Panoramaaufnahme der Zähne eines Kiefers bzw. der Zähne des Ober- und Unterkiefers derselben Seite

Ä 935a / 9351   21 Punkte
eine Aufnahme

Ä 935b / 9352   25 Punkte
zwei Aufnahmen

Ä 935c / 9353   31 Punkte
mehr als zwei Aufnahmen

Ä 935d / 9354   36 Punkte
Orthopantomogramm sowie **Panoramaaufnahmen** oder **Halbseitenaufnahmen** aller Zähne des Ober- und Unterkiefers

Mit der Abrechnung der Nrn. Ä 925 bis Ä 935 sind auch die Beurteilung und die obligatorische schriftliche Befunddokumentation abgegolten.

Abrechnungsbestimmungen zu Nrn. Ä 925, 934, 935
1. Bis zu **drei nebeneinander stehende Zähne** oder das Gebiet ihrer Wurzelspitzen sind – soweit dies nach den individuellen anatomischen Verhältnissen möglich ist – mit einer Aufnahme zu erfassen.
2. **Bei unterschiedlicher klinischer Situation** im Rahmen endodontischer oder chirurgischer Behandlung sind in derselben Sitzung erbrachte Röntgenaufnahmen **je Aufnahme nach Nr. Ä 925a** abrechnungsfähig.
3. Die Darstellung beider Kiefer durch ein **Orthopantomogramm** schließt die gleichzeitige Anfertigung eines **Rö-Status nach Ä 925d** aus. Eine zusätzliche **Gelenkaufnahme** ist bei der Abrechnung zu kennzeichnen.
4. **Bissflügelaufnahmen** zur Karieserkennung werden nach **Geb.-Nr. Ä 925a** oder **b** abgerechnet und sind bei der Abrechnung zu kennzeichnen.

5. **Röntgenaufnahmen** sind auch bei der **Versorgung mit Zahnersatz und Zahnkronen** auf dem **Erfassungsschein** abzurechnen. Dies ist bei der Abrechnung zu kennzeichnen.

Abrechnungsbestimmungen zu Nr. Ä 934a
1. Eine Leistung nach **Nr. Ä 934a** kann **im Verlauf einer kieferorthopädischen Behandlung höchstens zweimal**, in begründeten **Ausnahmefällen dreimal** abgerechnet werden.
2. Eine Leistung nach **Nr. Ä 934a** ist **bei Frühbehandlung** mit verkürzter Behandlungsdauer **nur bei skelettalen Dysgnathien** im Verlauf einer kieferorthopädischen Behandlung **einmal abrechnungsfähig**.

Mit den **Nrn. Ä 928, Ä 934 a-c und Ä 935 a-d** werden **Röntgenaufnahmen mit größeren Filmformaten** abgerechnet. Zur Verminderung der Strahlenbelastung des Patienten verwendet man dabei in der Regel **Filmkassetten mit Verstärkerfolien** (siehe **Zahnmedizinische Assistenz LF 10.7**).

Eine **Röntgenaufnahme der Hand (Nr. Ä 928)** wird im Rahmen der **kieferorthopädischen Diagnostik** angefertigt, um das **Wachstumsalter** eines Patienten zu bestimmen. Anhand der Knochenstrukturen von Handwurzel und Fingern wird dabei der Entwicklungsstand des Patienten beurteilt (siehe Zahnmedizinische Assistenz LF 10.6.1 und 10.7.2).

Eine **Fernröntgenseitenaufnahme (Nr. Ä 934a)** ist eine standardisierte **seitliche Schädelaufnahme** mit einem **Fokus-Objekt-Abstand** von mindestens 1,5 Metern. Sie wird sowohl zur kieferorthopädischen Diagnostik als auch zur Behandlungsplanung und -kontrolle durchgeführt (siehe Zahnmedizinische Assistenz LF 10.6.1 und 10.7.2).

Eine **Röntgenaufnahme nach Nr. Ä 934a** kann
– im Verlauf einer kieferorthopädischen Behandlung höchstens zweimal
– in begründeten Ausnahmefällen dreimal
– bei Frühbehandlung mit verkürzter Behandlungsdauer bei skelettalen Dysgnathien einmal abgerechnet werden.

skelettale Dysgnathie – Fehlentwicklung der Kieferform und/oder Kieferlage

Fernröntgenaufnahmen werden sorgfältig ausgewertet. Dabei werden genau festgelegte Bezugspunkte

Orthopantomogramm

eingezeichnet und mit Linien verbunden. Die entstehenden Winkel und Strecken werden ausgemessen und mit Normwerten verglichen.
Diese Röntgenbildanalyse wird auch als **kephalometrische Auswertung** bezeichnet (kephalon gr. – Kopf). Die kephalometrische Auswertung wird mit **Nr. 118** abgerechnet (siehe LF 10.1.4, Seite 35).

Ein **Orthopantomogramm (Nr. Ä 935d)** ist eine Übersichtsaufnahme von Ober- und Unterkiefer einschließlich der Kiefergelenke (siehe Zahnmedizinische Assistenz LF 10.7.2). Sie wird auch als **Panorama-Schichtaufnahme** bezeichnet.
Die Darstellung beider Kiefer durch ein Orthopantomogramm (Nr. Ä 935d) schließt die gleichzeitige Abrechnung eines **Röntgenstatus (Nr. Ä 925d)** aus. Eine zusätzliche **Gelenkaufnahme** ist jedoch abrechenbar und dabei mit der **Ziffer 2** bei der Abrechnung zu kennzeichnen.
Ein Orthopantomogramm im Rahmen der **Versorgung mit Zahnersatz und Zahnkronen** wird bei der Abrechnung mit der **Ziffer 5** gekennzeichnet.

Die **Aufbewahrungsfristen** für Röntgenaufnahmen richten sich nach der **Röntgenverordnung (RöV)**. Röntgenbilder und die zugehörigen Aufzeichnungen sind **10 Jahre lang** nach der letzten Untersuchung aufzubewahren. Röntgenbilder und Aufzeichnungen von Röntgenuntersuchungen eines Patienten, der das 18. Lebensjahr noch nicht vollendet hat, sind bis zur Vollendung des 28. Lebensjahres des Patienten aufzubewahren.

Portokosten für den Versand von Röntgenaufnahmen werden mit der **Ordnungsnummer 6002** abgerechnet.

> **Nrn. Ä 928, Ä 934 und Ä 935 sind abrechenbar**
> - **Nr. Ä 928** für die Röntgenaufnahme einer Hand
> - **Nrn. Ä 934 a-c** für Röntgenaufnahmen des Schädels (auch Fernröntgenaufnahme)
> - **Nrn. Ä 935 a-d** für Röntgen-Teilaufnahmen des Schädels
> - 1x pro Sitzung und Abrechnungsgruppe

Eintragung der **Nrn. Ä 925, Ä 928, Ä 934, Ä 935** mit **Datum** und **Begründung** in der Bemerkungsspalte:
- 0 = Bissflügelaufnahme
- 1 = konservierend/chirurgische Behandlung
- 2 = Gelenkaufnahme
- 3 = kieferorthopädische Behandlung
- 4 = Parodontalbehandlung
- 5 = Versorgung mit Zahnersatz und Zahnkronen.

Treffen mehrere Begründungen zu, so wird dennoch nur eine Ziffer angegeben.
Bei den **Nrn. Ä 925 a-c** wird ein Zahn in der Zahnspalte angegeben. Die Zahnangabe ist entbehrlich, wenn sich der Zahnbezug aus den Zahnangaben für andere Leistungen ergibt.
Bei den **Nrn. Ä 925d, Ä 928, Ä 934, Ä 935** wird kein Zahn angegeben.
Zur Abrechnung von **Portokosten** wird die **Nr. 6002** in der Leistungsspalte mit dem entsprechenden Cent-Betrag in der Bemerkungsspalte eingetragen.

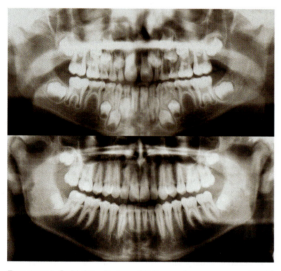

Panorama-Schichtaufnahme (Orthopantomogramm = OPG) vom Wechselgebiss eines 7-jährigen Kindes (oben) und vom bleibenden Gebiss eines 19-jährigen (unten)

Mundschleimhauterkrankungen

10.1.2 Behandlung von Mundschleimhauterkrankungen

05 — 20 Punkte

Gewinnung von Zellmaterial aus der Mundhöhle und Aufbereitung zur zytologischen Untersuchung, einschließlich Materialkosten

Abrechnungsbestimmungen
1. Eine Leistung nach **Nr. 05** kann nur
   - zur **Gewinnung von Zellmaterial** von der Mundschleimhaut mittels **Bürstenabstrich**
   - für die **Exfoliativzytologie**
   - zum Zweck der **Frühdiagnostik von Karzinomen** abgerechnet werden.
2. Eine Leistung nach **Nr. 05** kann
   - nur bei Vorliegen einer **Leukoplakie, Erythroplakie** oder **Lichen planus**
   - **einmal innerhalb von zwölf Monaten** abgerechnet werden.

105

Mu — 8 Punkte

Lokale medikamentöse Behandlung von Schleimhauterkrankungen,
Aufbringung von auf der Mundschleimhaut haftenden Medikamenten oder
Behandlung von Prothesendruckstellen,
je Sitzung

Abrechnungsbestimmungen
Die Behandlung von **Prothesendruckstellen** kann nur dann auf dem Erfassungsschein abgerechnet werden, wenn die **Prothese länger als drei Monate eingegliedert** ist. Das gleiche gilt sinngemäß für Druckstellen bei Wiederherstellung der Funktionstüchtigkeit einer Prothese.

Der **BEMA Teil 1** enthält 2 Gebührenpositionen zur Diagnostik und Behandlung von Mundschleimhauterkrankungen.

Die **Nr. 105** wurde bereits ausführlich in **Band I Lernfeld 4.1.4** erläutert.

Fachbegriffe

zytologische Untersuchung	– Untersuchung von Zellen unter dem Mikroskop und weitergehende Diagnostik
Exfoliativzytologie	– Untersuchung abgelöster oder abgeschilferter Zellen
Karzinom	– bösartiger Tumor (Krebs)
Leukoplakie	– weißliche, nicht abwischbare Schleimhautveränderung, die eine Krebsvorstufe sein kann
Erythroplakie	– rötliche Schleimhautveränderung, die eine Krebsvorstufe darstellt
Lichen planus	– entzündliche Haut- bzw. Schleimhauterkrankung unklarer Ursache (siehe Zahnmedizinische Assistenz LF 10.3.3)

Die **Nr. 05** dient der **Frühdiagnostik eines Mundhöhlenkarzinoms**. Dazu werden mit einer Abstrichbürste Zellen von der Oberfläche der Mundschleimhaut gewonnen, auf einen Glasobjektträger übertragen und sofort mit einem Fixationsspray fixiert.
Das fixierte und getrocknete Präparat wird anschließend angefärbt und unter dem Mikroskop untersucht.

Nr. 05 ist abrechenbar

- ☑ für die Gewinnung und Aufbereitung von Zellmaterial aus der Mundhöhle zur zytologischen Untersuchung
- ☑ für die Exfoliativzytologie
- ☑ zur Frühdiagnostik eines Mundhöhlenkarzinoms
- ☑ nur bei Vorliegen einer Leukoplakie, einer Erythroplakie oder eines Lichen planus
- ☑ 1x innerhalb von 12 Monaten

✏ Eintragung mit Datum.
Zur Abrechnung von **Portokosten** wird die **Nr. 6002** in der Leistungsspalte mit dem entsprechenden Cent-Betrag in der Bemerkungsspalte eingetragen.

Systematische Parodontalbehandlung, Richtlinien

10.1.3 Systematische Behandlung von Parodontalerkrankungen

Die vertragszahnärztliche Abrechnung der **systematischen Behandlung von Parodontalerkrankungen** erfolgt nach **BEMA Teil 4** unter Berücksichtigung der **Richtlinien Abschnitt B V** des Bundesausschusses der Zahnärzte und Krankenkassen.

Allgemeine Bestimmung des BEMA Teil 4

Die **Leistungen aus BEMA Teil 4** sind nur abrechnungsfähig, wenn
– ein **PSI-Code von 3 oder 4**
– oder eine **Sondiertiefe von 3,5 mm und mehr** festgestellt worden ist.

Der **Parodontale Screening-Index (PSI-Code)** wird auf den **Seiten 17 und 21-23** ausführlich erläutert.

Richtlinien

Richtlinien des Bundesausschusses der Zahnärzte und Krankenkassen für eine ausreichende, zweckmäßige und wirtschaftliche vertragszahnärztliche Versorgung (Auszug)

Abschnitt B V
Systematische Behandlung von Parodontopathien (PAR-Behandlung)

1. **Grundlagen, Ziel der Behandlung und Indikationen**

Das **Parodontium** umfasst Gingiva, Wurzelzement, Desmodont und Alveolarknochen. Es verankert den Zahn im Kieferknochen und bildet dadurch mit dem Zahn eine **Funktionseinheit**.
Entzündliche Erkrankungen des Parodontiums, die mit **Attachmentverlust** einhergehen, werden als **Parodontitiden** bezeichnet.
Parodontitiden sind multifaktorielle Erkrankungen. Sie werden durch **parodontopathogene Mikroorganismen** verursacht. Ihre Progredienz wird durch endogene und exogene Risikofaktoren beeinflusst.
Das **Ziel** der Behandlung von Parodontitiden ist,
– entzündliche Erscheinungen zum Abklingen zu bringen,
– ein Fortschreiten der Erkrankung zu verhindern
– und einem weiteren Alveolarknochenverlust und damit Zahnverlust vorzubeugen.

Regelmäßige **Voraussetzung** für die durchzuführende Parodontitistherapie ist
– das Fehlen von Zahnstein und sonstiger Reizfaktoren
– sowie die Anleitung des Patienten zur richtigen Mundhygiene.

Bei der **Parodontitistherapie** ist es unverzichtbar,
– die Wurzeloberfläche zu reinigen
– und Mikroorganismen aus parodontalen Taschen zu entfernen.

Zur **Reduktion exogener und endogener Risikofaktoren** wird
– bei Patienten, bei denen die allgemeine Anamnese Hinweise auf nicht adäquat behandelte **Allgemeinerkrankungen** gibt, auf ärztliche Behandlung verwiesen und
– **Rauchern** geraten, den **Tabakkonsum einzustellen** oder ihn **einzuschränken**.

Konservierend-chirurgische Maßnahmen sind je nach Indikation vor oder im zeitlichen Zusammenhang mit der Parodontitistherapie durchzuführen.

Die **systematische Parodontitistherapie** kann umfassen:
– geschlossenes Vorgehen,
– offenes Vorgehen,
– antibiotische Therapie,
– Maßnahmen zur Sicherung des Behandlungserfolges nach Maßgabe von **Nr. 7**.

Eine **behandlungsbedürftige Parodontopathie** liegt vor,
– wenn ein **Parodontaler Screening-Index (PSI)-Wert** von **Code 3 oder 4** (Anlage) erhoben wird oder
– wenn eine der folgenden Diagnosen gestellt wird und dabei eine **Sondiertiefe von 3,5 mm und mehr** vorliegt:
 • chronische Parodontitis
 • aggressive Parodontitis
 • Parodontitis als Manifestation von Systemerkrankungen
 • nekrotisierende Parodontalerkrankungen
 • Parodontalabszess
 • Parodontitis im Zusammenhang mit endodontalen Läsionen
 • folgende entwicklungsbedingte oder erworbene Deformitäten oder Zustände:
  – gingivale Vergrößerungen
  – Gingiva- und Weichgewebswucherungen

Systematische Parodontalbehandlung, Richtlinien

Nicht zur vertragszahnärztlichen Versorgung der Versicherten **gehört** die Behandlung
- der Rezessionen,
- des Fehlens keratinisierter Gingiva
- und der verkürzten angewachsenen Schleimhaut.

2. Anamnese und Diagnostik im Hinblick auf den Parodontalzustand

Grundlage für die Therapie sind
- die Anamnese,
- der klinische Befund (Parodontalstatus)
- und Röntgenaufnahmen.

Die Krankenkasse kann vor der Kosten-Übernahmeentscheidung diese Unterlagen und den Patienten begutachten lassen.

Die **Anamnese** umfasst:
- **Allgemeine Anamnese** (darunter Risikofaktoren für Parodontitis wie Diabetes mellitus, Tabakkonsum, HIV-Infektion im fortgeschrittenen Stadium, Behandlung mit immunsuppressiven Medikamenten, Osteoporose)
- **Familienanamnese** im Hinblick auf Parodontalerkrankungen
- **Spezielle Anamnese** (Schmerzen/Vorbehandlungen).

Die **Dokumentation des klinischen Befunds (Parodontalstatus)** umfasst:
- **Taschentiefen** und **Blutung der Zahnfleischtaschen auf Sondieren**
- **parodontale Rezessionen**, um einen Ausgangswert für die Beurteilung einer möglichen Progression der Parodontitis zu erheben; fakultativ und alternativ kann auch der **klinische Attachmentverlust** aufgezeichnet werden.
- **Furkationsbefall**:
  Grad 1 = bis 3 mm in horizontaler Richtung
  Grad 2 = mehr als 3 mm in horizontaler Richtung
  Grad 3 = durchgängig.
- **Zahnlockerung**
  Grad I = gering horizontal (0,2 mm-1 mm)
  Grad II = moderat horizontal (mehr als 1 mm)
  Grad III = ausgeprägt horizontal (mehr als 2 mm) und in vertikaler Richtung.

Der **Röntgenbefund** erfordert aktuelle (in der Regel nicht älter als sechs Monate), auswertbare Röntgenaufnahmen.

Die **Diagnosen** sind gemäß der jeweils gültigen Klassifikation der Parodontitiden der maßgeblichen parodontologischen wissenschaftlichen Fachgesellschaft anzugeben.

3. Prognose

Wesentlich für eine günstige Prognose ist die **Mitwirkung des Patienten (Nr. 4)**.
Die **Prognose** ist für das gesamte Gebiss oder für einzelne Parodontien **ungünstig**
- bei weit fortgeschrittenem Knochenabbau von über 75 %
- oder einem Furkationsbefall von Grad 3.

Die Prognose für die Therapie lokaler oder generalisierter Parodontopathien wird zusätzlich durch folgende Faktoren ungünstig beeinflusst:
- Vorliegen **systemischer Risikofaktoren** (z. B. schlecht eingestellter Diabetes, HIV-Infektion im fortgeschrittenen Stadium, Therapie mit immunsuppressiven Medikamenten, Osteoporose)
- Vorliegen **exogener Risikofaktoren** (z. B. Nikotinkonsum, Alkoholabusus)
- **unzureichende Mitwirkung des Patienten**.

Bei **weit fortgeschrittenem Knochenabbau von über 75 %** oder einem **Furkationsbefall von Grad 3** ist bei gleichzeitigem Vorliegen eines **Lockerungsgrades III** in der Regel die **Entfernung des Zahnes** angezeigt.

4. Mitwirkung des Patienten

Der Zahnarzt hat den Patienten in allen Therapiephasen über die **Notwendigkeit der aktiven Mitwirkung** zu informieren. Die Mitwirkung besteht darin, dass sich der Patient nach seinen individuellen Möglichkeiten aktiv bemüht,
- exogene und endogene Risikofaktoren zu reduzieren,
- an den notwendigen Behandlungsterminen teilzunehmen
- und eventuell eingesetzte Therapiemittel indikationsgerecht anzuwenden.

Vor und während der Parodontitisbehandlung ist zu überprüfen, in welchem Umfang eine Parodontitisbehandlung nach diesen **Richtlinien** angezeigt ist und dem **Wirtschaftlichkeitsgebot** entspricht. Dies hängt besonders von der **Mitarbeit des Patienten** ab.

Systematische Parodontalbehandlung, Richtlinien

Patienten, die trotzdem **nicht ausreichend mitarbeiten** oder **unzureichende Mundhygiene** betreiben, hat der Zahnarzt erneut auf die Notwendigkeit der Mitwirkung hinzuweisen und darüber aufzuklären, dass die Behandlung eingeschränkt oder ggf. beendet werden muss.
Stellt der Zahnarzt fest, dass der **Patient nicht ausreichend mitarbeitet**, hat der Zahnarzt das **Behandlungsziel neu zu bestimmen** und ggf. die Behandlung zu beenden,
– wenn eine Verhaltensänderung des Patienten in absehbarer Zeit ausgeschlossen erscheint oder
– wenn er in einem weiteren Behandlungstermin feststellt, dass eine wesentliche Verhaltensänderung nicht erfolgt ist.

Der Zahnarzt hat hierüber die Krankenkasse zu unterrichten. Die Behandlung kann erst dann fortgeführt werden, wenn die Voraussetzungen gemäß **Nr. 1 Absatz 2** vorliegen.

5. Systematische Parodontitistherapie

Die systematische Parodontitistherapie umfasst:
a) Geschlossenes Vorgehen
Bei Zahnfleischtaschen mit einer **Sondiertiefe von 3,5 mm und mehr**, wobei alle supragingivalen und klinisch erreichbaren subgingivalen weichen und harten Beläge – Biofilm und Zahnstein – nach Möglichkeit innerhalb von 4 Wochen entfernt werden.

b) Offenes Vorgehen
Bei **Sondiertiefen von mehr als 5,5 mm** kann das geschlossene Vorgehen vor dem offenen Vorgehen durchgeführt werden. Nach dem geschlossenen Vorgehen ist zu prüfen, ob an einzelnen Parodontien ein offenes Vorgehen zusätzlich durchzuführen ist.
In **Ausnahmefällen** kann das offene Vorgehen auch ohne vorheriges geschlossenes Vorgehen erfolgen.
Vor Durchführung eines offenen Vorgehens ist zu prüfen, ob die **Mitwirkung des Patienten** im bisherigen Verlauf der Behandlung gegeben war. Im Frontzahnbereich besteht aus ästhetischen Gründen eine strenge Indikation zum offenen Vorgehen.
Bei gingivalen Vergrößerungen und Gingiva- bzw. Weichgewebswucherungen ist zusätzlich die chirurgische Entfernung pathologisch veränderten Gewebes unter Wiederherstellung einer physiologischen Gingivamorphologie erforderlich.

6. Antibiotische Therapie

Bei **besonders schweren Formen der Parodontitis**, die mit einem **raschen Attachmentverlust** einhergehen, können **systemisch wirkende Antibiotika** im zeitlichen Zusammenhang mit der Parodontitistherapie verordnet werden. Dies kann in der Regel direkt nach Abschluss des **supra- und subgingivalen Debridements** erfolgen.
Vor der Verordnung von Antibiotika ist zu prüfen, ob die Mitwirkung des Patienten **(Nr. 4)** im bisherigen Verlauf der Behandlung gegeben war und sie auch weiterhin zu erwarten ist.
Eine **mikrobiologische Diagnostik** sowie die **lokale Antibiotikatherapie** sind grundsätzlich **nicht Bestandteil** der vertragszahnärztlichen Versorgung.

7. Maßnahmen zur Sicherung des Behandlungserfolges

Die **regelmäßige Untersuchung** des Patienten **nach Abschluss einer systematischen Behandlung** von Parodontopathien ist wegen der Gefahr einer bakteriellen Wiederbesiedlung der Taschen erforderlich.
Lokale Maßnahmen an einzelnen Parodontien sind gegebenenfalls zu wiederholen.
Die **erste Untersuchung** sollte **bei geschlossenem Vorgehen nach 6 Monaten** und nach offenem Vorgehen spätestens **nach 3 Monaten** erfolgen.

8. Regelungen zum Qualitätsmanagement

Die Krankenkasse kann die anhand von Anamnese, klinischer sowie radiologischer Befundung gestellte Diagnose und die daraus abgeleitete Therapieplanung begutachten lassen.

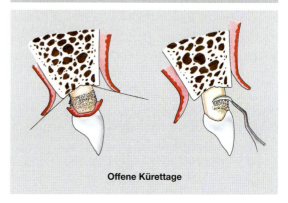

Offene Kürettage

Systematische Parodontalbehandlung, Richtlinien

Anlage zu den Behandlungs-Richtlinien

Parodontaler Screening-Index (PSI)

Der **PSI** bietet einen orientierenden Überblick
– über das **Vorliegen und/oder die Schwere einer parodontalen Erkrankung**
– und den **Behandlungsbedarf**.
Er ist auch geeignet, **Erkrankungsrezidive** aufzudecken.

Die Messung des PSI erfolgt **bei Kindern und Jugendlichen** bis zum vollendeten 18. Lebensjahr an den Parodontien der **Indexzähne 11, 16, 26, 31, 36, 46** bzw. bei deren Fehlen ersatzweise an den daneben stehenden Zähnen.
Bei Erwachsenen erfolgt die Messung **an allen vorhandenen Zähnen** mit Ausnahme der Weisheitszähne.
Die Befundung wird mittels einer **Mess-Sonde** mit halbkugelförmiger Spitze und Markierung (schwarzes Band zwischen 3,5 und 5,5 mm) durchgeführt. Zur Erhebung ist das Gebiss in **Sextanten** eingeteilt (siehe Seite 22).

Aufgezeichnet wird der höchste Wert pro Sextant:
Code 0 = Entzündungsfrei, kein Zahnstein oder überstehende Füllungs- oder Kronenränder
Code 1 = Blutung nach vorsichtigem Sondieren
Code 2 = Blutung nach vorsichtigem Sondieren, supra- oder subgingivale Plaque und Zahnstein und/oder überstehende Füllungs- oder Kronenränder
Code 3 = Sondiertiefe 3,5 bis 5,5 mm (schwarzes Band teilweise sichtbar)
Code 4 = Sondiertiefe 6 mm oder mehr (schwarzes Band nicht mehr sichtbar).

Falls beim Sondieren von Taschen sich **purulentes Exsudat** entleert, ist dies der Blutung gleich zu stellen.
Wird an einem Parodontium ein Wert von **Code 4** gemessen, wird für den Sextanten die Messung beendet und für den Sextanten ein Wert von Code 4 eingetragen.
Ist ein Sextant **zahnlos**, wird ein **x** eingetragen.
Wird eine **Furkationsbeteiligung** festgestellt, wird der Sextant mit einem * versehen und eine Einordnung in den **nächsthöheren** als den per Messung festgestellten **Code** vorgenommen.

Fachbegriffe, die in den Richtlinien enthalten sind

Parodontium (Mehrzahl: Parodontien)	– Zahnhalteapparat
Parodontitis (Mehrzahl: Parodontitiden)	– Entzündung des Zahnhalteapparates
Parodontopathie	– Erkrankung des Zahnhalteapparates
Desmodont	– Wurzelhaut mit den Sharpey-Fasern
Attachment	– feste Verbindung zwischen Zahn und Zahnfleisch sowie Alveolarknochen
Attachmentverlust	– Verlust von Attachment (Befestigung) durch Parodontitis oder Schwund des Parodontiums
pathogene Mikroorganismen	– krankmachende Mikroorganismen (z. B. Bakterien, Viren, Pilze)
parodontopathogen	– Erkrankungen des Zahnhalteapparates verursachend
exogener Risikofaktor	– äußerer Risikofaktor (z. B. Rauchen, Alkohol)
endogener Risikofaktor	– innerer Risikofaktor (z. B. Diabetes mellitus)
Diabetes mellitus	– Zuckerkrankheit
HIV	– Erreger der AIDS-Erkrankung
immunsuppressive Medikamente	– Medikamente, die Immunreaktionen des Körpers unterdrücken (Dadurch besteht eine verminderte Abwehrkraft gegen Infektionen.)
nekrotisierende Parodontalerkrankung	– Parodontalerkrankung mit Absterben von Gewebe
endodontale Läsion	– Schädigung des Zahninneren (Pulpa und umgebendes Dentin)
Rezession	– entzündungsfreier Schwund des Zahnhalteapparates mit dadurch freiliegendem Zahnhals (häufiger vestibulär als oral)
keratinisierte Gingiva	– verhornte Gingiva (reicht vom Zahn bis zur Mukogingivalgrenze)

Durchführung der Parodontalbehandlung

Progression der Parodontitis	– Fortschreiten der Parodontitis
Furkationsbefall	– Knochenabbau mit Freilegung der Wurzelgabelung (Furkation) bei mehrwurzeligen Zähnen
physiologische Gingivamorphologie	– natürliche Gingivaform
systemisch wirkende Antibiotika	– auf den Gesamtorganismus wirkende Antibiotika (z. B. Tabletten)
lokale Antibiotikatherapie	– örtlich (nur auf den Bereich des Parodontiums begrenzt) angewendete Antibiotika
Debridement	– Entfernung sämtlicher harter und weicher Beläge, Abtragen von nekrotischem Zement und Kürettage des Weichgewebes
mikrobiologische Diagnostik	– Bestimmung von Mikroorganismen (z. B. Bakterien, Viren, Pilze)
Erkrankungsrezidiv	– erneutes Auftreten einer Erkrankung
purulentes Exsudat	– eitrige Flüssigkeit

Durchführung der systematischen Parodontitisbehandlung

1. Vorbehandlung

Die Behandlungsrichtlinien enthalten seit 01.01.2004 keinen eigenständigen Behandlungsabschnitt mehr für die Vorbehandlung.
Als Voraussetzung für eine systematische Parodontitisbehandlung sind jedoch folgende Maßnahmen durchzuführen:
– Anleitung des Patienten zur richtigen Mundhygiene
– sorgfältige Entfernung von Zahnstein und sonstigen Reizfaktoren (z. B. überstehende Füllungs- und Kronenränder)
– soweit möglich Reduktion von exogenen und endogenen Reizfaktoren (z. B. durch Einschränkung des Tabakkonsums, ärztliche Kontrolle der Blutzuckerwerte bei Diabetes mellitus)

Die Erhebung des PSI gibt eine gute Orientierung über den parodontalen Behandlungsbedarf.

2. Diagnostik, Befunderhebung und Befunddokumentation

Grundlage für die Therapie sind
• Anamnese
• klinischer Befund (Parodontalstatus)
• und Röntgenaufnahmen.

Bei der **Anamnese** unterscheidet man:
– Allgemeine Anamnese
– Familienanamnese
– spezielle Anamnese.
Einzelheiten hierzu sind den **Richtlinien B V Nr. 2** und **Blatt 1 des Parodontalstatus** zu entnehmen.

Die **Dokumentation des klinischen Befundes** umfasst (siehe Seite 20):
• **auf Blatt 1 des Parodontalstatus**:
  – Angaben zum marginalen Parodontium (Bluten auf Sondieren, subgingivaler Zahnstein, Taschensekretion)
  – Folgen von Parafunktionen (Abrasionen, Schliff-Flächen)
  – Angaben zum Zahnersatz
  – Diagnose nach der aktuellen Klassifikation.
• **auf Blatt 2 des Parodontalstatus**:
  – Sondiertiefen der Zahnfleischtaschen (in Millimeter)
  – Grad der Zahnlockerung (Grad I-III)
  – Grad des Furkationsbefalls (Grad 1-3)
  – fehlende Zähne
  – Rezessionen (in Millimeter).

Durchführung der Parodontalbehandlung

Weiterhin sind die **geplanten Leistungen** einzutragen:
- **auf Blatt 1 des Parodontalstatus**,
  - ob es sich um einen **Behandlungsplan**
  - oder eine **Therapieergänzung** handelt.
- **auf Blatt 2 des Parodontalstatus**,
  - ob ein **geschlossenes oder offenes Vorgehen** vorgesehen ist, und
  - **geplante Leistungen** (Nrn. 4, P 200-P 203, 108, 111).

Der **Röntgenbefund** erfordert aktuelle, auswertbare Röntgenaufnahmen, die in der Regel nicht älter als 6 Monate sein sollen.

Ist **im Rahmen einer systematischen Parodontitisbehandlung**
- eine prothetische Versorgung,
- eine Behandlung von Kiefergelenkserkrankungen (siehe Band I, **Nr. K1**)
- oder eine Schienung gelockerter Zähne (siehe Band I, **Nr. K4**)

erforderlich, so ist mit dem **Parodontalstatus** auch
- ein **prothetischer Heil- und Kostenplan**
- bzw. **Behandlungsplan für Kiefergelenkserkrankungen** (siehe **Band I, LF 8.1.3**)

zur Prüfung der Kostenübernahme bei der Krankenkasse einzureichen.

3. Systematische Parodontitisbehandlung

Ziel der vertragszahnärztlichen Parodontitisbehandlung ist es,
- entzündliche Erscheinungen zum Abklingen zu bringen,
- ein Fortschreiten der Erkrankung zu verhindern
- und einem weiteren Attachmentverlust und damit Zahnverlust vorzubeugen.

Dazu ist es unverzichtbar,
- die Wurzeloberflächen zu reinigen
- und Mikroorganismen aus parodontalen Taschen zu entfernen.

Dies kann erreicht werden:
- durch ein **geschlossenes Vorgehen** bei Zahnfleischtaschen mit einer Sondiertiefe von 3,5 mm und mehr:
  Nr. P 200 bei einwurzeligen Zähnen
  Nr. P 201 bei mehrwurzeligen Zähnen
- und/oder durch ein **offenes Vorgehen** bei Zahnfleischtaschen mit einer Sondiertiefe von mehr als 5,5 mm:
  Nr. P 202 bei einwurzeligen Zähnen
  Nr. P 203 bei mehrwurzeligen Zähnen.

	einwurzeliger Zahn	mehrwurzeliger Zahn
geschlossenes Vorgehen (Sondiertiefe 3,5 mm und mehr)	P 200	P 201
offenes Vorgehen (Sondiertiefe mehr als 5,5)	P 202	P 203

Das **geschlossene Vorgehen (Nrn. P 200, P 201)** stellt die **Standardtherapie** bei leichten und mittelschweren Fällen dar. Einzelheiten hierzu sind der Beschreibung der Gebührennummern P 200 und P 201 zu entnehmen (Seite 24).

Da bei dem geschlossenen Vorgehen nur die klinisch erreichbaren subgingivalen Beläge entfernt werden, können bei tiefen Zahnfleischtaschen und Wurzeleinziehungen ungereinigte Wurzelflächen verbleiben.

In diesen Fällen ist innerhalb von 3 Monaten nach geschlossener Parodontalbehandlung ein Antrag auf **Therapieergänzung** bei der Krankenkasse einzureichen. In diesem Antrag muss angegeben werden, an welchen Zähnen noch ein offenes chirurgisches Vorgehen **(Nrn. P 202 bzw. P 203)** erforderlich ist.

Das **offene Vorgehen (Nrn. P 202, P 203)** beinhaltet die **Lappenoperation** einschließlich Naht und/oder Schleimhautverband. Es kann in Ausnahmefällen auch ohne vorheriges geschlossenes Vorgehen erfolgen (siehe Seite 16).

Bei bestimmten Parodontalerkrankungen (z. B. aggressive Parodontitis) kann es angebracht sein, eine **Keimbestimmung** vorzunehmen, um eine gezielte begleitende Antibiotikumbehandlung durchführen zu können. Die **Keimbestimmung** ist jedoch ebenso wie eine **lokale Antibiotikumbehandlung keine Kassenleistung**.

4. Sicherung des Behandlungserfolges

Nach Abschluss der systematischen Parodontitisbehandlung sind **regelmäßige Nachuntersuchungen** erforderlich.

Die erste Untersuchung sollte bei geschlossenem Vorgehen spätestens nach 6 Monaten und bei offenem Vorgehen spätestens nach 3 Monaten erfolgen.

Parodontalstatus

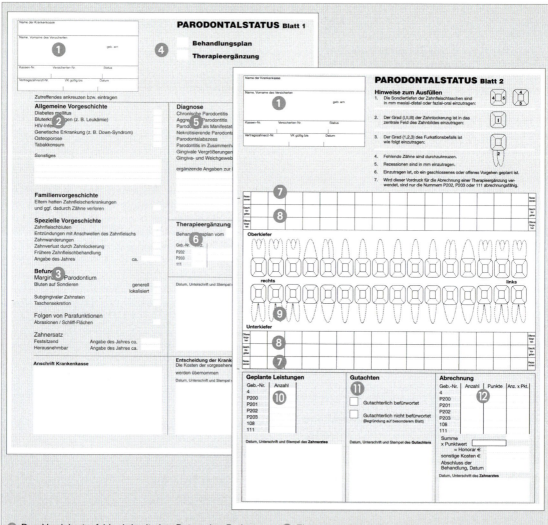

① Das Versichertenfeld wird mit den Daten des Patienten bedruckt. Ersatzweise kann dieses Feld auch manuell ausgefüllt werden.

② Anamnese (Vorgeschichte)
 – Allgemeine Anamnese des Patienten
 – Familienanamnese
   (bezogen auf Parodontalerkrankungen)
 – Spezielle Anamnese

③ Orientierender Befund

④ Ankreuzen, ob Behandlungsplan oder Therapieergänzung

⑤ Diagnose

⑥ Nur ausfüllen bei Therapieergänzung

⑦ Rezessionen in mm eintragen

⑧ Eintragen, ob geschlossenes oder offenes Vorgehen geplant ist

⑨ Parodontalbefund ausfüllen
 – Sondiertiefen in mm (2 Angaben pro Zahn)
 – Zahnlockerung   Grad I   (0,2-1 mm horizontal)
                   Grad II   (mehr als 1 mm horizontal)
                   Grad III (mehr als 2 mm horizontal
                             und in vertikaler Richtung)
 – Furkationsbefall Grad 1   (bis 3 mm horizontal)
                   Grad 2   (mehr als 3 mm horizontal)
                   Grad 3   (durchgängig)
 – Fehlende Zähne durchkreuzen

⑩ Geplante Leistungen eintragen

⑪ Abschnitt für gutachterliche Stellungnahme

⑫ Abrechnung eintragen

Heil- und Kostenplan, PSI-Code

4	39 Punkte
Befundaufnahme und Erstellen eines Heil- und Kostenplanes bei Erkrankungen der Mundschleimhaut und des Parodontiums	

Die **Nr. 4** wird für
– Befundaufnahme und
– Erstellen eines Heil- und Kostenplanes
abgerechnet. Dazu ist der **Parodontalstatus (Blatt 1 und 2)** auszufüllen.
Auf **Blatt 1** des Parodontalstatus werden Anamnese, Befund und Diagnose, auf **Blatt 2** der spezielle Befund von jedem Zahn, die zu behandelnden Parodontien (Nrn. P 200-P 203) und die Maßnahmen nach Nr. 108 und Nr. 111 eingetragen.
Die beiden Blätter des Parodontalstatus werden vor Beginn der systematischen Parodontalbehandlung bei der Krankenkasse zur Klärung der Kostenübernahme eingereicht.
Die im Zusammenhang mit der Planung angefertigten Röntgenaufnahmen werden im Bereich **Kons./Chirurgie** abgerechnet. Dabei trägt man die **Ziffer 4 (Parodontalbehandlung)** als Begründung in der **Bemerkungsspalte** ein.

Nr. 4 ist abrechenbar
☑ für Befundaufnahme und Erstellen eines Heil- und Kostenplanes bei Parodontalerkrankungen

04	10 Punkte
Erhebung des PSI-Code	

Abrechnungsbestimmung
Eine Leistung nach **Nr. 04** kann **einmal in zwei Jahren** abgerechnet werden.

Der **Parodontale Screening-Index (PSI)** ist ein einfach durchzuführender Index, mit dem eine **Entzündung des Zahnhalteapperates (Parodontitis)** schnell festgestellt und gut beurteilt werden kann.
Der **Parodontale Screening-Index (PSI-Code)**
– bietet eine **schnelle Orientierung** über Art und Schwere einer Parodontalerkrankung und
– stellt ein **Maß für den Behandlungsbedarf** dar.
Die Befunde werden in den Codes 0 – 4 zusammengefasst.
Bei **Code 1 und 2** liegt eine **Gingivitis**, bei **Code 3 und 4** eine behandlungsbedürftige Parodontitis vor (siehe Seite 23).

Screening – einfaches Suchverfahren (wörtl. Heraussieben) zur Feststellung von krankhaften Befunden (to screen engl. – sieben)

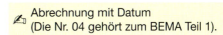

PSI-Code 1	PSI-Code 3
Sondiertiefe bis 3,5 mm, Blutung auf Sondieren, ohne Knochenabbau	Sondiertiefe bis 3,5-5,5 mm, Blutung auf Sondieren, mit Knochenabbau
Gingivitis	**Parodontitis**

Nr. 04 ist abrechenbar
☑ für die Erhebung des PSI-Code
☑ einmal in 2 Jahren

Abrechnung mit Datum
(Die Nr. 04 gehört zum BEMA Teil 1).

Parodontaler Screening-Index (PSI)

Durchführung des PSI
Zur Erhebung des PSI-Code wird das Gebiss in **sechs Abschnitte (Sextanten)** eingeteilt.

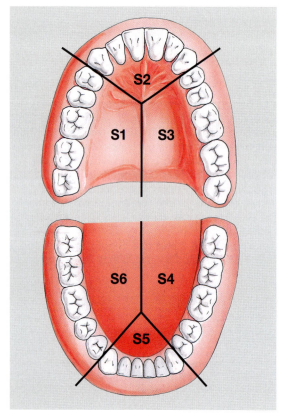

Einteilung des Gebisses in Sextanten zur Erhebung des PSI

Jeder Abschnitt wird Zahn für Zahn mit einer speziellen **Parodontalsonde (WHO-Sonde)** untersucht.
Die WHO-Sonde hat
– an der Spitze eine kleine Kugel mit einem Durchmesser von 0,5 mm und
– im Bereich von 3,5 mm - 5,5 mm ein schwarzes Band als Markierung.

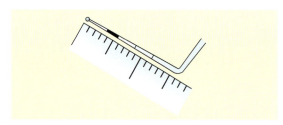

Aufbau der WHO-Sonde

Die Parodontalsonde wird im Zahnfleischsulkus vorsichtig um jeden Zahn herumgeführt. Dabei werden an bis zu sechs Stellen pro Zahn folgende **Basisbefunde** erhoben:
– Sondierungstiefe
– Blutungsneigung des Zahnfleisches
– harte und weiche Beläge
– überstehende Füllungs- und Kronenränder.
Implantate werden in gleicher Weise untersucht.

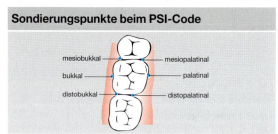

Sondierungspunkte beim PSI-Code

Ergänzend wird auf **Zusatzbefunde** geachtet. Hierzu gehören z. B.:
– Furkationsbeteiligung (freiliegende Wurzelgabelungen)
– Zahnbeweglichkeit
– Rezessionen.
Die **Befunde** werden in den **Codes 0-4** zusammengefasst. Dabei wird pro Sextant nur der höchste Wert notiert. Entsprechend kann man direkt zum nächsten Sextanten übergehen, wenn an einem Zahn der Code 4 festgestellt wird.
• Ist ein Sextant **zahnlos**, wird ein **x** eingetragen.
• Liegt eine **Furkationsbeteiligung** vor, so wird für den Sextanten der nächsthöhere als der gemessene Code eingetragen und dabei mit einem * versehen.

Bei Kindern und Jugendlichen bis zum 18. Geburtstag erfolgt die Messung des PSI nur an den **Zähnen 11, 16, 26, 31, 36 und 46.** Fehlt einer von diesen Zähnen, so wird ersatzweise ein Nachbarzahn untersucht.

Parodontaler Screening-Index
Erwachsene

Datum	Code-Werte		
	S1	S2	S3
	S4	S5	S6

Parodontaler Screening-Index
Kinder und Jugendliche

Datum	Code-Werte		
	16	11	26
	46	31	36

Parodontaler Screening-Index (PSI)

	Der PSI-Code				
PSI-Code 0	PSI-Code 1	PSI-Code 2	PSI-Code 3	PSI-Code 4	
	Sondiertiefe 0-3,5 mm schwarzes Band vollständig sichtbar		3,5-5,5 mm teilweise sichtbar	über 5,5 mm nicht mehr sichtbar	
keine Blutung	Blutung auf Sondieren	Blutung auf Sondieren	Blutung auf Sondieren	Blutung auf Sondieren	
kein Zahnstein/Plaque, keine defekte Restaurationsränder	kein Zahnstein/Plaque, keine defekte Restaurationsränder	Zahnstein/Plaque und/oder defekte Restaurationsränder	Zahnstein/Plaque und/oder defekte Restaurationsränder	Zahnstein/Plaque und/oder defekte Restaurationsränder	
gesund	Gingivitis	Gingivitis	Parodontitis	Parodontitis	

Liegt eine **Furkationsbeteiligung** vor, wird für den Sextanten der nächsthöhere als der gemessene Wert eingetragen und mit einem * versehen.

Therapeutische Konsequenzen

Code 0 – Das Parodontium ist **gesund**. Es ist keine Therapie erforderlich.

Code 1 – Es liegt eine **Gingivitis** vor. Hinweise zur Verbesserung der Mundhygiene, Plaquekontrolle und ggf. eine professionelle Zahnreinigung (PZR) sind angezeigt.

Code 2 – Auch hier liegt eine **Gingivitis** vor. Erforderlich sind Erläuterungen zur Verbesserung der Mundhygiene, Plaquekontrolle und professionelle Zahnreinigung (PZR). Defekte Füllungs- und Kronenränder sind zu sanieren.

Code 3 – Es liegt eine **mittelschwere Parodontitis** vor, die eine weitergehende Untersuchung erfordert. Eine gründliche Unterweisung zur Verbesserung der Mundhygiene, Plaquekontrolle und professionelle Zahnreinigung müssen zunächst die Basis für das weitere Vorgehen schaffen. Defekte Füllungs- und Kronenränder sind zu sanieren. Hat mehr als ein Sextant Code 3, so ist bei guter Mitarbeit des Patienten eine **systematische Parodontitistherapie** angezeigt.

Code 4 – Es liegt eine **schwere Parodontitis** vor, die eine weitergehende Untersuchung erfordert. Eine gründliche Unterweisung zur Verbesserung der Mundhygiene, Plaquekontrolle und professionelle Zahnreinigung müssen zunächst die Basis für das weitere Vorgehen schaffen. Defekte Füllungs- und Kronenränder sind zu sanieren. Sind die Zähne noch erhaltbar, so ist bei guter Mitarbeit des Patienten eine **systematische Parodontitistherapie** angezeigt.

Die **Erhebung des PSI** ist eine vertragszahnärztliche Leistung – **allerdings nur einmal innerhalb von 2 Jahren**. Ist eine häufigere Erhebung erforderlich, so ist dies keine Kassenleistung!

Eine **behandlungsbedürftige Parodontalerkrankung** liegt vor,
– wenn ein **PSI-Code von 3 oder 4**
– oder eine **Sondiertiefe von 3,5 mm oder mehr** festgestellt worden ist.

Geschlossene Parodontalbehandlung

P 200   14 Punkte
Systematische Behandlung von Parodontopathien (Supra- und subgingivales Debridement), geschlossenes Vorgehen,
je behandeltem einwurzeligen Zahn

P 201   26 Punkte
Systematische Behandlung von Parodontopathien (Supra- und subgingivales Debridement), geschlossenes Vorgehen,
je behandeltem mehrwurzeligen Zahn

Abrechnungsbestimmungen
Die Leistungen nach den **Nrn. P 200 und P 201** umfassen Maßnahmen der systematischen Behandlung der Parodontopathien.

Mit Leistungen nach den **Nrn. P 200 und P 201** sind während und unmittelbar nach der systematischen Behandlung erbrachte Leistungen nach den **Nrn. 105 und 107 abgegolten**.

Die **Gingivektomie** oder **Gingivoplastik** ist nach **Nr. P 200 oder P 201** abrechnungsfähig.

Mit der Bewertungszahl sind **alle Sitzungen abgegolten**. Die **Anästhesie** ist **zusätzlich abrechnungsfähig**.

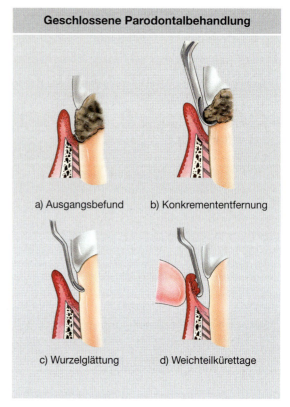

Geschlossene Parodontalbehandlung

a) Ausgangsbefund   b) Konkremententfernung

c) Wurzelglättung   d) Weichteilkürettage

Die **Nrn. P 200 und P 201** werden für das **geschlossene Vorgehen** bei einer systematischen Parodontalbehandlung abgerechnet:
Nr. P 200 bei einwurzeligen Zähnen
Nr. P 201 bei mehrwurzeligen Zähnen.
Der Leistungsinhalt der **Nrn. P 200 und P 201** umfasst das **supra- und subgingivale Debridement**. Hierzu gehören:
- geschlossene subgingivale Plaque- und Konkremententfernung
- Glätten der Wurzeloberfläche mit Entfernung von nekrotischem Zement
- subgingivale Weichteilkürettage
- Gingivektomie oder Gingivoplastik.

Nicht zum Leistungsinhalt der Nrn. P 200 und P 201 gehören ortsgetrennte chirurgische Leistungen wie z. B. **Nr. 57 (SMS)** und **Nr. 59 (Pla 2)**. Diese Leistungen werden gesondert im Bereich **Kons./Chirurgie** abgerechnet. Dies gilt ebenfalls für die Lokalanästhesie **(Nrn. 40, 41)**.
Nicht zur vertragszahnärztlichen Versorgung der Versicherten gehört die Behandlung
– der Rezessionen,
– des Fehlens keratinisierter Gingiva
– und der verkürzten angewachsenen Schleimhaut.
Diese Behandlungsmaßnahmen können nur als Privatleistungen erbracht werden (siehe **Richtlinie B V Nr. 1, Seite 15**).

Nrn. P 200 und P 201 sind abrechenbar
- ✓ für eine geschlossene Parodontalbehandlung
- ✓ Nr. P 200 bei einwurzeligen Zähnen
- ✓ Nr. P 201 bei mehrwurzeligen Zähnen
- ✓ 1x je Zahn
- ✓ für eine Gingivektomie oder Gingivoplastik
- ✓ zuzüglich Lokalanästhesie

Nrn. P 200 und P 201 sind nicht abrechenbar
- ⊖ für die alleinige Konkremententfernung
- ⊖ mit **Nrn. 105 und 107** während oder unmittelbar nach der systematischen Parodontalbehandlung
- ⊖ für die Behandlung der Rezessionen, des Fehlens keratinisierter Gingiva oder der verkürzten angewachsenen Schleimhaut

Offene Parodontalbehandlung

P 202 22 Punkte
Systematische Behandlung von Parodontopathien (Chirurgische Therapie),
offenes Vorgehen,
je behandeltem einwurzeligen Zahn

P 203 34 Punkte
Systematische Behandlung von Parodontopathien (Chirurgische Therapie),
offenes Vorgehen,
je behandeltem mehrwurzeligen Zahn

Abrechnungsbestimmungen
Die Leistungen nach den **Nrn. P 202 und P 203** setzen **chirurgische Maßnahmen** der systematischen Behandlung der Parodontopathien voraus. Diese umfassen die **Lappenoperation** (einschließlich Naht und/oder Schleimhautverbände) sowie das **supra- und subgingivale Debridement**.

Mit Leistungen nach den **Nrn. P 202 oder P 203** sind während und unmittelbar nach der systematischen Behandlung erbrachte Leistungen nach den **Nrn. 105 und 107 abgegolten**.

Mit der Bewertungszahl sind **alle Sitzungen abgegolten**. Die **Anästhesie** ist **zusätzlich abrechnungsfähig**.

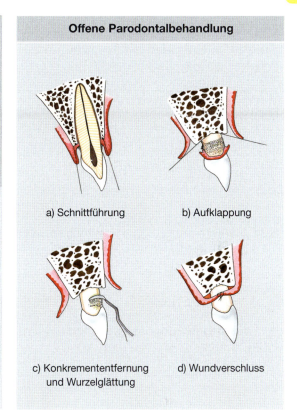

a) Schnittführung b) Aufklappung
c) Konkremententfernung und Wurzelglättung d) Wundverschluss

Die Nrn. **P 202 und P 203** werden für das **offene Vorgehen** bei einer systematischen Parodontalbehandlung abgerechnet:
Nr. **P 202** bei einwurzeligen Zähnen
Nr. **P 203** bei mehrwurzeligen Zähnen.
Der Leistungsinhalt der **Nrn. P 202 und P 203** setzt **chirurgische Maßnahmen** voraus.
Hierzu gehören:
- parodontale Lappenoperation
- offene subgingivale Plaque- und Konkremententfernung
- Glätten der Wurzeloberfläche mit Entfernung von nekrotischem Zement
- offene subgingivale Weichteilkürettage
- Gingivoplastik.

Nicht zum Leistungsinhalt der Nrn. P 202 und P 203 gehören ortsgetrennte chirurgische Leistungen wie z. B. **Nr. 57 (SMS)** und **Nr. 59 (Pla 2)**. Diese Leistungen werden gesondert im Bereich **Kons./Chirurgie** abgerechnet. Dies gilt ebenfalls für die Lokalanästhesie **(Nrn. 40, 41)**.
Nicht zur vertragszahnärztlichen Versorgung der Versicherten gehört die Behandlung
– der Rezessionen,
– des Fehlens keratinisierter Gingiva
– und der verkürzten angewachsenen Schleimhaut.
Diese Behandlungsmaßnahmen können nur als Privatleistungen erbracht werden (siehe **Richtlinie B V Nr. 1, Seite 15**).

Nrn. P 202 und P 203 sind abrechenbar
- ✓ für eine offene Parodontalbehandlung
- ✓ Nr. P 202 bei einwurzeligen Zähnen
- ✓ Nr. P 203 bei mehrwurzeligen Zähnen
- ✓ 1x je Zahn
- ✓ zuzüglich Lokalanästhesie

Nrn. P 202 und P 203 sind nicht abrechenbar
- ⊖ für die alleinige Konkremententfernung
- ⊖ mit **Nrn. 105 und 107** während oder unmittelbar nach der systematischen Parodontalbehandlung
- ⊖ für die Behandlung der Rezessionen, des Fehlens keratinisierter Gingiva oder der verkürzten angewachsenen Schleimhaut

Einschleifen des Gebisses, Nachbehandlung

108 — 6 Punkte
Einschleifen des natürlichen Gebisses zum Kauebenenausgleich und zur Entlastung, je Sitzung

Abrechnungsbestimmung
Eine Leistung nach **Nr. 108** kann **nicht** im Zusammenhang **mit konservierenden, prothetischen und chirurgischen Leistungen** abgerechnet werden.

Die **Nr. 108** wird für das Einschleifen des natürlichen Gebisses im Rahmen einer systematischen Parodontalbehandlung abgerechnet.
Die **Nr. 108** kann **nicht** im Zusammenhang **mit konservierenden, prothetischen und chirurgischen Leistungen** abgerechnet werden. In diesen Fällen ist zu prüfen, ob **Nr. 89** oder **Nr. 106** angesetzt werden kann.
Nr. 89 Beseitigung grober Artikulations- und Okklusionsstörungen vor Eingliederung von Prothesen und Brücken (siehe **LF 12.1**)
Nr. 106 Beseitigung scharfer Zahnkanten (siehe **Band I, LF 4.1.4**)
Zum Artikulationsausgleich ist die **Nr. 106** auch für das Beschleifen von Prothesenzähnen im Gegenkiefer einmal je Kiefer ansatzfähig. Neben der Nr. 106 kann die Nr. 89 für denselben Kiefer nicht abgerechnet werden.

Nr. 108 ist abrechenbar
- ✓ für das Einschleifen des natürlichen Gebisses im Rahmen einer systematischen Parodontalbehandlung
- ✓ 1x je Sitzung

Nr. 108 ist nicht abrechenbar
- ⊖ im Zusammenhang mit konservierenden, prothetischen und chirurgischen Leistungen (siehe Nr. 89 bzw. 106)

111 — 10 Punkte
Nachbehandlung im Rahmen der systematischen Behandlung von Parodontopathien, je Sitzung

Abrechnungsbestimmung
Für diese Leistung kann die **Nr. 38** daneben **nicht abgerechnet** werden.

Die **Nr. 111 wird** für die **Nachbehandlung** im Rahmen einer systematischen Parodontalbehandlung abgerechnet.

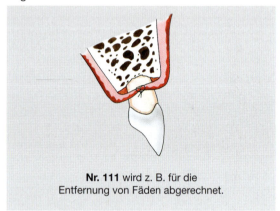

Nr. 111 wird z. B. für die Entfernung von Fäden abgerechnet.

Nr. 111 ist abrechenbar
- ✓ für eine Nachbehandlung im Rahmen einer systematischen Parodontalbehandlung
- ✓ 1x je Sitzung

Nr. 111 ist nicht abrechenbar
- ⊖ neben **Nr. 38** für diese Leistung

Aufbissbehelfe und Schienungen

Aufbissbehelfe und Schienungen im Rahmen einer Parodontalbehandlung werden mit den **Nrn. K 1 bis K 4** abgerechnet.
Für die **Nachbehandlung** werden die **Nrn. K6-K9** angesetzt (siehe **Band I, Lernfeld 8.1.3**).

KFO-Behandlung, gesetzliche Grundlagen, Richtlinien

10.1.4 Kieferorthopädische Leistungen

Die vertragszahnärztliche Abrechnung der **kieferorthopädischen Leistungen** erfolgt nach dem einheitlichen Bewertungsmaßstab **BEMA Teil 3**. Die Grundlage hierzu bilden
- **Sozialgesetzbuch (SGB V)** und
- **Richtlinien des Bundesausschusses der Zahnärzte und Krankenkassen**.

Gesetzliche Regelungen (SGB V)

§ 2 Abs. 1 – Qualität und Wirksamkeit der Leistungen haben dem **allgemein anerkannten Stand der medizinischen Erkenntnisse** zu entsprechen und den medizinischen Fortschritt zu berücksichtigen.

§ 12 Abs. 1 Wirtschaftlichkeitsgebot – Die Leistungen müssen **ausreichend, zweckmäßig und wirtschaftlich** sein; sie dürfen das **Maß des Notwendigen nicht überschreiten**. Leistungen, die nicht notwendig oder unwirtschaftlich sind, können Versicherte nicht beanspruchen, dürfen die Leistungserbringer nicht bewirken und die Krankenkassen nicht bewilligen.

§ 28 Abs. 2 – Die zahnärztliche Behandlung umfasst die Tätigkeit des Zahnarztes, die zur **Verhütung, Früherkennung und Behandlung** von Zahn-, Mund- und Kieferkrankheiten nach den Regeln der zahnärztlichen Kunst ausreichend und zweckmäßig ist.
[...] **Nicht** zur zahnärztlichen Behandlung gehört die **kieferorthopädische Behandlung von Versicherten, die zu Beginn der Behandlung das achtzehnte Lebensjahr vollendet haben**. Dies gilt nicht für Versicherte mit schweren Kieferanomalien, die ein Ausmaß haben, das kombinierte kieferchirurgische und kieferorthopädische Behandlungsmaßnahmen erfordert.

§ 29 Kieferorthopädische Behandlung
Abs. 1 – Versicherte haben **Anspruch auf kieferorthopädische Versorgung in medizinisch begründeten Indikationsgruppen**, bei denen eine **Kiefer- oder Zahnfehlstellung** vorliegt, die das Kauen, Beißen, Sprechen oder Atmen erheblich beeinträchtigt oder zu beeinträchtigen droht.
Abs. 2 – Versicherte leisten zu der kieferorthopädischen Behandlung nach Absatz 1 **einen Anteil in Höhe von 20 vom Hundert der Kosten** an den Vertragszahnarzt. Satz 1 gilt nicht für im Zusammenhang mit kieferorthopädischer Behandlung erbrachte konservierend-chirurgische und Röntgenleistungen.
Befinden sich mindestens zwei versicherte Kinder, die bei Beginn der Behandlung das 18. Lebensjahr noch nicht vollendet haben und mit ihren Erziehungsberechtigten in einem gemeinsamen Haushalt leben, in kieferorthopädischer Behandlung, beträgt der **Anteil** nach Satz 1 **für das zweite und jedes weitere Kind 10 vom Hundert**.
Abs. 3 – Der Vertragszahnarzt rechnet die kieferorthopädische Behandlung abzüglich des Versichertenanteils nach Absatz 2 Satz 1 und 3 mit der Kassenzahnärztlichen Vereinigung ab.
Wenn die **Behandlung** in dem durch den Behandlungsplan bestimmten **medizinisch erforderlichen Umfang abgeschlossen** worden ist, **zahlt die Kasse** den von den Versicherten geleisteten **Anteil** nach Absatz 2 Satz 1 und 3 **an die Versicherten zurück**.
Abs. 4 – Der **Gemeinsame Bundesausschuss bestimmt in den Richtlinien** nach § 92 Abs.1 befundbezogen die objektiv überprüfbaren **Indikationsgruppen**, bei denen die in Absatz 1 genannten Voraussetzungen vorliegen. Dabei sind auch einzuhaltende Standards zur kieferorthopädischen Befunderhebung und Diagnostik vorzugeben.

Richtlinien des Bundesausschusses der Zahnärzte und Krankenkassen für die kieferorthopädische Behandlung

B. Vertragszahnärztliche Behandlung

1. Zur vertragszahnärztlichen Versorgung gehört die **kieferorthopädische Behandlung**, wenn durch eine **Kiefer- oder Zahnfehlstellung** die **Funktion** des Beißens, des Kauens, der Artikulation der Sprache oder eine andere Funktion, wie z. B. Nasenatmung, der Mundschluss oder die Gelenkfunktion, erheblich beeinträchtigt ist bzw. beeinträchtigt zu werden droht und wenn nach Abwägung aller zahnärztlich-therapeutischen Möglichkeiten durch kieferorthopädische Behandlung die Beeinträchtigung mit **Aussicht auf Erfolg** behoben werden kann.

KFO-Richtlinien

2. Zur vertragszahnärztlichen Versorgung gemäß **§ 29 Abs. 1 SGB V** in Verbindung **mit Abs. 4** gehört die gesamte kieferorthopädische Behandlung, wenn bei ihrem Beginn ein **Behandlungsbedarf** anhand der befundbezogenen **kieferorthopädischen Indikationsgruppen (KIG)** – Anlage 1 zu den Richtlinien – festgestellt wird. Eine Einstufung mindestens in den **Behandlungsbedarfsgrad 3 der Indikationsgruppen** ist dafür erforderlich.
Die Kriterien zur Anwendung der kieferorthopädischen Indikationsgruppen (Anlage 2 zu diesen Richtlinien) sind für die Zuordnung zur vertragszahnärztlichen Versorgung verbindlich. Bei der klinischen Untersuchung zur Feststellung des Behandlungsbedarfsgrades sind in der Regel keine weiteren diagnostischen Leistungen erforderlich.

3. Bedarf es in Einzelfällen zusätzlicher Untersuchungen, Beratungen sowie ggf. weiterer diagnostischer Leistungen zur Überprüfung, ob die kieferorthopädische Behandlung der vertragszahnärztlichen Versorgung zuzuordnen ist, gehören auch diese zur vertragszahnärztlichen Versorgung. **Diagnostische Leistungen** sind **in zahnmedizinisch sinnvoller Weise zu beschränken.**

4. Kieferorthopädische Behandlungen bei **Versicherten, die zu Beginn der Behandlung das 18. Lebensjahr vollendet** haben, gehören **nicht zur vertragszahnärztlichen Versorgung.** Das gilt nicht für Versicherte mit Kieferanomalien, die ein Ausmaß haben, das kombinierte kieferchirurgische und kieferorthopädische Behandlungsmaßnahmen erfordert.
Schwere Kieferanomalien in diesem Sinne liegen nach Maßgabe der Anlage 3 zu diesen Richtlinien vor bei
  – angeborenen Missbildungen des Gesichts und der Kiefer,
  – skelettalen Dysgnathien und
  – verletzungsbedingten Kieferfehlstellungen,
sofern eine Einstufung mindestens in die Behandlungsbedarfsgrade A 5, D 4, M 4, O 5, B 4 oder K 4 der Indikationsgruppen festgestellt wird.
In diesen Fällen ist ein aufeinander abgestimmtes kieferchirurgisches und kieferorthopädisches Behandlungskonzept zu erstellen.

5. Die eigenverantwortliche **Befunderhebung, Diagnostik und Planung** sind Grundlage der kieferorthopädischen Behandlung. Das Maß der jeweiligen Beeinträchtigung ist durch objektivierbare Untersuchungsbefunde zu belegen. Der Zahnarzt soll Inhalt und Umfang der notwendigen diagnostischen Leistungen nach den individuellen Gegebenheiten des Einzelfalls festlegen.
Die Durchführung jeder kieferorthopädischen Behandlung setzt eine dem jeweiligen Behandlungsfall entsprechende **Patientenuntersuchung** sowie die Erhebung, Auswertung und ärztliche Beurteilung von **Befundunterlagen** voraus.
Aus der selbstständigen Erhebung und Auswertung von Befunden und Behandlungsunterlagen und ihrer diagnostischen Zusammenfassung ist vom Zahnarzt persönlich und eigenverantwortlich eine **Behandlungsplanung** zu erarbeiten.
Für die Planung und Durchführung der kieferorthopädischen Behandlung sind je nach Indikation neben der **Anamnese** und **klinischen Untersuchung** folgende **Unterlagen** erforderlich:
  a) **Gebissmodelle des Ober- und Unterkiefers** mit fixierter Okklusion und dreidimensional orientiert (Planungsmodell) einschließlich Analyse.
    Das Modell des einzelnen Kiefers muss neben der genauen Darstellung der Zähne und des Alveolarkammes auch die Kieferbasis und die Umschlagfalte der Gingiva abbilden.
  b) **Röntgenologische Darstellung aller Zähne und Zahnkeime beider Kiefer**.
    Dabei soll einem strahlenreduzierten Aufnahmeverfahren, z. B. der **Panoramaschichtaufnahme**, der Vorzug gegeben werden.
  c) **Fernröntgenseitenbild** mit Durchzeichnung und schriftlicher Auswertung zur Analyse skelettaler und/oder dentaler Zusammenhänge der vorliegenden Anomalie und/oder für Wachstumsvorhersagen.
  d) **Röntgenaufnahme der Hand** mit Auswertung
    – bei Abweichung des chronologischen vom Dentitionsalter nur dann, wenn eine Orientierung über das Wachstumsmaximum und das Wachstumsende notwendig ist, oder
    – wenn nach abgeschlossener Dentition die Kenntnis des skelettalen Alters für die Durchführung der kieferorthopädischen Behandlung erforderlich ist.

KFO-Richtlinien

e) **Profil- und Enface-Fotografie** mit diagnostischer Auswertung als Entscheidungshilfe für Therapiemaßnahmen, soweit Abweichungen von einem geraden Profil, periorale Verspannungen oder Habits vorliegen, die einen zwanglosen Mundschluss unmöglich machen.

6. Der Vertragszahnarzt erhebt die **Anamnese**, stellt die **Diagnose** aus den Einzelbefunden einschließlich der **Prognose** und verfasst die **Epikrise**. Diese Leistungen sind persönlich und eigenverantwortlich zu erbringen.
Auf dieser Grundlage erarbeitet er persönlich und eigenverantwortlich die Therapie- und Retentionsplanung einschließlich der Planung der erforderlichen Geräte.

7. **Kieferorthopädische Behandlungen** sollen **nicht vor Beginn der 2. Phase des Zahnwechsels (spätes Wechselgebiss)** begonnen werden.

8. **Kieferorthopädische Maßnahmen vor Beginn der 2. Phase des Zahnwechsels** (spätes Wechselgebiss) sind im Rahmen der vertragszahnärztlichen Versorgung in folgenden **Ausnahmefällen** angezeigt:
    a) **Beseitigung von Habits** bei einem habituellen Distalbiss mit dem Behandlungsbedarfsgrad D 5 oder bei einem habituell offenen Biss mit dem Behandlungsbedarfsgrad O 4,
    b) **Offenhalten von Lücken** infolge vorzeitigen Milchzahnverlusts,
    c) **Frühbehandlung**
        – eines Distalbisses mit dem Behandlungsbedarfsgrad D 5,
        – eines lateralen Kreuz- oder Zwangsbisses mit dem Behandlungsbedarfsgrad K 3 oder K 4, sofern dieser durch präventive Maßnahmen (Einschleifen) nicht zu korrigieren ist,
        – einer Bukkalokklusion (Nonokklusion) permanenter Zähne mit dem Behandlungsbedarfsgrad B 4,
        – eines progenen Zwangsbisses/frontalen Kreuzbisses mit dem Behandlungsbedarfsgrad M 4 oder M 5
        – oder die Behandlung zum Öffnen von Lücken mit dem Behandlungsbedarfsgrad P 3.

Die Frühbehandlung soll nicht vor dem 4. Lebensjahr begonnen werden und innerhalb von sechs Kalenderquartalen abgeschlossen werden.
    d) **Frühe Behandlung einer Lippen-, Kiefer-, Gaumenspalte oder anderer kraniofazialer Anomalien**, eines skelettal-offenen Bisses mit dem Behandlungsbedarfsgrad O 5, einer Progenie mit dem Behandlungsbedarfsgrad M 4 oder M 5 oder von verletzungsbedingten Kieferfehlstellungen.
Die Maßnahmen nach den **Nummern 8 c und d** beinhalten den Einsatz individuell gefertigter Behandlungsgeräte.

9. Gibt es im Rahmen der vertragszahnärztlichen Versorgung verschiedene, den gleichen Erfolg versprechende Arten der **kieferorthopädischen Behandlung**, so soll der Zahnarzt diejenige vorsehen, **die auf Dauer am wirtschaftlichsten ist**.

10. Ist zu vermuten, dass Fehlbildungen mit Abweichungen in anderen Bereichen (z. B. Nasenscheidewand) zusammenhängen, so soll ein entsprechender **Gebietsarzt, z. B.** für **Hals-, Nasen- und Ohrenkrankheiten**, hinzugezogen werden.

11. **Werkstoffe**, bei denen nach dem jeweiligen Stand der wissenschaftlichen Erkenntnisse der begründete Verdacht besteht, dass sie schädliche Wirkungen haben, dürfen nicht verwendet werden. Die Erprobung von Werkstoffen auf Kosten der Krankenkassen ist unzulässig.

12. Kieferorthopädische Behandlungen erstrecken sich in der Regel über längere Zeiträume und schließen eine **ausreichende Retentionsphase** ein.
Maßnahmen zur Retention sind bis zu zwei Jahre nach dem Ende des Kalenderquartals, für das die letzte Abschlagszahlung geleistet worden ist, Bestandteil der vertragszahnärztlichen Versorgung, längstens bis zum Abschluss der Behandlung einschließlich der Retention.
Ein festsitzender **Unterkieferfrontzahn-Retainer** ist nur angezeigt, wenn im Behandlungsplan ein Behandlungsbedarfsgrad E 3 oder E 4 in der Unterkieferfront festgestellt wurde. Der

KFO-Richtlinien

Bedarfsgrad ist ggf. gesondert anzugeben, wenn der Behandlungsplan einen anderen bzw. höheren Behandlungsbedarfsgrad hat.
Der Zahnarzt hat danach den Abschluss der Behandlung einschließlich der Retention schriftlich zu bestätigen.
Dauer und Erfolg einer kieferorthopädischen Behandlung sind wesentlich von der verständnisvollen **Mitarbeit des Patienten und der Erziehungsberechtigten** abhängig. Diese sind vor und während der Behandlung entsprechend aufzuklären und zu motivieren.

Mangelnde **Mundhygiene** gefährdet die Durchführung der kieferorthopädischen Behandlung. Bei Patienten, die während der kieferorthopädischen Behandlung trotz Motivation und Instruktion keine ausreichende Mitarbeit zeigen oder unzureichende Mundhygiene betreiben, muss das kieferorthopädische Behandlungsziel neu bestimmt werden. Ggf. muss die Behandlung beendet werden.

Anlage 1 zu Abschnitt B Nr. 2 der KFO-Richtlinien

Schema zur Einstufung des kieferorthopädischen Behandlungsbedarfs anhand kieferorthopädischer Indikationsgruppen (KIG)

Grad Indikationsgruppen (Befunde)			1	2	3	4	5
Kraniofaziale Anomalie		A					Lippen-Kiefer-Gaumenspalte bzw. andere kraniofaziale Anomalie
Zahnunterzahl (Aplasie oder Zahnverlust)		U				Unterzahl (nur wenn präprothetische Kieferorthopädie oder kieferorthopädischer Lückenschluss indiziert)	
Durchbruchstörungen		S				Retention (außer 8er)	Verlagerung (außer 8er)
Sagittale Stufe	distal	D	bis 3	über 3, bis 6		über 6, bis 9	über 9
	mesial	M				0 bis 3	über 3
Vertikale Stufe	offen (auch seitlich)	O	bis 1	über 1, bis 2	über 2, bis 4	über 4 habituell offen	über 4 skelettal offen
	tief	T	über 1, bis 3	über 3 ohne/mit Gingivakontakt	über 3 mit traumatischem Gingivakontakt		
Transversale Abweichung		B				Bukkal-/Lingual-Okklusion	
		K		Kopfbiss	beidseitiger Kreuzbiss	einseitiger Kreuzbiss	
Kontaktpunktabweichung Engstand		E	unter 1	über 1, bis 3	über 3, bis 5	über 5	
Platzmangel		P		bis 3	über 3, bis 4	über 4	

Alle Zahlenangaben in mm

KFO-Abrechnung

Fachbegriffe, die in den Richtlinien enthalten sind

angeborene Missbildung des Gesichts/der Kiefer – hierzu zählen unter anderem alle Lippen-Kiefer-Gaumenspalten

skelettale Dysgnathie – Fehlentwicklung der Kieferform und/oder Kieferlage

Profil-Fotografie – Fotografie des Gesichts von der Seite

Enface-Fotografie – Fotografie des Gesichts von vorn

periorale Verspannung – Verspannung um die Mundöffnung herum

Habit – schädliche Angewohnheit (z. B. Daumenlutschen)

Epikrise – kritische Beurteilung

habituell – gewohnheitsmäßig

Nonokklusion – fehlender Kontakt der Zähne beim Schlussbiss

kraniofaziale Anomalie – Fehlbildung des Hirn- und Gesichtsschädels

Retainer – festsitzende Apparatur zur Stabilisierung eines kieferorthopädischen Behandlungsergebnisses (to retain engl. – festhalten, bewahren)

Die **Abrechnung** der kieferorthopädischen Leistungen erfolgt auf dem **KFO-Abrechnungsschein** (siehe Seite 32).
Den **Kassenanteil** rechnet der Vertragszahnarzt mit der **Kassenzahnärztlichen Vereinigung (KZV)** ab, den **Versichertenanteil** stellt er dem **Versicherten** direkt in Rechnung.
Die Versicherten leisten zu der kieferorthopädischen Behandlung einen Anteil in Höhe von
- 20 % für das 1. Kind
- 10 % für jedes weitere Kind, das bei Beginn der Behandlung noch nicht das 18. Lebensjahr vollendet hat.

Wenn die Behandlung in dem durch den Behandlungsplan bestimmten Umfang abgeschlossen worden ist, zahlt die Krankenkasse den Versichertenanteil an den Versicherten zurück.

Bei der kieferorthopädischen Behandlung fallen auch **Begleitleistungen** aus dem **BEMA Teil 1** an.

Hierzu gehören:
– Leistungen der Individualprophylaxe **IP 1, IP 2, IP 4, IP 5**
– Beratung **Nr. Ä 1**
– kieferorthopädische Untersuchung **Nr. 01k**
– besondere Maßnahmen beim Präparieren oder Füllen **Nr. 12**
– Röntgenleistungen **Nrn. Ä 925, Ä 928, Ä 934, Ä 935**
– Mundschleimhautbehandlung **Nr. 105**
– Beseitigung scharfer Zahnkanten **Nr. 106**
– Entfernen harter Beläge **Nr. 107**.

Bei den **Begleitleistungen** wird **kein Versichertenanteil** berechnet.

Besondere Bedeutung hat die **Nr. 01k**. Mit dieser Gebührenposition wird eine **kieferorthopädische Untersuchung** zur Klärung von Indikation und Zeitpunkt einer kieferorthopädischen Behandlung abgerechnet.

Versicherte haben nur Anspruch auf eine kieferorthopädische Versorgung in **medizinisch begründeten Indikationsgruppen**, bei denen eine Kiefer- oder Zahnfehlstellung vorliegt, die das Kauen, Beißen, Sprechen oder Atmen erheblich beeinträchtigt oder zu beeinträchtigen droht (§ 29 Abs. 1 SGB V, siehe Seite 27).

Die Einstufung des kieferorthopädischen Behandlungsbedarfs erfolgt anhand der befundbezogenen **kieferorthopädischen Indikationsgruppen (KIG)**, die im Schema auf der Seite 30 aufgeführt sind. Die erhobenen Befunde werden dabei nach ihrem Schweregrad eingeteilt (Grad 1 bis 5).

Anspruch auf eine vertragszahnärztliche kieferorthopädische Behandlung besteht nur, wenn mindestens eine Einstufung des Behandlungsbedarfs in **Grad 3, 4 oder 5 der Indikationsgruppen** besteht (siehe KFO-Richtline Nr. 2, Seite 28).

Die Indikationsgruppe (Fehlstellung) mit dem höchsten Behandlungsbedarfsgrad wird aufgezeichnet (Beispiel: einseitiger Kreuzbiss K 4).

Bei einem Befund ab Behandlungsbedarfsgrad 3 gehören weitere Behandlungsbedarfsgrade ab 1 auch zur vertragszahnärztlichen Versorgung.

KFO-Untersuchung

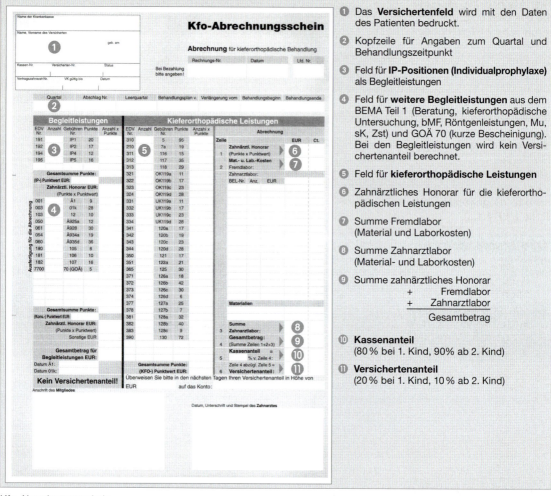

Kfo-Abrechnungsschein

01k   28 Punkte
Kieferorthopädische Untersuchung
zur Klärung von Indikation und Zeitpunkt kieferorthopädisch-therapeutischer Maßnahmen

Abrechnungsbestimmungen
Die Leistung beinhaltet folgende Bestandteile:
1. Ärztliches Gespräch
2. Spezielle kieferorthopädische Anamnese
3. Spezielle kieferorthopädische Untersuchung
   - 3.1 Extraorale Untersuchung
   - 3.2 Intraorale Untersuchung von Weichteilen und Knochen
   - 3.3 Feststellung der Kieferrelation
   - 3.4 Feststellung von dento-alveolären Anomalien
   - 3.5 Feststellung des Dentitionsstadiums
4. Aufklärung und Beratung
5. Kieferorthopädischer Befund, Dokumentation
6. Ggf. Feststellung des kieferorthopädischen Indikationsgrades (KIG)

Eine Leistung nach **Nr. 01k** ist **frühestens nach sechs Monaten erneut** abrechnungsfähig.
Eine Leistung nach Nr. 01k kann nur von dem Zahnarzt erbracht bzw. abgerechnet werden, der ggf. die kieferorthopädische Behandlungsplanung nach der **Nr. 5** durchführt.
Neben einer Leistung der **Nr. 01k** kann eine Leistung der **Nr. 01 nicht abgerechnet** werden.

KFO-Behandlungsplan

Die **kieferorthopädische Untersuchung** nach **Nr. 01k** wird durchgeführt, um zu klären,
1. **ob** eine kieferorthopädische Behandlung erforderlich ist (Indikation) und
2. **wann** mit der Behandlung begonnen werden soll (Zeitpunkt).

Die Feststellung des Behandlungsbedarfs nach den **kieferorthopädischen Indikationsgruppen (KIG)** gehört nur dann zur **Nr. 01k**, wenn der Zahnarzt bei der Untersuchung zum Ergebnis kommt, dass mit der Behandlung zu beginnen ist.

Ein Zahnarzt, der einen Patienten untersucht und dann zur kieferorthopädischen Behandlung überweist, kann die **Nr. 01k** nicht abrechnen, sondern nur die **eingehende Untersuchung Nr. 01** (siehe **Band I, LF 4.1.3**).

Nr. 01k ist abrechnbar

- ✓ für eine kieferorthopädische Untersuchung zur Klärung von Indikation und Zeitpunkt einer kieferorthopädischen Behandlung
- ✓ nur von dem Zahnarzt, der – falls erforderlich – auch die kieferorthopädische Behandlungsplanung (Nr. 5) durchführt
- ✓ frühestens erneut nach 6 Monaten

Nr. 01k ist nicht abrechnbar

- ⊖ von dem Zahnarzt, der einen Patienten untersucht und dann zur kieferorthopädischen Behandlung überweist
- ⊖ neben Nr. 01

5   95 Punkte
Kieferorthopädische Behandlungsplanung

Entwicklung eines befundorientierten Therapiekonzepts sowie Aufklärung des Patienten und Dokumentation, einschließlich der Erstellung eines Behandlungsplanes.
Die Dokumentation ist dem Patienten anzubieten und auf Wunsch auszuhändigen.

Abrechnungsbestimmungen

Eine Leistung nach **Nr. 5** ist **nicht abrechnungsfähig**
- bei Verlängerungsanträgen,
- bei Therapieänderungen und Ergänzungen zum Behandlungsplan
- oder zur Retentionsplanung.

Die **Planung der kieferorthopädischen Behandlung** nach **Nr. 5** ist vom Zahnarzt eigenverantwortlich durchzuführen.

Der kieferorthopädische Behandlungsplan (siehe Abb.) muss vor Beginn der kieferorthopädischen Behandlung erstellt und zur Krankenkasse geschickt werden. Die Krankenkasse prüft den Behandlungsplan und entscheidet über den Zuschuss. Mit der Behandlung sollte erst nach der Kostenzusage der Krankenkasse begonnen werden.

Die **Gebühr nach Nr. 5** wird **für die Gesamtplanung** vor Beginn der Behandlung vergütet. Planungen, die im Verlauf der Behandlung erforderlich werden, sind mit der Gebühr der ursprünglichen Planung nach Nr. 5 abgegolten. Entsprechend ist die Nr. 5 nicht abrechenbar bei
- Verlängerungsanträgen,
- Therapieänderungen,
- Ergänzungen zum Behandlungsplan,
- Retentionsplanungen.

KFO-Behandlungsplan

Abformung, Bissnahme

Vorbereitende Maßnahmen

7a   **19 Punkte**
Abformung, Bissnahme in habitueller Okklusion für das Erstellen von dreidimensional orientierten Modellen des Ober- und Unterkiefers zur diagnostischen Auswertung und Planung sowie schriftliche Niederlegung

7b   **19 Punkte**
Die Nr. 7b wird in **Lernfeld 8** (Chirurgische Behandlungen begleiten) und **Lernfeld 12** (Prothetische Behandlungen begleiten) erläutert.

Abrechnungsbestimmungen
1. Eine Leistung nach den **Nrn. 7a oder b** ist bei allen nach der Planung notwendig werdenden Abformungsmaßnahmen **nur dann abrechnungsfähig**, wenn mit der Herstellung der Modelle eine **diagnostische Auswertung und Planung** verbunden ist.
   Für die Erstellung von **Arbeitsmodellen** können nur Material- und Laboratoriumskosten abgerechnet werden.
2. Die vorbereitenden Maßnahmen **(Nr. 7a)** sind **nur im Rahmen einer kieferorthopädischen Behandlung** abrechnungsfähig.
   Sie sind bis zu **dreimal** im Verlauf einer kieferorthopädischen Behandlung, bei kombiniert kieferorthopädisch/kieferchirurgischer Behandlung bis zu **viermal** abrechnungsfähig.
   Dies gilt nicht bei der frühen Behandlung einer Lippen-, Kiefer-, Gaumenspalte oder anderer kraniofazialer Anomalien, eines skelettal-offenen Bisses, einer Progenie oder verletzungsbedingter Kieferfehlstellungen. **Bei einem Verlängerungsantrag** für die kieferorthopädische Behandlung kann **die Nr. 7a nur einmal** beantragt werden.
3. Die vorbereitenden Maßnahmen **(Nr. 7b)** sind **nur im Rahmen der Versorgung mit Zahnersatz und Zahnkronen** sowie der **Behandlung von Verletzungen und Erkrankungen des Gesichtsschädels** abrechnungsfähig.
4. Im Rahmen der Versorgung mit Zahnersatz und Zahnkronen sind Leistungen nach der **Nr. 7b neben** alleinigen Maßnahmen nach **Nrn. 20 und 100 in der Regel nicht** abrechnungsfähig.
5. Leistungen nach der Nr. 7a und b sind nach dem für die Kieferorthopädie und zahnprothetische Behandlung geltenden Punktwert abzurechnen, soweit sie im Zusammenhang mit diesen Leistungen erbracht werden.

habituelle Okklusion – gewohnheitsmäßiger Schlussbiss

Im Rahmen einer **kieferorthopädischen Behandlung** ist die **Nr. 7a** mit den **Abrechnungsbestimmungen 1, 2 und 5** anzuwenden.
Die **Nr. 7a** ist nur abrechenbar, wenn mit der Modellerstellung
– eine diagnostische Auswertung und Planung
– mit schriftlicher Niederlegung erfolgt.

Die Abrechnung der **Nr. 7a** ist
– auf **3 Leistungen** im Verlauf einer kieferorthopädischen Behandlung,
– auf **4 Leistungen** bei kombiniert kieferorthopädisch/kieferchirurgischer Behandlung beschränkt.

Es gibt **keine zahlenmäßige Beschränkung** z. B. bei der **frühen Behandlung** einer Lippen-Kiefer-Gaumenspalte und anderer kraniofazialer Anomalien (siehe Abrechnungsbestimmung Nr. 2).

Die **Nr. 7a** wird üblicherweise angesetzt:
– **vor Behandlungsbeginn** im Rahmen der Diagnostik und Behandlungsplanung,
– **während der Behandlung** zur Kontrolle der Behandlung oder bei Änderung der Therapie,
– **am Ende der Behandlung** zur Beurteilung des Ergebnisses und Festlegung der weiteren Maßnahmen für die Retention.

Nr. 7a ist abrechenbar
- ✅ für die Abformung beider Kiefer und Bissnahme für das Erstellen von Modellen
- ✅ nur wenn mit der Modellerstellung eine diagnostische Auswertung und Planung mit schriftlicher Niederlegung erfolgt
- ✅ nur im Rahmen einer KFO-Behandlung
- ✅ 3x im Verlauf einer KFO-Behandlung
- ✅ 4x im Verlauf einer kombiniert kieferorthopädisch/kieferchirurgischen Behandlung
- ✅ ohne zahlenmäßige Beschränkung z. B. bei der frühen Behandlung von Lippen-Kiefer-Gaumenspalten und anderen kraniofazialen Anomalien

Nr. 7a ist nicht abrechenbar
- ⛔ außerhalb des Rahmens einer kieferorthopädischen Behandlung
- ⛔ für das Erstellen von Arbeitsmodellen

KFO-Diagnostik

116 — 15 Punkte
Fotografie

Profil- oder en-face-Fotografie mit diagnostischer Auswertung, je Aufnahme

Abrechnungsbestimmung
Eine Leistung nach **Nr. 116** ist im Verlauf einer kieferorthopädischen Behandlung **bis zu viermal abrechnungsfähig**.

118 — 29 Punkte
Kephalometrische Auswertung

Untersuchung des Gesichtsschädels, einmal je Fernröntgenseitenbild einschließlich Dokumentation

Abrechnungsbestimmungen
1. Eine Leistung nach **Nr. 118** kann im Verlauf einer kieferorthopädischen Behandlung **höchstens zweimal, in begründeten Ausnahmefällen dreimal** abgerechnet werden.
2. Eine Leistung nach **Nr. 118** ist **bei Frühbehandlung** mit verkürzter Behandlungsdauer nur bei skelettalen Dysgnathien im Verlauf einer kieferorthopädischen Behandlung **einmal abrechnungsfähig**.

117 — 35 Punkte
Modellanalyse

Zusätzliche Anwendung von Methoden zur Analyse von Kiefermodellen
(dreidimensionale Analyse, graphische oder metrische Analyse, Diagramme), **je Nr. 7a**

Abrechnungsbestimmungen
Eine Leistung nach **Nr. 117** ist **bis zu dreimal** im Verlauf einer kieferorthopädischen Behandlung, bei einer kombiniert kieferorthopädisch/kieferchirurgischen Behandlung **bis zu viermal abrechnungsfähig**.
Dies gilt nicht bei der frühen Behandlung einer Lippen-, Kiefer-, Gaumenspalte oder anderer kraniofazialer Anomalien, eines skelettal-offenen Bisses, einer Progenie oder verletzungsbedingter Kieferfehlstellungen.
Bei einem Verlängerungsantrag für die kieferorthopädische Behandlung kann die **Nr. 117 nur einmal** beantragt werden.

Die **Modelle** müssen nach Abschluss der Behandlung **mindestens 3 Jahre aufbewahrt** werden.

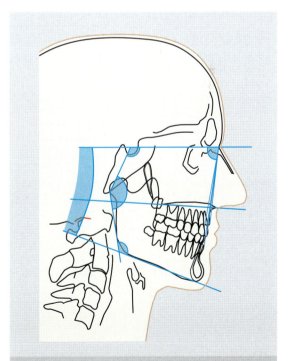

Durchzeichnung einer Fernröntgenseitenaufnahme mit zugehörigen Bezugspunkten und -linien für eine Auswertung

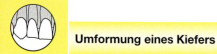

Umformung eines Kiefers

119
Maßnahmen zur Umformung eines Kiefers einschließlich Retention

119a	einfach durchführbarer Art	132 Punkte
119b	mittelschwer durchführbarer Art	204 Punkte
119c	schwierig durchführbarer Art	276 Punkte
119d	besonders schwierig durchführbarer Art	336 Punkte

Die Zuordnung zu den Buchstaben a bis d erfolgt nach folgendem Bewertungssystem:				
I.	Zahl der bewegten Zähne bzw. Zahngruppen	1-2 1	1-2 Zahngruppen 2	alle Zahngruppen 3
II.	Größe der Bewegung	1-2 mm 1	3-5 mm 3	mehr als 5 mm 5
III.	Art und Richtung der Bewegung	kippend*) günstig 1	ungünstig 3	körperlich 5
IV.	Verankerung	einfach 1	mittelschwer 2	schwierig 5
V.	Reaktionsweise (Alter, Konstitution, Früh- und Spät-Behandlung)	sehr günstig 1	gut 3	ungünstig 5

Die **Summe** der einzelnen Punkte ergibt die **Bewertung für Schwierigkeit und Umfang der vorgesehenen Kieferumformung** nach folgendem Schema:

```
 5 bis    7 Punkte  = 119a
 8 bis   10 Punkte  = 119b
11 bis   15 Punkte  = 119c
16 und mehr Punkte  = 119d.
```

*) **Als günstige „kippende" Bewegung gelten**: Bukkalbewegung der Seitenzähne bei der Dehnung, Protrusionsbewegung der Frontzähne und Retrusionsbewegung der Frontzähne, Mesialbewegung der Seitenzähne.
Als ungünstige „kippende" Bewegung gelten: Palatinalbewegung und Distalbewegung der Seitenzähne, Lateralbewegung von Frontzähnen, Drehung, Verlängerung und Verkürzung von Zähnen (auf direktem Wege).

Einstellung des Unterkiefers in den Regelbiss

120
Maßnahmen zur Einstellung des Unterkiefers in den Regelbiss in sagittaler oder lateraler Richtung einschließlich Retention

120a	einfach durchführbarer Art	204 Punkte
120b	mittelschwer durchführbarer Art	228 Punkte
120c	schwierig durchführbarer Art	276 Punkte
120d	besonders schwierig durchführbarer Art	336 Punkte

Die Zuordnung zu den Buchstaben a bis d erfolgt nach folgendem Bewertungssystem:				
I.	Größe der Bissverlagerung	1-2 mm **1**	½ Prämolarenbreite **3**	über ½ bis 1 Prämolarenbreite **5**
II.	Lokalisation	einseitig **1**	–	beiderseitig **3**
III.	Richtung der durchzuführenden Bissverschiebung	mesial **1**	lateral **2**	distal **3**
IV.	Reaktionsweise (Alter, Konstitution, Früh- und Spätbehandlung)	sehr günstig **1**	gut **3**	ungünstig **10**

Die **Summe** der einzelnen Punkte ergibt die **Bewertung für Schwierigkeit und Umfang der vorgesehenen Bissverlagerung**:

```
 4 bis   8 Punkte = 120a
 9 bis  10 Punkte = 120b
11 bis  12 Punkte = 120c
13 und mehr Punkte = 120d.
```

Abrechnungsbestimmungen zu Nrn. 119 und 120

1. Im Zusammenhang mit einer Leistung nach **Nrn. 119/120** ist eine Leistung nach **Nr. 01** nur abrechnungsfähig, wenn sie anderen als kieferorthopädischen Zwecken dient.
2. Im Verlauf einer kieferorthopädischen Behandlung ist die Abrechnung von Leistungen der **Nrn. 121 bis 124 neben** einer Leistung der **Nrn. 119/120** nicht möglich.
3. Der Zahnarzt hat **quartalsweise Abschlagszahlungen** abzurechnen
   bei **Nr. 119a** 11 Punkte bei **Nr. 120a** 17 Punkte
        b 17 Punkte   b 19 Punkte
        c 23 Punkte   c 23 Punkte
        d 28 Punkte   d 28 Punkte.
   Für Kalenderquartale, in denen keine kieferorthopädischen Leistungen erbracht wurden, entfällt die Abrechnung der Abschlagszahlung. In diesem Fällen verlängert sich die Behandlungszeit entsprechend. Insgesamt können **nicht mehr als 12 Abschlagszahlungen** abgerechnet werden.
4. Mit den Gebühren nach Nrn. 119/120 ist eine **Behandlungszeit bis zu 16 Behandlungsquartale** abgegolten.
   Bei **vorzeitigem Behandlungsabschluss** können bei den Fällen nach den **Nrn. 119a und b** sowie **120a und b** die restlichen Abschlagszahlungen bei Ende der Behandlung abgerechnet werden.
   Soweit nach den **Nrn. 119c und d** sowie **120c und d** eingestufte Behandlungen **vor 10 Behandlungsquartalen** beendet werden, erhält der Zahnarzt die **bis zu diesem Zeitpunkt** fällig gewordene Vergütung.

Einstellung des Unterkiefers in den Regelbiss

5. Bei der **Frühbehandlung** eines Distalbisses, eines lateralen Kreuz- oder Zwangbisses, sofern dieser durch präventive Maßnahmen (Einschleifen) nicht zu korrigieren ist, einer Bukkalokklusion (Nonokklusion) permanenter Zähne, eines progenen Zwangbisses/frontalen Kreuzbisses oder der Behandlung zum Öffnen von Lücken kann der Zahnarzt **quartalsweise Abschlagszahlungen** nach den Nrn. 119 und/oder 120 **für längstens sechs Kalenderquartale** abrechnen. Diese Abrechnung ist besonders zu kennzeichnen.
   Bei **vorzeitigem Behandlungsabschluss** können die restlichen Abschlagszahlungen nach Satz 1 bei Ende der Behandlung abgerechnet werden.
6. Die **Frühbehandlung** soll **nicht vor dem 4. Lebensjahr** begonnen werden.
   Die **frühe Behandlung** einer Lippen-, Kiefer-, Gaumenspalte oder anderer kraniofazialer Anomalien, eines skelettal-offenen Bisses, einer Progenie oder verletzungsbedingter Kieferfehlstellungen ist nach den **Nrn. 119 und/oder 120** abrechnungsfähig.

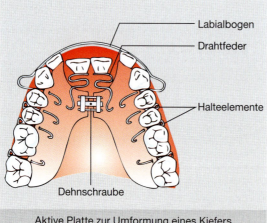

Aktive Platte zur Umformung eines Kiefers

7. **Über das 4. Behandlungsjahr hinausgehende noch erforderliche Leistungen** sind mit Begründung und Angabe der voraussichtlichen weiteren Behandlungszeit und der Neuzuordnung aufgrund des Befundes am Ende des 4. Behandlungsjahres zu den Buchstaben a bis d der Nrn. 119 und 120 **schriftlich zu beantragen**.
   Für die nach Ablauf von 16 Behandlungsquartalen notwendigen Behandlungsmaßnahmen (mit Ausnahme der Retentionsüberwachung) werden bei Leistungen nach Nrn. 119 und 120 die Abschlagszahlungen wie unter Nr. 3 quartalsweise fällig.
8. Wird die **Behandlung abgebrochen**, so erhält der Zahnarzt die bis zu diesem Zeitpunkt fällig gewordene Vergütung.
9. **Belehrende und ermahnende Informationen** in einem Brief an die Patienten oder deren Erziehungsberechtigte sind mit den Gebühren **nach den Nrn. 119 und/oder 120 abgegolten**.
10. **Maßnahmen zur Retention** können **bis zu zwei Jahre** nach dem Ende des Kalenderquartals, für das die letzte Abschlagszahlung nach den Nrn. 119/120 geleistet worden ist, abgerechnet werden, längstens bis zum Abschluss der Behandlung. Der Zahnarzt hat den Abschluss der Behandlung einschließlich der Retention schriftlich zu bestätigen.
11. Die **Abrechnung der Nrn. 119/120 beginnt mit der therapeutischen Phase**. Das ist in der Regel die erste Maßnahme zur Herstellung eines Behandlungsgerätes oder das Extrahieren, Separieren und Einschleifen von Zähnen im engen zeitlichen Zusammenhang mit der Eingliederung des Behandlungsgerätes.
12. Übernimmt ein **Zweitbehandler** die Fortführung der Behandlung nach dem ursprünglichen Behandlungsplan, so kann der Zweitbehandler die **restlichen Abschlagszahlungen** abrechnen.
    Hat der Erstbehandler 7 oder mehr Abschlagszahlungen abgerechnet, ist der Zweitbehandler berechtigt, nach Ablauf von 12 Behandlungsquartalen sofort einen **Verlängerungsantrag** zu stellen.
13. Mit den Nrn. 119/120 ist die Ausstellung der **Abschlussbescheinigung abgegolten**.

Einzelne Maßnahmen

121 — 17 Punkte
Beseitigung von Habits bei einem habituellen Distalbiss oder bei einem habituell offenen Biss, je Sitzung

Abrechnungsbestimmungen
1. Eine Leistung nach **Nr. 121** kann pro Patient **bis zu sechsmal** während eines **Zeitraums von sechs Monaten** abgerechnet werden. Nach einem Zeitraum von sechs Monaten ist die Abrechnung der Nr. 121 ausgeschlossen. **Neben** Leistungen nach den **Nrn. 119/120** ist die **Nr. 121 nicht abrechnungsfähig**.
2. Zur Befundung und/oder Behandlung nach Nr. 121 sind **Röntgenaufnahmen nicht abrechnungsfähig**.
3. Für eine Leistung nach Nr. 121 ist **kein Behandlungsplan nach Nr. 5** abrechnungsfähig.

Kieferorthopädische Verrichtungen als alleinige Leistung

122a — 21 Punkte
Kontrolle des Behandlungsverlaufs einschließlich kleiner Änderungen für Behandlungsmittel, **für jede Sitzung**

122b — 43 Punkte
Vorbereitende Maßnahmen zur Herstellung von kieferorthopädischen Behandlungsmitteln, je Kiefer

122c — 27 Punkte
Einfügen von kieferorthopädischen Behandlungsmitteln, je Kiefer

Abrechnungsbestimmungen
1. Die Eingliederung einer **Mundvorhofplatte** kann nicht nach Nrn. 119/120 abgerechnet werden. **Nach den Nrn. 122a bis c** kann sie nur abgerechnet werden, **wenn sie individuell gefertigt wurde**.
2. **Neben** Leistungen nach den **Nrn. 119/120** sind die **Nrn. 122a bis c nicht abrechnungsfähig**.

123a — 40 Punkte
Kieferorthopädische Maßnahmen mit herausnehmbaren Geräten zum Offenhalten von Lücken infolge vorzeitigen Milchzahnverlustes, je Kiefer

123b — 14 Punkte
Kontrolle eines Lückenhalters, je Behandlungsquartal

Abrechnungsbestimmungen
1. **Neben** Leistungen nach den **Nrn. 119/120** sind die **Nrn. 123a oder 123b nicht abrechnungsfähig**.
2. Neben einer Leistung nach Nr. 123a sind **Material- und Laboratoriumskosten abrechnungsfähig**.
3. Für eine Leistung nach Nr. 123a ist **kein Behandlungsplan nach Nr. 5** abrechnungsfähig.
4. Neben einer Leistung nach Nr. 123a kann ein **Orthopantomogramm** abgerechnet werden, wenn es nicht bereits erbracht wurde. Andere Röntgenaufnahmen sind daneben nicht abrechnungsfähig.

124 — 16 Punkte
Einschleifen von Milchzähnen bei Kreuz- oder Zwangsbiss, je Sitzung

Abrechnungsbestimmungen
1. **Neben** Leistungen nach den **Nrn. 119/120** ist die **Nr. 124 nicht abrechnungsfähig**.
2. Eine Leistung nach **Nr. 124** ist **bis zu zweimal** abrechnungsfähig.

125 — 30 Punkte
Maßnahmen zur Wiederherstellung von Behandlungsmitteln einschließlich Wiedereinfügen, je Kiefer

Abrechnungsbestimmungen
1. Eine Leistung nach **Nr. 125 kann neben** Leistungen nach den **Nrn. 119/120 abgerechnet werden**, wenn ein Behandlungsmittel wiederhergestellt wird.
2. Die **Wiederherstellung** nach Nr. 125 bezieht sich nur auf **Draht- oder Basisteile** je Behandlungsgerät.
   Die **Änderung** von Behandlungsmitteln ist mit den Gebühren nach den **Nrn. 119 und 120** abgegolten.
   Die **Aktivierung** von Behandlungsmitteln, z. B. Nachstellen von Schrauben und Federelementen, kann **nicht nach Nr. 125** abgerechnet werden.

Festsitzende Apparaturen

126a — 18 Punkte
Eingliedern eines Brackets oder eines Attachments
einschließlich Material- und Laboratoriumskosten

Abrechnungsbestimmungen
Die Leistung beinhaltet die Klebeflächenreinigung, das Konditionieren, die Trockenlegung, das Positionieren, das Kleben und die Überschussentfernung.
Für die Eingliederung eines festsitzenden **Unterkiefer-Frontzahnretainers** sind **einmalig bis zu sechsmal die Nr. 126a** und **einmal die Nr. 127a** abrechnungsfähig. Wiedereingliederung und/oder Ersatz sowie die **Nr. 127b** sind **nicht abrechnungsfähig**.
Die **Nr. 126d** ist bzgl. eines Retainers nur abrechnungsfähig, wenn sie **innerhalb der vertraglich festgelegten Retentionszeit** anfällt.
Leistungen nach den **Nrn. 126 bis 131** können **neben** Leistungen nach den **Nrn. 119 und/oder 120** abgerechnet werden.

126b — 42 Punkte
Eingliedern eines Bandes
einschließlich Material- und Laboratoriumskosten

Abrechnungsbestimmungen
Die Leistung beinhaltet die Vorauswahl am Modell, die Klebeflächenreinigung, das Vorbeschleifen, die Einprobe, das Adaptieren, das Finishing, das Konturieren, die Trockenlegung, das Zementieren und die Überschussentfernung.
In der Regel soll an einem Zahn im Laufe einer Behandlung nur einmal ein Band oder Bracket befestigt werden.

126c — 30 Punkte
Wiedereingliederung eines Bandes

126d — 6 Punkte
Entfernung eines Bandes, eines Brackets oder eines Attachments

Abrechnungsbestimmung
Die Leistung beinhaltet das Abnehmen, das Entfernen von Kleberesten und das Polieren.

127a — 25 Punkte
Eingliederung eines Teilbogens
einschließlich Material- und Laboratoriumskosten

Abrechnungsbestimmungen
Die Leistung beinhaltet das Anpassen, die Einprobe, das Einsetzen und das Einligieren.
Für die Eingliederung eines festsitzenden **Unterkiefer-Frontzahnretainers** sind **einmalig bis zu sechsmal die Nr. 126a** und **einmal die Nr. 127a** abrechnungsfähig. Wiedereingliederung und/oder Ersatz sowie die **Nr. 127b** sind **nicht abrechnungsfähig**.
Leistungen nach den **Nrn. 126 bis 131** können **neben** Leistungen nach den **Nrn. 119 und/oder 120** abgerechnet werden.

127b — 7 Punkte
Ausgliederung eines Teilbogens

Band um einen oberen Molaren

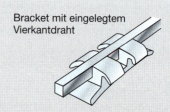
Bracket mit eingelegtem Vierkantdraht

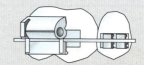
Bracket mit zusätzlichem Röhrchen (Bracket-Röhrchen-Kombination)

Bänder, Brackets und Röhrchen

Festsitzende Apparaturen

128a — 32 Punkte
Eingliederung eines konfektionierten Vollbogens
einschließlich Material- und Laboratoriumskosten

Abrechnungsbestimmungen
Die Leistung beinhaltet das Anpassen, die Einprobe, das Einsetzen und das Einligieren.
Leistungen nach den **Nrn. 126 bis 131** können **neben** Leistungen nach den **Nrn. 119 und/oder 120** abgerechnet werden.

128b — 40 Punkte
Eingliederung eines individualisierten Vollbogens
einschließlich Material- und Laboratoriumskosten

Abrechnungsbestimmungen
Die Leistung beinhaltet das Anpassen, das Biegen, die Einprobe, das Einsetzen und das Einligieren. Zum Leistungsinhalt eines individualisierten Bogens gehören mindestens drei Biegungen 2. Ordnung oder eine Biegung 3. Ordnung.

128c — 9 Punkte
Ausgliederung von Vollbögen, je Bogen

Abrechnungsbestimmungen
Nach **Nr. 128c** ist auch die **Ausgliederung von Apparaturen nach Nr. 130 zweimal** abrechnungsfähig.

129 — 24 Punkte
Wiedereingliederung eines Voll- oder Teilbogens

Abrechnungsbestimmungen
Leistungen nach den **Nrn. 126 bis 131** können **neben** Leistungen nach den **Nrn. 119 und/oder 120** abgerechnet werden.

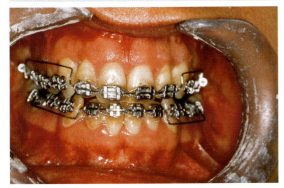

Festsitzende Apparatur im Mund

130 — 72 Punkte
Eingliederung ergänzender festsitzender Apparaturen
(Palatinal- oder Transversalbogen, Quadhelix, Lingualbogen, Lipbumper, Headgear über je zwei Ankerbändern)
einschließlich Material- und Laboratoriumskosten

Abrechnungsbestimmungen
Die **Ankerbänder** gehören nicht zum Leistungsinhalt der Nr. 130, sie sind **nach Nr. 126b zweimal abrechnungsfähig**.
Material- und Laboratoriumskosten zur extraoralen Fixierung und Aktivierung können **gesondert abgerechnet** werden.
Für das **Ausgliedern von festsitzenden Apparaturen nach Nr. 130** kann die **Nr. 128c** bis zu zweimal je **Nr. 130** abgerechnet werden.

131a — 50 Punkte
Eingliederung und Ausgliederung einer Gaumennahterweiterungsapparatur

Abrechnungsbestimmungen
Neben einer Leistung nach der **Nr. 131a** ist eine Leistung nach der **Nr. 126b bis zu viermal** abrechnungsfähig.
Leistungen nach den **Nrn. 126 bis 131** können **neben** Leistungen nach den **Nrn. 119 und/oder 120** abgerechnet werden.

131b — 50 Punkte
Eingliederung und Ausgliederung einer festsitzenden Apparatur zur Bisslagekorrektur (Herbstscharnier) bei spätem Behandlungsbeginn,
wenn der Wachstumshöhepunkt überschritten ist und die Bisslagekorrektur mit konventionellen Maßnahmen nicht erreicht werden kann.

Abrechnungsbestimmungen
Neben einer Leistung nach der **Nr. 131b** ist eine Leistung nach der **Nr. 126b bis zu viermal** abrechnungsfähig.

131c — 50 Punkte
Eingliederung einer Gesichtsmaske

Abrechnungsbestimmungen
Neben den **Nrn. 131a bis c** können **Material- und Laboratoriumskosten gesondert** abgerechnet werden.

Röntgendiagnostik, Übersicht

10.2 Privatabrechnung

10.2.1 Röntgendiagnostik

Das **Gebührenverzeichnis der GOZ** enthält **keine Gebührenpositionen** zur Abrechnung von Röntgenleistungen.
Röntgenaufnahmen werden daher im Rahmen der Privatabrechnung nach **Abschnitt O des Gebührenverzeichnisses der GOÄ** berechnet. Dabei gelten die folgenden **Allgemeinen Bestimmungen**.

Abschnitt O des Gebührenverzeichnisses der GOÄ

I. Strahlendiagnostik

Allgemeine Bestimmungen
1. **Mit den Gebühren** sind **alle Kosten** (auch für Dokumentation und Aufbewahrung der Datenträger) **abgegolten**.
2. Die **Leistungen für Strahlendiagnostik** mit Ausnahme der Durchleuchtungen nach GOÄ-Nr. 5295 sind **nur bei Bilddokumentation** auf einem Röntgenfilm oder einem anderen Langzeitdatenträger **berechnungsfähig**.
3. Die **Befundmitteilung** oder der **einfache Befundbericht** mit Angaben zum Befund und zur Diagnose ist **Bestandteil der Leistungen** und nicht gesondert berechnungsfähig.
4. Die **Beurteilung von Röntgenaufnahmen** (auch Fremdaufnahmen) als selbstständige Leistung ist **nicht berechnungsfähig**.
5. Die nach der Strahlenschutzverordnung bzw. Röntgenverordnung **notwendige ärztliche Überprüfung der Indikation** und des **Untersuchungsumfangs** ist auch im Überweisungsfall Bestandteil der Leistungen des Abschnitts O und mit den Gebühren abgegolten.
6. Die Leistungen nach den GOÄ-Nrn. 5011, 5021, 5031, 5101, 5106, 5121, 5201, 5267, 5295, 5302, 5305, 5308, 5311, 5318, 5331, 5339, 5376 und 5731 dürfen **unabhängig von der Anzahl** der Ebenen, Projektionen, Durchleuchtungen bzw. Serien insgesamt jeweils **nur einmal berechnet** werden.
7. Die **Kosten für Kontrastmittel auf Bariumbasis** und etwaige Zusatzmittel für die Doppelkontrastuntersuchung sind **in den abrechnungsfähigen Leistungen enthalten**.

Bei der Berechnung der **GOÄ-Positionen für Röntgenleistungen** gilt der **reduzierte Gebührenrahmen** (**siehe Band I, Seite 52**). Es darf höchstens der 2,5fache Gebührensatz berechnet werden. Dabei ist eine Begründung bei Überschreitung des 1,8fachen Gebührensatzes anzugeben. Eine abweichende Honorarvereinbarung ist nach § 2 Absatz 3 GOÄ nicht zulässig.
Porto- und Versandkosten sind gemäß § 10 GOÄ gesondert berechnungsfähig.
Die **Kosten für Röntgenfilme, Entwickler- und Fixierlösungen** sind **nicht** zusätzlich berechnungsfähig. Bei Anwendung der **digitalen Radiographie** (siehe Zahnmedizinische Assistenz) ist die **GOÄ-Nr. 5298** zusätzlich zu den **GOÄ-Nrn. 5010-5290** berechnungsfähig. Der **Zuschlag** beträgt **25 % vom Einfachsatz** der betreffenden Leistung.

Die **Aufbewahrungsfristen** für Röntgenaufnahmen richten sich nach der **Röntgenverordnung (RöV)**. Röntgenbilder und die zugehörigen Aufnahmen sind 10 Jahre lang nach der letzten Untersuchung aufzubewahren. Die Röntgenbilder und Aufzeichnungen von Röntgenuntersuchungen eines Patienten, der das 18. Lebensjahr noch nicht vollendet hat, sind bis zur Vollendung des 28. Lebensjahres des Patienten aufzubewahren.

Röntgendiagnostik, Gebührenpositionen

GOÄ 5000	Punkte	EUR
	50	2,91

Zähne, je Projektion

Abrechnungsbestimmung
Werden mehrere Zähne mittels einer Röntgenaufnahme erfasst, so darf die GOÄ-Nr. 5000 nur einmal und nicht je aufgenommenem Zahn berechnet werden.

Die **GOÄ-Nr. 5000** wird für jede medizinisch notwendige Röntgenaufnahme berechnet. Dabei wird kein Unterschied gemacht zwischen
– **analoger** oder **digitaler Röntgentechnik** (siehe LF 10.7 der Zahnmedizinischen Assistenz)
– **Halbwinkeltechnik, Rechtwinkel-/Paralleltechnik** oder **Bissflügelaufnahmen**.

GOÄ-Nr. 5000 ist berechnungsfähig
- ✓ für Röntgenaufnahmen der Zähne einschließlich der Beurteilung und schriftlichen Befunddokumentation sowie der Kosten für Filmmaterial und Filmverarbeitung
- ✓ 1x je Röntgenaufnahme
- ✓ ohne Unterschied, ob konventionell oder digital geröntgt wird
- ✓ mehrmals von den gleichen Zähnen, falls erforderlich
- ✓ auch neben Panoramaaufnahmen und Teilaufnahmen des Schädels
- ✓ auch für Bissflügelaufnahmen
- ✓ nur mit reduziertem Gebührenrahmen
- ✓ Portokosten sind zusätzlich berechnungsfähig

GOÄ-Nr. 5000 ist nicht berechnungsfähig
- ⊖ für Wiederholungsaufnahmen aufgrund unzureichender Aufnahmetechnik oder Filmverarbeitung
- ⊖ Kosten für Röntgenfilme und Filmverarbeitung sind nicht zusätzlich berechnungsfähig.

Die **GOÄ-Nr. 5000** ist mit den **BEMA-Nrn. Ä 925 a - d** vergleichbar. Wesentliche Unterschiede sind jedoch:
– Die GOÄ-Nr. 5000 wird pro Röntgenaufnahme berechnet. Die Aufnahmen werden also nicht wie bei der Kassenabrechnung zu Abrechnungsgruppen (Rö 2, Rö 5, Rö 8, Stat) zusammengefasst.
– Die GOÄ-Nr. 5000 kann auch bei gleicher klinischer Situation mehrmals berechnet werden. Die BEMA-Nr. Ä925a ist dagegen nur bei unterschiedlicher klinischer Situation mehrmals abrechenbar.

GOÄ 5002	Punkte	EUR
	250	14,57

Panoramaaufnahme(n) eines Kiefers

GOÄ 5004	Punkte	EUR
	400	23,31

Panoramaschichtaufnahme der Kiefer

GOÄ 5037	Punkte	EUR
	300	17,49

Bestimmung des Skelettalters
– gegebenenfalls einschließlich Berechnung der prospektiven Endgröße, einschließlich der dazugehörigen Röntgendiagnostik und gutachterlichen Beurteilung –

GOÄ 5090	Punkte	EUR
	400	23,31

Schädel-Übersicht, in zwei Ebenen

GOÄ 5095	Punkte	EUR
	200	11,66

Schädelteile in Spezialprojektionen, je Teil

In der zahnmedizinischen Diagnostik haben folgende Gebührenpositionen für Röntgenleistungen besondere Bedeutung:
GOÄ 5000 – Zähne je Projektion
GOÄ 5004 – Panoramaschichtaufnahme der Kiefer (Orthopantomogramm – OPG)
GOÄ 5037 – Bestimmung des Skelettalters (Handröntgenaufnahme)
GOÄ 5090 – Schädel-Übersicht, in zwei Ebenen (Fernröntgenaufnahme)
GOÄ 5095 – Schädel-Teilaufnahme z.B. Aufbissaufnahme)
GOÄ 5298 – Zuschlag zu GOÄ-Nrn. 5010-5290 bei digitaler Röntgentechnik.

Die **GOÄ-Nr. 5090** wird für **Schädel-Übersichtsaufnahmen** in zwei Ebenen angesetzt. Hierunter fällt auch die **Fernröntgenseitenaufnahme**, wenn eine zweite Ebene in die Aufnahme eingeblendet ist. Dies ist erfüllt, wenn neben den **Schädelkonturen** auch die **Weichteilkontur** auf der Aufnahme abgebildet wird.
Für die zeichnerische Auswertung der Fernröntgenaufnahme zur Untersuchung des Gesichtsschädels ist die **GOZ-Nr. 6020** berechnungsfähig (siehe Seite 66).

Röntgendiagnostik, Gebührenpositionen und Berechnung

GOÄ 5098
Punkte 260   EUR 15,15

Nasennebenhöhlen
– gegebenenfalls auch in mehreren Ebenen –

GOÄ 5130
Punkte 280   EUR 16,32

Halsorgane oder Mundboden
– gegebenenfalls in mehreren Ebenen –

GOÄ 5260
Punkte 400   EUR 23,31

Röntgenuntersuchung natürlicher, künstlicher oder krankhaft entstandener Gänge, Gangsysteme, Hohlräume oder Fisteln
(z. B. Sialographie, Galaktographie, Kavernographie, Vesikulographie)
– gegebenenfalls einschließlich Durchleuchtung(en) –

GOÄ 5298
Zuschlag zu den Leistungen nach den GOÄ-Nrn. 5010 bis 5290 bei Anwendung digitaler Radiographie (Bildverstärker-Radiographie)

Abrechnungsbestimmung
Der **Zuschlag** nach GOÄ-Nr. 5298 beträgt **25 v. H. des einfachen Gebührensatzes** der betreffenden Leistung.

Die **GOÄ-Nr. 5095** wird für **Schädel-Teilaufnahmen** berechnet. Hierzu gehören z. B.:
– Oberkiefer-Aufbissaufnahmen
– Unterkiefer-Aufbissaufnahmen
– Kiefergelenksaufnahmen
– Jochbogenaufnahmen.

Bei einer **Mundbodenaufnahme** ist die **GOÄ-Nr. 5130** berechnungsfähig.

Bei **digitalen Röntgenverfahren (digitaler Radiographie)** kann zusätzlich zu den **GOÄ-Nrn. 5010-5290** die **GOÄ-Nr. 5298** berechnet werden. Dieser Zuschlag beträgt **25 %** des einfachen Gebührensatzes der betreffenden Leistung.

Beispiel
GOÄ-Nr. 5095		
	1 fach	11,66 EUR
	1,8 fach	20,98 EUR
	2,5 fach	29,14 EUR

Zuschlag GOÄ-Nr. 5298 (25 % vom Einfachsatz) $\dfrac{11{,}66 \text{ EUR} \times 25}{100} = 2{,}92 \text{ EUR}$

Berechnung von GOÄ-Positionen für Röntgenleistungen

- Mit den Gebühren **sind alle Kosten abgegolten** (auch für Filmmaterial).
- Die Röntgenaufnahmen sind **auf einem Röntgenfilm** oder anderem **Datenträger** zu dokumentieren.
- Die **Befundmitteilung** oder der **einfache Befundbericht** sind **mit der Leistung abgegolten**. Für einen ausführlichen schriftlichen Krankheits- und Befundbericht ist jedoch die GOÄ-Nr. 75 berechnungsfähig.
- Die **Beurteilung der Röntgenaufnahme** ist **mit der Leistung abgegolten** (auch bei fremden Röntgenaufnahmen nicht gesondert berechnungsfähig).
- Es gilt der **reduzierte Gebührenrahmen** (1-2,5fach).
- Bei Überschreiten des 1,8fachen Satzes ist eine Begründung anzugeben.
- Eine **abweichende Vereinbarung** nach § 2 GOÄ ist **nicht zulässig**.
- Einzelaufnahmen der Zähne, Panoramaaufnahmen, Teilaufnahmen und Übersichtsaufnahmen des Schädels sind nebeneinander berechnungsfähig.
- **Porto- und Versandkosten** sind **gesondert berechnungsfähig**.
- Bei digitalen Röntgenaufnahmen ist die **GOÄ-Nr. 5298 zusätzlich zu den GOÄ-Nrn. 5010-5290** berechnungsfähig (25 % vom Einfachsatz).
- Wiederholungsaufnahmen aufgrund unzureichender Aufnahmetechnik oder Filmverarbeitung sind nicht berechnungsfähig.
- Die Aufbewahrungsfristen für Röntgenaufnahmen richten sich nach der **Röntgenverordnung (RöV)**.

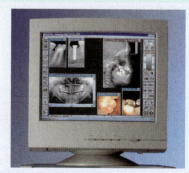

Elektronische Bildverarbeitung und Archivierung bei digitaler Radiographie

Computertomographie (Digitale Volumentomographie)

GOÄ 5370   Punkte   EUR
                2000   116,57
Computergesteuerte Tomographie im Kopfbereich
– gegebenenfalls einschließlich des kraniozervikalen Übergangs –

GOÄ 5377   Punkte   EUR
                800   46,63
Zuschlag für computergesteuerte Analyse
– einschließlich speziell nachfolgender 3D-Rekonstruktion –

Abrechnungsbestimmung
Der Zuschlag nach **GOÄ-Nr. 5377** ist **nur mit dem einfachen Gebührensatz** berechnungsfähig.

Allgemeine Bestimmungen
Die Leistungen nach den **GOÄ-Nrn. 5369 bis 5375** sind je **Sitzung** jeweils **nur einmal** berechnungsfähig.
Die **Nebeneinanderberechnungen** von Leistungen nach den GOÄ-Nrn. 5370 bis 5374 ist in der Rechnung gesondert zu **begründen**. Bei Nebeneinanderberechnungen von Leistungen nach den GOÄ-Nrn. 5370 bis 5374 ist der Höchstwert nach GOÄ-Nr. 5369 zu beachten.

Mundschleimhauterkrankungen

10.2.2 Leistungen bei Mundschleimhauterkrankungen

GOZ 4020	Punkte	EUR
	45	2,53

Lokalbehandlung von Mundschleimhauterkrankungen,
gegebenenfalls einschließlich Taschenspülungen, je Sitzung

Bereits in **Band I** wurde die **GOZ-Nr. 4020** beschrieben (**Band I, Seite 119**). Weitere Erläuterungen folgen **in diesem Band** auf der **Seite 50**.

Die **Gebührenordnung für Ärzte (GOÄ)** enthält Gebührenpositionen zur weitergehenden Diagnostik.

GOÄ 297	Punkte	EUR
	45	2,62

Entnahme und Aufbereitung von Abstrichmaterial zur zytologischen Untersuchung
– gegebenenfalls einschließlich Fixierung –

GOÄ 298	Punkte	EUR
	40	2,33

Entnahme und gegebenenfalls Aufbereitung von Abstrichmaterial zur mikrobiologischen Untersuchung
– gegebenenfalls einschließlich Fixierung –

Abrechnungsbestimmung
Mit den Gebühren sind die Kosten abgegolten.

Fachbegriffe

Abstrich	– Gewinnung von Untersuchungsmaterial von der Haut- oder Schleimhautoberfläche oder von Wunden (mit Spatel, Tupfer, Watteträger, Bürste oder Abstrichöse)
zytologische Untersuchung	– Untersuchung von Zellen unter dem Mikroskop und weitergehende Diagnostik
mikrobiologische Untersuchung	– Untersuchung zur Bestimmung von Mikroorganismen und ihren Eigenschaften (Bakterien, Viren, Pilze, Protozoen)
Fixierung	– Befestigung, Konservierung

Die **GOÄ-Nr. 297** wird für die
– Entnahme und
– Aufbereitung von Abstrichmaterial
zur **zytologischen Untersuchung (Zelluntersuchung)** berechnet. Dazu werden mit einer Abstrichbürste Zellen von der Oberfläche der Mundschleimhaut gewonnen, auf einen Glasobjektträger übertragen und mit einem Fixationsspray fixiert.
Die fixierten und getrockneten Präparate werden anschließend angefärbt und unter dem Mikroskop untersucht.
Die **GOÄ-Nr. 297** ist mit **BEMA-Nr. 05** vergleichbar.

Die **GOÄ-Nr. 298** wird für die
– Entnahme und
– gegebenenfalls Aufbereitung von Abstrichmaterial
zur **mikrobiologischen Untersuchung** berechnet. Diese Untersuchung dient **zur Bestimmung von Mikroorganismen** (Bakterien, Viren, Pilze Protozoen). Bei der Bestimmung von Bakterien kann z. B. auch geprüft werden, gegenüber welchen Antibiotika sie resistent (widerstandsfähig) sind. Die Therapie kann dann zielgerichtet durchgeführt werden.

→ **Mikrobiologische Untersuchungen** werden in **Lernfeld 11.2.4** erläutert (Seite 91–94)
→ **Zytologische Untersuchungen** werden in **Lernfeld 11.2.5** erläutert (Seite 95).

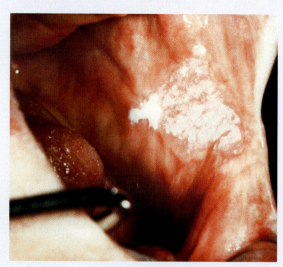

Leukoplakie im Bereich der Wangenschleimhaut
(siehe auch **Zahnmedizinische Assistenz, Seite 295**)

Systematische Parodontalbehandlung

10.2.3 Leistungen bei Parodontalerkrankungen

Abrechnungsgrundlagen

Leistungen bei Erkrankungen des Zahnhalteapparates werden nach **Abschnitt E** des **Gebührenverzeichnisses der GOZ** berechnet.
Dabei sind die folgenden **Allgemeinen Bestimmungen** zu beachten.

GOZ-Abschnitt E
Leistungen bei Erkrankungen der Mundschleimhaut und des Parodontiums

Allgemeine Bestimmungen
1. Die **primäre Wundversorgung** (zum Beispiel:
   - Reinigen der Wunde,
   - Glätten des Knochens,
   - Umschneidung,
   - Tamponieren,
   - Wundverschluss ohne zusätzliche Lappenbildung,
   - gegebenenfalls Fixieren eines plastischen Wundverbandes)

   ist Bestandteil der Leistungen nach Abschnitt E und **nicht gesondert berechnungsfähig**.
2. **Knochenersatzmaterialien** sowie **Materialien zur Förderung der Blutgerinnung** oder der **Geweberegeneration** (z. B. Membranen) sowie zum **Verschluss von oberflächlichen Blutungen bei hämorrhagischen Diathesen** oder, wenn dies zum **Schutz wichtiger anatomischer Strukturen** (z. B. Nerven) erforderlich ist, sowie atraumatisches Nahtmaterial und **Materialien zur Fixierung von Membranen** sind **gesondert berechnungsfähig**.

Der **GOZ-Abschnitt E** enthält insgesamt **21 Gebührenpositionen (GOZ-Nrn. 4000-4150)**.
Die Gebührenpositionen kann man in 3 Gruppen einteilen:

GOZ-Nrn. 4000, 4005	Befunderhebung
GOZ-Nrn. 4020 – 4060	Basismaßnahmen
GOZ-Nrn. 4070 – 4150	Parodontalchirurgie

GOZ-Abschnitt E
Gebührenverzeichnis

GOZ-Nr.	Kurzbeschreibung	Buchseite
Befunderhebung		
4000	Erstellen eines PAR-Status	48
4005	Erhebung eines Gingiva-/PAR-Index	49
Basismaßnahmen		
4020	Mundschleimhautbehandlung	50
4025	Subgingivale Medikamentenapplikation	51
4030	Beseitigung scharfer Zahnkanten, Prothesenränder	51
4040	Beseitigung grober Vorkontakte/Einschleifen	52
4050	Entfernung harter/weicher Beläge, einwurzel. Zahn, Impl.	53
4055	Entfernung harter/weicher Beläge, mehrwurzel. Zahn	53
4060	Kontrolle/Nachreinigung nach 1040, 4050, 4055	54
Parodontalchirurgie		
4070	Geschlossene PAR-Chirurgie, einwurzel. Zahn, Impl.	56
4075	Geschlossene PAR-Chirurgie, mehrwurzel. Zahn	56
4080	Gingivektomie, Gingivoplastik	57
4090	Lappen-Op, offene Kürettage am Frontzahn	58
4100	Lappen-Op, offene Kürettage am Seitenzahn	58
4110	Auffüllen parodontaler Knochendefekte je Zahn, Impl.	59
4120	Verlegen eines gestielten Schleimhautlappens	60
4130	Schleimhauttransplantation	61
4133	Bindegewebstransplantation	62
4136	Osteoplastik, Kronenverlängerung je Zahn, Implantat	62
4138	Membrananwendung bei Knochendefekt	63
4150	Kontrolle/Nachbehandlung je Zahn, Implantat	64

Nach den Allgemeinen Bestimmungen von GOZ-Abschnitt E gesondert berechnungsfähig

- ☑ Knochenersatzmaterialien
- ☑ Materialien zur Förderung der Blutgerinnung
- ☑ Materialien zur Förderung der Geweberegeneration (z. B. Membranen)
- ☑ Materialien zum Verschluss von oberflächlichen Blutungen bei hämorrhagischen Diathesen (= krankhafter Blutungsneigung)
- ☑ Materialien zum Schutz wichtiger anatomischer Strukturen (z. B. Nerven)
- ☑ atraumatisches Nahtmaterial
- ☑ Materialien zur Fixierung von Membranen (z. B. Pins, Schrauben)

Nach den Allgemeinen Bestimmungen von GOZ-Abschnitt E nicht gesondert berechnungsfähig

- ⊖ primäre Wundversorgung, z. B.
  - Reinigen der Wunde
  - Glätten des Knochens
  - Umschneidung
  - Tamponieren
  - Wundverschluss ohne zusätzliche Lappenbildung
  - Fixieren eines plastischen Wundverbandes

Systematische Parodontalbehandlung, Befunderhebung

Befunderhebung

GOZ 4000	Punkte	EUR
	160	9,00

Erstellen und Dokumentieren eines Parodontalstatus

Abrechnungsbestimmung
Die Leistung nach **GOZ-Nr. 4000** ist **innerhalb eines Jahres höchstens zweimal** berechnungsfähig.

Die **GOZ-Nr. 4000** wird für die
– **Erstellung** und
– **Dokumentation eines Parodontalstatus**
– höchstens 2x innerhalb eines Jahres berechnet.
Für die Dokumentation des Parodontalstatus ist kein Formblatt vorgeschrieben.

Es ist empfehlenswert, die wesentlichen Befunde in einem üblichen **Parodontalstatus** einzutragen:
– Sondiertiefen der Zahnfleischtaschen (in mm)
– Lockerungsgrad der Zähne (Grad I-III)
– Furkationsbefall (Grad 1-3)
– Rezessionen (in mm)
– fehlende Zähne
– zu entfernende Zähne.

Hierzu kann z. B. der aus der vertragszahnärztlichen Versorgung bekannte Parodontalstatus benutzt und nach Ermessen des Zahnarztes verändert bzw. erweitert werden.

Die **GOZ-Nr. 4000** kann **2x innerhalb eines Jahres** berechnet werden, z. B. zu Beginn und am Ende der Parodontalbehandlung zur Dokumentation
– des Anfangsbefundes und
– des Ergebnisses.
Die **GOZ-Nr. 4000** ist auch im Rahmen des Recalls berechnungsfähig.

Die Erstellung eines Parodontalstatus entspricht **nicht** einem **Heil- und Kostenplan**.
Ein schriftlicher Heil- und Kostenplan kann **neben der GOZ-Nr. 4000** zusätzlich mit der **GOZ-Nr. 0030** berechnet werden (siehe Seite 188).

Zusätzlich berechnungsfähige Leistungen
Neben der **GOZ-Nr. 4000** können **weitere Leistungen** berechnet werden, zum Beispiel:

- Untersuchungen → GOZ-Nr. 0010
  bzw. GOÄ-Nrn. 5, 6
- Beratung → GOÄ-Nr. 1
- Heil- und Kostenplan → GOZ-Nr. 0030
- Abformung für Planungsmodelle → GOZ-Nr. 0050
  bzw. 0060
- Vitalitätsprüfung → GOZ-Nr. 0070
- Erstellen Mundhygienestatus → GOZ-Nr. 1000
- Kontrolle des Übungserfolges → GOZ-Nr. 1010
- Lokale Fluoridierung → GOZ-Nr. 1020
- Lokale Medikamentenanwendung mit individueller Schiene → GOZ-Nr. 1030
- Professionelle Zahnreinigung → GOZ-Nr. 1040
- Kontrolle, Finieren/Polieren einer Restauration → GOZ-Nr. 2130
- Erhebung eines Gingiva-/PAR-Index → GOZ-Nr. 4005
- Mundschleimhautbehandlung → GOZ-Nr. 4020
- Subgingivale Applikation von Medikamenten → GOZ-Nr. 4025
- Beseitigung scharfer Zahnkanten → GOZ-Nr. 4030
- Beseitigung grober Vorkontakte/Einschleifen → GOZ-Nr. 4040
- Entfernung harter und weicher Zahnbeläge → GOZ-Nr. 4050
  bzw. 4055
- Kontrolle/Nachreinigung nach 1040, 4050, 4055 → GOZ-Nr. 4060
- Funktionsanalytische und funktionstherapeutische Leistungen → GOZ-Nr. 8000 – 8100
- Entnahme von Abstrichmaterial → GOÄ-Nr. 297 bzw. 298
- Labordiagnostik → GOÄ-Nr. 3511 ff.
- Röntgendiagnostik → GOÄ-Nr. 5000 bzw. 5004

Die aufgeführten **Untersuchungs- und Beratungsleistungen** werden ausführlich in **Band I** auf den **Seiten 103 – 105 und 114 – 117** erläutert.
Die Leistungen zur **Individualprophylaxe** einschließlich Labordiagnostik werden in diesem Band auf den **Seiten 81 – 95** beschrieben.

GOZ-Nr. 4000 ist berechnungsfähig
- ✓ für die Erstellung und Dokumentation eines Parodontalstatus
- ✓ maximal 2x innerhalb eines Jahres
- ✓ ohne Verwendung eines Formblatts

GOZ-Nr. 4000 ist nicht berechnungsfähig
- ⊖ für die Erhebung eines Gingival- oder Parodontalindex (GOZ-Nr. 4005)

Systematische Parodontalbehandlung, Befunderhebung

GOZ 4005	Punkte	EUR
	80	4,50

Erhebung mindestens eines Gingivalindex und/oder eines Parodontalindex
(z.B. des Parodontalen Screening-Index PSI)

Abrechnungsbestimmung
Die Leistung nach **GOZ-Nr. 4005** ist **innerhalb eines Jahres höchstens zweimal** berechnungsfähig.

Die **GOZ-Nr. 4005** wird für die
– Erhebung und Dokumentation
– mindestens eines Gingivalindex
– und/oder Parodontalindex
– höchstens 2x innerhalb eines Jahres berechnet.

Gingival- und Parodontalindizes dienen
– zur **Feststellung** (zum **Screening**) von Parodontalerkrankungen und
– zur **Verlaufskontrolle** während und nach einer Parodontalerkrankung.

Sie können auch zusammen mit der Erstellung eines **Parodontalstatus** nach **GOZ-Nr. 4000** sinnvoll sein. Entsprechend sind die **GOZ-Nrn. 4000 und 4005 in einer Sitzung berechnungsfähig**.
In der Praxis hat sich der **Parodontale Screening-Index (PSI)** zur Früherkennung und Beurteilung von Parodontalerkrankungen besonders bewährt. Einzelheiten hierzu wurden bereits im Rahmen der Kassenabrechnung ausführlich erläutert **(Seiten 21 – 23)**.

Screening – Suchverfahren (wörtl. Heraussieben) zur Feststellung von krankhaften Befunden (to screen engl. – sieben)

GOZ-Nr. 4005 ist berechnungsfähig
- ✓ für Erhebung und Dokumentation von mindestens einem Gingiva- oder Parodontalindex
- ✓ maximal 2x innerhalb eines Jahres
- ✓ für den Parodontalen Screening-Index oder andere Gingiva-/Parodontalindizes
- ✓ auch bei Kindern und Jugendlichen
- ✓ neben GOZ-Nr. 4000
- ✓ neben GOZ-Nr. 0010
- ✓ neben GOÄ-Nr. 1
- ✓ neben GOÄ-Nr. 5 oder 6
- ✓ u.v.m.

GOZ-Nr. 4005 ist nicht berechnungsfähig
- ⛔ für die Erhebung eines Plaque-Index, z. B. API
- ⛔ je erhobenem Index
- ⛔ mehr als 2x innerhalb eines Jahres

Gingivalindizes

Ein **Gingivalindex** dient zur Beurteilung des **Entzündungsgrades** der Gingiva.
Dabei nutzt man die Erfahrung, dass die Blutungsneigung der Gingiva nach vorsichtigem Sondieren mit dem Entzündungsgrad übereinstimmt.

Besondere Bedeutung haben
- **Papillen-Blutungs-Index (PBI)** und
- **Sulkus-Blutungs-Index (SBI)**.

Beim **Papillen-Blutungs-Index (PBI)** erfolgt eine schonende **Sondierung** des Zahnfleischsulkus im Papillenbereich mit einer stumpfen Parodontalsonde.
Dabei wird geprüft, ob eine Blutung eintritt. Nur entzündete Papillen bluten. Die Intensität der Blutung ist ein Maß für die Schwere der Entzündung.
Beim **Sulkus-Blutungs-Index (SBI)** erfolgt eine schonende **Sondierung des gesamten Zahnfleischsulkus** mit einer stumpfen Parodontalsonde. Dabei werden neben auftretenden Blutungen auch Farb- und Formveränderungen der Gingiva beurteilt (siehe **Zahnmedizinische Assistenz, Lernfeld 11.5.1**).

Bewertungsgrade des Papillen-Blutungs-Index (PBI)

Grad		Beschreibung	
Grad 0	=	keine Blutung	
Grad 1	=	einzelner Blutungspunkt	
Grad 2	=	mehrere Blutungspunkte oder kleiner Blutfleck	
Grad 3	=	interdentales Dreieck füllt sich mit Blut	
Grad 4	=	starke Blutung nach Sondierung	

Systematische Parodontalbehandlung, Basismaßnahmen

Basismaßnahmen

GOZ-Nr.	Kurzbeschreibung	Punkte	EUR
4020	Mundschleimhautbehandlung	45	2,53
4025	Subgingivale Medikamentenapplikation	15	0,84
4030	Beseitigung scharfer Zahnkanten	35	1,97
4040	Beseitigung grober Vorkontakte/Einschleifen	45	2,53
4050	Entfernung harter und weicher Zahnbeläge, einwurzeliger Zahn, Brückenglied, Implantat	10	0,56
4055	Entfernung harter und weicher Zahnbeläge, mehrwurzeliger Zahn	13	0,73
4060	Kontrolle/Nachreinigung nach 1040, 4050, 4055, Zahn, Brückenglied, Implantat	7	0,39

GOZ 4020

Punkte 45 **EUR** 2,53

Lokalbehandlung von Mundschleimhauterkrankungen,
gegebenenfalls einschließlich Taschenspülungen, je Sitzung

Die **GOZ-Nr. 4020** wird für eine
– **Lokalbehandlung von Mundschleimhauterkrankungen**
– gegebenenfalls **einschließlich Taschenspülungen**
– je Sitzung
berechnet.

Die **Lokalbehandlung** kann zum Beispiel bei
– **Entzündungen** oder
– **Verletzungen** der Mundschleimhaut
erforderlich sein.
Die Behandlung kann durch
– **Aufbringen von Salben, Pasten, Gelen**
– oder **Spülungen mit geeigneten Lösungen**
erfolgen.

Chirurgische Nachbehandlungen, zum Beispiel
– Einlage einer Drainage oder
– Tamponade einer Zahnfleischtasche,
gehen über den Leistungsinhalt der **GOZ-Nr. 4020** hinaus. Dann werden die **GOZ-Nrn. 3300** oder **3310** angesetzt, z. B. bei der Behandlung einer **Dentitio difficilis**.

GOZ 3300	Nachbehandlung nach chirurgischem Eingriff	65 Punkte	3,66 EUR
GOZ 3310	Chirurgische Wundrevision	100 Punkte	5,62 EUR

Bei **Prothesendruckstellen** ist neben der **Druckstellenbehandlung (GOZ-Nr. 4020)** oft auch die Entfernung eines störenden Prothesenrandes **(GOZ-Nr. 4030)** erforderlich.

Die **GOZ-Nr. 4020** ist mit der **BEMA-Nr. 105** vergleichbar. Es bestehen jedoch folgende Unterschiede:
– Nicht nur medikamentöse, sondern auch chemische oder physikalische Maßnahmen erfüllen den Leistungsinhalt der GOZ-Nr. 4020.
– Es gibt keine zeitlichen Einschränkungen der GOZ-Nr. 4020 (z. B. keine 3-Monate-Frist nach Eingliederung einer Prothese).

GOZ-Nr. 4020 ist berechnungsfähig

- ✓ für die Lokalbehandlung von Mundschleimhauterkrankungen
- ✓ gegebenenfalls mit Taschenspülungen
- ✓ 1x pro Sitzung (unabhängig vom Umfang der Behandlung)
- ✓ bei Schleimhautverletzungen
- ✓ bei Gingivitis, Parodontitis
- ✓ bei Periimplantitis (Entzündung um ein Implantat)
- ✓ bei Dentitio difficilis (erschwertem Zahndurchbruch)
- ✓ für die Behandlung von Prothesendruckstellen (auch kurz nach Eingliederung der Prothese)
- ✓ für die Beseitigung von Druckstellen durch KFO-Apparaturen
- ✓ zusammen mit GOZ-Nr. 4030 (Beseitigen scharfer Zahnkanten, Prothesenränder)

GOZ-Nr. 4020 ist nicht berechnungsfähig

- ⊖ mehrmals in einer Sitzung
- ⊖ für die subgingivale lokale Anwendung von antibakteriellen Medikamenten (GOZ-Nr. 4025)
- ⊖ Das verwendete Medikament ist nicht gesondert berechnungsfähig.

Systematische Parodontalbehandlung, Basismaßnahmen

GOZ 4025 — Punkte 15 — EUR 0,84
Subgingivale medikamentöse antibakterielle Lokalapplikation,
je Zahn

Abrechnungsbestimmung
Die verwendeten antibakteriellen Materialien sind gesondert berechnungsfähig.

Die **GOZ-Nr. 4025** wird für
– eine **subgingivale medikamentöse antibakterielle Lokalapplikation**,
– **je Zahn**
berechnet.

Die **GOZ-Nr. 4025** wird in typischer Weise für eine **Taschenbehandlung mit antibakteriellen Medikamenten** berechnet. Hierfür werden z. B. **Antibiotika** oder **Antiseptika** in Form von Gelen oder Chips verwendet.
Im Gegensatz zur GOZ-Nr. 4020 ist das verwendete Medikament bei der GOZ-Nr. 4025 gesondert berechnungsfähig.

Fachbegriffe

subgingival	– unter dem Zahnfleisch (z. B. bei Zahnfleischtaschen)
antibakteriell	– gegen Bakterien
Applikation	– Anwendung, Verabreichung
Lokalapplikation	– örtliche Anwendung
Antibiotikum	– biologischer Wirkstoff gegen Krankheitserreger (Mehrzahl: Antibiotika)
Antiseptikum	– keimtötendes Mittel gegen Wundinfektionen (Mehrzahl: Antiseptika)

GOZ-Nr. 4025 ist berechnungsfähig
- ✓ für subgingivale antibakterielle Medikamentengabe (antibakterielle Taschenbehandlung)
- ✓ je Zahn
- ✓ Das antibakterielle Medikament ist gesondert berechnungsfähig.

GOZ-Nr. 4025 ist nicht berechnungsfähig
- ⊖ für Lokalbehandlungen von Mundschleimhauterkrankungen (GOZ-Nr. 4020)
- ⊖ für einfache Taschenspülungen

GOZ 4030 — Punkte 35 — EUR 1,97
Beseitigung von scharfen Zahnkanten, störenden Prothesenrändern und Fremdreizen am Parodontium,
je Kieferhälfte oder Frontzahnbereich

Die **GOZ-Nr. 4030** wird für die
– **Beseitigung von scharfen Zahnkanten**,
– **störenden Prothesenrändern**,
– **überstehenden Füllungs- und Kronenrändern**
– und **anderen Fremdreizen**
– je Kieferhälfte oder Frontzahnbereich
berechnet.
Die Leistung umfasst nicht nur die Beseitigung von Reizfaktoren am Parodontium, sondern generell die **Beseitigung von allen scharfen Kanten, störenden Rändern und Absplitterungen**.
Dabei unterscheidet man:
– **Glättungen an natürlichen Zähnen** und
– **Korrekturen an festsitzenden und herausnehmbaren Arbeiten** (Kronen, Brücken, Prothesen, Schienen, KFO-Apparaturen).
Die **GOZ-Nr. 4030** kann für die Beseitigung störender Füllungs- und Kronenränder bei **bereits vorhandenen Arbeiten** berechnet werden.
Bei **neuen Füllungen und Kronen** gehört dies jedoch zum Leistungsinhalt der entsprechenden **GOZ-Positionen der Füllungen bzw. Kronen**.

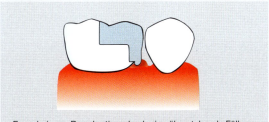

Fremdreiz am Parodontium durch eine überstehende Füllung

Die **Entfernung von Zahnstein** (als Fremdreiz) wird mit der **GOZ-Nr. 4050** bzw. **4055** berechnet.
Für die **Politur von Füllungen** (auch von alten Füllungen) kann die **GOZ-Nr. 2130** angesetzt werden. Werden Schmelzkanten geglättet, so kann für die anschließende **Fluoridierung** die **GOZ-Nr. 1020** berechnet werden. Die **Behandlung überempfindlicher Zahnflächen** wird nach **GOZ-Nr. 2010** berechnet.

Beseitigung scharfer Zahnkanten, grober Vorkontakte

Die **GOZ-Nr. 4030** ist mit der **BEMA-Nr. 106** vergleichbar. Wesentliche Unterschiede sind:
– Die GOZ-Nr. 4030 kann je Kieferhälfte oder Frontzahnbereich berechnet werden (und nicht nur 1x je Sitzung wie BEMA-Nr. 106).
– Für die Beseitigung von störenden Prothesenrändern gibt es bei der GOZ-Nr. 4030 keine zeitliche Einschränkung (z. B. keine 3-Monate-Frist nach Eingliederung einer Prothese).

GOZ-Nr. 4030 ist berechnungsfähig

- ✓ für die Beseitigung von scharfen Zahnkanten, störenden Prothesenrändern, überstehenden Füllungs- und Kronenrändern
- ✓ für das Abtrennen von Prothesenklammern, wenn der Zahn z. B. entfernt werden muss
- ✓ je Kieferhälfte oder Frontzahnbereich (also maximal 4x pro Sitzung)
- ✓ neben GOZ-Nr. 1020 (lokale Fluoridierung)
- ✓ neben GOZ-Nr. 1040 (professionelle Zahnreinigung)
- ✓ neben GOZ-Nr. 2010 (Behandlung überempfindlicher Zahnflächen)
- ✓ neben GOZ-Nr. 2130 (Kontrolle, Finieren/Polieren einer Restauration)
- ✓ neben GOZ-Nr. 4040 (Beseitigung grober Vorkontakte)
- ✓ neben GOZ-Nr. 8100 (systematische Einschleifmaßnahmen)

GOZ-Nr. 4030 ist nicht berechnungsfähig

- ⊖ für professionelle Zahnreinigung (GOZ-Nr. 1040)
- ⊖ für Finieren/Polieren von Füllungen (GOZ-Nr. 2130)
- ⊖ für die Beseitigung grober Vorkontakte (GOZ-Nr. 4040)
- ⊖ für das Entfernen von Zahnstein (GOZ-Nrn. 4050, 4055)
- ⊖ für Kontrollen und Korrekturen nach Versorgung mit Kronen, Brücken, Prothesen
- ⊖ für Korrekturen an KFO-Apparaturen im Rahmen der GOZ-Nrn. 6030-6080

GOZ 4040   Punkte 45   EUR 2,53
Beseitigung grober Vorkontakte der Okklusion und Artikulation
durch Einschleifen des natürlichen Gebisses oder bereits vorhandenen Zahnersatzes, je Sitzung

Die **GOZ-Nr. 4040** wird für die **Beseitigung grober Vorkontakte der Okklusion und Artikulation** durch Einschleifen
– des **natürlichen Gebisses** oder
– von bereits **vorhandenem Zahnersatz**
berechnet. Hierzu gehört
– die Beseitigung von Frühkontakten,
– das Einschleifen elongierter (= verlängerter Zähne)
– und die Behebung grober funktioneller Störungen.

Diese Leistung ersetzt aber nicht das **funktionelle Einschleifen nach GOZ-Nr. 8100** im Rahmen einer Funktionstherapie (siehe Seite 236).
Subtraktive Maßnahmen an Schienen werden ebenfalls nicht mit der GOZ-Nr. 4040 sondern der **GOZ-Nr. 7050** berechnet.
Die **GOZ-Nr. 4040** kann unabhängig vom Behandlungsumfang **nur einmal je Sitzung** berechnet werden. Eine Verteilung der Maßnahmen auf mehrere Sitzungen ist in manchen Fällen medizinisch sinnvoll.

GOZ-Nr. 4040 ist berechnungsfähig

- ✓ für die Beseitigung grober Vorkontakte der Okklusion und Artikulation durch Einschleifen
  - des natürlichen Gebisses oder
  - von bereits vorhandenem Zahnersatz
- ✓ 1x je Sitzung (unabhängig vom Umfang der Behandlung)
- ✓ neben GOZ-Nrn. 1020, 1040, 2010, 2130, 4030, 8100

GOZ-Nr. 4040 ist nicht berechnungsfähig

- ⊖ für professionelle Zahnreinigung (GOZ-Nr. 1040)
- ⊖ für Finieren/Polieren von Füllungen (GOZ-Nr. 2130)
- ⊖ für Beseitigung scharfer Zahnkanten (GOZ-Nr. 4030)
- ⊖ für Kontrollen und Korrekturen nach Versorgung mit Kronen, Brücken, Prothesen
- ⊖ für Korrekturen an KFO-Apparaturen im Rahmen der GOZ-Nrn. 6030-6080

Entfernung harter und weicher Zahnbeläge

GOZ 4050 Punkte EUR
              10   0,56

Entfernung harter und weicher Zahnbeläge, gegebenenfalls einschließlich Polieren an einem einwurzeligen Zahn oder Implantat, auch Brückenglied

GOZ 4055 Punkte EUR
              13   0,73

Entfernung harter und weicher Zahnbeläge, gegebenenfalls einschließlich Polieren an einem mehrwurzeligen Zahn

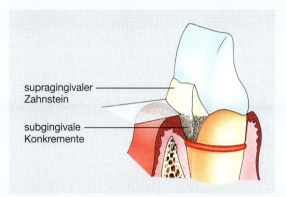

supragingivaler Zahnstein

subgingivale Konkremente

Abrechnungsbestimmung zu GOZ-Nrn. 4050 und 4055
Die Leistungen nach den **GOZ-Nrn. 4050 und 4055** sind **für denselben Zahn innerhalb von 30 Tagen** nur einmal berechnungsfähig.

Abrechnungsbestimmung zu GOZ-Nrn. 4090 und 4100
Neben den Leistungen nach den **GOZ-Nrn. 4090 und 4100** sind Leistungen nach den **GOZ-Nrn. 4050 bis 4080** in der gleichen Sitzung **nicht** berechnungsfähig.

Die **GOZ-Nrn. 4050 und 4055** werden für die Entfernung harter und weicher Zahnbeläge (Zahnstein, Plaque) berechnet.
Die Entfernung der Zahnbeläge kann
– **manuell** (mit Handinstrumenten)
– oder **maschinell** (z. B. mit Ultraschall, Pulverstrahl, Polierbürsten) erfolgen.
Die GOZ-Nrn. 4050 und 4055 umfassen die Entfernung von **supragingivalen (über dem Zahnfleisch gelegenen) Zahnbelägen**. Für die Entfernung von **subgingivalen** (unter dem Zahnfleisch gelegenen) Konkrementen wird – abhängig von der Behandlungsmethode – angesetzt:

GOZ-Nr. 4070	geschlossenes Vorgehen an einwurzeligem Zahn
GOZ-Nr. 4075	geschlossenes Vorgehen an mehrwurzeligem Zahn
GOZ-Nr. 4090	offenes Vorgehen an einem Frontzahn
GOZ-Nr. 4100	offenes Vorgehen an einem Seitenzahn.

Einzelheiten hierzu werden auf den Seiten 56 – 59 erläutert.

Die **GOZ-Nrn. 4050 und 4055** können **nicht neben** den **GOZ-Nrn. 4090 und 4100** (Lappenoperation, offene Kürettage) **in der gleichen Sitzung** berechnet werden.
Die Entfernung der harten und weichen Zahnbeläge gehört jedoch zur **Initialtherapie** im Rahmen einer systematischen Parodontalbehandlung und kann entsprechend **vor** parodontalchirurgischen Eingriffen berechnet werden.
Oberflächenanästhesien bei Zahnsteinentfernungen werden nach **GOZ-Nr. 0080** berechnet (siehe **Band I, Seite 151**).
Die **GOZ-Nrn. 4050 und 4055** sind mit der **BEMA-Nr. 107** vergleichbar. Wesentliche Unterschiede sind jedoch:
– Die **GOZ-Nrn. 4050 und 4055** sind nicht – wie die **BEMA-Nr. 107** – nur für die Entfernung harter Zahnbeläge (Zahnstein) berechnungsfähig, sondern **auch für die Entfernung weicher Zahnbeläge (Plaque)**.
– Die **GOZ-Nrn. 4050 und 4055** werden **je Zahn, Implantat oder Brückenglied** berechnet und nicht je Sitzung.

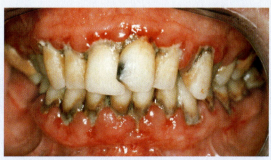

Zahnstein, Konkremente und Plaque

Entfernung harter und weicher Zahnbeläge

GOZ-Nrn. 4050 und 4055 sind berechnungsfähig

- ✓ für die Entfernung harter Zahnbeläge
- ✓ für die Entfernung weicher Zahnbeläge
- ✓ einschließlich Polieren (falls erforderlich)
- ✓ je einwurzeligem Zahn (GOZ-Nr. 4050)
- ✓ je Implantat (GOZ-Nr. 4050)
- ✓ je Brückenglied (GOZ-Nr. 4050)
- ✓ je mehrwurzeligem Zahn (GOZ-Nr. 4055)
- ✓ 1x innerhalb von 30 Tagen

GOZ-Nrn. 4050 und 4055 sind nicht berechnungsfähig

- ⊖ neben professioneller Zahnreinigung (PZR) am selben Zahn in gleicher Sitzung (GOZ-Nr. 1040)
- ⊖ neben Lappenoperation/offener Kürettage am selben Zahn in gleicher Sitzung (GOZ-Nr. 4090, 4100)
- ⊖ neben GOZ-Nr. 4060 (Kontrolle/Nachreinigung) am selben Zahn in gleicher Sitzung
- ⊖ für professionelle Zahnreinigung (GOZ-Nr. 1040)
- ⊖ für Kontrolle/Nachreinigung
- ⊖ für Entfernung von subgingivalen Konkrementen und Wurzelglättung (GOZ-Nrn. 4070, 4075)
- ⊖ für Entfernung von Zahnbelägen an Prothesen oder Aufbissschienen (Laborleistung)

GOZ 4060 Punkte 7 EUR 0,39

Kontrolle
nach Entfernung harter und weicher Zahnbeläge oder professioneller Zahnreinigung nach **GOZ-Nr. 1040**
mit Nachreinigung einschließlich Polieren,
je Zahn oder Implantat, auch Brückenglied

Abrechnungsbestimmung zur GOZ-Nr. 4060
Die Leistung nach der **GOZ-Nr. 4060** ist neben den Leistungen nach den **GOZ-Nrn. 1040, 4050** und **4055** nicht berechnungsfähig.

Abrechnungsbestimmung zu GOZ-Nrn. 4090 und 4100
Neben den Leistungen nach den **GOZ-Nrn. 4090 und 4100** sind Leistungen nach den **GOZ-Nrn. 4050 bis 4080** in der gleichen Sitzung **nicht** berechnungsfähig.

Die **GOZ-Nr. 4060** wird für eine **Kontrolle**
– nach Entfernung von harten und weichen Zahn- belägen
– oder nach professioneller Zahnreinigung (siehe Seite 87)
berechnet. Hierzu gehört auch die Entfernung von Resten (Nachreinigung) harter oder weicher Beläge.

GOZ-Nr. 4060 ist berechnungsfähig

- ✓ für die Kontrolle nach Entfernung harter und weicher Zahnbeläge
- ✓ für die Kontrolle nach professioneller Zahnreinigung
- ✓ mit Nachreinigung einschließlich Polieren
- ✓ je Zahn
- ✓ je Implantat
- ✓ je Brückenglied
- ✓ ohne Vorgabe einer Frist

GOZ-Nr. 4060 ist nicht berechnungsfähig

- ⊖ neben professioneller Zahnreinigung (PZR) am selben Zahn in gleicher Sitzung (GOZ-Nr. 1040)
- ⊖ neben GOZ-Nrn. 4050 und 4055 am selben Zahn in gleicher Sitzung
- ⊖ neben Lappenoperation/offener Kürettage am selben Zahn in gleicher Sitzung (GOZ-Nr. 4090, 4100)

Parodontalchirurgie

Parodontalchirurgie

Der **GOZ-Abschnitt E** enthält insgesamt 12 Gebührenpositionen zur **Parodontalchirurgie (GOZ-Nrn. 4070 – 4150)**.

Gebührenverzeichnis			
GOZ-Nr.	Kurzbeschreibung	Punkte	EUR
4070	Geschlossene Kürettage, PAR-Chirurgie an einwurzeligem Zahn oder Implantat	100	5,62
4075	Geschlossene Kürettage, PAR-Chirurgie an mehrwurzeligem Zahn	130	7,31
4080	Gingivektomie, Gingivoplastik, je Parodontium	45	2,53
4090	Lappen-Op, offene Kürettage am Frontzahn	180	10,12
4100	Lappen-Op, offene Kürettage am Seitenzahn	275	15,47
4110	Auffüllen parodontaler Knochendefekte	180	10,12
4120	Verlegen eines gestielten Schleimhautlappens	275	15,47
4130	Schleimhauttransplantation	180	10,12
4133	Bindegewebstransplantation	880	49,49
4136	Osteoplastik, Kronenverlängerung	200	11,25
4138	Membranverwendung bei Knochendefekt	220	12,37
4150	Kontrolle/Nachbehandlung nach PAR-Chirurgie	7	0,39

Fachbegriffe

parodontalchirurgische Maßnahme	– chirurgische Maßnahme am Zahnhalteapparat
subgingival	– unter dem Zahnfleisch
supragingival	– über dem Zahnfleisch
subgingivale Kürettage	– geschlossene Kürettage (PAR-Chirurgie ohne Aufklappung)
offene Kürettage	– Lappenoperation (PAR-Chirurgie mit Aufklappung)
Gingivektomie	– Gingivaentfernung
Gingivoplastik	– Gingivaausformung
Osteoplastik	– Knochenausformung
autologes Material	– körpereigenes Material
alloplastisches Material	– körperfremdes, nicht biologisches Material
gestielter Schleimhautlappen	– Schleimhautlappen, der an seiner Basis noch vom Entnahmeort aus ernährt wird
freies Schleimhauttransplantat	– frei überpflanzte Schleimhaut, die keine Verbindung mehr zum Entnahmeort hat

Parodontalchirurgische Eingriffe

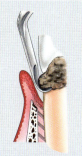
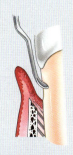

geschlossene Kürettage

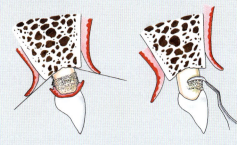

offene Kürettage

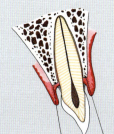
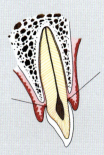

interne Gingivektomie — externe Gingivektomie

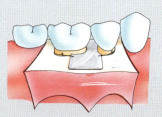

Verwendung einer Membran bei einem Knochendefekt

Parodontalchirurgie, geschlossene Kürettage

GOZ 4070 Punkte 100 EUR 5,62

Parodontalchirurgische Therapie
(insbesondere Entfernung subgingivaler Konkremente und Wurzelglättung)
an einem einwurzeligen Zahn oder Implantat, geschlossenes Vorgehen

GOZ 4075 Punkte 130 EUR 7,31

Parodontalchirurgische Therapie
(insbesondere Entfernung subgingivaler Konkremente und Wurzelglättung)
an einem mehrwurzeligen Zahn, geschlossenes Vorgehen

Abrechnungsbestimmung zu GOZ-Nrn. 4090 und 4100
Neben den Leistungen nach den **GOZ-Nrn. 4090 und 4100** sind Leistungen nach den **GOZ-Nrn. 4050 bis 4080** in der gleichen Sitzung **nicht** berechnungsfähig.

Die **GOZ-Nrn. 4070 und 4075** werden berechnet für
– geschlossene Parodontalchirurgie
– insbesondere **subgingivale Konkremententfernung**
– und **Wurzelglättung**
– **GOZ-Nr. 4070** je einwurzeligem Zahn oder Implantat
– **GOZ-Nr. 4075** je mehrwurzeligem Zahn.

Unter **geschlossener Parodontalchirurgie** versteht man die
– Entfernung subgingivaler Konkremente,
– Reinigung und Glättung der Wurzeloberfläche und
– (falls erforderlich) Gingivakürettage
   zur Entfernung von Granulationsgewebe
ohne Mobilisierung oder Aufklappung des Zahnfleisches mit Erhalt der Gingivamanschette.

Einzelheiten zur chirurgischen Durchführung einer geschlossenen Kürettage werden in der **Zahnmedizinischen Assistenz** in **Lernfeld 10.4** erläutert (siehe dort insbesondere Seite 307).

Neben GOZ-Nrn. 4070 und 4075 sind in gleicher Sitzung am selben Zahn **nicht berechnungsfähig:**
⊖ GOZ-Nr. 1040   Professionelle Zahnreinigung (PZR)
⊖ GOZ-Nr. 4090   Lappenoperation, offene Kürettage an einem Frontzahn
⊖ GOZ-Nr. 4100   Lappenoperation, offene Kürettage an einem Seitenzahn

Geschlossene und offene Kürettagen	
GOZ-Nr. 4070	**Geschlossene Kürettage, PAR-Chirurgie** an einwurzeligem Zahn oder Implantat
GOZ-Nr. 4075	**Geschlossene Kürettage, PAR-Chirurgie** an mehrwurzeligem Zahn
GOZ-Nr. 4090	**Lappenoperation, offene Kürettage** an einem Frontzahn
GOZ-Nr. 4100	**Lappenoperation, offene Kürettage** an einem Seitenzahn

Geschlossene Parodontalchirurgie
(Arbeitsschritte bei den GOZ-Nrn. 4070, 4075)

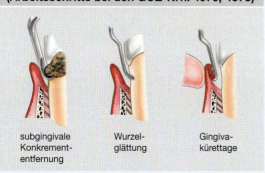

subgingivale Konkremententfernung — Wurzelglättung — Gingivakürettage

Gingivektomie, Gingivoplastik

GOZ 4080
Punkte 45 **EUR** 2,53

Gingivektomie, Gingivoplastik,
je Parodontium

Abrechnungsbestimmung zu GOZ-Nrn. 4090 und 4100
Neben den Leistungen nach den **GOZ-Nrn. 4090 und 4100** sind Leistungen nach den **GOZ-Nrn. 4050 bis 4080** in der gleichen Sitzung **nicht** berechnungsfähig.

Die **GOZ-Nr. 4080** wird für die
– **Gingivektomie (Entfernung von Zahnfleisch)**
– bzw. **Gingivoplastik (Ausformung des Zahnfleisches)**
berechnet.

Eine **Gingivektomie bzw. Gingivoplastik** kann erforderlich sein, um zum Beispiel:
– überschüssiges Zahnfleisch bei einer **Gingivahyperplasie** zu entfernen,
– Zahnfleischtaschen zu beseitigen,
– den Gingivalsaum zu korrigieren oder
– eine klinische Zahnkrone zu verlängern.

Die **GOZ-Nr. 4080** wird unabhängig davon berechnet, ob eine **externe** oder **interne Gingivektomie** durchgeführt wird (siehe Zahnmedizinische Assistenz).

Die **GOZ-Nr. 4080** kann unabhängig vom Umfang der Gingivektomie je Zahn nur einmal berechnet werden.
Ein besonderer Aufwand oder Schwierigkeiten bei der Ausführung können durch einen erhöhten Steigerungsfaktor berücksichtigt werden.
Die **GOZ-Nr. 4080** beinhaltet nicht die subgingivale Konkremententfernung, Wurzelglättung und Weichteilkürettage. Entsprechend kann die **GOZ-Nr. 4080 neben den GOZ-Nrn. 4070 und 4075 (geschlossene Kürettage)** in gleicher Sitzung am selben Zahn berechnet werden.

Neben **GOZ-Nr. 4080** sind in gleicher Sitzung am selben Zahn **nicht berechnungsfähig**:
- ⊖ **GOZ-Nr. 4090** Lappenoperation, offene Kürettage an einem Frontzahn
- ⊖ **GOZ-Nr. 4100** Lappenoperation, offene Kürettage an einem Seitenzahn.

Für die **Anwendung eines Lasers** kann zusätzlich zur **GOZ-Nr. 4080** die **GOZ-Nr. 0120** angesetzt werden.

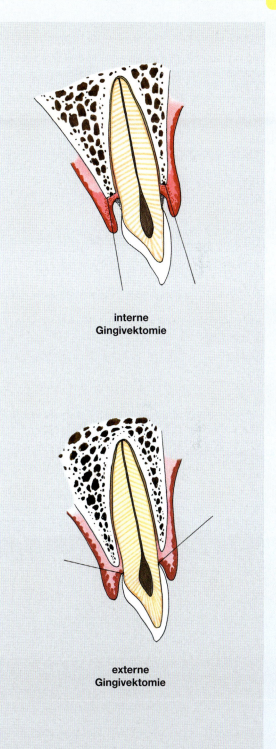

interne Gingivektomie

externe Gingivektomie

Lappenoperation, offene Kürettage

GOZ 4090 Punkte 180 EUR 10,12
Lappenoperation, offene Kürettage,
einschließlich Osteoplastik
an einem Frontzahn,
je Parodontium
(ergänzend Zuschlag-Nr. 0500 mit 400 Punkten)

GOZ 4100 Punkte 275 EUR 15,47
Lappenoperation, offene Kürettage,
einschließlich Osteoplastik
an einem Seitenzahn,
je Parodontium
(ergänzend Zuschlag-Nr. 0500 mit 400 Punkten)

Abrechnungsbestimmung zu GOZ-Nrn. 4090 und 4100
Neben den Leistungen nach den **GOZ-Nrn. 4090 und 4100** sind Leistungen nach den **GOZ-Nrn. 4050 bis 4080** in der gleichen Sitzung **nicht** berechnungsfähig.

Die **GOZ-Nrn. 4090 und 4100** werden berechnet für eine
– parodontale Lappenoperation (offene Kürettage)
– einschließlich Osteoplastik (Knochenausformung)
– je Parodontium
– **GOZ-Nr. 4090** an einem Frontzahn
– **GOZ-Nr. 4100** an einem Seitenzahn.

Bei einer **parodontalen Lappenoperation** wird ein **Schleimhaut- bzw. Schleimhaut-Periost-Lappen** gebildet, um die Wurzeloberflächen und Knochentaschen unter Sicht behandeln zu können.
Zum **Leistungsinhalt der GOZ-Nrn. 4090 und 4100** gehören:
– Entfernung subgingivaler Konkremente,
– Reinigung und Glättung der Wurzeloberfläche und
– (falls erforderlich) Gingivakürettage
   zur Entfernung von Granulationsgewebe
   mit Mobilisierung oder Aufklappung des Zahnfleisches.
Die Beseitigung von scharfen Knochenkanten und Ausformung des Knochens **(Osteoplastik)** ist Bestandteil der GOZ-Nrn. 4090 und 4100. Eine eventuell erforderliche **Gingivektomie** ist ebenfalls in den GOZ-Nrn. 4090 und 4100 enthalten.
Eine **Lappenoperation/offene Kürettage bei einem Implantat** wird nach § 6 Absatz 1 **analog** berechnet.

Ein **Wundverband** ist nach den **Allgemeinen Bestimmungen von Abschnitt E** Bestandteil der Leistung und **nicht gesondert berechnungsfähig** (siehe Allgemeine Bestimmungen Seite 47).
Die **Materialkosten** für den **PAR-Verband** zur Geweberegeneration können aber nach den Allgemeinen Bestimmungen neben weiteren Auslagen **berechnet** werden (siehe Seite 47).

Neben **GOZ-Nrn. 4090 und 4100** sind **nicht berechnungsfähig**:
- ⛔ GOZ-Nr. 1040 Professionelle Zahnreinigung (PZR)
- ⛔ GOZ-Nr. 4050 Entfernung harter und weicher Zahnbeläge an einwurzeligem Zahn oder Implantat
- ⛔ GOZ-Nr. 4055 Entfernung harter und weicher Zahnbeläge an mehrwurzeligem Zahn
- ⛔ GOZ-Nr. 4060 Kontrolle/Nachreinigung nach GOZ-Nrn. 1040, 4050, 4055
- ⛔ GOZ-Nr. 4070 Geschlossene Kürettage, PAR-Chirurgie an einwurzeligem Zahn oder Implantat
- ⛔ GOZ-Nr. 4075 Geschlossene Kürettage, PAR-Chirurgie an mehrwurzeligem Zahn
- ⛔ GOZ-Nr. 4080 Gingivektomie, Gingivoplastik.

Für die **Anwendung eines Operationsmikroskops** kann zusätzlich zu den GOZ-Nrn. 4090 und 4100 die **GOZ-Nr. 0110** angesetzt werden.
Für die **Anwendung eines Lasers** kann zusätzlich zu den GOZ-Nrn. 4090 und 4100 die **GOZ-Nr. 0120** angesetzt werden.
Bei **ambulanter Durchführung** kann zusätzlich zu den GOZ-Nrn. 4090 und 4100 der **Zuschlag Nr. 0500** berechnet werden.

Auffüllen parodontaler Knochendefekte

Zusätzlich berechnungsfähige Leistungen

Neben den GOZ-Nrn. 4090 und 4100 können weitere Leistungen berechnet werden, zum Beispiel:

- Lokalanästhesie → GOZ-Nr. 0080 – 0100
- Stillung übermäßiger Blutung → GOZ-Nr. 3060
- Plastischer Wundverschluss (Der einfache Wundverschluss ist mit den GOZ-Nrn. 4090 und 4100 abgegolten) → GOZ-Nr. 3100
- Beseitigung störender Schleimhautbänder → GOZ-Nr. 3210
- Vestibulum- oder Mundbodenplastik kleineren Umfangs oder Gingivaextensionsplastik → GOZ-Nr. 3240
- Partielle Vestibulum- oder Mundbodenplastik oder große Tuberplastik → GOZ-Nr. 2675
- Diastema-Operation → GOZ-Nr. 3280
- Erstellen eines PAR-Status → GOZ-Nr. 4000
- Erhebung eines Gingiva- und/oder PAR-Index → GOZ-Nr. 4005
- Mundschleimhautbehandlung → GOZ-Nr. 4020
- Subgingivale antibakterielle Medikamentenapplikation → GOZ-Nr. 4025
- Beseitigung scharfer Zahnkanten → GOZ-Nr. 4030
- Kontrolle, Finieren/Polieren einer Restauration → GOZ-Nr. 2130
- Beseitigung grober Vorkontakte → GOZ-Nr. 4040
- Entfernung harter und weicher Zahnbeläge an anderen Zähnen in gleicher Sitzung → GOZ-Nr. 4050 – 4060
- Professionelle Zahnreinigung an anderen Zähnen in gleicher Sitzung → GOZ-Nr. 1040
- Geschlossene Kürettage an anderen Zähnen in gleicher Sitzung → GOZ-Nr. 4070 bzw. 4075
- Gingivektomie, Gingivoplastik an anderen Zähnen in gleicher Sitzung → GOZ-Nr. 4080
- Auffüllen parodontaler Knochendefekte → GOZ-Nr. 4110
- Verlegen eines gestielten Schleimhautlappens → GOZ-Nr. 4120
- Schleimhauttransplantation → GOZ-Nr. 4130
- Bindegewebstransplantation → GOZ-Nr. 4133
- Verwendung einer Membran bei Knochendefekt → GOZ-Nr. 4138
- Röntgendiagnostik → GOÄ-Nr. 5000 bzw. 5004

GOZ 4110

Punkte: 180 EUR: 10,12

Auffüllen von parodontalen Knochendefekten mit Aufbaumaterial (Knochen- und/oder Knochenersatzmaterial), auch Einbringen von Proteinen, zur regenerativen Behandlung parodontaler Defekte, ggf. einschließlich Materialentnahme im Aufbaugebiet, je Zahn oder Parodontium oder Implantat

Abrechnungsbestimmung

Die Leistung nach **GOZ-Nr. 4110** ist auch im Rahmen einer **chirurgischen Behandlung** berechnungsfähig.
Die **Kosten eines einmal verwendbaren Knochenkollektors oder -schabers** sind **gesondert berechnungsfähig**.

Die **GOZ-Nr. 4110** wird für das
- **Auffüllen von parodontalen Knochendefekten,**
- **Auffüllen von Knochendefekten an einem vorhandenen Implantat**,
- auch für das **Auffüllen von Alveolen nach Zahnentfernung** oder von **Knochendefekten nach Implantatentfernung**
- mit Aufbaumaterial (Knochen, Knochenersatzmaterial),
- mit regenerativen Proteinen (z. B. Emdogain®),
- je Zahn, Parodontium, Implantat,
- falls erforderlich einschließlich der Knochengewinnung im Aufbaugebiet

berechnet.

Die **Leistungsbeschreibung der GOZ-Nr. 4110** bezieht sich in erster Linie auf **parodontale Knochendefekte**. Die GOZ-Nr. 4110 kann aber auch für das **Auffüllen anderer kleiner Defekte** angesetzt werden, zum Beispiel:
- **in der Umgebung von Implantaten** bei Behandlung einer Periimplantitis,
- **nach Zahnentfernung**, um einem Schwund des Alveolarknochens vorzubeugen
- **nach Implantatentfernung**, um die knöcherne Regeneration zu unterstützen.

Die Entnahme von Knochen im Aufbaugebiet und die Implantation des Knochens in den Defekt sind nicht gesondert berechnungsfähig.
Die **Knochenentnahme außerhalb des Aufbaugebietes** wird mit **GOZ-Nr. 9140** berechnet.

Gestielter Schleimhautlappen

Folgende **Materialkosten** können nach den **Allgemeinen Bestimmungen** (siehe Seite 47) und der **Abrechnungsbestimmung zur GOZ-Nr. 4110 gesondert berechnet** werden:
– Knochenersatzmaterialien
– Materialien zur Förderung der Blutgerinnung
– Materialien zur Förderung der Geweberegeneration (z. B. regenerative Proteine, Membranen)
– Materialien zum Verschluss von oberflächlichen Blutungen bei hämorrhagischen Diathesen
– Materialien zum Schutz wichtiger anatomischer Strukturen (z. B. Nerven)
– atraumatisches Nahtmaterial
– Materialien zur Fixierung von Membranen (z. B. Pins, Schrauben)
– Einmalkollektoren oder Einmalschaber zur Knochengewinnung.

Die **GOZ-Nr. 4110** wird **je Zahn, Parodontium oder Implantat** berechnet. Wenn in einem **Zahnzwischenraum** die parodontalen Knochendefekte von zwei benachbarten Zähnen behandelt werden, so kann die **GOZ-Nr. 4110 zweimal** angesetzt werden.

Zusätzlich zur GOZ-Nr. 4110 können auch weitere **parodontalchirurgische Leistungen** berechnet werden, zum Beispiel:

• Geschlossene Kürettage	→ GOZ-Nr. 4070 bzw. 4075
• Gingivektomie, Gingivoplastik	→ GOZ-Nr. 4080
• Lappenoperation, offene Kürettage	→ GOZ-Nr. 4090 bzw. 4100
• Verlegen eines gestielten Schleimhautlappens	→ GOZ-Nr. 4120
• Schleimhauttransplantation	→ GOZ-Nr. 4130
• Bindegewebstransplantation	→ GOZ-Nr. 4133
• Verwendung einer Membran bei Knochendefekten	→ GOZ-Nr. 4138

GOZ 4120 — Punkte 275 — EUR 15,47
Verlegen eines gestielten Schleimhautlappens, je Kieferhälfte oder Frontzahnbereich

Die **GOZ-Nr. 4120** wird für das
– **Verlegen eines gestielten Schleimhautlappens**
– **je Kieferhälfte oder Frontzahnbereich**
berechnet.

Unter einem **gestielten Schleimhautlappen** versteht man einen Schleimhautlappen, der an seiner Basis noch vom Entnahmeort aus ernährt wird. Im Rahmen einer Parodontalbehandlung werden gestielte Schleimhautlappen z. B. zur **Deckung von Gingivarezessionen** bzw. **freiliegenden Wurzeloberflächen** verwendet.

Zusätzlich zur GOZ-Nr. 4120 können auch weitere **chirurgische und parodontalchirurgische Leistungen** berechnet werden, zum Beispiel:

• Geschlossene Kürettage	→ GOZ-Nr. 4070 bzw. 4075
• Gingivektomie, Gingivoplastik	→ GOZ-Nr. 4080
• Auffüllen parodontaler Knochendefekte	→ GOZ-Nr. 4110
• Schleimhauttransplantation	→ GOZ-Nr. 4130
• Bindegewebstransplantation	→ GOZ-Nr. 4133
• Osteoplastik, Kronenverlängerung	→ GOZ-Nr. 4136
• Verwendung einer Membran bei Knochendefekten	→ GOZ-Nr. 4138
• Beseitigung störender Schleimhautbänder	→ GOZ-Nr. 3210
• Vestibulum- oder Mundbodenplastik kleineren Umfangs oder Gingivaextensionsplastik	→ GOZ-Nr. 3240
• Tuberplastik, einseitig	→ GOZ-Nr. 3250
• Partielle Vestibulum- oder Mundbodenplastik oder große Tuberplastik	→ GOÄ-Nr. 2675

Der Ansatz der **GOZ-Nr. 4120** kann sich auf einen Schleimhautlappen zur Deckung an
– einem Zahn,
– einem Zahnzwischenraum
– oder mehreren Zähnen
beziehen.
Unabhängig von der Ausdehnung des Schleimhautlappens kann die **GOZ-Nr. 4120 nur**
– **einmal je Kieferhälfte**
– **oder Frontzahnbereich**
berechnet werden.
Die **GOZ-Nr. 4120** kann **nicht berechnet** werden für die Reposition des Schleimhaut-Periost-Lappens bei einer **offenen Kürettage (Lappenoperation)**.

Schleimhauttransplantation

GOZ 4130
Punkte 180 **EUR** 10,12

Gewinnung und Transplantation von Schleimhaut,
gegebenenfalls einschließlich Versorgung der Entnahmestelle,
je Transplantat
(ergänzend Zuschlag-Nr. 0500 mit 400 Punkten)

GOÄ 2386
Punkte 688 **EUR** 40,10

Schleimhauttransplantation
– einschließlich operativer Unterminierung der Entnahmestelle und plastischer Deckung –
(ergänzend Zuschlag-Nr. 443 mit 750 Punkten)

Schleimhauttransplantation

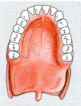 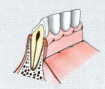

a) Gewinnung eines freien Schleimhauttransplantates am Gaumen

b) Transplantation der Schleimhaut bei einer Gingivaextensionsplastik

---

Die **GOZ-Nr. 4130** wird für eine **Schleimhauttransplantation** berechnet.
Hierzu gehören:
– Entnahme eines freien Schleimhauttransplantats
– Versorgung der Entnahmestelle
– Schaffung eines Transplantatbettes (Empfängergebiet)
– Einpflanzung und Befestigung des Transplantats.

Die **GOZ-Nr. 4130** kann zum Beispiel ergänzend im Zusammenhang mit einer
- **Gingivaextensionsplastik** nach GOZ-Nr. 3240 oder
- **partiellen Vestibulumplastik** nach GOÄ-Nr. 2675

angesetzt werden, wenn zur Verbreiterung der befestigten Gingiva ein **freies Schleimhauttransplantat** erforderlich ist.
Für eine **Verbandplatte** kann die **GOÄ-Nr. 2700** angesetzt werden (siehe Band I, Seite 239). **Material- und Laborkosten** sind **zusätzlich berechnungsfähig**.

Die **GOZ-Nr. 4130** wird **je Transplantat** berechnet. Dies ist unabhängig davon, ob ein oder mehrere Entnahmestellen bzw. Empfängergebiete vorliegen.
Die **GOZ-Nr. 4130** kann **in einer Kieferhälfte oder Frontzahnregion** auch **mehrfach** angesetzt werden.

Für die **Anwendung eines Operationsmikroskops** kann zusätzlich zur GOZ-Nr. 4130 die **GOZ-Nr. 0110** angesetzt werden.
Für die **Anwendung eines Lasers** kann zusätzlich zur GOZ-Nr. 4130 die **GOZ-Nr. 0120** angesetzt werden.
Bei **ambulanter Durchführung** kann zusätzlich zur GOZ-Nr. 4130 die **Zuschlag-Nr. 0500** berechnet werden.

Bei größerem Umfang ist zu entscheiden, ob für die **Schleimhauttransplantation** die **GOÄ-Nr. 2386** statt der GOZ-Nr. 4130 anzusetzen ist.

Fachbegriffe

Implantation	– Einpflanzung von körperfremdem Material
Transplantation	– Verpflanzung von lebendem Gewebe
alloplastisches Material	– körperfremdes, nicht biologisches Material

Zusätzlich zur GOZ-Nr. 4130 können weitere **chirurgische und parodontalchirurgische Leistungen** berechnet werden, zum Beispiel:

- Beseitigung störender Schleimhautbänder → GOZ-Nr. 3210
- Vestibulum- oder Mundbodenplastik kleineren Umfangs oder Gingivaextensionsplastik → GOZ-Nr. 3240
- Tuberplastik → GOZ-Nr. 3250
- Partielle Vestibulumplastik oder Mundbodenplastik oder große Tuberplastik → GOÄ-Nr. 2675
- Geschlossene Kürettage → GOZ-Nr. 4070 bzw. 4075
- Gingivektomie, Gingivoplastik → GOZ-Nr. 4080
- Lappenoperation, offene Kürettage → GOZ-Nr. 4090 bzw. 4100
- Auffüllen parodontaler Knochendefekte → GOZ-Nr. 4110
- Verlegen eines gestielten Schleimhautlappens → GOZ-Nr. 4120
- Bindegewebstransplantation → GOZ-Nr. 4133
- Osteoplastik, Kronenverlängerung → GOZ-Nr. 4136
- Verwendung einer Membran → GOZ-Nr. 4138.

Bindegewebstransplantation, Osteoplastik

GOZ 4133 Punkte 880 EUR 49,49
Gewinnung und Transplantation von Bindegewebe,
einschließlich Versorgung der Entnahmestelle,
je Zahnzwischenraum
(ergänzend Zuschlag-Nr. 0520 mit 1300 Punkten)

Die **GOZ-Nr. 4133** wird für eine **Bindegewebstransplantation** berechnet.
Hierzu gehören:
– Entnahme des Bindegewebes unterhalb der Schleimhaut
– Versorgung der Entnahmestelle
– Schaffung eines Transplantatbettes (Empfängergebiet)
– Einpflanzung und Befestigung des Bindegewebes.
Die **GOZ-Nr. 4133** wird je **Zahnzwischenraum** berechnet.

Für eine **Verbandplatte** kann die **GOÄ-Nr. 2700** angesetzt werden (siehe **Band I, Seite 239**). **Material- und Laborkosten** sind **zusätzlich berechnungsfähig**.

Für die **Anwendung eines Operationsmikroskops** kann zusätzlich zur GOZ-Nr. 4133 die **GOZ-Nr. 0110** angesetzt werden.
Für die **Anwendung eines Lasers** kann zusätzlich zur GOZ-Nr. 4133 die **GOZ-Nr. 0120** angesetzt werden.
Bei **ambulanter Durchführung** kann zusätzlich zur GOZ-Nr. 4133 die **Zuschlag-Nr. 0520** berechnet werden.
Zusätzlich zur GOZ-Nr. 4133 können **weitere chirurgische und parodontalchirurgische Leistungen** berechnet werden, zum Beispiel **GOZ-Nrn. 3210, 3240, 3250, 4070 - 4138**.

GOZ 4136 Punkte 200 EUR 11,25
**Osteoplastik
auch Kronenverlängerung,
Tunnelierung oder Ähnliches,**
je Zahn oder Parodontium, auch Implantat,
als selbstständige Leistung

Die **GOZ-Nr. 4136** wird für eine
– **Osteoplastik (Ausformung des Knochens)**
– je Zahn, Parodontium oder Implantat
berechnet.
Im Sinne der **GOZ-Nr. 4136** wird der Alveolarknochen durch **Abtragen von Knochen** ausgeformt (modelliert), zum Beispiel:
• **Verlängerung der klinischen Krone** eines Zahnes durch Abtragen von umgebendem Knochen, um konservierende oder prothetische Maßnahmen vorzubereiten,
• **Öffnung einer Furkation (Wurzelgabelung)** durch Tunnelierung, um die Hygienefähigkeit zu verbessern.
Die **GOZ-Nr. 4136** kann nur als **selbstständige Leistung** berechnet werden. Knochenmodellierende Maßnahmen im Rahmen einer offenen Kürettage (Lappenoperation) sind Bestandteil der **GOZ-Nr. 4090 bzw. 4100** und deshalb **nicht gesondert berechnungsfähig**.
Zusätzlich zur GOZ-Nr. 4136 können **weitere chirurgische und parodontalchirurgische Leistungen** berechnet werden, zum Beispiel **GOZ-Nrn. 3210, 3240, 3250, 4080, 4120 - 4133**).

 Selbstständige Leistung

Der Zusatz **selbstständige Leistung** führt leider immer wieder zu Missinterpretationen. Dabei wird der Begriff der **selbstständigen Leistung** oft mit einer **alleinigen Leistung** verwechselt.
Eine **Osteoplastik** ist auch Leistungsbestandteil der **GOZ-Nrn. 4090 und 4100**.
Deshalb kann die **GOZ-Nr. 4136** nicht neben der **GOZ-Nr. 4090 oder 4100** in gleicher Sitzung am selben Zahn berechnet werden.
Der Zusatz **selbstständige Leistung** schließt aber nicht die Berechnung der **GOZ-Nr. 4136** neben anderen Leistungen in gleicher Sitzung am selben Zahn aus. Der Begriff **selbstständige Leistung** bedeutet **nicht alleinige Leistung** in einer Sitzung!

Membranverwendung

GOZ 4138	Punkte	EUR
Verwendung einer Membran zur Behandlung eines Knochendefektes einschließlich Fixierung, je Zahn, je Implantat)	220	12,37

Die **GOZ-Nr. 4138** wird für die
- **Verwendung einer Membran**
- **zur Behandlung eines Knochendefektes**
- einschließlich Fixierung
- je Zahn bzw. Implantat

berechnet.

Mit einer **Membran** wird eine **Barriere** zwischen dem Weichgewebe (Schleimhaut/Bindegewebe) und dem Knochen geschaffen. Hierdurch wird verhindert, dass die Zellen des Weichgewebes in den Knochendefekt eindringen und so die Knochenregeneration durch die langsamer wachsenden Knochenzellen behindern.
Man nennt dies eine
- **gesteuerte Geweberegeneration**
  (= **GTR** engl. – **g**uided **t**issue **r**egeneration) bzw.
- **gesteuerte Knochenregeneration**
  (= **GBR** engl. – **g**uided **b**one **r**egeneration).

Durch die Membran wird die
- Regeneration des Knochens unterstützt und die
- Bildung von Bindegewebe im Knochendefekt vermieden.

Zum **Leistungsinhalt der GOZ-Nr. 4138** gehören
- Anpassen und Formen der Membran
- Auflagern und Befestigen der Membran.

Eine **Membran** kann zur Behandlung **unterschiedlicher Knochendefekte** verwendet werden, zum Beispiel bei:
- parodontalen Knochendefekten,
- chirurgischen Knochendefekten
  - nach Zahnentfernung
    (auch zum Erhalt der Alveole),
  - nach Zystektomien und
- im Rahmen implantologischer Maßnahmen.

Die **Membrantechnik (GOZ-Nr. 4138)** wird oft mit der Verwendung von
- Knochenmaterial,
- Knochenersatzmaterial und
- regenerativen Proteinen (z. B. Emdogain®)

kombiniert. Dann wird **zusätzlich zur GOZ-Nr. 4138** die **GOZ-Nr. 4110** für das Auffüllen des parodontalen oder chirurgischen Defektes angesetzt (siehe Seite 59).

Die **GOZ-Nr. 4138** wird **je Zahn oder Implantat** berechnet.
Wenn in einem **Zahnzwischenraum** die parodontalen Knochendefekte von zwei benachbarten Zähnen behandelt werden, so kann die **GOZ-Nr. 4138 zweimal** angesetzt werden.

Man unterscheidet:
- **resorbierbare Membranen**,
  werden im Wundgebiet langsam aufgelöst,
- **nicht resorbierbare Membranen**,
  müssen in der Regel wieder entfernt werden.

Die **spätere Entfernung der Membran** in einem zweiten Eingriff ist **nicht Bestandteil** der **GOZ-Nr. 4138**.
Bei entsprechendem Aufwand kann für die **Entfernung einer Membran** die **GOZ-Nr. 9160** angesetzt werden (siehe **Band I, Seite 262**).

Membrantechnik bei einem parodontalen Knochendefekt

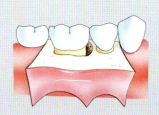

a) Parodontaler Knochendefekt

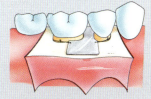

b) Anpassen und Befestigen der Membran

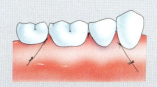

c) Wundverschluss

Materialentfernung, Nachbehandlung

GOZ 9160
Punkte 330 **EUR** 18,56

Entfernung unter der Schleimhaut liegender Materialien
(z.B. Barrieren – einschließlich Fixierung –, Osteosynthesematerial),
je Kieferhälfte oder Frontzahnbereich
(ergänzend Zuschlag-Nr. 0500 mit 400 Punkten)

Folgende **Materialkosten** sind nach den **Allgemeinen Bestimmungen** gesondert berechnungsfähig:
– Knochenersatzmaterialien
– Materialien zur Förderung der Blutgerinnung
– Materialien zur Förderung der Geweberegeneration (z. B. Membranen, regenerative Proteine)
– Materialien zum Verschluss von oberflächlichen Blutungen bei hämorrhagischen Diathesen
– Materialien zum Schutz wichtiger anatomischer Strukturen (z. B. Nerven)
– atraumatisches Nahtmaterial
– Materialien zur Fixierung von Membranen (z. B. Pins, Schrauben).

Zusätzlich zur GOZ-Nr. 4138 können **weitere chirurgische und parodontalchirurgische Leistungen** berechnet werden, zum Beispiel **GOZ-Nrn. 3100, 3210, 3240, 3250, 4070-4133**).

GOZ 4150
Punkte 7 **EUR** 0,39

Kontrolle/Nachbehandlung nach parodontalchirurgischen Maßnahmen,
je Zahn, Implantat oder Parodontium

Die **GOZ-Nr. 4150** wird für die
– **Kontrolle** und
– **Nachbehandlung**
– nach parodontalchirurgischen Eingriffen (GOZ-Nrn. 4070-4138)
– je Zahn, Implantat oder Parodontium berechnet.

Maßnahmen zur Nachbehandlung nach GOZ-Nr. 4150 sind zum Beispiel:
– Wundreinigung und Wunddesinfektion
– Nahtentfernung
– Aufbringen von Medikamenten
– Tamponadenwechsel oder Tamponadenentfernung.

Die **GOZ-Nr. 4150** wird **nicht berechnet** für Kontrollen und Nachbehandlungen nach
– **chirurgischen Leistungen** (Abschnitt D der GOZ) oder
– **implantologischen Leistungen** (Abschitt K der GOZ).
Für diese Kontrollen/Nachbehandlungen werden die **GOZ-Nrn. 3290-3310** angesetzt (siehe **Band I, Seite 235**).

GOZ 3290
Punkte 55 **EUR** 3,09

Kontrolle nach chirurgischem Eingriff,
je Kieferhälfte oder Frontzahnbereich

GOZ 3300
Punkte 65 **EUR** 3,66

Nachbehandlung nach chirurgischem Eingriff
(z. B. Tamponieren),
je Operationsgebiet (Raum einer zusammenhängenden Schnittführung)

GOZ 3310
Punkte 100 **EUR** 5,62

Chirurgische Wundrevision
(z. B. Glätten des Knochens, Auskratzen, Naht),
je Operationsgebiet (Raum einer zusammenhängenden Schnittführung)

Kieferorthopädische Leistungen

10.2.4 Kieferorthopädische Leistungen

Abrechnungsgrundlagen

Kieferorthopädische Leistungen werden im Rahmen der Privatabrechnung nach **Abschnitt G** des **Gebührenverzeichnisses der GOZ** berechnet.
Dabei sind die folgenden **Allgemeinen Bestimmungen** zu beachten.

GOZ-Abschnitt G
Kieferorthopädische Leistungen

Allgemeine Bestimmungen
Die Leistungen nach den **GOZ-Nrn. 6100, 6120, 6140 und 6150** beinhalten auch die **Material- und Laborkosten für Standardmaterialien** wie zum Beispiel unprogrammierte Edelstahlbrackets, unprogrammierte Attachments und Edelstahlbänder. Werden **darüber hinausgehende Materialien** verwendet, können die **Mehrkosten** für diese Materialien gesondert berechnet werden, wenn dies **vor der Verwendung** mit dem Zahlungspflichtigen nach persönlicher Absprache **schriftlich vereinbart** worden ist.
Diese **Vereinbarung** hat Angaben über die **voraussichtliche Höhe der einzelnen Material- und Laborkosten** und die Material- und Laborkosten der in Abzug zu bringenden Standardmaterialien zu enthalten.
In der Vereinbarung ist darauf hinzuweisen, dass eine **Erstattung** durch Erstattungsstellen **möglicherweise nicht im vollen Umfang gewährleistet** ist.

Allgemeine Bestimmungen von GOZ-Abschnitt G

- ✓ **GOZ-Nrn. 6100, 6120, 6140 und 6150** enthalten die **Material- und Laborkosten von Standardmaterialien**
- ✓ **Mehrkosten** von hochwertigeren Materialien können berechnet werden, wenn dies
  – vor der Verwendung
  – mit dem Zahlungspflichtigen
  – persönlich abgesprochen und
  – schriftlich vereinbart wurde.
- ✓ **Vereinbarung** muss enthalten:
  – voraussichtliche Höhe der einzelnen Material- und Laborkosten
  – abzuziehende Material- und Laborkosten der Standardmaterialien
  – Hinweis, dass Erstattungsstellen die Kosten möglicherweise nicht im vollen Umfang übernehmen.

Der **GOZ-Abschnitt G** enthält insgesamt **27 Gebührenpositionen (GOZ-Nrn. 6000-6260)**.
Ergänzend ist aus **Abschnitt A** die **GOZ-Nr. 0040 (Heil- und Kostenplan)** zu berücksichtigen.
Die kieferorthopädischen Gebührenpositionen können in folgende Gruppen eingeteilt werden:

GOZ 0040	– Heil- und Kostenplan
GOZ 6000-6020	– Befunderhebung und Diagnostik
GOZ 6030-6050	– Maßnahmen zur Umformung eines Kiefers
GOZ 6060-6090	– Maßnahmen zur Einstellung der Kiefer in den Regelbiss, Einstellung der Okklusion
GOZ 6100-6170	– Klebebrackets, Multibandbehandlung, Kopf-Kinn-Kappe
GOZ 6180-6260	– Wiederherstellung, Behandlung von Dysfunktionen, selbstständige Leistungen.

GOZ-Abschnitt A
Allgemeine zahnärztliche Leistungen

GOZ-Nr.	Kurzbeschreibung	Buchseite
0040	Heil- und Kostenplan für KFO-Behandlung oder Funktionsanalyse/-therapie	66

GOZ-Abschnitt G
Kieferorthopädische Leistungen

6000	Fotografie	66
6010	Modellanalyse	66
6020	Kephalometrische Untersuchung	66
6030	Umformung eines Kiefers, geringer Umfang	67
6040	Umformung eines Kiefers, mittlerer Umfang	67
6050	Umformung eines Kiefers, hoher Umfang	67
6060	Einstellung der Kiefer in Regelbiss, geringer Umfang	67
6070	Einstellung der Kiefer in Regelbiss, mittlerer Umfang	67
6080	Einstellung der Kiefer in Regelbiss, hoher Umfang	67
6090	Einstellung der Okklusion durch alveolären Ausgleich	68
6100	Eingliederung eines Klebebrackets	68
6110	Entfernung eines Klebebrackets	68
6120	Eingliederung eines Bandes	68
6130	Entfernung eines Bandes	68
6140	Eingliederung eines Teilbogens	68
6150	Eingliederung eines ungeteilten Bogens	68
6160	Eingliederung einer intra-/extraoralen Verankerung	68
6170	Eingliederung einer Kopf-Kinn-Kappe	68
6180	Wiederherstellung/ Erweiterung herausnehm. Geräte	69
6190	Beratung mit Anweisungen bei Dysfunktionen	69
6200	Hilfsmittel bei Funktionsstörung (z. B. Mundvorhofplatte)	69
6210	Kontrolle bei KFO-Behandlung	69
6220	Vorbereitende Maßnahmen, Abformung u. Bissnahme	69
6230	Eingliederung von KFO-Behandlungsmitteln	69
6240	Offenhalten einer Lücke	69
6250	Beseitigung eines Diastemas	69
6260	Einordnung eines verlagerten Zahnes	69

Heil- und Kostenplan, KFO-Diagnostik

GOZ 0040   Punkte 250   EUR 14,06

Aufstellung eines schriftlichen Heil- und Kostenplans bei kieferorthopädischer Behandlung
oder bei funktionsanalytischen und funktionstherapeutischen Maßnahmen
nach Befundaufnahme und
Ausarbeitung einer Behandlungsplanung

Abrechnungsbestimmung
Die Leistungen nach den **GOZ-Nrn. 0030 und 0040** sind **nicht nebeneinander berechnungsfähig.**

GOZ 6000   Punkte 80   EUR 4,50

Profil- oder Enfacefotografie
einschließlich kieferorthopädischer Auswertung

Abrechnungsbestimmung
Eine **mehr als viermalige Berechnung** der **GOZ-Nr. 6000** im Verlauf einer kieferorthopädischen Behandlung ist **in der Rechnung zu begründen.**

GOZ 6010   Punkte 180   EUR 10,12

Anwendung von Methoden zur Analyse von Kiefermodellen
(dreidimensionale, graphische oder metrische Analysen, Diagramme),
je Leistung nach GOZ-Nr. 0060

GOZ 6020   Punkte 360   EUR 20,25

Anwendung von Methoden zur Untersuchung des Gesichtsschädels
(zeichnerische Auswertung von Röntgenaufnahmen des Schädels, Wachstumsanalysen)

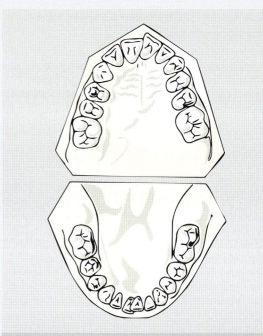

Beschliffene Studienmodelle von Ober- und Unterkiefer

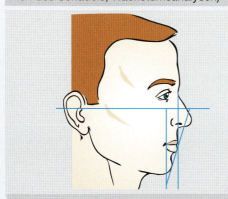

Auswertungslinien für eine Profilanalyse

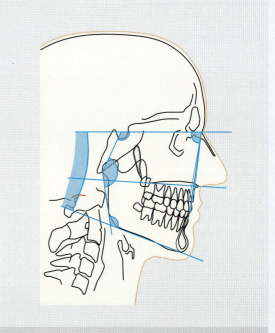

Durchzeichnung einer Fernröntgenseitenaufnahme mit zugehörigen Bezugspunkten und -linien für eine Auswertung

Umformung eines Kiefers, Einstellung in den Regelbiss

Maßnahmen zur Umformung eines Kiefers

GOZ 6030 Punkte 1350 EUR 75,93
Maßnahmen zur Umformung eines Kiefers einschließlich Retention, geringer Umfang

GOZ 6040 Punkte 2100 EUR 118,11
Maßnahmen zur Umformung eines Kiefers einschließlich Retention, mittlerer Umfang

GOZ 6050 Punkte 3600 EUR 202,47
Maßnahmen zur Umformung eines Kiefers einschließlich Retention, hoher Umfang

Abrechnungsbestimmungen
Bei Maßnahmen von **mittlerem Umfang** nach der **GOZ-Nr. 6040** müssen **mindestens drei**, bei Maßnahmen von **hohem Umfang mindestens vier** der Kriterien nach den **Buchstaben a) bis e)** erfüllt sein:
a) **Zahl der bewegten Zahngruppen:**
   zwei und mehr Zahngruppen,
b) **Ausmaß der Zahnbewegung:**
   mehr als zwei Millimeter,
c) **Art der Zahnbewegung:** körperlich mehr als zwei Millimeter, kontrollierte Wurzelbewegung, direkte Veränderung der Bisshöhe, Zahndrehung mehr als 30 Grad,
d) **Richtung der Zahnbewegung:**
   entgegen Wanderungstendenz,
e) **Verankerung:** mit zusätzlichen intra- oder extraoralen Maßnahmen.

Die Leistungen nach den **GOZ-Nrn. 6030-6080 umfassen alle im Behandlungsplan festgelegten Maßnahmen** innerhalb eines Zeitraumes von bis zu vier Jahren.
Die Maßnahmen im Sinne der **GOZ-Nrn. 6030-6080 umfassen alle Leistungen** zur Kieferumformung und Retention bzw. zur Einstellung des Unterkiefers in den Regelbiss **innerhalb eines Zeitraumes von bis zu vier Jahren**, unabhängig von den angewandten Behandlungsmethoden oder den verwendeten Therapiegeräten.
Neben den Leistungen nach den **GOZ-Nrn. 6030-6080** sind Leistungen nach den **GOZ-Nrn. 6190-6260 nicht berechnungsfähig.**

Maßnahmen zur Einstellung der Kiefer in den Regelbiss

GOZ 6060 Punkte 1800 EUR 101,24
Maßnahmen zur Einstellung der Kiefer in den Regelbiss während der Wachstumsphase einschließlich Retention, geringer Umfang

GOZ 6070 Punkte 2600 EUR 146,23
Maßnahmen zur Einstellung der Kiefer in den Regelbiss während der Wachstumsphase einschließlich Retention, mittlerer Umfang

GOZ 6080 Punkte 3600 EUR 202,47
Maßnahmen zur Einstellung der Kiefer in den Regelbiss während der Wachstumsphase einschließlich Retention, hoher Umfang

Abrechnungsbestimmungen
Bei Maßnahmen von **mittlerem Umfang** muss **mindestens ein Kriterium** nach den **Buchstaben a) bis c)**, bei Maßnahmen von **hohem Umfang** müssen **mindestens zwei der Kriterien** erfüllt sein:
a) **Ausmaß der Bissverschiebung:**
   mehr als 4 Millimeter,
b) **Richtung der durchzuführenden Bissverschiebung, Unterkiefer relativ zum Oberkiefer:**
   dorsal
c) **Skelettale Bedingungen:**
   ungünstige Wachstumsvoraussetzungen.

Die Leistungen nach den **GOZ-Nrn. 6030-6080 umfassen alle im Behandlungsplan festgelegten Maßnahmen** innerhalb eines Zeitraumes von bis zu vier Jahren.
Die Maßnahmen im Sinne der **GOZ-Nrn. 6030-6080 umfassen alle Leistungen** zur Kieferumformung und Retention bzw. zur Einstellung des Unterkiefers in den Regelbiss **innerhalb eines Zeitraumes von bis zu vier Jahren**, unabhängig von den angewandten Behandlungsmethoden oder den verwendeten Therapiegeräten.
Neben den Leistungen nach den **GOZ-Nrn. 6030-6080** sind Leistungen nach den **GOZ-Nrn. 6190-6260 nicht berechnungsfähig.**

Einstellung der Okklusion, festsitzende Apparaturen, Kopf-Kinn-Kappe

Einstellung der Okklusion

GOZ 6090 Punkte 700 EUR 39,37

Maßnahmen zur Einstellung der Okklusion durch alveolären Ausgleich bei abgeschlossener Wachstumsphase einschließlich Retention, je Kiefer

Klebebrackets, Multiband, Kopf-Kinn-Kappe

GOZ 6100 Punkte 165 EUR 9,28

Eingliederung eines Klebebrackets zur Aufnahme orthodontischer Hilfsmittel

GOZ 6110 Punkte 70 EUR 3,94

Entfernung eines Klebebrackets einschließlich Polieren und gegebenenfalls Versiegelung des Zahnes

GOZ 6120 Punkte 230 EUR 12,94

Eingliederung eines Bandes zur Aufnahme orthodontischer Hilfsmittel

GOZ 6130 Punkte 20 EUR 1,12

Entfernung eines Bandes einschließlich Polieren und gegebenenfalls Versiegelung des Zahnes

GOZ 6140 Punkte 210 EUR 11,81

Eingliederung eines Teilbogens

GOZ 6150 Punkte 500 EUR 28,12

Eingliederung eines ungeteilten Bogens, alle Zahngruppen umfassend, je Kiefer

GOZ 6160 Punkte 370 EUR 20,81

Eingliederung einer intra-/extraoralen Verankerung (z. B. Headgear)

GOZ 6170 Punkte 500 EUR 28,12

Eingliederung einer Kopf-Kinn-Kappe

Abrechnungsbestimmung
Die Kosten für die eingegliederten **Hilfsmittel** nach den GOZ-Nrn. 6160 und 6170 sind **gesondert berechnungsfähig**.

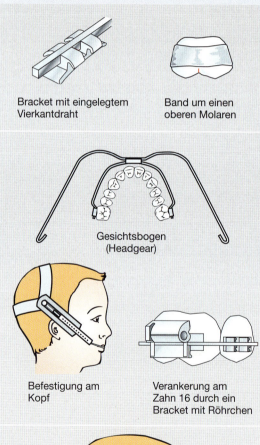

Bracket mit eingelegtem Vierkantdraht

Band um einen oberen Molaren

Gesichtsbogen (Headgear)

Befestigung am Kopf

Verankerung am Zahn 16 durch ein Bracket mit Röhrchen

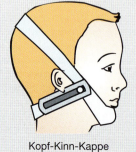

Kopf-Kinn-Kappe

Wiederherstellung, Behandlung von Dysfunktionen, selbstständige Leistungen

Wiederherstellung, Behandlung von Dysfunktionen, selbstständige Leistungen

GOZ 6180
Punkte 270 EUR 15,19

Maßnahmen zur Wiederherstellung der Funktionsfähigkeit und/oder Erweiterung von herausnehmbaren Behandlungsgeräten einschließlich Abformung und Wiedereinfügen, je Kiefer und je Sitzung einmal berechnungsfähig

GOZ 6190
Punkte 140 EUR 7,87

Beratendes und belehrendes Gespräch mit Anweisungen zur Beseitigung von schädlichen Gewohnheiten und Dysfunktionen

Abrechnungsbestimmung
Neben der Leistung nach der **GOZ-Nr. 6190** ist die Leistung nach der **GOZ-Nr. 0010** in derselben Sitzung **nicht berechnungsfähig**.

GOZ 6200
Punkte 450 EUR 25,31

Eingliedern von Hilfsmitteln zur Beseitigung von Funktionsstörungen (z. B. Mundvorhofplatte) einschließlich Anweisung zum Gebrauch und Kontrollen

GOZ 6210
Punkte 90 EUR 5,06

Kontrolle des Behandlungsverlaufs oder Weiterführung der Retention einschließlich kleiner Änderungen der Behandlungs- oder Retentionsgeräte, Therapiekontrolle der gesteuerten Extraktion, je Sitzung

GOZ 6220
Punkte 180 EUR 10,12

Vorbereitende Maßnahmen zur Herstellung von kieferorthopädischen Behandlungsmitteln (z. B. Abformung, Bissnahme), je Kiefer

GOZ 6230
Punkte 180 EUR 10,12

Eingliederung von kieferorthopädischen Behandlungsmitteln, je Kiefer

GOZ 6240
Punkte 270 EUR 15,19

Maßnahmen zur Verhütung von Folgen vorzeitigen Zahnverlustes (Offenhalten einer Lücke)

GOZ 6250
Punkte 450 EUR 25,31

Beseitigung des Diastemas, als selbstständige Leistung

GOZ 6260
Punkte 1100 EUR 61,87

Maßnahmen zur Einordnung eines verlagerten Zahnes in den Zahnbogen, als selbstständige Leistung

Abrechnungsbestimmung zu GOZ-Nrn. 6030-6080

Neben den Leistungen nach den **GOZ-Nrn. 6030-6080** sind Leistungen nach den **GOZ-Nrn. 6190-6260** **nicht berechnungsfähig**.

Lernfeldübersicht

11.1.1 Abrechnungsgrundlagen

11.1.2 Zahnärztliche Früherkennungsuntersuchungen
- **FU 1a** 6.- 9. Lebensmonat
- **FU 1b** 10.-20. Lebensmonat
- **FU 1c** 21.-33. Lebensmonat
- **FU 2** 34.-72. Lebensmonat
- **FU Pr** Praktische Anleitung der Betreuer
- **FLA** Fluoridlackanwendung

11.1.3 Individualprophylaxe
- **IP 1** Erhebung des Mundhygienestatus
- **IP 2** Mundgesundheitsaufklärung
- **IP 4** Lokale Fluoridierung
- **IP 5** Fissurenversiegelung

11.1 Kassenabrechnung

11.2 Privatabrechnung

11.2.1 Abrechnungsgrundlagen

11.2.2 Prophylaktische Leistungen
- **GOZ 1000** Erstellen eines Mundhygienestatus
- **GOZ 1010** Kontrolle des Übungserfolges
- **GOZ 1020** Lokale Fluoridierung
- **GOZ 1030** Lokale Medikamentengabe mit individueller Schiene
- **GOZ 1040** Professionelle Zahnreinigung (PZR)

11.2.3 Konservierende Leistungen
- **GOZ 2000** Fissurenversiegelung, Glattflächenversiegelung

11.2.4 Labordiagnostik
- **GOÄ** 298, 3511, 3712, 3714, 3715, 4504, 4530, 4538, 4605, 4606, 4715

11.2.5 Zytologische Untersuchung
- **GOÄ** 297, 4852

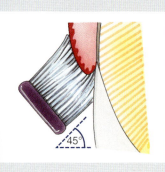
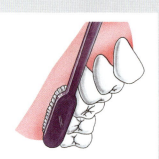
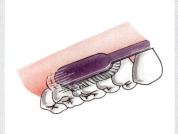

Kassenabrechnung | **Privatabrechnung**

11 Prophylaxemaßnahmen planen und durchführen

Fallsituation

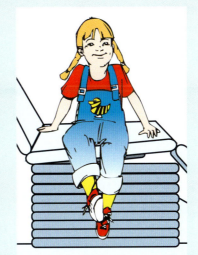

Die 5½-jährige Julia Schmitz kommt zum ersten Mal in die Praxis Dr. Müller.
Ihre Mutter achtet bei ihr auf eine sorgfältige Zahnpflege. Dazu putzt sich Julia ihre Zähne regelmäßig nach den Mahlzeiten zunächst selbst. Anschließend putzt ihre Mutter stets noch einmal nach. Dabei ist Frau Schmitz aufgefallen, dass im Unterkiefer beidseits schon die ersten bleibenden Mahlzähne durchbrechen.
Dr. Müller untersucht Julia eingehend. Sie hat noch alle Milchzähne. Die Zähne sind kariesfrei und ohne Füllung bis auf Zahn 65, der eine kleine okklusale Füllung hat.
Im Unterkiefer sind die Zähne 36 und 46 im Durchbruch. Sie sind leicht belegt, das umgebende Zahnfleisch ist etwas gerötet.
Dr. Müller erklärt Julia und ihrer Mutter, wie man auch den Bereich der Zähne 36 und 46 gut reinigen kann. Dabei erläutert er auch die Möglichkeiten einer Fissurenversiegelung.

Fragen zur Fallsituation

1. Wann brechen die Zähne 36 und 46 in der Regel durch?
2. Welche Maßnahmen zur Vorbeugung von Karies und Parodontalerkrankungen sind im Alter von Julia sinnvoll?
3. In welchem Lebensalter und wie oft werden zahnärztliche Früherkennungsuntersuchungen durchgeführt?
4. Wann spricht man bei einem Kind von einem hohen Kariesrisiko?
5. Wann ist der beste Zeitpunkt für eine Fissurenversiegelung?

Unter **Prophylaxe** versteht man vorbeugende Maßnahmen zur Verhütung von Krankheiten.

Man unterscheidet:
Individualprophylaxe – vorbeugende Maßnahmen beim einzelnen Patienten
Gruppenprophylaxe – vorbeugende Maßnahmen bei bestimmten Bevölkerungsgruppen
        (z. B. in Kindergärten und Schulen)
Kollektivprophylaxe – vorbeugende Maßnahmen für große Teile der Bevölkerung
        (z. B. durch Salzfluoridierung, Trinkwasserfluoridierung)

Fachliche Einzelheiten zur Prophylaxe sind Lernfeld 11 der **Zahnmedizinischen Assistenz** zu entnehmen. Dort werden auch die Grundlagen der
– **Individualprophylaxe** (Lernfeld 11.5) und
– **Gruppenprophylaxe** (Lernfeld 11.6)
erläutert.

Im Rahmen der zahnärztlichen Versorgung in der Praxis ist nur die **Individualprophylaxe** abrechnungsfähig.

Abrechnungsgrundlagen

11.1 Kassenabrechnung
11.1.1 Abrechnungsgrundlagen

Die vertragszahnärztlichen **Früherkennungsuntersuchungen** und die Maßnahmen zur **Individualprophylaxe** werden nach **BEMA Teil 1** abgerechnet. Grundlagen sind:
- **Sozialgesetzbuch (SGB V)**
  § 22 Individualprophylaxe
  § 26 Gesundheitsuntersuchungen
  für Kinder und Jugendliche
- **Richtlinien** des Gemeinsamen Bundesausschusses (→ Seiten 73, 76, 77)
- **Vereinbarung** über Maßnahmen zur Verhütung von Zahnerkrankungen (→ Seite 75).

Prophylaxemaßnahmen im Rahmen der Kassenabrechnung

Früherkennungsuntersuchungen

FU 1	Zahnärztliche Früherkennungsuntersuchung eines Kindes vom 6. bis zum vollendeten 33. Lebensmonat
FU 1a	Früherkennungsuntersuchung vom 6. bis zum vollendeten 9. Lebensmonat
FU 1b	Früherkennungsuntersuchung vom 10. bis zum vollendeten 20. Lebensmonat
FU 1c	Früherkennungsuntersuchung vom 21. bis zum vollendeten 33. Lebensmonat
FU 2	Zahnärztliche Früherkennungsuntersuchung eines Kindes vom 34. bis zum vollendeten 72. Lebensmonat
FU Pr	Praktische Anleitung der Betreuungspersonen zur Mundhygiene beim Kind
FLA	Fluoridlackanwendung zur Zahnschmelzhärtung

IP Individualprophylaxe
in der Zeit vom vollendeten 6. Lebensjahr bis vor Vollendung des 18. Lebensjahres

IP 1 Erhebung des Mundhygienestatus
  1x je Kalenderhalbjahr
IP 2 Mundgesundheitsaufklärung
  1x je Kalenderhalbjahr
IP 4 Lokale Fluoridierung
  1x je Kalenderhalbjahr,
  bei hohem Kariesrisiko:
  • 2x je Kalenderhalbjahr
IP 5 Fissurenversiegelung
  bei 6-Jahr-Molaren auch
  vor vollendetem 6. Lebensjahr

Sozialgesetzbuch SGB V

§ 22 Verhütung von Zahnerkrankungen (Individualprophylaxe)

(1) **Versicherte**, die das **sechste**, aber **noch nicht das achtzehnte Lebensjahr vollendet** haben, können sich
 – zur Verhütung von Zahnerkrankungen
 – einmal in jedem Kalenderhalbjahr
 zahnärztlich untersuchen lassen.

(2) Die **Untersuchungen** sollen sich
 – auf den Befund des Zahnfleisches,
 – die Aufklärung über Krankheitsursachen und ihre Vermeidung,
 – das Erstellen von diagnostischen Vergleichen zur Mundhygiene, zum Zustand des Zahnfleisches und zur Anfälligkeit gegenüber Karieserkrankungen,
 – auf die Motivation und Einweisung bei der Mundpflege
 – sowie auf Maßnahmen zur Schmelzhärtung der Zähne
 erstrecken.

(3) Versicherte, die das sechste, aber noch nicht das achtzehnte Lebensjahr vollendet haben, haben Anspruch auf **Fissurenversiegelung der Molaren**.

(4) [...]

§ 26 Gesundheitsuntersuchungen für Kinder und Jugendliche

(1) Versicherte Kinder und Jugendliche haben bis zur Vollendung des 18. Lebensjahres Anspruch auf Untersuchungen zur **Früherkennung von Krankheiten**, die ihre körperliche, geistige oder psycho-soziale Entwicklung in nicht geringfügigem Maße gefährden. [...]
Zu den **Früherkennungsuntersuchungen auf Zahn-, Mund- und Kieferkrankheiten** gehören insbesondere
 – die Inspektion der Mundhöhle,
 – die Einschätzung oder Bestimmung des Kariesrisikos,
 – die Ernährungs- und Mundhygieneberatung
 – sowie Maßnahmen zur Schmelzhärtung der Zähne und zur Keimzahlsenkung.
Die Leistungen nach Satz 5 werden bis zur Vollendung des 6. Lebensjahres erbracht und können von Ärzten oder Zahnärzten erbracht werden.

(2) [...]

Zahnärztliche Früherkennungsuntersuchung, Richtlinien

11.1.2 Zahnärztliche Früherkennungsuntersuchungen

Richtlinie des Gemeinsamen Bundesausschusses über die Früherkennungsuntersuchungen auf Zahn-, Mund- und Kieferkrankheiten
(zahnärztliche Früherkennung gemäß §26 SGB V)
in Kraft getreten am 1. Juli 2019

A. Allgemeiner Teil

§ 1 Regelungsgegenstand der Richtlinie
Diese Richtlinie regelt … Voraussetzungen, Art, Umfang und Intervalle der **zahnärztlichen Maßnahmen zur Früherkennung** und Vermeidung von Zahn-, Mund- und Kieferkrankheiten **bei Versicherten, die das sechste Lebensjahr noch nicht vollendet** haben.

§ 2 Ziel der Früherkennungsuntersuchungen
(1) Die Früherkennungsuntersuchungen dienen der **Erkennung von Zahn-, Mund- und Kieferkrankheiten** sowie der **Vermeidung von Karies**, einschließlich **frühkindlicher Karies**, und **Gingivitis**. Weiterhin sollen durch sie Neuerkrankungen festgestellt und bewirkt werden, dass eine Behandlung frühzeitig eingeleitet und ein Fortschreiten der Erkrankung verhindert wird.
(2) Mit den Früherkennungsuntersuchungen sollen **insbesondere Kinder** betreut werden, die **nicht durch Maßnahmen der Gruppenprophylaxe nach §21 SGB V** erreicht werden.

B. Früherkennungsuntersuchungen bei Kleinkindern vom 6. bis zum vollendeten 33. Lebensmonat
(siehe BEMA-Positionen **FU 1, FU Pr** und **FLA**)

§ 3 Abstimmung mit anderen Maßnahmen
(1) Die Früherkennungsuntersuchungen nach Teil B dieser Richtlinie sind **auf die ärztlichen Früherkennungsuntersuchungen**, die in der Richtlinie des Gemeinsamen Bundesausschusses über die Früherkennung von Krankheiten bei Kindern in der jeweils geltenden Fassung geregelt sind, **abzustimmen**.
(2) Bei behandlungsbedürftigen Befunden soll zeitnah eine dem Entwicklungsstand des Kindes sowie dessen Fähigkeit zur Mitwirkung entsprechende Behandlung erfolgen.

§ 4 Intervalle der Früherkennungsuntersuchungen
Versicherte haben im Alter **vom 6. bis zum vollendeten 33. Lebensmonat** Anspruch auf insgesamt **drei Früherkennungsuntersuchungen**, von denen jeweils eine im Alter vom 6. bis zum vollendeten 9., vom 10. bis zum vollendeten 20. und vom 21. bis zum vollendeten 33. Lebensmonat erbracht werden kann. Der **Abstand** zwischen zwei Früherkennungsuntersuchungen beträgt **mindestens vier Monate**.

§ 5 Inhalt und Umfang der Früherkennungsuntersuchungen
(siehe **Abrechnungsbestimmung Nr. 2 der FU 1** und **Leistungstext der FU Pr**)

§ 6 Anwendung von Fluoridlack zur Zahnschmelzhärtung
Zusätzlich zu den Früherkennungsuntersuchungen haben Versicherte im Alter vom 6. bis zum vollendeten 33. Lebensmonat **zweimal je Kalenderhalbjahr** Anspruch auf eine Anwendung von **Fluoridlack zur Zahnschmelzhärtung** (siehe **BEMA-Position FLA**).

C. Früherkennungsuntersuchungen bei Kindern ab dem 34. Lebensmonat bis zur Vollendung des sechsten Lebensjahrs (siehe BEMA-Positionen **FU 2** und **FLA**)

§ 7 Abstimmung mit anderen Maßnahmen
(1) Mit den **Früherkennungsuntersuchungen** (siehe § 9) sollen insbesondere die **Kinder** betreut werden, die **keine Einrichtungen besuchen, die gruppenprophylaktische Maßnahmen** durchführen. Vor allem sollen die Kinder betreut werden, die ein **hohes Kariesrisiko** aufweisen und nicht bereits in ein anderweitiges Intensivprogramm eingebunden sind (siehe § 9 und § 10).
(2) Die zahnärztlichen Kinder-Früherkennungsuntersuchungen nach Teil C dieser Richtlinie sind **auf die ärztlichen Kinder-Früherkennungsuntersuchungen**, die in der Richtlinie des Gemeinsamen Bundesausschusses über die Früherkennung von Krankheiten bei Kindern in der jeweils geltenden Fassung geregelt sind, **abzustimmen**.
Die **zahnärztlichen Früherkennungsuntersuchungen** und die in § 10 genannten Maßnahmen sollen die Basis- und Intensivprophylaxe im Rahmen der **Gruppenprophylaxe ergänzen**. Die Zahnärztin oder der Zahnarzt klärt vor Beginn der Untersuchung ab, welche Maßnahmen das Kind im Rahmen der Gruppenprophylaxe in Anspruch nimmt. Sie oder er hat die eigenen Tätigkeiten darauf abzustimmen.

§ 8 Inhalt und Umfang der Früherkennungsuntersuchungen
(siehe **Abrechnungsbestimmung Nr. 2 der FU 2**)

§ 9 Intervalle der Früherkennungsuntersuchungen
Nach Teil C dieser Richtlinie werden bei Kindern **drei zahnärztliche Kinder-Früherkennungsuntersuchungen** durchgeführt. Die erste Untersuchung findet grundsätzlich **ab dem 34. Lebensmonat** statt. Die beiden weiteren Untersuchungen finden **bis zur Vollendung des 6. Lebensjahres** statt. Der **Abstand** zwischen den Untersuchungen beträgt **mindestens 12 Monate**.

§ 10 Anwendung von Fluoridlack
Ab dem 34. Lebensmonat ist **bei Kindern mit hohem Kariesrisiko** ergänzend zu den oben genannten Maßnahmen die Anwendung von **Fluoridlack zur Kariesvorbeugung** angezeigt. Ein hohes Kariesrisiko wird durch die folgenden Werte für kariöse, wegen Karies entfernte und gefüllte Zähne angezeigt:

Alter bis
3 Jahre   dmf-t > 0
4 Jahre   dmf-t > 2
5 Jahre   dmf-t > 4
6 Jahre   dmf-t > 5

Für diese Kinder sollen die **lokalen Fluoridanwendungen** in regelmäßigen Abständen **zweimal je Kalenderhalbjahr** vorgenommen werden. Diese Maßnahmen sind auf die **Fluoridierungsanwendungen in der Gruppenprophylaxe** abzustimmen.

§ 11 Weitere Maßnahmen
Soweit **kariöse Defekte** festgestellt werden, sind diese **vorrangig zu sanieren**.

Zahnärztliche Früherkennungsuntersuchung FU

FU 1 — 27 Punkte

Zahnärztliche Früherkennungsuntersuchung eines Kindes
vom 6. bis zum vollendeten 33. Lebensmonat, jeweils eine
a) Früherkennungsuntersuchung vom 6. bis zum vollendeten 9. Lebensmonat
b) Früherkennungsuntersuchung vom 10. bis zum vollendeten 20. Lebensmonat
c) Früherkennungsuntersuchung vom 21. bis zum vollendeten 33. Lebensmonat

Abrechnungsbestimmungen
1. Der **Abstand** zwischen zwei Früherkennungsuntersuchungen beträgt **mindestens vier Monate**.
2. Die Früherkennungsuntersuchungen umfassen folgende Leistungen:
   - **Eingehende Untersuchung** zur Feststellung von Zahn-, Mund- und Kieferkrankheiten einschließlich Beratung (Inspektion der Mundhöhle)
   - Erhebung der **Anamnese zum Ernährungsverhalten** (insb. zum Nuckelflaschengebrauch) sowie zum **Zahnpflegeverhalten durch die Betreuungspersonen, Ernährungs- und Mundhygieneberatung** der Betreuungspersonen mit dem Ziel der Keimzahlsenkung durch verringerten Konsum zuckerhaltiger Speisen und Getränke auch mittels Nuckelflasche sowie durch verbesserte Mundhygiene, **Aufklärung** der Betreuungspersonen über die Ätiologie oraler Erkrankungen
   - Erhebung der **Anamnese zu Fluoridierungsmaßnahmen und -empfehlungen** sowie Empfehlung geeigneter Fluoridierungsmittel (fluoridhaltige Zahnpaste, fluoridiertes Speisesalz u.ä.)
3. **Neben** einer Früherkennungsuntersuchung nach **Nr. FU 1** kann eine Leistung nach **Nr. 01** in demselben Kalenderhalbjahr **nicht abgerechnet** werden.
   Im folgenden Kalenderhalbjahr kann die Leistung nach **Nr. 01 frühestens vier Monate** nach Erbringung der Früherkennungsuntersuchung **abgerechnet** werden.
4. **Im Zusammenhang** mit einer Früherkennungsuntersuchung nach **Nr. FU 1** kann eine Leistung nach **Nr. Ä 1 nicht abgerechnet** werden.
5. Die Abrechnung der Früherkennungsuntersuchungen setzt die **Einzeluntersuchung bzw. -unterweisung** voraus.

FU Pr — 10 Punkte

Praktische Anleitung der Betreuungspersonen zur Mundhygiene beim Kind

Abrechnungsbestimmungen
1. Eine Leistung nach **Nr. FU Pr** ist **nur im Zusammenhang** mit einer Leistung nach **Nr. FU 1** abrechenbar.
2. Die Abrechnung der Leistung nach **Nr. FU Pr** setzt die **Einzelunterweisung** voraus.

FU 2 — 25 Punkte

Zahnärztliche Früherkennungsuntersuchung eines Kindes vom 34. bis zum vollendeten 72. Lebensmonat

Abrechnungsbestimmungen
1. In dem Zeitraum vom **34. bis zum vollendeten 72. Lebensmonat** erfolgen **drei zahnärztliche Früherkennungsuntersuchungen**. Der **Abstand** zwischen den Früherkennungsuntersuchungen beträgt **mindestens zwölf Monate**.
2. Die Früherkennungsuntersuchungen umfassen folgende Leistungen:
   - **Eingehende Untersuchung** zur Feststellung von Zahn-, Mund- und Kieferkrankheiten einschließlich Beratung (Inspektion der Mundhöhle)
   - **Einschätzung des Kariesrisikos** anhand des dmft-Index
   - **Ernährungs- und Mundhygieneberatung** der Betreuungspersonen mit dem Ziel der Keimzahlsenkung durch verringerten Konsum zuckerhaltiger Speisen und Getränke und verbesserte Mundhygiene

- **Empfehlung geeigneter Fluoridierungsmittel** zur Schmelzhärtung (fluoridiertes Speisesalz, fluoridhaltige Zahnpaste u. ä.) und **ggf. Abgabe und Verordnung von Fluoridtabletten**
3. **Neben** einer Früherkennungsuntersuchung nach **Nr. FU 2** kann eine Leistung nach **Nr. 01** in demselben Kalenderhalbjahr **nicht abgerechnet** werden.
   Im folgenden Kalenderhalbjahr kann die Leistung nach **Nr. 01 frühestens vier Monate** nach Erbringung der Früherkennungsuntersuchung **abgerechnet** werden.
4. **Im Zusammenhang** mit einer Früherkennungsuntersuchung nach **Nr. FU 2** kann eine Leistung nach **Nr. Ä 1 nicht abgerechnet** werden.
5. Die Abrechnung von Früherkennungsuntersuchungen setzt die **Einzeluntersuchung bzw. -unterweisung** voraus.
6. Der **Abstand** zwischen einer Leistung nach **Nr. FU 1** und einer Leistung nach **Nr. FU 2** beträgt **mindestens vier Monate**.

FLA   14 Punkte

Fluoridlackanwendung zur Zahnschmelzhärtung

Abrechnungsbestimmungen
1. Die Leistung nach **Nr. FLA** kann bei Versicherten **vom 6. bis zum vollendeten 72. Lebensmonat** abgerechnet werden. Sie umfasst die Anwendung von **Fluoridlack** zur Zahnschmelzhärtung einschließlich der **Beseitigung von sichtbaren weichen Zahnbelägen** und der **relativen Trockenlegung** der Zähne.
2. Die Leistung nach **Nr. FLA** kann **zweimal je Kalenderhalbjahr** abgerechnet werden.

11.1.3 Individualprophylaxe

Vereinbarung über Maßnahmen zur Verhütung von Zahnerkrankungen (Individualprophylaxe) (Auszug ohne §§ 4 - 6)

§ 1 Allgemeines
(1) Maßnahmen zur **Verhütung von Zahnerkrankungen (Individualprophylaxe)** sind nach Maßgabe dieses Vertrages Gegenstand der vertragszahnärztlichen Versorgung.
(2) Für die Durchführung von Maßnahmen der Individualprophylaxe gelten die **Individualprophylaxe-Richtlinien** des Gemeinsamen Bundesausschusses.

§ 2 Nachweis der Anspruchsberechtigung
(1) **Versicherte, die das 6., aber noch nicht das 18. Lebensjahr vollendet** haben, haben Anspruch auf Maßnahmen der Individualprophylaxe.
(2) Die Krankenkassen haben die Versicherten und die Erziehungsberechtigten anzuhalten,
   a) den Vertragszahnarzt während eines laufenden Prophylaxeprogramms nur aus triftigem Grund zu wechseln,
   b) dem Vertragszahnarzt das **Bonusheft** gem. § 3 unaufgefordert vorzulegen.

§ 3 Bonusheft
(1) Das **Bonusheft** dient dem Versicherten als **Nachweis** der Inanspruchnahme der Untersuchungen im Sinne von § 55 Absatz 1 Satz 4 SGB V **für den Anspruch auf eine Erhöhung der befundbezogenen Festzuschüsse** zum Zahnersatz nach § 55 Absatz 1 Satz 3 bis 5 SGB V.
(2) Der Vertragszahnarzt händigt jedem Versicherten, der das **12. Lebensjahr vollendet** hat, ein Bonusheft aus. Die Ausgabe des Bonusheftes **vermerkt er in den Patientenaufzeichnungen**. Bei Versicherten, die das 12. Lebensjahr vollendet haben, trägt er **für jedes Kalenderhalbjahr** das Datum des **Mundhygienestatus (Nr. IP 1)** ein. Bei Versicherten, die das **18. Lebensjahr** vollendet haben, trägt er **jährlich** das Datum einer **zahnärztlichen Untersuchung** im Sinne von § 55 Absatz 1 Satz 4 Nr.2 SGB V ein.
   Die **Eintragungen** sind mit **Zahnarzt-Stempel und Unterschrift** zu versehen.
(3) Legt der Versicherte das Bonusheft nicht vor, so kann der Vertragszahnarzt dem Versicherten eine **Ersatzbescheinigung** über die Durchführung des Mundhygienestatus bzw. der zahnärztlichen Untersuchung ausstellen. In die Ersatzbescheinigung sind Name und Vorname des Versicherten einzutragen.

Individualprophylaxe, Richtlinien

Richtlinien des Bundesausschusses der Zahnärzte und Krankenkassen über Maßnahmen zur Verhütung von Zahnerkrankungen (Individualprophylaxe)

A. Allgemeines

1. Diese Richtlinien legen gem. § 22 Abs. 2 SGB V Art, Umfang und Nachweis der zahnärztlichen Maßnahmen **zur Verhütung von Zahnerkrankungen (zahnmedizinische Individualprophylaxe)** bei Versicherten fest, die das **sechste, aber noch nicht das 18. Lebensjahr** vollendet haben.

2. Die zahnmedizinische Individualprophylaxe soll der **Vorbeugung gegen Karies und Parodontalerkrankungen** dienen und die Maßnahmen der **Gruppenprophylaxe sinnvoll ergänzen** und fortführen.
Die Individualprophylaxe soll der Erhaltung der Zahngesundheit dienen und ggf. Neuerkrankungen oder ein Fortschreiten der Erkrankung verhindern.
Mit dem Individualprophylaxe-Programm sollen insbesondere die **Versicherten** betreut werden, **die von der Gruppenprophylaxe nicht erfasst** werden.

3. Der Erfolg der Individualprophylaxe ist in jeder Phase abhängig von der **Mitarbeit des Patienten**. Die Förderung dieser Mitarbeit steht daher im Vordergrund der Prophylaxemaßnahmen. Der dafür notwendigen **Motivation** kommt besondere Bedeutung zu. Gegebenenfalls kann sie mehrfach erforderlich sein.

4. Um die Bereitschaft des Patienten zur Kooperation zu erreichen und zu erhalten, ist eine **kontinuierliche Durchführung** der Zahnprophylaxemaßnahmen erforderlich.

5. Die Individualprophylaxe beginnt mit der **Erstellung des Mundhygienestatus**, dem die **eingehende Untersuchung** auf Zahn-, Mund- und Kieferkrankheiten vorangegangen sein soll. Erforderlichenfalls folgt die **Motivationsphase**. Eine ggf. notwendige **Intensivmotivation** mit der Aufklärung über Krankheitsursachen und ggf. Remotivationen sollen zeitnah möglichst innerhalb von vier Monaten abgeschlossen sein.

6. Die Prophylaxemaßnahmen sollen insbesondere den **Versicherten mit hohem Kariesrisiko** helfen, die Mundgesundheit zu verbessern. Ein hohes Kariesrisiko wird durch die folgenden Werte des Karies-Indexes **DMF-T/DMF-S** angezeigt:

Alter bis
- 7 Jahre — dmf/DMF (t/T) > 5 oder D (T) > 0
- 8-9 Jahre — dmf/DMF (t/T) > 7 oder D (T) > 2
- 10-12 Jahre — DMF (S) an Approximal/Glattflächen > 0
- 13-15 Jahre — D (S) an Approximal/Glattflächen > 0 und/oder mehr als 2 kariöse Läsionen

Dies gilt auch für Versicherte bis zur Vollendung des 18. Lebensjahres.

Karies-Index DMF-T / DMF-S:

Bleibende Zähne	Milchzähne		
D	d	(decayed) =	kariös
M	m	(missing) =	fehlend wegen Karies
F	f	(filled) =	gefüllt wegen Karies
T	t	(teeth) =	Zähne
S	s	(surfaces) =	Zahnflächen

Der Zahnarzt soll Inhalt und Umfang der notwendigen Prophylaxemaßnahmen nach den **individuellen Gegebenheiten des Einzelfalls** festlegen. Bei Versicherten, die kein hohes Kariesrisiko aufweisen, sind die Prophylaxemaßnahmen in zahnmedizinisch sinnvoller Weise zu beschränken.

7. Die Individualprophylaxemaßnahmen werden nach Maßgabe des **Zahnheilkundegesetzes** und der geltenden Ausbildungs- und Fortbildungsbestimmungen durchgeführt.

B. Art und Umfang der zahnmedizinischen Individualprophylaxe

8. Der **Mundhygienestatus** umfasst
   - die Beurteilung der Mundhygiene und des Zahnfleischzustandes des Patienten,
   - die Feststellung und Beurteilung von Plaque-Retentionsstellen
   - sowie die Erhebung geeigneter Indizes
   - und ggf. das Einfärben der Zähne.

   Geeignet sind **Indizes** mit dokumentierbarem Messwert.
   Das sind z. B. der **Papillen-Blutungs-Index (PBI)**, der **Approximalraum-Plaque-Index (API)**

Individualprophylaxe, Richtlinien

oder der **Quigley-Hein-Index**. Die Dokumentation ist Bestandteil der Krankenblattunterlagen. Die einmal gewählten Indizes sind innerhalb eines Prophylaxeprogrammes beizubehalten. Aufgrund der Untersuchung ist patienten- und befundbezogen zu entscheiden, ob und welche weiteren Prophylaxemaßnahmen indiziert sind. Das bedeutet, dass bei entsprechender Mundhygiene außer dem Mundhygienestatus weitere Motivations- und Unterweisungsmaßnahmen nicht erforderlich sind.

9. Um das Gebiss prophylaxefähig zu machen, sollen alle **iatrogenen und natürlichen Reizfaktoren** beseitigt werden. Hier kann auch die Erstellung von **Bissflügelröntgenaufnahmen** angezeigt sein.

10. An die Erhebung des Mundhygienestatus schließt sich ggf. die **Aufklärung über Ursachen von Karies, Gingivitis und Zahntraumata sowie deren Vermeidung** an. Die Erklärungen sind dem Alter und dem Entwicklungsstand des Patienten anzupassen; dabei sind Hinweise zur zahngesunden Ernährung zu geben. Geeignete **Fluoridierungsmittel** zur Schmelzhärtung (fluoridiertes Speisesalz, fluoridierte Zahnpasta, fluoridierte Gelees und dergl.) sind zu empfehlen und ggf. zu verordnen. Eine **systemische Fluoridierung** erfordert die Erfassung von systemisch angewandten Fluoridierungsmitteln. Bei **Hygienedefiziten** kommt die **praktische Übung von Hygienetechniken** einschließlich der Reinigung der Interdentalräume hinzu. Die Aufklärungen und praktischen Übungen sind zur **Remotivation** zu wiederholen. Zu welchem Zeitpunkt und in welchem Umfang Remotivationen erforderlich sind, hat der Zahnarzt aufgrund des individuellen Hygienebefundes des Versicherten zu entscheiden.

11. Als begleitende Maßnahme ist die **lokale Fluoridierung** zur Schmelzhärtung mit Lack, Gel o. ä. angezeigt. Dabei sind häusliche Fluoridierungsmaßnahmen (z. B. mit fluoridiertem Speisesalz, Fluoridspülungen und Fluoridgelee) und der Wunsch des Patienten zu berücksichtigen. Voraussetzung für die lokale Fluoridierung ist die gründliche Beseitigung von Zahnbelägen und die Trockenlegung der Zähne, um eine gleichmäßige Benetzung des Zahnschmelzes mit Fluorid zu gewährleisten.

Die **erste lokale Fluoridierung** soll **während der Motivationsphase** innerhalb von vier Monaten nach der Prophylaxeuntersuchung durchgeführt werden. Die weiteren Fluoridierungen sollen in regelmäßigen Abständen von ca. sechs Monaten erfolgen.

12. Sind bereits wiederholt Prophylaxemaßnahmen durchgeführt worden, so sollen bei zufriedenstellender Mundhygiene nur die **Erhebung des Mundhygienestatus** sowie die **lokale Fluoridierung** durchgeführt werden. Weitere Motivations- und Unterweisungsmaßnahmen sind dann entbehrlich.
Dies schließt nicht aus, dass bei einer späteren Verschlechterung der Mundhygiene erneut Motivations- und Unterweisungsmaßnahmen im Rahmen der vertraglichen Bestimmungen erforderlich werden können.
Verbessert sich der Mundhygienezustand eines Versicherten trotz wiederholter Motivationsmaßnahmen nicht, so sind nur noch der Mundhygienestatus und Fluoridierungen zweckmäßig.

13. In ein **Bonusheft** ist bei den **12- bis 17-Jährigen** für **jedes Kalenderhalbjahr** das Datum der Erhebung des Mundhygienestatus einzutragen. Das Bonusheft dient dem Versicherten als Nachweis für seinen Anspruch auf erhöhte Zuschüsse zum Zahnersatz gem. § 30 Abs. 2 SGB V.
In das Bonusheft sind daher auch die **jährlichen Untersuchungen nach Vollendung des 18. Lebensjahres** einzutragen.

14. Die bei der Erhebung des Mundhygienestatus festgestellten Befunde und die Indexwerte sind im Krankenblatt aufzuzeichnen.

C. Fissurenversiegelung

15. Zur vertragszahnärztlichen Versorgung gehört die **Versiegelung von kariesfreien Fissuren und Grübchen** der bleibenden Molaren 6 und 7 mit aushärtenden Kunststoffen. Die Versiegelung der gefährdeten Fissuren sollte **so früh wie möglich** erfolgen, auch bei Durchbruch des 1. Molaren vor Vollendung des 6. Lebensjahres. Eine Versiegelung ist **nicht angezeigt, wenn die Fissur bereits kariös erkrankt ist**. Um mit der Fissurenversiegelung einen langfristigen Schutz der Zähne zu erreichen, ist die gründliche Beseitigung von Zahnbelägen und die Trockenlegung der Zähne erforderlich.

Individualprophylaxe, Ablauf

> Soweit eine Versiegelung im zeitlichen Zusammenhang mit Maßnahmen der lokalen Fluoridierung durchgeführt wird, muss die **Versiegelung vor der Fluoridierung** abgeschlossen sein. Die Versiegelung muss **alle kariesfreien Fissuren des Zahnes** einbeziehen.
>
> 16. Diese Richtlinien treten am 01.01.2004 in Kraft.

Ein vollständiger **Zyklus der Individualprophylaxe umfasst 3 Jahre**.
Er beginnt mit der **Erhebung des Mundhygienestatus (IP 1)** und wird ergänzt durch die **Aufklärung über Krankheitsursachen und deren Vermeidung (IP 2)** sowie ggf. die erste **lokale Fluoridierung (IP 4)**.
Die **weiteren Behandlungsabschnitte** sollen sich **in halbjährlichen Abständen** anschließen. Sie bestehen aus
– Erhebung des Mundhygienestatus **(IP 1)** und – soweit angezeigt –
– Aufklärung über Krankheitsursachen und deren Vermeidung, Remotivation **(IP 2)** und
– lokaler Fluoridierung **(IP 4)**.
Um den dauerhaften Erfolg der Individualprophylaxe zu gewährleisten, sollte der Zeitraum zwischen zwei Erhebungen eines Mundhygienestatus möglichst nicht unter 4 Monaten liegen.

Fissurenversiegelungen (IP 5) können unabhängig von einem laufenden Individualprophylaxeprogramm durchgeführt werden.

Die **Abrechnung** der
– Individualprophylaxe-Leistungen
– und Früherkennungsuntersuchungen
erfolgt **quartalsweise** nach den Bestimmungen für die Abrechnung konservierend-chirurgischer Leistungen. Einzelheiten hierzu sind in **Band I, Lernfeld 4.1** aufgeführt.
Der **Anspruch der Versicherten** auf Individualprophylaxe im Rahmen der vertragszahnärztlichen Versorgung **beginnt mit dem 6. Geburtstag** und **endet mit dem 18. Geburtstag**. Individualprophylaktische Leistungen außerhalb dieses Zeitraums können – soweit sie nicht zur Früherkennungsuntersuchung gehören oder ausdrücklich in den Abrechnungsbestimmungen aufgeführt sind – nur auf der Grundlage einer privaten Vereinbarung nach der GOZ abgerechnet werden.

> Die alte **Nr. IP 3** (Remotivation) ist in der seit 01.01.2004 gültigen Neufassung des BEMA gestrichen worden. Die Remotivation gehört nun mit zum Leistungsinhalt der neuen **Nr. IP 2**.
> Die **Nrn. IP 4 und IP 5** folgen also in der Systematik direkt der **Nr. IP 2**.

3-Jahres-Rhythmus der Individualprophylaxe						
	1. Jahr		2. Jahr		3. Jahr	
	1. Halbjahr	2. Halbjahr	1. Halbjahr	2. Halbjahr	1. Halbjahr	2. Halbjahr
IP 1	X	X	X	X	X	X
IP 2	X	X	X	X	X	X
IP 4	X	X	X	X	X	X
IP 4 hohes Kariesrisiko	X X	X X	X X	X X	X X	X X
IP 5	unabhängig vom laufenden Individualprophylaxeprogramm (auch vor Vollendung des 6. Lebensjahres)					

Individualprophylaxe IP 1, IP 2

IP 1 — 20 Punkte

Mundhygienestatus
Die Erhebung des Mundhygienestatus umfasst
- die **Beurteilung der Mundhygiene und des Gingivazustands** anhand **eines geeigneten Indexes** (z. B. Approximalraum-Plaque-Index, Quigley-Hein-Index, Papillen-Blutungs-Index; der einmal gewählte Index ist beizubehalten),
- die **Feststellung und Beurteilung von Plaque-Retentionsstellen**
- und ggf. das **Anfärben der Zähne**.

Abrechnungsbestimmungen
1. Eine Leistung nach **Nr. IP 1** kann **je Kalenderhalbjahr einmal** abgerechnet werden.
2. Leistungen nach den **Nrn. IP 1 bis IP 5** können nur für Versicherte abgerechnet werden, die das **sechste, aber noch nicht das 18. Lebensjahr vollendet** haben.
Für andere Versicherte können Leistungen nach den Nrn. IP 4 bis IP 5 nur abgerechnet werden, soweit dies in den Abrechnungsbestimmungen ausdrücklich vereinbart ist.

IP 1 ist abrechenbar
- ☑ für die Erhebung des Mundhygienestatus mit
  - Beurteilung der Mundhygiene und der Gingiva anhand von **einem** Index
  - Feststellung und Beurteilung von Plaque-Retentionsstellen
  - ggf. Anfärben der Zähne
- ☑ 1x je Kalenderhalbjahr
- ☑ nur für Versicherte, die das 6., aber noch nicht das 18. Lebensjahr vollendet haben
- ☑ neben den anderen **IP-Positionen**
- ☑ neben **Nr. 01** (eingehende Untersuchung)

IP 2 — 17 Punkte

Mundgesundheitsaufklärung bei Kindern und Jugendlichen

Aufklärung des Versicherten und ggf. dessen Erziehungsberechtigten über Krankheitsursachen sowie deren Vermeidung, Motivation und Remotivation.

Die Mundgesundheitsaufkärung umfasst folgende Leistungen:
- **Aufklärung über Ursachen von Karies und Gingivitis sowie deren Vermeidung**
- ggf. **Ernährungshinweise und Mundhygieneberatung**, auch unter Berücksichtigung der Messwerte der gewählten Mundhygiene-Indizes
- **Empfehlungen zur Anwendung geeigneter Fluoridierungsmittel** zur Schmelzhärtung (fluoridiertes Speisesalz, fluoridierte Zahnpasta, fluoridierte Gelees und dergl.); ggf. Abgabe/Verordnung von Fluoridtabletten
- praktische **Übung von Mundhygienetechniken**, auch zur Reinigung der Interdentalräume.

Der Zahnarzt soll Inhalt und Umfang der notwendigen Prophylaxemaßnahmen nach den individuellen Gegebenheiten des Einzelfalles festlegen. **In einem Zeitraum von drei Jahren** sind **alle Leistungsbestandteile mindestens einmal zu erbringen**.

Abrechnungsbestimmungen
1. Eine Leistung nach **Nr. IP 2** kann **je Kalenderhalbjahr einmal** abgerechnet werden.
2. Die Abrechnung der **Nr. IP 2** setzt die **Einzelunterweisung** voraus.

IP 2 ist abrechenbar
- ☑ für die Aufklärung des Versicherten und ggf. dessen Erziehungsberechtigten über Krankheitsursachen sowie deren Vermeidung
- ☑ für die Motivation und Remotivation
- ☑ 1x je Kalenderhalbjahr
- ☑ nur für Versicherte, die das 6., aber noch nicht das 18. Lebensjahr vollendet haben
- ☑ neben den anderen **IP-Positionen**
- ☑ neben **Nr. 01** (eingehende Untersuchung)

Individualprophylaxe IP 4, IP 5

IP 4 12 Punkte

Lokale Fluoridierung der Zähne

Die **Nr. IP 4** umfasst folgende Leistungen:
Die **lokale Fluoridierung** zur Zahnschmelzhärtung mit Lack, Gel o.ä. einschließlich der **Beseitigung von weichen Zahnbelägen** und der **Trockenlegung der Zähne**

Abrechnungsbestimmungen
1. Das **Entfernen harter Zahnbeläge** ist nach **Nr. 107** abzurechnen.
2. Eine Leistung nach **Nr. IP 4** kann **je Kalenderhalbjahr einmal** abgerechnet werden.
3. **Bei Versicherten mit hohem Kariesrisiko** kann ab dem 6. Lebensjahr bis zur Vollendung des 18. Lebensjahres die Nr. IP 4 **je Kalenderhalbjahr zweimal** abgerechnet werden.

IP 4 ist abrechenbar

- ☑ für die lokale Fluoridierung der Zähne (unabhängig von der Anzahl der Zähne)
- ☑ 1x je Kalenderhalbjahr (bei hohem Kariesrisiko 2x je Kalenderhalbjahr)
- ☑ für Versicherte, die das 6., aber noch nicht das 18. Lebensjahr vollendet haben
- ☑ neben den anderen **IP-Positionen**
- ☑ neben **Nr. 107** (Entfernung harter Zahnbeläge)
- ☑ neben **Nr. 01** (eingehende Untersuchung)

IP 5 16 Punkte

Versiegelung von kariesfreien Fissuren und Grübchen der bleibenden Molaren (Zähne 6 und 7) mit aushärtenden Kunststoffen, je Zahn

Eine Leistung nach **Nr. IP 5** umfasst die **Versiegelung der Fissuren und der Grübchen** einschließlich der gründlichen **Beseitigung der weichen Zahnbeläge** und der **Trockenlegung** der zu versiegelnden Zähne.

Abrechnungsbestimmungen
1. Das **Entfernen harter Zahnbeläge** ist nach **Nr. 107** abrechnungsfähig.
2. Eine Leistung nach **Nr. IP 5** kann **auch bei Durchbruch der 6-Jahr-Molaren** bei Kindern **bis zur Vollendung des 6. Lebensjahres** abgerechnet werden.
3. Das Versiegelungsmaterial ist mit der Bewertung abgegolten.

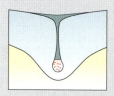 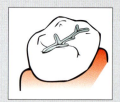

Versiegelung einer ampullenförmigen Fissur eines unteren Molaren

IP 5 ist abrechenbar

- ☑ für die Versiegelung von **kariesfreien** Fissuren und Grübchen der **bleibenden Molaren** (nur Zähne 6 und 7)
- ☑ je Zahn
- ☑ für Versicherte, die das 6., aber noch nicht das 18. Lebensjahr vollendet haben
- ☑ auch bei Durchbruch der 6-Jahr-Molaren vor Vollendung des 6. Lebensjahres
- ☑ neben den anderen **IP-Positionen**
- ☑ neben **Nr. 107** (Entfernung harter Zahnbeläge)
- ☑ neben **Nr. 01** (eingehende Untersuchung)
- ☑ mit **Nr. 12** für das Anlegen von Spanngummi (Kofferdam)

Prophylaktische Leistungen

11.2 Privatabrechnung von Prophylaxemaßnahmen

11.2.1 Abrechnungsgrundlagen

GOZ-Leistungen
Prophylaktische Leistungen werden im **Gebührenverzeichnis der GOZ** in den **Abschnitten B, C und E** aufgeführt:
- **B. Prophylaktische Leistungen** (GOZ-Nrn. 1000-1040)
- **C. Konservierende Leistungen** (GOZ-Nr. 2000)
- **E. Leistungen bei Erkrankungen der Mundschleimhaut und des Parodontiums** (GOZ-Nrn. 4005, 4050-4060).

Die genaue Zuordnung der GOZ-Nummern ist der Tabelle zu entnehmen.

GOÄ-Leistungen
Zum **Lernfeld 11 (Prophylaxemaßnahmen planen und durchführen)** gehören auch Leistungen aus dem **Gebührenverzeichnis der GOÄ**.
Dabei sind folgende Abschnitte zu berücksichtigen:
- **C. Nicht gebietsbezogene Sonderleistungen** (GOÄ-Nrn. 297, 298)
- **M. Laboratoriumsuntersuchungen** (GOÄ-Nrn. 3511, 3712, 3714, 3715, 4504, 4530, 4538, 4605, 4606 und 4715)
- **N. Histologie, Zytologie und Zytogenetik** (GOÄ-Nr. 4852).

Bei den **GOÄ-Leistungen** sind die Einschränkungen von **§ 6 Absatz 2 GOZ** zu beachten.
Weitere Laboratoriums- und Zytologieleistungen – außer den hier genannten Leistungen – sind nicht in § 6 Absatz 2 GOZ aufgeführt und somit von Zahnärzten nicht ansetzbar (siehe **Band I, Seite 39**).

Prophylaxemaßnahmen

GOZ-Leistungen

Geb.-Nr.	Kurzbeschreibung	Buchseite
B.	**Prophylaktische Leistungen**	
1000	Mundhygienestatus, eingehende Unterweisung	82
1010	Kontrolle des Übungserfolgs, weitere Unterweisung	82
1020	Lokale Fluoridierung zur Kariesvorbeugung/-behandlung	84
1030	Lokale Med.-Anwendung zur Kariesvorbeugung mit individueller Schiene	85
1040	Professionelle Zahnreinigung (PZR)	87
C.	**Konservierende Leistungen**	
2000	Fissuren-/Glattflächenversiegelung	90
E.	**Leistungen bei Erkrankungen der Mundschleimhaut und des Parodontiums**	
4005	Erhebung eines Gingiva-/PAR-Index	49
4050	Entfernung harter/weicher Beläge, an einem einwurzeligen Zahn oder Implantat	53
4055	Entfernung harter/weicher Beläge, mehrwurzel. Zahn,	53
4060	Kontrolle/Nachreinigung nach 1040, 4050, 4055	54

GOÄ-Leistungen

C.	**Nicht gebietsbezogene Leistungen**	
297	Entnahme von Material zur zytologischen Untersuch.	46, 95
298	Entnahme von Material zur mikrobiolog. Untersuch.	46, 92
M. **M I.**	**Laboratoriumsuntersuchungen** **Vorhalteleistungen in der eigenen, niedergelassenen Praxis**	
3511	Untersuchung mit Teststreifen/Testmaterial	92
3712	Untersuchung der Viskosität (Speichelfließrate)	92
3714	Bestimmung des pH-Wertes	92
3715	Bikarbonatbestimmung (Pufferkapazität des Speichels)	92
M IV.	**Untersuchungen zum Nachweis und zur Charakterisierung von Krankheitserregern**	
4504	Bakteriennachweis, direkt im Probenmaterial	93
4530	Bakteriennachweis, einfache Anzüchtung auf Nährböden	94
4538	Bakteriennachweis, Anzüchtung auf Selektivnährböden	94
4605	Keimzahlbestimmung mit Eintauchobjektträgerkultur	94
4606	Keimzahlbestimmung mit Oberflächenkulturen/Plattenguss	94
4715	Pilznachweis durch Züchtung auf einfachem Nährmedium	94
N.	**Histologie, Zytologie, Zytogenetik**	
4852	Zytologische Untersuchung	95

Mundhygienestatus, Kontrolle des Übungserfolges

11.2.2 Prophylaktische Leistungen (GOZ-Abschnitt B)

Allgemeine Bestimmung

Prophylaktische Leistungen nach Abschnitt B sind
– **nur bei Einzelunterweisung (Individualprophylaxe)** berechnungsfähig;
– bei **Gruppenunterweisung (Gruppenprophylaxe)** sind sie **nicht berechnungsfähig**.

GOZ 1000   Punkte EUR
                  200   11,25

Erstellen eines Mundhygienestatus und eingehende Unterweisung zur Vorbeugung gegen Karies und parodontale Erkrankungen,
Dauer mindestens 25 Minuten

GOZ 1010   Punkte EUR
                  100   5,62

Kontrolle des Übungserfolges einschließlich weiterer Unterweisung,
Dauer mindestens 15 Minuten

Abrechnungsbestimmungen
- Die Leistung nach **GOZ-Nr. 1000** ist innerhalb eines Jahres einmal,
- die Leistung nach **GOZ-Nr. 1010** innerhalb eines Jahres dreimal

berechnungsfähig.
Die **Leistungen** umfassen:
– die **Erhebung von Mundhygieneindizes**,
– das **Anfärben der Zähne**,
– die **praktische Unterweisung** mit individuellen Übungen und
– die **Motivierung** des Patienten.

Im Zusammenhang mit Leistungen nach den **GOZ-Nrn. 1000 und 1010** sind
- Leistungen nach den **GOZ-Nrn. 0010, 4000 und 8000**
- sowie **Beratungen und Untersuchungen** nach der **Gebührenordnung für Ärzte**

nur dann **berechnungsfähig, wenn**
– diese Leistungen **anderen Zwecken** dienen
– und dies **in der Rechnung begründet** wird.

Die **GOZ-Nr. 1000** wird berechnet für
– Erstellen eines Mundhygienestatus
– und eingehende Unterweisung
– zur **Vorbeugung gegen Karies und Parodontalerkrankungen**
– mit einer Dauer von **mindestens 25 Minuten**
– **einmal** innerhalb eines **Jahres**.

Die **GOZ-Nr. 1010** ist eine Folgeleistung nach der GOZ-Nr. 1000 in späteren Sitzungen.
Die **GOZ-Nr. 1010** wird berechnet für
– **Kontrolle des Übungserfolges**
– **einschließlich weiterer Unterweisung**
– mit einer Dauer von **mindestens 15 Minuten**
– **maximal dreimal** innerhalb eines **Jahres**.

Zum **Leistungsinhalt der GOZ-Nrn. 1000 und 1010** gehören:
– Erhebung von Mundhygieneindizes
– Anfärben der Zähne
– praktische Unterweisung des Patienten mit individuellen Übungen
– Motivation des Patienten.

Die **diagnostische Leistung des Zahnarztes** ist die Erstellung des Mundhygienestatus,
also die
- **Feststellung**, wie gut die Mundhygiene ist
- **und Beurteilung**, ob die Mundhygiene den Anforderungen entspricht.

Delegation von Leistungen

Die **Erhebung entsprechender Mundhygieneindizes, praktische Unterweisungen mit individuellen Übungen** und **Maßnahmen zur Motivation des Patienten** sind an entsprechend aus- und fortgebildete zahnmedizinische Mitarbeiter **delegierbar**.
Die Erstellung **eines** Mundhygieneindex kann ausreichend sein. Die Wahl des Mundhygieneindex ist dem Zahnarzt freigestellt.
Der Zahnarzt entscheidet individuell im Einzelfall, ob ein Mundhygieneindex ausreicht. Sind zusätzliche (zeitaufwendige) Indizes erforderlich, so kann dies bei der Bemessung der Gebührenhöhe mit einem erhöhten Steigerungssatz berücksichtigt werden.
Der **Mundhygienestatus** muss in der Patientenakte **dokumentiert** werden. Die Verwendung eines Formblatts ist nicht vorgeschrieben.

Abgegolten

Mit den **GOZ-Nrn. 1000 und 1010 sind abgegolten**:
– Erklärung der Ursache von Karies und Parodontalerkrankungen
– praktische Übungen der richtigen Putztechnik

Mundhygienestatus, Kontrolle des Übungserfolges

- Erläuterung von Hilfsmitteln zur Zahnreinigung (z. B. Zahnseide, Zahnzwischenraumbürsten)
- Demonstrationen an Gebissmodellen
- Hinweise zur zahngesunden Ernährung
- Erläuterungen zu Fluoridierungen
- Mundhygieneindizes
- Anfärben der Zähne
- Motivierung des Patienten.

Mindestdauer (25 bzw. 15 Minuten)
Für die Erbringung der Leistungen nach den **GOZ-Nrn. 1000 und 1010** sind **Mindestzeiten** angegeben. Diese Mindestzeiten können auch auf **mehr als eine Sitzung** verteilt werden.
In der Rechnung muss die jeweilige Mindestdauer nach **§ 10 Absatz 2 GOZ** angegeben werden (siehe **Band I, Seite 45**).

Häufigkeit der Berechnung
Innerhalb eines Jahres ist
- GOZ-Nr. 1000 einmal
- GOZ-Nr. 1010 dreimal

berechnungsfähig. Damit ist nicht ein Kalenderjahr gemeint, sondern ein Zeitabstand von 365 Tagen. Diese Einschränkung entspricht nicht immer den tatsächlich notwendigen Terminen im Einzelfall.
Ist eine Leistung nach den GOZ-Nrn. 1000 oder 1010 häufiger erforderlich, so kann sie nur als **Verlangensleistung nach § 2 Absatz 3 GOZ** berechnet werden.
Für andere **Beratungen** und Unterweisungen stehen die **GOÄ-Nrn. 1 und 3** zur Verfügung.

Weitere Untersuchungs- und Beratungsleistungen

GOZ 0010	Eingehende Untersuchung zur Feststellung von Zahn-, Mund- und Kieferkrankheiten	
GOZ 4000	Erstellen und Dokumentieren eines Parodontalstatus	
GOZ 8000	Klinische Funktionsanalyse	
GOÄ 1	Beratung	
GOÄ 3	Eingehende Beratung (mind. 10 Minuten)	
GOÄ 5	Symptombezogene Untersuchung	
GOÄ 6	Untersuchung des stomatognathen Systems	

Neben den **GOZ-Nrn. 1000 und 1010** können die **GOZ-Nrn. 0010, 4000, 8000** und die **GOÄ-Nrn. 1, 5 und 6** berechnet werden.
Voraussetzung ist aber, dass diese Leistungen – entsprechend den Leistungsbeschreibungen – anderen Zwecken dienen als der
- Erstellung des Mundhygienestatus und eingehenden Unterweisung zur Vorbeugung von Karies und Parodontalerkrankungen bzw.
- Kontrolle des Übungserfolges einschließlich weiterer Unterweisung.

Diese Leistungen können
- in derselben Sitzung,
- aber nicht im Zusammenhang mit den GOZ-Nrn. 1000 und 1010, also nicht innerhalb des vorgegebenen Zeitrahmens von 25 bzw. 15 Minuten erbracht werden.

Dies ist in der Rechnung zu begründen.
Beim Ansatz der **GOZ-Nr. 0010** dürfte als Begründung der Zusatz ausreichen: **Feststellung von Zahn-, Mund- und Kieferkrankheiten**.

Zusätzlich berechnungsfähige Leistungen
Neben den **GOZ-Nrn. 1000 und 1010** können ergänzend zu den GOZ-Nrn. 0010, 4000, 8000 und GOÄ-Nrn. 1, 5 und 6 noch weitere Leistungen berechnet werden, zum Beispiel:

- Heil- und Kostenplan → GOZ-Nr. 0030
- Abformung für Planungsmodelle → GOZ-Nr. 0050 bzw. 0060
- Lokale Fluoridierung → GOZ-Nr. 1020
- Lokale Medikamentenanwendung mit individueller Schiene → GOZ-Nr. 1030
- Professionelle Zahnreinigung → GOZ-Nr. 1040
- Fissuren- oder Glattflächenversiegelung → GOZ-Nr. 2000
- Behandlung überempfindlicher Zahnflächen → GOZ-Nr. 2010
- Kontrolle, Finieren/Polieren einer Restauration → GOZ-Nr. 2130
- Mundschleimhautbehandlung → GOZ-Nr. 4020
- Beseitigung scharfer Zahnkanten → GOZ-Nr. 4030
- Entfernung harter und weicher Zahnbeläge → GOZ-Nr. 4050 bzw. 4055
- Kontrolle/Nachreinigung nach 1040, 4050, 4055 → GOZ-Nr. 4060
- Entnahme von Abstrichmaterial zur mikrobiologischen Untersuchung → GOÄ-Nr. 298
- Untersuchung von Körpermaterial mit Teststreifen oder Testmaterial → GOÄ-Nr. 3511
- Untersuchung der Speichelfließrate → GOÄ-Nr. 3712
- pH-Wertbestimmung des Speichels → GOÄ-Nr. 3714
- Bestimmung der Pufferkapazität des Speichels → GOÄ-Nr. 3715
- Untersuchungen zum Nachweis von Bakterien → GOÄ-Nr. 4504 4530, 4538, 4605, 4606
- Untersuchung zum Nachweis von Pilzen → GOÄ-Nr. 4715
- Röntgendiagnostik → GOÄ-Nr. 5000 bzw. 5004.

Lokale Fluoridierung

GOZ-Nr. 1000 ist berechnungsfähig

- ✓ für das Erstellen eines Mundhygienestatus und eingehende Unterweisung
  - Erhebung von Mundhygieneindizes
  - Anfärben der Zähne
  - praktische Unterweisung mit individuellen Übungen
  - Motivierung des Patienten
- ✓ 1x in einem Jahr
- ✓ nur bei Einzelunterweisung
- ✓ im Rahmen der Individualprophylaxe zur Vorbeugung von Karies und Parodontalerkrankungen
- ✓ im Rahmen einer systematischen Parodontalbehandlung
- ✓ unabhängig vom Alter des Patienten
- ✓ Dauer mindestens 25 Minuten

GOZ-Nr. 1010 ist berechnungsfähig

- ✓ für die Kontrolle des Übungserfolges und weitere Unterweisung
  - Erhebung von Mundhygieneindizes
  - Anfärben der Zähne
  - praktische Unterweisung mit individuellen Übungen
  - Motivierung des Patienten
- ✓ 3x in einem Jahr
- ✓ nur bei Einzelunterweisung
- ✓ im Rahmen der Individualprophylaxe zur Vorbeugung von Karies und Parodontalerkrankungen
- ✓ im Rahmen einer systematischen Parodontalbehandlung
- ✓ unabhängig vom Alter des Patienten
- ✓ Dauer mindestens 15 Minuten

GOZ-Nrn. 1000 und 1010 sind nicht berechnungsfähig

- ⛔ bei Gruppenunterweisung (Gruppenprophylaxe)
- ⛔ für andere Unterweisungen als gegen Karies und Parodontalerkrankungen

GOZ 1020   Punkte EUR
                  50   2,81

Lokale Fluoridierung
zur Verbesserung der Zahnhartsubstanz,
zur Kariesvorbeugung und -behandlung,
mit Lack oder Gel,
je Sitzung

Abrechnungsbestimmung
Die Leistung nach der **GOZ-Nr. 1020** ist **innerhalb eines Jahres höchstens viermal** berechnungsfähig.

Die **GOZ-Nr. 1020** wird berechnet für
– lokale Fluoridierung mit Lack oder Gel
– zur **Verbesserung der Zahnhartsubstanz**
– zur **Kariesvorbeugung**
– zur **Kariesbehandlung**
– je Sitzung.

Die **lokale Fluoridierung** der Zähne ist eine effektive Methode, um
– die **Zahnhartsubstanz widerstandsfähig gegen Säuren** zu machen und
– **initiale Entkalkungen zu remineralisieren**.
Eine lokale Fluoridierung dient somit zur
• **Kariesvorbeugung** und
• **Behandlung einer initialen Karies**.
Einzelheiten zur lokalen Fluoridierung werden ausführlich in der **Zahnmedizinischen Assistenz** auf den Seiten 376-380 erläutert.
Die Behandlung einer Initialkaries durch Touchierung mit Lack oder Gel ist Leistungsinhalt der GOZ-Nr. 1020, aber nicht die Behandlung von kariösen Defekten.
Die lokale Fluoridierung nach GOZ-Nr. 1020 ist an entsprechend aus- und fortgebildete zahnmedizinische Mitarbeiter **delegierbar**.
Mundspülungen mit fluoridhaltigen Lösungen erfüllen **nicht** den Leistungsinhalt der GOZ-Nr. 1020.

Die **Fluoridierung** muss **lokal**, also direkt am Zahn durch Lack oder Gel erfolgen. Die **GOZ-Nr. 1020** ist dabei unabhängig von der Zahl der behandelten Zähne **nur einmal je Sitzung** ansetzbar.
Das Medikament zur Fluoridierung (Lack oder Gel) ist nicht gesondert berechnungsfähig.

Lokale Medikamentenanwendung mit individueller Schiene

Häufigkeit der Berechnung
Die **GOZ-Nr. 1020** ist **innerhalb eines Jahres** (365 Tage) **höchstens viermal** berechnungsfähig. Darüber hinausgehende Fluoridierungen werden vom Verordnungsgeber als medizinisch nicht notwendig eingestuft. Ist eine lokale Fluoridierung nach GOZ-Nr. 1020 aber im Einzelfall häufiger erforderlich, so kann sie nur als **Verlangensleistung nach § 2 Absatz 3 GOZ** berechnet werden.

Zusätzlich berechnungsfähige Leistungen
Neben der **GOZ-Nr. 1020** können weitere Leistungen berechnet werden, zum Beispiel:

- Beratung → GOÄ-Nr. 1
- Untersuchungen → GOZ-Nr. 0010 bzw. GOÄ-Nrn. 5,6
- Mundhygienestatus, eingehende Unterweisung → GOZ-Nr. 1000
- Kontrolle des Übungserfolges → GOZ-Nr. 1010
- Fissuren-/Glattflächenversiegelung → GOZ-Nr. 2000
- Anlegen von Spanngummi (Kofferdam) → GOZ-Nr. 2040
- Kontrolle, Finieren/Polieren einer Restauration → GOZ-Nr. 2130
- Mundschleimhautbehandlung → GOZ-Nr. 4020
- Beseitigung scharfer Zahnkanten → GOZ-Nr. 4030
- Entfernung harter und weicher Zahnbeläge → GOZ-Nr. 4050 bzw. 4055
- Kontrolle/Nachreinigung nach 1040, 4050, 4055 → GOZ-Nr. 4060
- Entnahme von Abstrichmaterial zur mikrobiologischen Untersuchung → GOÄ-Nr. 298
- Labordiagnostik → GOÄ-Nr. 3511 ff.
- Röntgendiagnostik → GOÄ-Nr. 5000 bzw. 5004.

GOZ-Nr. 1020 ist berechnungsfähig
- ✓ für eine lokale Fluoridierung mit Lack oder Gel
- ✓ zur Verbesserung der Zahnhartsubstanz
- ✓ zur Kariesvorbeugung und -behandlung
- ✓ zur Behandlung von Schmelzentkalkungen bei Klammern und abnehmbaren Schienen
- ✓ zur Behandlung von Schmelzentkalkungen bei KFO-Behandlungen
- ✓ zur Refluoridierung von angeätztem Schmelz oder Dentin
- ✓ nach Entfernung harter und weicher Zahnbeläge
- ✓ unabhängig vom Alter des Patienten
- ✓ bei Milchzähnen und bleibenden Zähnen
- ✓ 1x je Sitzung (unabhängig von der Anzahl der behandelten Zähne)
- ✓ höchstens 4x innerhalb eines Jahres

GOZ-Nr. 1020 ist nicht berechnungsfähig
- ⊖ für Fissuren-/Glattflächenversiegelung (GOZ-Nr. 2000)
- ⊖ für Behandlung überempfindlicher Zahnflächen (GOZ-Nr. 2010)
- ⊖ für Mundspülungen mit Fluoridlösungen
- ⊖ neben professioneller Zahnreinigung am selben Zahn (GOZ-Nr. 1040)
- ⊖ für Touchierung z. B. mit Chlorhexidin (analog nach § 6 Abs. 1 GOZ berechnen)
- ⊖ für lokale Medikamentenanwendung mit individueller Schiene (GOZ-Nr. 1030)
- ⊖ mehr als 4x innerhalb eines Jahres

GOZ 1030

	Punkte	EUR
	90	5,06

Lokale Anwendung von Medikamenten zur Kariesvorbeugung oder initialen Kariesbehandlung mit einer individuell gefertigten Schiene als Medikamententräger, je Kiefer

Abrechnungsbestimmungen
1. Die **Herstellung einer individuell angefertigten Schiene** als Medikamententräger (z. B. Tiefziehschiene) ist **gesondert berechnungsfähig**.
2. Mit der Gebühr sind die **Kosten für das verwendete Medikament abgegolten**.
3. Die Anwendung eines **konfektionierten Löffels** als Medikamententräger **erfüllt nicht den Inhalt der Leistung** nach GOZ-Nr. 1030.
4. Bei Anwendung einer individuell gefertigten Schiene als Medikamententräger für **Fluoridierungsmittel** ist die **mehr als viermalige Berechnung** der Leistung nach GOZ-Nr. 1030 innerhalb eines Jahres in der Rechnung zu begründen.

Die **GOZ-Nr. 1030** wird berechnet für
- lokale Anwendung von Medikamenten
- zur **Kariesvorbeugung** oder
- zur **initialen Kariesbehandlung**
- mit einer **individuell gefertigten Schiene als Medikamententräger**
- je Kiefer.

Lokale Medikamentenanwendung mit individueller Schiene

Die **GOZ-Nr. 1030** unterscheidet sich von der **GOZ-Nr. 1020** in folgenden Punkten:
- Die **GOZ-Nr. 1030** ist **nicht auf die Anwendung von Fluoriden beschränkt**. Sie ist auch für andere Medikamente ansetzbar.
- Es muss eine **individuell angefertigte Schiene als Medikamententräger** verwendet werden.
Die Herstellung der individuellen Schiene (z. B. Tiefziehschiene) kann gesondert berechnet werden.
- Die **GOZ-Nr. 1030** ist **je Kiefer** ansetzbar, die **GOZ-Nr. 1020** nur **1x je Sitzung**.
- Die **GOZ-Nr. 1030** kann bei Fluoridierungen **mehr als 4x innerhalb eines Jahres** berechnet werden. Dies ist aber in der Rechnung zu begründen.
Die **GOZ-Nr. 1020** kann **nur 4x innerhalb eines Jahres** berechnet werden – ansonsten nur als Verlangensleistung.

Individuelle Schiene als Medikamententräger

Medikamente zur Kariesvorbeugung und Behandlung einer initialen Karies müssen
– **mit bestimmter Einwirkzeit** und
– **in bestimmten Abständen wiederholt**
angewendet werden.
Hierzu haben sich **individuell angefertigte Schienen** (insbesondere **Tiefziehschienen**) als Medikamententräger bewährt. Die lokale Medikamentenanwendung mit diesen Schienen kann
– in der Zahnarztpraxis oder
– durch den Patienten zu Hause erfolgen.
Die Anwendung einer individuellen Schiene als Medikamententräger durch den Patienten **zu Hause** kann **nicht** mit der GOZ-Nr. 1030 berechnet werden.

Einschränkungen der GOZ-Nr. 1030

Die **GOZ-Nr. 1030** kann nur bei Anwendung durch den Zahnarzt oder seine fortgebildeten Mitarbeiter berechnet werden. Sie kann dabei nur angesetzt werden, wenn eine individuell angefertigte Schiene benutzt wird.
Die Verwendung einer konfektionierten Schiene oder eines konfektionierten Löffels erfüllt nicht den Leistungsinhalt der GOZ-Nr. 1030.
Die **GOZ-Nr. 1030** ist nur für Behandlungsmaßnahmen zur **Kariesprophylaxe und -behandlung** berechnungsfähig. Bei Anwendung einer individuellen Medikamentenschiene zur Parodontalprophylaxe ist analog nach § 6 Absatz 1 GOZ zu berechnen.
Die Herstellung der individuellen Medikamentenschiene ist gesondert berechnungsfähig. Die **Kosten für das Medikament** sind **nicht gesondert berechnungsfähig**. Eine Verordnung des Medikaments auf Rezept „ad manus medici" ist nicht ausgeschlossen.

> ad manus medici – zu Händen des Arztes (ad man. med.)

Einzelheiten zur Arzneimittelverordnung werden in **Band I, Seite 23** erläutert.

Wird die **GOZ-Nr. 1030** für die **Anwendung von Fluoridierungsmitteln** angesetzt, so ist dies
– **4x innerhalb eines Jahres ohne Begründung**
– **mehr als 4x** im Jahr nur mit **Begründung** möglich. Eine einfache Begründung wie „besonders hohes Kariesrisiko" dürfte ausreichen.
Wird die GOZ-Nr. 1030 für die Anwendung von **anderen Medikamenten als Fluoridierungsmitteln** berechnet, so ist dies **ohne Einschränkung** möglich, also auch mehr als 4x innerhalb eines Jahres ohne Begründung.

Zusätzlich berechnungsfähige Leistungen

Neben der **GOZ-Nr. 1030** können weitere Leistungen berechnet werden, zum Beispiel:
- Beratung → GOÄ-Nr. 1
- Untersuchungen → GOZ-Nr. 0010 bzw. GOÄ-Nrn. 5,6
- Abformung für Planungsmodelle → GOZ-Nr. 0050 bzw. 0060
- Mundhygienestatus, eingehende Unterweisung → GOZ-Nr. 1000
- Kontrolle des Übungserfolges → GOZ-Nr. 1010
- Professionelle Zahnreinigung → GOZ-Nr. 1040
- Fissuren-/Glattflächenversiegelung → GOZ-Nr. 2000
- Kontrolle, Finieren/Polieren einer Restauration → GOZ-Nr. 2130
- Mundschleimhautbehandlung → GOZ-Nr. 4020
- Beseitigung scharfer Zahnkanten → GOZ-Nr. 4030
- Entfernung harter und weicher Zahnbeläge → GOZ-Nr. 4050 bzw. 4055
- Kontrolle/Nachreinigung nach 1040, 4050, 4055 → GOZ-Nr. 4060
- Entnahme von Abstrichmaterial zur mikrobiologischen Untersuchung → GOÄ-Nr. 298
- Labordiagnostik → GOÄ-Nr. 3511 ff.
- Röntgendiagnostik → GOÄ-Nr. 5000 bzw. 5004.

Professionelle Zahnreinigung

GOZ-Nr. 1030 ist berechnungsfähig

- ☑ für die lokale Anwendung von Medikamenten mit individueller Schiene
- ☑ zur Kariesvorbeugung
- ☑ zur initialen Kariesbehandlung
- ☑ zur Behandlung von Schmelzentkalkungen bei Klammern und abnehmbaren Schienen
- ☑ zur Behandlung von Schmelzentkalkungen bei KFO-Behandlungen
- ☑ zur Refluoridierung von angeätztem Schmelz oder Dentin
- ☑ nach Entfernung harter und weicher Zahnbeläge
- ☑ unabhängig vom Alter des Patienten
- ☑ bei Milchzähnen und bleibenden Zähnen
- ☑ je Anwendung
- ☑ je Kiefer
- ☑ für Anwendung von Fluoridierungsmitteln mehr als 4x innerhalb eines Jahres nur mit Begründung
- ☑ für Anwendung von anderen Medikamenten als Fluoridierungsmittel ohne Einschränkungen (auch mehr als 4x im Jahr ohne Begründung)
- ☑ Die Herstellung der individuellen Schiene ist gesondert berechnungsfähig.

GOZ-Nr. 1030 ist nicht berechnungsfähig

- ⊖ für die lokale Medikamentenanwendung mit einem konfektionierten Löffel
- ⊖ für die lokale Medikamentenanwendung mit einer individuellen Schiene durch den Patienten zu Hause
- ⊖ für die lokale Medikamentenanwendung mit einer individuellen Schiene zur Parodontalprophylaxe (analog nach § 6 Abs. 1 GOZ berechnen)
- ⊖ Die Kosten für das Medikament sind nicht gesondert berechnungsfähig.

GOZ 1040   Punkte 28   EUR 1,57
Professionelle Zahnreinigung

Abrechnungsbestimmungen
Die Leistung umfasst
– das **Entfernen der supragingivalen/gingivalen Beläge auf Zahn- und Wurzeloberflächen** einschließlich Reinigung der Zahnzwischenräume,
– das Entfernen des Biofilms,
– die Oberflächenpolitur
– und geeignete Fluoridierungsmaßnahmen,
je Zahn oder Implantat oder Brückenglied.

Die Leistung nach **GOZ-Nr. 1040** ist neben den Leistungen nach den **GOZ-Nrn. 1020, 4050, 4055, 4060, 4070, 4075, 4090 und 4100** nicht berechnungsfähig.

Die **GOZ-Nr. 1040** wird berechnet für
– **professionelle Zahnreinigung (PZR)**
– **je Zahn, Implantat oder Brückenglied**
– zur Kariesvorbeugung und -frühbehandlung
– zur initialen PAR-Behandlung/Vorbehandlung
– zur PAR-Erhaltungstherapie.

Zur **professionellen Zahnreinigung (PZR)** nach GOZ-Nr. 1040 gehören:
– **Entfernung der supragingivalen und gingivalen Beläge** auf Zahn- und Wurzeloberflächen
– **Reinigung der Zahnzwischenräume**
– **Entfernung des Biofilms**
– **Oberflächenpolitur**
– **geeignete Fluoridierungsmaßnahmen**.

Die **professionelle Zahnreinigung** kann
– **manuell** (mit Handinstrumenten)
– **oder maschinell** (z. B. mit Ultraschall, Pulverstrahl, Polierbürsten) erfolgen.
Einzelheiten zur Durchführung der professionellen Zahnreinigung werden in der **Zahnmedizinischen Assistenz** in **Lernfeld 11.5.4** erläutert (siehe dort Seite 388).

Die professionelle Zahnreinigung wird je Zahn, Krone, Brückenglied oder Implantat berechnet. Sie ist aber nicht für die Reinigung von herausnehmbarem Zahnersatz berechnungsfähig (**Laborleistung**).
Die **PZR** kann auch **nicht für die Reinigung von Verbindungselementen** (z. B. Stege, Geschiebe) berechnet werden. Diese Säuberung wird **analog nach § 6 Absatz 1 GOZ** berechnet.

Professionelle Zahnreinigung

Bei der Leistungsbeschreibung der **professionellen Zahnreinigung** nach GOZ-Nr. 1040 gibt es inhaltliche Überschneidungen mit anderen GOZ-Positionen. Deshalb ist die Berechnung der folgenden Gebührenpositionen **neben der GOZ-Nr. 1040 in gleicher Sitzung am selben Zahn ausgeschlossen:**

- 🚫 GOZ-Nr. 1020   Lokale Fluoridierung
- 🚫 GOZ-Nr. 4050   Entfernung harter und weicher Beläge an einem einwurzeligen Zahn, Implantat oder Brückenglied
- 🚫 GOZ-Nr. 4055   Entfernung harter und weicher Beläge an einem mehrwurzeligen Zahn
- 🚫 GOZ-Nr. 4060   Kontrolle/Nachreinigung nach GOZ-Nr. 1040, 4050, 4055.

Eine Belagentfernung nach **GOZ-Nr. 4050 bzw. 4055** kann aber in einer gesonderten Sitzung **vor** einer professionellen Zahnreinigung erfolgen.
Die **GOZ-Nr. 4060** wird für eine Kontrolle und Nachreinigung in einer Folgesitzung **nach** einer professionellen Zahnreinigung angesetzt.
Einzelheiten zu den GOZ-Nrn. 4050-4060 werden ausführlich auf den Seiten 53 und 54 erläutert.

Die folgenden **parodontalchirurgischen Maßnahmen** dürfen ebenfalls **nicht in gleicher Sitzung am selben Zahn** berechnet werden:

- 🚫 GOZ-Nr. 4070   Geschlossene Kürettage, PAR-Chirurgie an einem einwurzeligen Zahn oder Implantat
- 🚫 GOZ-Nr. 4075   Geschlossene Kürettage, PAR-Chirurgie an einem mehrwurzeligen Zahn
- 🚫 GOZ-Nr. 4090   Lappenoperation, offene Kürettage an einem Frontzahn
- 🚫 GOZ-Nr. 4100   Lappenoperation, offene Kürettage an einem Seitenzahn.

Eine **professionelle Zahnreinigung (PZR)** kann aber
- als **PAR-Vorbehandlung bzw. Initialbehandlung vor**
- und als **PAR-Erhaltungstherapie nach**

einer chirurgischen Parodontalbehandlung erfolgen.

Exkurs: Supragingivale, subgingivale und gingivale Beläge

Die **Leistungsbeschreibung der GOZ-Nr. 1040** enthält den nicht eindeutig definierten Begriff der **gingivalen Beläge** auf Zahn- und Wurzeloberflächen.
Was ist damit gemeint?

- **Supragingivale Beläge liegen über dem Zahnfleisch:**
  Für die alleinige Entfernung der supragingival gelegenen harten und weichen Zahnbeläge werden die **GOZ-Nrn. 4050 bzw. 4055** angesetzt. Dabei erfolgt gegebenenfalls auch eine Politur.

- **Subgingivale Beläge liegen unter dem Zahnfleisch:**
  Für die **Entfernung von subgingivalen Konkrementen** und **Behandlung der parodontalen Taschen** werden die entsprechenden parodontalchirurgischen Maßnahmen durchgeführt (**GOZ-Nrn. 4070ff.**). Hierfür ist eine entsprechende Anästhesie erforderlich.

- **Gingivale Beläge liegen im Zahnfleischbereich:**
  Der **gingivale Bereich** befindet sich **auf dem Zahnhals** und – bei bereits freiliegenden Wurzeln – auf der Wurzeloberfläche **am Übergang vom supragingivalen zum subgingivalen Bereich**.

> Der **gingivale Bereich** endet dort, wo die **entzündete subgingivale Parodontaltasche** beginnt.
> Die **Säuberung der pathologischen subgingivalen Parodontaltasche** gehört somit **nicht** zum Leistungsumfang der **GOZ-Nr. 1040**.

Entfernung subgingivaler Beläge

Zur **Säuberung des subgingivalen Bereichs** enthält die Gebührenordnung für Zahnärzte (GOZ) **nur chirurgische Leistungsziffern (GOZ-Nrn. 4070ff.)**.
Weder die GOZ-Nrn. 4050 und 4055 noch die GOZ-Nr. 1040 beinhalten die Entfernung subgingivaler Beläge.
Es gibt aber zahnmedizinisch auch die Möglichkeit, **subgingivale Beläge**
– **ohne Chirurgie** und
– **ohne Anästhesie**
zumindest zum Teil zu entfernen.

Das **Zahnheilkundegesetz** benennt hierzu ausdrücklich die Entfernung von weichen und harten sowie klinisch erreichbaren subgingivalen Belägen als Leistung, die an aus- und fortgebildete Fachkräfte delegiert werden kann (Zahnheilkundegesetz § 1 Abs. 5 ZHG).

Professionelle Zahnreinigung

Da diese nichtinvasive Methode der Entfernung von subgingivalen Belägen nicht in der Gebührenordnung für Zahnärzte (GOZ) abgebildet ist, wird sie analog nach § 6 Absatz 1 GOZ berechnet.

Als Analogziffer wird die **GOZ-Nr. 2130a** entsprechend „Finieren/Polieren einer Restauration" vorgeschlagen. Diese Leistung wird benannt:

GOZ-Nr. 2130a Entfernung klinisch erreichbarer subgingivaler Beläge entsprechend Finieren/Polieren einer Restauration.

Die Analogposition GOZ 2130a könnte in gleicher Sitzung am selben Zahn zusammen mit der GOZ-Nr. 4050/4055 berechnet werden, wenn gleichzeitig die supragingivalen und klinisch erreichbaren subgingivalen Beläge entfernt werden.

GOZ-Nr. 4050/4055	–	Entfernung supragingivaler Beläge
GOZ-Nr. 2130a	–	Entfernung klinisch erreichbarer subgingivaler Beläge

Ist ergänzend eine Reinigung der Zunge und der Mundschleimhaut im Sinne einer **vollständigen Munddesinfection (Full-Mouth-Disinfection)** erforderlich, so wird dies analog nach § 6 Absatz 1 GOZ berechnet, da es hierfür keine Gebührenposition gibt.

GOZ-Nr. 1040 ist berechnungsfähig

- ☑ für eine professionelle Zahnreinigung
- ☑ zur Entfernung der supragingivalen und gingivalen Beläge auf Zahn- und Wurzeloberflächen
- ☑ je Zahn, Krone, Brückenglied, Implantat
- ☑ zur Kariesvorbeugung und -frühbehandlung
- ☑ zur initialen PAR-Behandlung/Vorbehandlung
- ☑ zur PAR-Erhaltungstherapie
- ☑ ohne zeitliche Einschränkung (so oft wie medizinisch notwendig)

Zusätzlich berechnungsfähige Leistungen

Neben der **GOZ-Nr. 1040** können weitere Leistungen berechnet werden, zum Beispiel:

- Beratung → GOÄ-Nr. 1
- Untersuchungen → GOZ-Nr. 0010 bzw. GOÄ-Nrn. 5, 6
- Lokalanästhesie → GOZ-Nr. 0080-0100
- Mundhygienestatus, eingehende Unterweisung → GOZ-Nr. 1000
- Kontrolle des Übungserfolges → GOZ-Nr. 1010
- Lokale Medikamentenanwendung mit individueller Schiene → GOZ-Nr. 1030
- Fissuren-/Glattflächenversiegelung → GOZ-Nr. 2000
- Behandlung überempfindlicher Zahnflächen → GOZ-Nr. 2010
- Kontrolle, Finieren/Polieren einer Restauration → GOZ-Nr. 2130
- Erstellen eines PAR-Status → GOZ-Nr. 4000
- Mundschleimhautbehandlung → GOZ-Nr. 4020
- Subgingivale Medikamentenapplikation → GOZ-Nr. 4025
- Beseitigung scharfer Zahnkanten → GOZ-Nr. 4030
- Entnahme von Abstrichmaterial zur mikrobiologischen Untersuchung → GOÄ-Nr. 298
- Labordiagnostik → GOÄ-Nr. 3511 ff.
- Röntgendiagnostik → GOÄ-Nr. 5000 bzw. 5004.

GOZ-Nr. 1040 ist nicht berechnungsfähig

- ⊖ für die Entfernung von subgingivalen Belägen
- ⊖ für die professionelle Reinigung von herausnehmbarem Zahnersatz (Laborleistung)
- ⊖ für die professionelle Reinigung von Verbindungselementen wie z. B. Stegen oder Geschieben (analog nach § 6 Abs. 1 GOZ berechnen)
- ⊖ für die professionelle Reinigung der Zunge und der Mundschleimhaut (analog nach § 6 Abs. 1 GOZ berechnen)
- ⊖ neben GOZ-Nr. 1020 (lokale Fluoridierung)
- ⊖ neben GOZ-Nrn. 4050, 4055 (Entfernung harter und weicher Beläge)
- ⊖ neben GOZ-Nr. 4060 (Kontrolle/Nachreinigung)
- ⊖ neben GOZ-Nrn. 4070, 4075 (geschlossene Kürettage, PAR-Chirurgie)
- ⊖ neben GOZ-Nrn. 4090, 4100 (Lappenoperation, offene Kürettage)

Fissuren-/Glattflächenversiegelung

11.2.3 Konservierende Leistungen (GOZ-Abschnitt C)

GOZ 2000 Punkte EUR
             90   5,06

Versiegelung von kariesfreien Zahnfissuren mit aushärtenden Kunststoffen, auch Glattflächenversiegelung, je Zahn

Die **GOZ-Nr. 2000** wird berechnet für die
– **Versiegelung von kariesfreien Zahnfissuren und Glattflächen (z. B. Wurzeloberflächen)**
– bei Milchzähnen und bleibenden Zähnen
– mit aushärtenden Kunststoffen
– je Zahn.

Die **GOZ-Nr. 2000** kann auch berechnet werden
– für eine **Teilversiegelung einer kariesfreien Fissur** (z. B. neben einer Füllung) und
– für eine **Erneuerung oder Teilerneuerung** einer vorhandenen Versiegelung.

Als Material müssen aushärtende Kunststoffe verwendet werden. Die Kosten für das Versiegelungsmaterial sind mit der Gebühr abgegolten.

Die Einzelheiten zur praktischen Durchführung einer Fissurenversiegelung werden in der **Zahnmedizinischen Assistenz** beschrieben (Lernfeld 11.5.5, Seite 389).

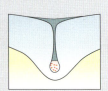 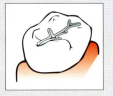

Versiegelung einer ampullenförmigen Fissur eines unteren Molaren

Die relative Trockenlegung ist mit der Gebühr abgegolten.
Eine **absolute Trockenlegung** ist ergänzend mit der **GOZ-Nr. 2040** zu berechnen.

Die **GOZ-Nr. 2000** kann nur **einmal je Zahn** berechnet werden, unabhängig von der Anzahl der zu versiegelnden Fissuren. Ein erhöhter Aufwand kann durch einen entsprechend erhöhten Steigungssatz berücksichtigt werden.

Eine **erweiterte Fissurenversiegelung** wird wie eine **definitive Füllung** berechnet.
Die Versiegelung nach Entfernung eines Klebebrackets oder Bandes ist Bestandteil der **GOZ-Nrn. 6110 bzw. 6130**. Für die Versiegelung der Klebestelle kann die GOZ-Nr. 2000 deshalb nicht in derselben Sitzung berechnet werden.

Zusätzlich berechnungsfähige Leistungen
Neben der GOZ-Nr. 2000 können zum Beispiel berechnet werden:
- Lokale Fluoridierung → GOZ-Nr. 1020
- Absolute Trockenlegung → GOZ-Nr. 2040
- Entfernung harter und weicher Zahnbeläge → GOZ-Nr. 4050 bzw. 4055

GOZ-Nr. 2000 ist berechnungsfähig

- ✓ für die Versiegelung von kariesfreien Zahnfissuren
- ✓ für Glattflächenversiegelung
- ✓ bei Milchzähnen und bleibenden Zähnen
- ✓ auch für die Versiegelung einer kariesfreien Fissur neben einer Füllung
- ✓ auch für eine Erneuerung oder Teilerneuerung einer vorhandenen Versiegelung
- ✓ an allen Zähnen (auch bei Prämolaren und Weisheitszähnen)
- ✓ unabhängig vom Alter des Patienten
- ✓ 1x je Zahn (unabhängig von der Anzahl der Fissuren)

GOZ-Nr. 2000 ist nicht berechnungsfähig

- ⊖ mehrfach an einem Zahn
- ⊖ wenn bereits eine Karies entstanden ist (minimalinvasive Füllung, **GOZ-Nr. 2050, 2060**)
- ⊖ neben **GOZ-Nrn. 6110 oder 6130** für die Versiegelung der Klebestelle in derselben Sitzung

Labordiagnostik

11.2.4 Labordiagnostik

Im Rahmen der **Individualprophylaxe** werden immer genauere Laboruntersuchungen zur Bestimmung der individuellen Belastung des Patienten entwickelt.

Laboruntersuchungen werden nach **Abschnitt M der GOÄ** berechnet. Dabei sind die Einschränkungen von § 6 Absatz 2 GOZ zu beachten.

Nach **§ 6 Absatz 2 GOZ** dürfen im Rahmen der zahnärztlichen Abrechnung aus dem **Abschnitt M** der Gebührenordnung für Ärzte nur die **GOÄ-Nrn. 3511, 3712, 3714, 3715, 4504, 4530, 4538, 4605, 4606 und 4715** berechnet werden (siehe **Band I, Seite 39, 41**).

Für die **Entnahme und Aufbereitung von Abstrichmaterial zur mikrobiologischen Untersuchung** kann die **GOÄ-Nr. 298** aus Abschnitt C der GOÄ angesetzt werden (siehe Lernfeld 10.2.2, Seite 46).

Für **Laborleistungen** gilt generell ein **reduzierter Gebührenrahmen bis zum 1,3fachen des Gebührensatzes**. Bei einer Überschreitung des 1,15fachen des Gebührensatzes ist eine Begründung anzugeben (siehe **Band I, Seite 52**).

Für die **GOÄ-Nr. 298** gilt der übliche Gebührenrahmen **bis zum 3,5fachen des Gebührensatzes**. Bei einer Überschreitung des 2,3fachen des Gebührensatzes ist eine Begründung anzugeben.

Laborleistungen aus Abschnitt M der GOÄ, die nach § 6 Absatz 2 GOZ berechnet werden dürfen

Geb.-Nr.	Kurzbeschreibung	Buchseite
M I.	**Vorhalteleistungen in der eigenen, niedergelassenen Praxis**	
3511	Untersuchung mit Teststreifen/Testmaterial	92
3712	Untersuchung der Viskosität (Speichelfließrate)	92
3714	Bestimmung des pH-Wertes	92
3715	Bikarbonatbestimmung (Pufferkapazität des Speichels)	92
M IV.	**Untersuchungen zum Nachweis und zur Charakterisierung von Krankheitserregern**	
4504	Bakteriennachweis, direkt im Probenmaterial	93
4530	Bakteriennachweis, einfache Anzüchtung auf Nährböden	94
4538	Bakteriennachweis, Anzüchtung auf Selektivnährböden	94
4605	Keimzahlbestimmung mit Eintauchobjektträgerkultur	94
4606	Keimzahlbestimmung mit Oberflächenkulturen/Plattenguss	94
4715	Pilznachweis durch Züchtung auf einfachem Nährmedium	94

Laboruntersuchungen, die nach **§ 1 Absatz 2 GOZ zahnmedizinisch nicht notwendig** sind, müssen nach **§ 2 Absatz 3 GOZ** als **Verlangensleistung** vereinbart werden (siehe **Band I, Seiten 34 und 48**).

Laborleistungen, die nach **§ 1 Absatz 2 GOZ zahnmedizinisch notwendig** sind, aber **nicht in dem für Zahnärzte geöffneten Bereich der GOÄ enthalten** sind, werden als **Analogleistung** berechnet. Dazu werden sie nach **§ 6 Absatz 1 GOZ** entsprechend einer nach Art, Kosten- und Zeitaufwand gleichwertigen Leistung berechnet (siehe **Band I, Seiten 39, 40**).

GOÄ-Abschnitt M. Laboruntersuchungen

Allgemeine Bestimmungen

1. **Die Gebühren für Laboratoriumsuntersuchungen des Abschnitts M umfassen**
   – die Eingangsbegutachtung des Probenmaterials,
   – die Probenvorbereitung,
   – die Durchführung der Untersuchung (einschließlich der erforderlichen Qualitätssicherungsmaßnahmen)
   – sowie die Erstellung des daraus resultierenden ärztlichen Befunds.
   Mit den Gebühren für die berechnungsfähigen Leistungen sind außer den Kosten – mit Ausnahme der Versand- und Portokosten sowie der Kosten für Pharmaka im Zusammenhang mit Funktionstesten – auch
   – die Beurteilung,
   – die obligatorische Befunddokumentation,
   – die Befundmitteilung sowie
   – der einfache Befundbericht abgegolten.
   Die Verwendung radioaktiven Materials kann nicht gesondert berechnet werden.
   Kosten für den Versand des Untersuchungsmaterials und die Übermittlung des Untersuchungsergebnisses innerhalb einer Laborgemeinschaft sind nicht berechnungsfähig.

2. Stehen dem Arzt für die Erbringung bestimmter Laboruntersuchungen mehrere in ihrer klinischen Aussagefähigkeit und analytischen Qualität gleichwertige Verfahren zur Verfügung, so kann er **nur das niedriger bewertete Verfahren** abrechnen.

Speicheluntersuchungen

3. Bei **Weiterversand von Untersuchungsmaterial** durch einen Arzt an einen anderen Arzt wegen der Durchführung von Laboruntersuchungen der **Abschnitte M III und/oder M IV** hat die Rechnungsstellung durch den Arzt zu erfolgen, der die Laborleistung selbst erbracht hat.

4.–11. [...]
Die Bestimmungen 4.–11. haben im Rahmen der zahnärztlichen Privatabrechnung keine besondere Bedeutung.

Entnahme und Aufbereitung von Abstrichmaterial
(siehe auch Seite 46)

GOÄ 298
Punkte	EUR
40	2,33

Entnahme und gegebenenfalls Aufbereitung von Abstrichmaterial zur mikrobiologischen Untersuchung
– gegebenenfalls einschließlich Fixierung –

Abrechnungsbestimmung
Mit der Gebühr sind die Kosten abgegolten.

Die **GOÄ-Nr. 298** gehört zu **Abschnitt C der GOÄ**.
Die **GOÄ-Nr. 298** wird für die
– Entnahme und
– gegebenenfalls Aufbereitung von Abstrichmaterial zur **mikrobiologischen Untersuchung** berechnet. Diese Untersuchung dient **zur Bestimmung von Mikroorganismen** (Bakterien, Viren, Pilze Protozoen). Bei der Bestimmung von Bakterien kann z. B. auch geprüft werden, gegenüber welchen Antibiotika sie resistent (widerstandsfähig) sind. Die Therapie kann dann zielgerichtet durchgeführt werden.

Fachbegriffe

Abstrich	– Gewinnung von Untersuchungsmaterial von der Haut- oder Schleimhautoberfläche oder von Wunden (mit Spatel, Tupfer, Watteträger, Bürste oder Abstrichöse)
mikrobiologische Untersuchung	– Untersuchung zur Bestimmung von Mikroorganismen und ihren Eigenschaften (Bakterien, Viren, Pilze, Protozoen)
Fixierung	– Befestigung, Konservierung

Bestimmung von Eigenschaften des Speichels

GOÄ 3511
Punkte	EUR
50	2,91

Untersuchung eines Körpermaterials mit vorgefertigten Reagenzträgern oder Reagenzzubereitungen und visueller Auswertung
(z. B. Glukose, Harnstoff, Urinteststreifen),
qualitativ oder semiquantitativ,
auch bei Verwendung eines Mehrfachreagenzträgers,
je Untersuchung

Allgemeine Bestimmungen
Leistungen nach den **GOÄ-Nrn. 3500-3532** sind **nur berechnungsfähig**, wenn die **Laboruntersuchung direkt beim Patienten** (z. B. auch bei Hausbesuch) oder in den eigenen Praxisräumen innerhalb von vier Stunden nach der Probennahme bzw. Probenübergabe an den Arzt erfolgt.
Die Leistungen nach den GOÄ-Nrn. 3500-3532 sind **nicht berechnungsfähig**, wenn sie **in einem Krankenhaus**, einer krankenhausähnlichen Einrichtung, einer **Laborgemeinschaft** oder in einer **laborärztlichen Praxis** erbracht werden.

Abrechnungsbestimmung zur GOÄ-Nr. 3511
Können **mehrere Messgrößen** durch Verwendung eines **Mehrfachreagenzträgers** erfasst werden, so ist die Leistung nach **GOÄ-Nr. 3511** auch dann **nur einmal berechnungsfähig**, wenn mehrere Einfachreagenzträger verwandt wurden.
Bei mehrfacher Berechnung der Leistung nach **GOÄ-Nr. 3511** ist die Art der Untersuchung in der Rechnung anzugeben.

GOÄ 3712
Punkte	EUR
250	14,57

Viskosität
(z. B. Blut, Serum, Plasma),
viskosimetrisch

GOÄ 3714
Punkte	EUR
40	2,33

Wasserstoffionenkonzentration (pH),
potentiometrisch, jedoch nicht aus Blut oder Urin

GOÄ 3715
Punkte	EUR
60	3,50

Bikarbonat

Bakteriennachweis

Die **GOÄ-Nr. 3511** wird z. B. für eine **Speicheluntersuchung mit einem Teststreifen oder Testmaterial** berechnet.
Die **GOÄ-Nr. 3712** wird für die Bestimmung der **Speichelfließrate** angesetzt.
Die **GOÄ-Nr. 3714** wird für die **pH-Wert-Bestimmung des Speichels** berechnet.
Die **GOÄ-Nr. 3715** ist für die Bestimmung der **Pufferkapazität des Speichels** anzusetzen.

Für die **GOÄ-Nrn. 3511, 3712, 3714 und 3715** ist der **reduzierte Gebührenrahmen bis zum 1,3fachen des Gebührensatzes zu beachten**.
Bei Überschreitung des 1,15fachen des Gebührensatzes ist eine Begründung erforderlich.
Materialkosten sind **gesondert berechnungsfähig**.

Fachbegriffe

qualitative Untersuchung	– weist nach, **welche** Bestandteile in der Probe sind (ohne Mengenangabe)
quantitative Untersuchung	– weist nach, **wieviele** Bestandteile in der Probe sind (genaue Mengenangabe)
semiquantitative Untersuchung	– weist nach, **wieviele** Bestandteile **ungefähr** in der Probe sind (ungenaue Mengenangabe)

Nachweis von Bakterien

Im Rahmen der zahnärztlichen Diagnostik können **3 Untersuchungsmethoden zum Nachweis von Bakterien** unterschieden werden:
1. Untersuchung im Nativmaterial (unbehandeltem Probenmaterial)
2. Züchtung/Gewebekultur auf Nährböden
3. Keimzahlbestimmung.

Bakteriennachweis im Nativmaterial

Untersuchung zum Nachweis von Bakterien im Nativmaterial mittels Agglutination, je Antiserum

GOÄ 4504 Punkte 130 EUR 7,58

Untersuchungen mit ähnlichem methodischem Aufwand

Abrechnungsbestimmung
Die untersuchten Parameter sind in der Rechnung anzugeben.

Die **GOÄ-Nr. 4504** wird berechnet für
– eine Untersuchung zum Nachweis von Bakterien im Nativmaterial
– mit ähnlichem methodischem Aufwand wie bei einem Nachweis mit Agglutination durch ein Antiserum bei den GOÄ-Nrn. 4500-4503.

Für die **GOÄ-Nr. 4504** gilt der **reduzierte Gebührenrahmen** bis zum **1,3fachen des Gebührensatzes**.
Bei Überschreitung des 1,15fachen des Gebührensatzes ist eine Begründung erforderlich.
Materialkosten sind **gesondert berechnungsfähig**.
Für die **Entnahme des Untersuchungsmaterials** ist die **GOÄ-Nr. 298** zusätzlich ansetzbar.

Fachbegriffe

Nativmaterial	– unverändertes Material (im natürlichen Zustand belassen)
Agglutination	– Verklebung, Verklumpung von Zellen (hervorgerufen durch eine Antigen-Antikörper-Reaktion: Antikörper im Testserum reagieren mit den Antigenen der Zellen, hier Bakterien)

Bakteriennachweis, Pilznachweis

Bakteriennachweis auf Nährböden

GOÄ 4530 Punkte 80 EUR 4,66
Untersuchung zum Nachweis von Bakterien durch einfache Anzüchtung oder Weiterzüchtung auf Nährböden, aerob
(z. B. Blut-, Endo-, McConkey-Agar, Nährbouillon),
je Nährmedium

GOÄ 4538 Punkte 120 EUR 6,99
Untersuchung zum Nachweis von Bakterien durch Anzüchtung oder Weiterzüchtung auf Selektiv- oder Anreicherungsmedien, aerob
(z. B. Blutagar mit Antibiotikazusätzen, Schokoladen-, Yersinien-, Columbia-, Kochsalz-Mannit-Agar, Thayer-Martin-Medium), je Nährmedium

Abrechnungsbestimmung
Eine **mehr als viermalige Berechnung** der **GOÄ-Nrn. 4530 und 4538** bei Untersuchungen aus demselben Untersuchungsmaterial ist **nicht zulässig.**

Die **GOÄ-Nrn. 4530 und 4538** werden
– für die Anzüchtung oder Weiterzüchtung von Bakterien auf Nährböden
– je Nährmedium
berechnet.

Je nach Aufwand wird die
• GOÄ-Nr. 4530 (80 Punkte) oder
• GOÄ-Nr. 4538 (120 Punkte)
berechnet.

Die **GOÄ-Nr. 4538** wird zum Beispiel für den **Streptococcus-mutans-Test (SM-Test)** und **Laktobazillen-Test (LB-Test)** berechnet.
Einzelheiten zu diesen Speicheluntersuchungen werden im Lernfeld 11.5.2 der **Zahnmedizinischen Assistenz** erläutert (Seiten 386, 387).

Für die **GOÄ-Nrn. 4530 und 4538** gilt der **reduzierte Gebührenrahmen** bis zum **1,3fachen des Gebührensatzes.**
Bei Überschreitung des 1,15fachen des Gebührensatzes ist eine Begründung erforderlich.
Materialkosten sind **gesondert berechnungsfähig.**
Für die **Entnahme des Untersuchungsmaterials** ist die **GOÄ-Nr. 298** zusätzlich ansetzbar.

Keimzahlbestimmung von Bakterien

GOÄ 4605 Punkte 60 EUR 3,50
Untersuchung zur Bestimmung der Keimzahl mittels Eintauchobjektträgerkultur, semiquantitativ,
je Urinuntersuchung

GOÄ 4606 Punkte 250 EUR 14,57
Untersuchung zur Bestimmung der Keimzahl in Flüssigkeiten mittels Oberflächenkulturen oder Plattengussverfahren nach quantitativer Aufbringung des Untersuchungsmaterials,
je Untersuchungsmaterial

Die **GOÄ-Nrn. 4605 und 4606** werden
– für die Bestimmung der Keimzahl
– semiquantitativ (GOÄ-Nr. 4605)
– quantitativ (GOÄ-Nr. 4606)
berechnet.

Nachweis von Pilzen

GOÄ 4715 Punkte 100 EUR 5,83
Untersuchung zum Nachweis von Pilzen durch An- oder Weiterzüchtung auf einfachen Nährmedien (z. B. Sabouraud-Agar),
je Nährmedium

Abrechnungsbestimmung
Eine **mehr als fünfmalige Berechnung** der **GOÄ-Nr. 4715** bei Untersuchungen aus **demselben** Untersuchungsmaterial ist **nicht zulässig.**

Die **GOÄ-Nr. 4715** wird
– für eine Untersuchung zum Pilznachweis
– durch An- oder Weiterzüchtung der Nährmedien
– je Nährmedium
– maximal 5x aus demselben Untersuchungsmaterial
berechnet.

Für die **GOÄ-Nrn. 4605, 4606 und 4715** gilt der **reduzierte Gebührenrahmen** bis zum **1,3fachen des Gebührensatzes.**
Bei Überschreitung des 1,15fachen des Gebührensatzes ist eine Begründung erforderlich.
Materialkosten sind **gesondert berechnungsfähig.**
Für die **Entnahme des Untersuchungsmaterials** ist die **GOÄ-Nr. 298** zusätzlich ansetzbar.

Zytologische Untersuchung

11.2.5 Zytologische Untersuchung (Zelluntersuchung)

Zytologische Untersuchungen werden nach **Abschnitt N der GOÄ** berechnet.
Zytologische Untersuchungen dienen insbesondere der **Krebsfrüherkennung**. Im Rahmen der medizinischen Diagnostik gibt es ergänzend noch eine Reihe weiterer Indikationen.
Nach § 6 Absatz 2 GOZ ist der Zugang zu Abschnitt N der GOÄ stark eingeschränkt. Im Rahmen der zahnärztlichen Abrechnung kann nur **GOÄ-Nr. 4852** angesetzt werden (siehe **Band I, Seite 39, 41**).

Für die **Entnahme und Aufbereitung von Abstrichmaterial zur zytologischen Untersuchung** kann die **GOÄ-Nr. 297** aus Abschnitt C der GOÄ berechnet werden (siehe auch Lernfeld 10.2.2, Seite 46).

Für **zytologische Untersuchungen** gilt generell ein **reduzierter Gebührenrahmen** bis zum **2,5fachen des Gebührensatzes**. Bei einer Überschreitung des **1,8fachen des Gebührensatzes** ist eine Begründung anzugeben.
Für die **GOÄ-Nr. 297** gilt der übliche Gebührenrahmen **bis zum 3,5fachen des Gebührensatzes**. Bei einer Überschreitung des 2,3fachen des Gebührensatzes ist eine Begründung anzugeben.

Entnahme und Aufbereitung von Abstrichmaterial
(siehe auch Seite 46)

GOÄ 297	Punkte	EUR
	45	2,62
Entnahme und Aufbereitung von Abstrichmaterial zur zytologischen Untersuchung – gegebenenfalls einschließlich Fixierung –		

Abrechnungsbestimmung
Mit der Gebühr sind die Kosten abgegolten.

Die **GOÄ-Nr. 297** gehört zu **Abschnitt C der GOÄ**.
Die **GOÄ-Nr. 297** wird für die
– Entnahme und
– Aufbereitung von Abstrichmaterial
zur **zytologischen Untersuchung (Zelluntersuchung)** berechnet.

Die **GOÄ-Nr. 297** ist mit **BEMA-Nr. 05** vergleichbar.

GOÄ 4852	Punkte	EUR
	174	10,14
Zytologische Untersuchung von z. B. Punktaten, Sputum, Sekreten, Spülflüssigkeiten mit besonderen Aufbereitungsverfahren – gegebenenfalls einschließlich der Beurteilung nichtzytologischer mikroskopischer Befunde an demselben Material –, je Untersuchungsmaterial		

Die **GOÄ-Nr. 4852** wird
– für eine zytologische Untersuchung
– von z. B. Punktaten, Sekreten
– ggf. mit Beurteilung mikroskopischer Befunde
– je Untersuchungsmaterial
berechnet.

Für die **GOÄ-Nr. 4852** gilt der **reduzierte Gebührenrahmen** bis zum **2,5fachen des Gebührensatzes**.
Bei Überschreitung des **1,8fachen des Gebührensatzes** ist eine **Begründung erforderlich**.
Materialkosten sind **gesondert berechnungsfähig**.
Für die **Entnahme des Untersuchungsmaterials** ist die **GOÄ-Nr. 297** zusätzlich ansetzbar.

Fachbegriffe	
Abstrich	– Gewinnung von Untersuchungsmaterial von der Haut- oder Schleimhautoberfläche oder von Wunden (mit Spatel, Tupfer, Watteträger, Bürste oder Abstrichöse)
zytologische Untersuchung	– Untersuchung von Zellen unter dem Mikroskop und weitergehende Diagnostik)
Fixierung	– Befestigung, Konservierung

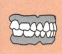

Lernfeldübersicht

Kassenabrechnung

12.1.1 Abrechnungsgrundlagen
- Leistungsübersicht
- Sozialgesetzbuch
- Richtlinien
- Festzuschüsse
- Heil- und Kostenplan (HKP)
- Zahntechnische Leistungen BEL II
- Private Vereinbarungen

12.1.2 Vorbereitende Maßnahmen
- 7 b Abformung, Bissnahme
- 18 a, b Stift- oder Schraubenaufbau
- 89 Beseitigung grober Artikulations- und Okklusionsstörungen

12.1.3 Provisorien
- 19 Prov. Krone/Brückenglied
- 21 Prov. Stiftkrone
- 24 c, 95 d Abnahme und Wiederbefestigung einer prov. Krone, Stiftkrone, Brücke

12.1.4 Kronen
- 20 a-c Voll-, Verblend-, Teilkronen
- 22 Teilleistungen bei Kronen und Stiftverankerungen
- 24 a-c Wiedereingliederung, Wiederherstellung von Kronen

12.1.5 Brücken
- 91 a-e Voll-, Verblend-, Teilkrone, Teleskop-/Konuskrone, Geschiebe
- 92 Brückenspanne, Freiendteil
- 93 a, b Adhäsivbrücken
- 94 a, b Teilleistungen bei Brücken
- 95 a-d Wiederherstellung von Brücken

12.1.6 Herausnehmbarer und kombinierter Zahnersatz
- 90 Wurzelstiftkappe mit Kugelknopfanker
- 96 a-c Teilprothese
- 97 a, b Vollprothese, Cover-Denture-Prothese
- 98 a-c Abformung mit indiv. Löffel, Funktionsabformung
- 98 d Intraorale Stützstiftregistrierung
- 98 e Metallbasis bei Vollprothesen
- 98 f-h Halte- und Stützvorrichtungen
- 99 a-c Teilleistungen bei Prothesen
- 100 a-f Wiederherstellung oder Erweiterung von Prothesen

12.1.7 Weichteilstützung und Verschluss von Defekten
- 101 a, b Weichteilstützung bei Kieferdefekten
- 102 Obturator im weichen Gaumen
- 103 a-c Verschlussprothese bei großen Defekten des Oberkiefers
- 104 a, b Prothese/Epithese zum Verschluss extraoraler Defekte

12.1.8 Zahnersatz auf Implantaten
- Versorgung mit Suprakonstruktionen

Privatabrechnung

12.2.1 Abrechnungsgrundlagen
- Leistungsübersicht
- Privatrechnung (Liquidation)
- Berechnung von zahntechn. Leistungen

12.2.2 Vorbereitende Maßnahmen
- Heil- und Kostenplan — GOZ 0030
- Abformung, Bissnahme — GOZ 0050, 0060, 0065
- Plast. Zahnaufbau, Stift, Schraube — GOZ 2180, 2190, 2195
- Beseitigung grober Vorkontakte der Okklusion und Artikulation — GOZ 4040

12.2.3 Provisorien
- Provisorische Krone — GOZ 2260, 2270
- Provisorische Brücke — GOZ 5120, 5140
- Langzeitprovisorien — GOZ 7080-7100

12.2.4 Kronen
- Voll-, Teilkrone, Veneer — GOZ 2200-2220
- Teilleistungen bei Kronen — GOZ 2230, 2240
- Entfernung von Kronen, Inlays, Wurzelstiften — GOZ 2290, 2300
- Wiedereingliederung, Wiederherstellung von Kronen — GOZ 2310, 2320

12.2.5 Brücken
- Voll-, Teilkrone, Inlay, Wurzelstiftkappe, Teleskop-/Konuskrone — GOZ 5000-5040
- Teilleistungen bei Brücken — GOZ 5050, 5060
- Brückenspanne, Freiendsattel — GOZ 5070
- Verbindungselement — GOZ 5080
- Wiederherstellung von Brücken und Verbindungselementen — GOZ 5090-5110
- Adhäsivbrücke — GOZ 5150, 5160

12.2.6 Herausnehmbarer und kombinierter Zahnersatz
- Kronen, Wurzelstiftkappen, Verbindungselemente, Prothesenspannen — GOZ 5000-5080
- Abformung mit individuellem Löffel, Funktionsabformung — GOZ 5170-5190
- Teilprothese mit gebogenen Klammern — GOZ 5200
- Modellgussprothese — GOZ 5210
- Voll- oder Deckprothese — GOZ 5220, 5230
- Teilleistungen bei Prothesen — GOZ 5240
- Wiederherstellung, Erweiterung und Unterfütterung von Prothesen — GOZ 5250-5310

12.2.7 Verschluss von Defekten
- Unterfütterung einer Defektprothese mit Funktionsrand — GOZ 5310
- Obturator im Gaumen — GOZ 5320
- Resektionsprothese bei Kieferdefekt — GOZ 5330
- Prothese/Epithese zum Verschluss extraoraler Defekte — GOZ 5340

12.2.8 Funktionsanalyse und -therapie
- Diagnostik und Therapie — GOZ 8000-8100

12 Prothetische Behandlungen begleiten

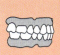

Fallsituation

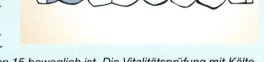

Frau Fischer hat gestern ein lautes Knacken im Oberkiefer verspürt, als sie in ein hartes Brötchen gebissen hat. Sie sucht nun die Praxis auf, da ein Zahn im Oberkiefer rechts gelockert ist.
Bei der eingehenden Untersuchung stellt Dr. Müller fest, dass die Krone von Zahn 15 beweglich ist. Die Vitalitätsprüfung mit Kältespray ist bei Zahn 15 negativ.
Dr. Müller lässt eine Zahnfilmaufnahme anfertigen. Auf dem Röntgenbild ist zu erkennen, dass der wurzelgefüllte Zahn 15 einen Stiftaufbau hat. Entlang des Stiftes sieht man einen breiten Spalt, der bis zur Wurzelspitze verläuft.
Der Zahn 15 hat eine Längsfraktur der Wurzel mit dadurch bedingter Lockerung des Wurzelstiftes und der darauf befestigten Krone.
Der Zahn 15 kann nicht erhalten werden. Dr. Müller erläutert Frau Fischer den Befund und die verschiedenen Behandlungsmöglichkeiten.
Für Frau Fischer ist es wichtig, dass sie zu keinem Zeitpunkt eine sichtbare Zahnlücke hat. Sie fragt deshalb nach einer sofortigen provisorischen Versorgung bis zur Eingliederung des definitiven Zahnersatzes.

Fragen zur Fallsituation

1. Welche Möglichkeiten zur Versorgung der Lücke bestehen?
2. Wie ist der Behandlungsablauf der provisorischen Versorgung?
3. Wie wird eine Brückenversorgung im Rahmen der vertragszahnärztlichen Versorgung abgerechnet?
4. Wie erfolgt die Abrechnung, wenn die Patientin privat versichert ist?
5. Wie wird eine Implantatversorgung berechnet?

Arten von Zahnersatz

Die **zahnärztliche Prothetik** befasst sich mit dem **Ersatz fehlender Zähne**. Entsprechend wird dieses Teilgebiet der Zahnheilkunde auch als **Zahnersatzkunde** bezeichnet.

Man unterscheidet:
– festsitzenden Zahnersatz   (Kronen und Brücken)
– herausnehmbaren Zahnersatz (Teilprothesen und Vollprothesen)
– kombiniert festsitzend-herausnehmbaren Zahnersatz.

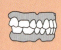

Kassen- und Privatabrechnung im Vergleich

Kassenabrechnung

Im Rahmen der **vertragszahnärztlichen Versorgung (Kassenabrechnung)** werden
- Kronen,
- Brücken
- und Prothesen

mit den Gebührenpositionen aus dem einheitlichen Bewertungsmaßstab **BEMA Teil 5** abgerechnet.

Der **BEMA Teil 5** enthält nicht nur Gebührenpositionen für **Zahnersatz**, sondern auch für **Zahnkronen zum Erhalt von Einzelzähnen**.

Vertragszahnärztliche Abrechnung von Kronen
auf Einzelzähnen und zur Versorgung
eines Lückengebisses

BEMA-Nrn. 20a-c	Kronen zur Versorgung eines Einzelzahnes **(Zahnerhalt)**
BEMA-Nrn. 91a-d	Kronen zur Versorgung eines Lückengebisses **(Zahnersatz)**

Die **Planung und Abrechnung** der Versorgung mit Zahnersatz und Zahnkronen erfolgt mit dem vorgeschriebenen **Heil- und Kostenplan (HKP)**.
Einzelheiten zum Heil- und Kostenplan werden auf den Seiten 128-141 erläutert.

Privatabrechnung

Im Rahmen der **Privatabrechnung** werden die **prothetischen Leistungen** mit den Gebührenpositionen von **GOZ-Abschnitt F** berechnet.
Der **GOZ-Abschnitt F** enthält die Gebührenpositionen **GOZ 5000-5340** zur Versorgung von
- **Lückengebissen** mit Brücken oder Teilprothesen
- **und unbezahnten Kiefern** mit Voll- oder Deckprothesen.

Kronen zum Erhalt eines Zahnes gehören zum **GOZ-Abschnitt C (Konservierende Leistungen)**.

Privatabrechnung von Kronen
auf Einzelzähnen und zur Versorgung
eines Lückengebisses

GOZ-Nrn. 2200-2220 **(GOZ-Abschnitt C)**	Kronen zur Versorgung eines Zahnes **(Zahnerhalt)**
GOZ-Nrn. 5000-5040 **(GOZ-Abschnitt F)**	Kronen zur Versorgung eines Lückengebisses **(Zahnersatz)**

Bei der **privatzahnärztlichen** Behandlung ist **kein Formblatt für einen Heil- und Kostenplan** vorgeschrieben.
Die **Rechnung** ist auf einem maschinenlesbaren Rechnungsformular gemäß Anlage 2 der GOZ zu schreiben (siehe **Band I**, § 10 GOZ, Seite 45).

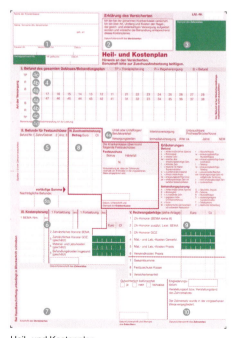

Heil- und Kostenplan

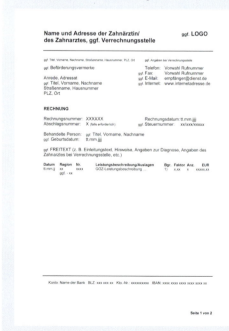

Maschinenlesbares Rechnungsformular (gemäß Anlage 2 der GOZ)

Kassenabrechnung BEMA Teil 5

12.1. Kassenabrechnung

12.1.1 Abrechnungsgrundlagen

Die vertragszahnärztliche Versorgung wird durch
- das **Sozialgesetzbuch (SGB V)**,
- die **Richtlinien** und
- den **einheitlichen Bewertungsmaßstab (BEMA)**

geregelt.

Die **Gebührenpositionen** für die Versorgung mit Zahnersatz und Zahnkronen (**BEMA Teil 5**) kann man orientierend in 5 Gruppen einteilen:

LF 12.1.2 **Vorbereitende Maßnahmen**	S. 148
LF 12.1.3 **Provisorien**	S. 152
LF 12.1.4 **Kronen**	S. 154
LF 12.1.5 **Brücken, Prothesenanker**	S. 159
LF 12.1.6 **Herausnehmbarer Zahnersatz**	S. 165

BEMA Teil 5 Versorgung mit Zahnersatz und Zahnkronen

Geb.-Nr.	Kurzbeschreibung	Buchseite	Geb.-Nr.	Kurzbeschreibung	Buchseite
Vorbereitende Maßnahmen			95	Wiederherstellung von Brücken	
7b	Abformung, Bissnahme zur Planung	148	95a	Wiedereinsetzen einer Brücke mit 2 Ankern	165
	(Die Nr. 7b gehört offiziell zu BEMA Teil 2)		95b	Wiedereinsetzen einer Brücke mit mehr als 2 Ankern	165
18	Vorbereiten eines wurzelgefüllten Zahnes für eine Krone		95c	Erneuern/Wiedereinsetzen einer Verblendung	165
18a	durch Stift- oder Schraubenaufbau, einzeitig	149			
18b	durch gegossenen Stiftaufbau, zweizeitig	149	**Herausnehmbarer Zahnersatz**		
89	Beseitigung grober Artikulations- und Okklusionsstörungen vor Prothesen- und Brückenversorgung	151	96	Teilprothesen einschl. einfacher Halteelemente	
			96a	Ersatz von 1–4 fehlenden Zähnen	168
Provisorien			96b	Ersatz von 5–8 fehlenden Zähnen	168
19	Provisorische Krone, provisorisches Brückenglied	152	96c	Ersatz von mehr als 8 fehlenden Zähnen	168
21	Provisorische Stiftkrone	152	97	Vollprothesen, Cover-Denture-Prothesen	
24c	Abnahme u. Wiederbefestigung einer prov. Krone oder prov. Stiftkrone	153	97a	im Oberkiefer	170
			97b	im Unterkiefer	170
95d	Abnahme u. Wiedereinsetzen einer prov. Brücke	153	98a	Abformung mit individuellem Löffel	173
			98b	Funktionsabformung OK mit individuellem Löffel	174
Kronen			98c	Funktionsabformung UK mit individuellem Löffel	174
20	Versorgung eines Einzelzahnes		98d	Intraorale Stützstiftregistrierung	174
20a	durch eine metallische Vollkrone	156	98e	Metallbasis bei Vollprothesen	175
20b	durch eine vestibulär verblendete Verblendkrone	156		(zusätzlich zu BEMA-Nrn. 97a, 97b)	
20c	durch eine metallische Teilkrone	156	98f	Doppelarmige Haltevorrichtungen, Stützvorrichtungen	175
22	Teilleistungen nach BEMA-Nrn. 18 und 20	158		(zusätzlich zu BEMA-Nr. 96 bei Interimsversorgung)	
24	Wiederherstellung von Kronen		98g	Modellgussbasis	176
24a	Wiedereinsetzen einer Krone	158	98h	Gegossene Halte- und Stützvorrichtungen	176
24b	Erneuern/Wiedereinsetzen einer Verblendung	158		(zusätzlich zu BEMA-Nrn. 96, 98g)	
			98h/1	eine gegossene Halte- und Stützvorrichtung	176
Brücken, Prothesenanker			98h/2	mind. 2 gegossene Halte- und Stützvorrichtungen	176
90	Wurzelstiftkappe mit Kugelknopfanker	172			
91	Versorgung eines Lückengebisses durch eine Brücke		99	Teilleistungen bei Prothesen	
91a	Metallische Vollkrone	161	99a	Anatomische Abformung	178
91b	Vestibulär verblendete Verblendkrone	161	99b	Maßnahmen bis zur Bissnahme	178
91c	Metallische Teilkrone	161	99c	Weitergehende Maßnahmen	178
91d	Teleskop-/Konuskrone	161	100	Wiederherstellung und Erweiterung von Prothesen	
91e	Geschiebe bei geteilten Brücken	161	100a	kleinen Umfanges (ohne Abformung)	179
92	Brückenspanne, Freiendbrückenglied	161	100b	größeren Umfanges (mit Abformung)	179
93a	Adhäsivbrücke mit einem Flügel	163	100c	Teilunterfütterung einer Prothese	179
93b	Adhäsivbrücke mit zwei Flügeln	163	100d	Vollständige Unterfütterung einer Prothese	179
94	Teilleistungen bei Brücken		100e	Vollst. Unterfütt. mit funkt. Randgestaltung im OK	179
94a	Teilleistungen nach BEMA-Nrn. 90–92	164	100f	Vollst. Unterfütt. mit funkt. Randgestaltung im UK	179
94b	Teilleistungen nach BEMA-Nrn. 93a, b	164			

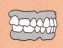

Sozialgesetzbuch (SGB V)

Sozialgesetzbuch (SGB V)
Im Rahmen der **vertragszahnärztlichen Versorgung** haben gesetzlich Versicherte **Anspruch auf medizinisch notwendige Versorgung** mit Zahnersatz **(zahnärztliche Behandlung und zahntechnische Leistungen)**. Der Zahnersatz umfasst auch Zahnkronen.
Gesetzliche Grundlage der vertragszahnärztlichen Versorgung ist das **Sozialgesetzbuch (SGB V)**. Für die Versorgung mit Zahnersatz und Zahnkronen haben insbesondere folgende **Paragraphen des SGB V** Bedeutung:
- § 12   Wirtschaftlichkeitsgebot
- § 28   Ärztliche und zahnärztliche Behandlung
- § 55   Zahnersatz, Leistungsanspruch
- § 56   Festsetzung der Regelversorgungen
- § 62   Härtefallregelung
- § 87   Bundesmantelvertrag, einheitlicher Bewertungsmaßstab (BEMA)
- § 88   **B**undes**e**inheitliches Verzeichnis der abrechnungsfähigen zahntechnischen **L**eistungen (BEL)
- § 92   Richtlinien der Bundesausschüsse
- §135   Bewertung von Untersuchungs- und Behandlungsmethoden
- §137   Qualitätssicherung.

Gesetzliche Regelungen des Sozialgesetzbuches (SGB V) mit besonderer Bedeutung für die Versorgung mit Zahnersatz und Zahnkronen (Auszug)

§ 12 Wirtschaftlichkeitsgebot
(1) Die Leistungen müssen **ausreichend, zweckmäßig und wirtschaftlich** sein; sie dürfen das **Maß des Notwendigen** nicht überschreiten. Leistungen, die nicht notwendig oder unwirtschaftlich sind,
– können Versicherte nicht beanspruchen,
– dürfen die Leistungserbringer nicht bewirken
– und die Krankenkassen nicht bewilligen.

(2) [...]

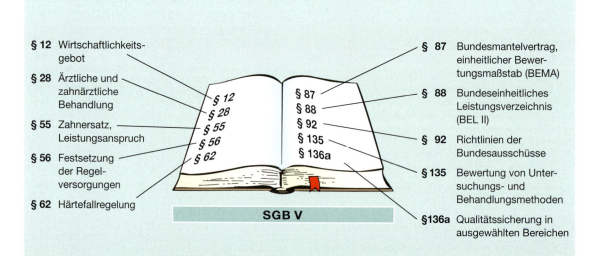

Grundlegende Paragraphen des SGB V für die vertragszahnärztliche Versorgung mit Zahnersatz

Sozialgesetzbuch (SGB V)

§ 28 Ärztliche und zahnärztliche Behandlung

(1) Die ärztliche Behandlung [...]

(2) Die zahnärztliche Behandlung umfasst die Tätigkeit des Zahnarztes, die zur **Verhütung, Früherkennung und Behandlung von Zahn-, Mund- und Kieferkrankheiten** nach den Regeln der zahnärztlichen Kunst **ausreichend und zweckmäßig** ist, sie umfasst auch **konservierend-chirurgische Leistungen** und **Röntgenleistungen**, die im Zusammenhang mit Zahnersatz einschließlich Zahnkronen und Suprakonstruktionen erbracht werden.

[...] Ebenso gehören **funktionsanalytische und funktionstherapeutische Maßnahmen** nicht zur zahnärztlichen Behandlung; sie dürfen von den Krankenkassen auch nicht bezuschusst werden.

Das Gleiche gilt für **implantologische Leistungen**, es sei denn, es liegen seltene vom Gemeinsamen Bundesausschuss in Richtlinien nach § 92 Absatz 1 festzulegende **Ausnahmeindikationen für besonders schwere Fälle** vor, in denen die Krankenkasse diese Leistung einschließlich der Suprakonstruktion als Sachleistung im Rahmen einer medizinischen Gesamtbehandlung erbringt. [...]

Zahnersatz
§ 55 Leistungsanspruch

(1) Versicherte haben nach den Vorgaben in den Sätzen 2 bis 7 Anspruch auf **befundbezogene Festzuschüsse** bei einer medizinisch notwendigen Versorgung mit Zahnersatz einschließlich Zahnkronen und Suprakonstruktionen (zahnärztliche und zahntechnische Leistungen) in den Fällen, in denen eine zahnprothetische Versorgung notwendig ist und die geplante Versorgung einer Methode entspricht, die gemäß § 135 Abs. 1 anerkannt ist.

Die **Festzuschüsse** umfassen 50 vom Hundert der [...] Beträge für die jeweilige **Regelversorgung**. Für **eigene Bemühungen** zur Gesunderhaltung der Zähne **erhöhen sich die Festzuschüsse** nach Satz 2 **um 20 vom Hundert**.

Die **Erhöhung entfällt**, wenn der Gebisszustand des Versicherten regelmäßige Zahnpflege nicht erkennen lässt und der Versicherte **während der letzten fünf Jahre** vor Beginn der Behandlung

1. die Untersuchungen nach § 22 Abs. 1 (**Individualprophylaxe** vom vollendeten 6. – 18. Lebensjahr) **nicht in jedem Kalenderhalbjahr** in Anspruch genommen hat und
2. sich nach Vollendung des 18. Lebensjahres **nicht wenigstens einmal in jedem Kalenderjahr** hat zahnärztlich untersuchen lassen.

Die **Festzuschüsse** nach Satz 2 **erhöhen sich um weitere 10 vom Hundert**, wenn der Versicherte seine Zähne regelmäßig gepflegt und **in den letzten zehn Kalenderjahren** vor Beginn der Behandlung, frühestens seit dem 1. Januar 1989, die Untersuchungen nach Satz 4 Nr. 1 und 2 ohne Unterbrechung in Anspruch genommen hat. Dies gilt nicht in den Fällen des Absatzes 2.

Für Versicherte, die nach dem 31. Dezember 1978 geboren sind, gilt der Nachweis für eigene Bemühungen zur Gesunderhaltung der Zähne für die Jahre 1997 und 1998 als erbracht.

(2) Versicherte haben bei der Versorgung mit Zahnersatz zusätzlich zu den Festzuschüssen nach Absatz 1 Satz 2 Anspruch auf einen Betrag in jeweils gleicher Höhe, angepasst an die Höhe der für die Regelversorgungsleistungen tatsächlich anfallenden Kosten, höchstens jedoch in Höhe der tatsächlich entstandenen Kosten, wenn sie ansonsten unzumutbar belastet

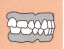

Sozialgesetzbuch (SGB V)

würden; wählen Versicherte, die unzumutbar belastet würden, nach Absatz 4 oder 5 einen über die Regelversorgung hinausgehenden gleich- oder andersartigen Zahnersatz, leisten die Krankenkassen nur den doppelten Festzuschuss.

Eine **unzumutbare Belastung** liegt vor, wenn
1. die monatlichen Bruttoeinnahmen zum Lebensunterhalt des Versicherten 40 vom Hundert der monatlichen Bezugsgröße nach § 18 des Vierten Buches nicht überschreiten,
2. der Versicherte Hilfe zum Lebensunterhalt nach dem **Zwölften Buch** oder im Rahmen der **Kriegsopferfürsorge** nach dem Bundesversorgungsgesetz, Leistungen nach dem Recht der **bedarfsorientierten Grundsicherung**, Leistungen zur Sicherung des Lebensunterhaltes nach dem **Zweiten Buch**, **Ausbildungsförderung** nach dem Bundesausbildungsförderungsgesetz oder dem Dritten Buch erhält oder
3. die Kosten der Unterbringung in einem Heim oder einer ähnlichen Einrichtung von einem Träger der **Sozialhilfe** oder der **Kriegsopferfürsorge** getragen werden.

Als Einnahmen zum Lebensunterhalt der Versicherten gelten auch die Einnahmen anderer in dem gemeinsamen Haushalt lebender Angehöriger und Angehöriger des Lebenspartners. [...]

(3) [...]

(4) Wählen Versicherte einen **über die Regelversorgung** gemäß § 56 Abs. 2 **hinausgehenden gleichartigen Zahnersatz**, haben sie die **Mehrkosten** gegenüber den in § 56 Abs. 2 Satz 10 aufgelisteten Leistungen selbst zu tragen.

(5) Die Krankenkassen haben die bewilligten Festzuschüsse nach Absatz 1 Satz 2 bis 7, den Absätzen 2 und 3 in den Fällen zu erstatten, in denen eine **von der Regelversorgung** nach § 56 Abs. 2 **abweichende, andersartige Versorgung** durchgeführt wird.

§ 56 Festsetzung der Regelversorgungen

(1) Der Gemeinsame Bundesausschuss bestimmt in **Richtlinien**, erstmalig bis zum 30. Juni 2004, die **Befunde, für die Festzuschüsse nach § 55 gewährt werden** und ordnet diesen **prothetische Regelversorgungen** zu.

(2) Die Bestimmung der Befunde erfolgt auf der Grundlage einer international anerkannten Klassifikation des Lückengebisses. Dem jeweiligen **Befund** wird eine **zahnprothetische Regelversorgung** zugeordnet. Diese hat sich an den zahnmedizinisch notwendigen zahnärztlichen und zahntechnischen Leistungen zu orientieren, die zu einer **ausreichenden, zweckmäßigen und wirtschaftlichen Versorgung** mit Zahnersatz einschließlich Zahnkronen und Suprakonstruktionen bei einem Befund im Sinne von Satz 1 nach dem allgemein anerkannten Stand der zahnmedizinischen Erkenntnisse gehören. Bei der Zuordnung der Regelversorgung zum Befund sind insbesondere die Funktionsdauer, die Stabilität und die Gegenbezahnung zu berücksichtigen.
– Zumindest bei **kleinen Lücken** ist festsitzender Zahnersatz zu Grunde zu legen.
– Bei **großen Brücken** ist die Regelversorgung auf den Ersatz von bis zu vier fehlenden Zähnen je Kiefer und bis zu drei fehlenden Zähnen je Seitenzahngebiet begrenzt.
– Bei **Kombinationsversorgungen** ist die Regelversorgung auf zwei Verbindungselemente je Kiefer, bei Versicherten mit einem Restzahnbestand von höchstens drei Zähnen je Kiefer auf drei Verbindungselemente je Kiefer begrenzt.
– Regelversorgungen umfassen im Oberkiefer **Verblendungen** bis einschließlich Zahn fünf, im Unterkiefer bis einschließlich Zahn vier.

In die **Festlegung der Regelversorgung** einzubeziehen sind die Befunderhebung, die Planung, die Vorbereitung des Restgebisses, die Beseitigung von groben Okklusionshindernissen und alle Maßnahmen zur Herstellung und Eingliederung des Zahnersatzes einschließlich der Nachbehandlung sowie die Unterweisung im Gebrauch des Zahnersatzes. [...]

Sozialgesetzbuch (SGB V)

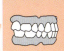

§ 87 Bundesmantelvertrag, einheitlicher Bewertungsmaßstab

(1) Die Kassenärztlichen Bundesvereinigungen vereinbaren mit den Spitzenverbänden der Krankenkassen durch Bewertungsausschüsse als Bestandteil der Bundesmantelverträge einen einheitlichen Bewertungsmaßstab für die ärztlichen und einen **einheitlichen Bewertungsmaßstab für die zahnärztlichen Leistungen**. [...]

(2) Der **einheitliche Bewertungsmaßstab** bestimmt
– den Inhalt der abrechnungsfähigen Leistungen
– und ihr wertmäßiges, in Punkten ausgedrücktes Verhältnis zueinander. [...]

§ 88 Bundesleistungsverzeichnis, Vergütungen

(1) Der Spitzenverband Bund der Krankenkassen vereinbart mit dem Verband Deutscher Zahntechniker-Innungen ein **bundeseinheitliches Verzeichnis der abrechnungsfähigen zahntechnischen Leistungen**. Das bundeseinheitliche Verzeichnis ist im Benehmen mit der Kassenzahnärztlichen Bundesvereinigung zu vereinbaren. [...]

§ 92 Richtlinien der Bundesausschüsse

(1) Der Gemeinsame Bundesausschuss beschließt die zur Sicherung der ärztlichen Versorgung erforderlichen **Richtlinien** über **die Gewähr für eine ausreichende, zweckmäßige und wirtschaftliche Versorgung der Versicherten**; [...].

(1a) Die Richtlinien sind auf eine **ursachengerechte, zahnsubstanzschonende und präventionsorientierte zahnärztliche Behandlung** einschließlich der Versorgung mit Zahnersatz sowie kieferorthopädischer Behandlung auszurichten. [...]

§ 135 Bewertung von Untersuchungs- und Behandlungsmethoden

(1) **Neue Untersuchungs- und Behandlungsmethoden** dürfen in der vertragsärztlichen und vertragszahnärztlichen Versorgung zu Lasten der Krankenkassen nur erbracht werden, wenn der **Gemeinsame Bundesausschuss** [...] in Richtlinien Empfehlungen abgegeben hat über
1. die **Anerkennung des diagnostischen und therapeutischen Nutzens** der neuen Methode sowie deren **medizinische Notwendigkeit und Wirtschaftlichkeit**
   – auch im Vergleich zu bereits zu Lasten der Krankenkassen erbrachte Methoden
   – nach dem jeweiligen Stand der wissenschaftlichen Erkenntnisse in der jeweiligen Therapierichtung,
2. die **notwendige Qualifikation der Ärzte**, die **apparativen Anforderungen** sowie Anforderungen an **Maßnahmen der Qualitätssicherung**, um eine sachgerechte Anwendung der neuen Methode zu sichern, und
3. die **erforderlichen Aufzeichnungen** über die ärztliche Behandlung.

Der Gemeinsame Bundesausschuss überprüft die zu Lasten der Krankenkassen erbrachten vertragsärztlichen und vertragszahnärztlichen Leistungen daraufhin, ob sie den Kriterien nach Satz 1 Nr. 1 entsprechen. Falls die Überprüfung ergibt, dass diese Kriterien nicht erfüllt werden, dürfen die Leistungen nicht mehr als vertragsärztliche oder vertragszahnärztliche Leistungen zu Lasten der Krankenkassen erbracht werden. [...]

§ 136a Richtlinien zur Qualitätssicherung in ausgewählten Bereichen

(1) [...]

(4) [...] Der Zahnarzt übernimmt **für Füllungen und die Versorgung mit Zahnersatz** eine **zweijährige Gewähr**.
Identische und Teilwiederholungen von Füllungen sowie die **Erneuerung und Wiederherstellung von Zahnersatz einschließlich Zahnkronen** sind in diesem Zeitraum **vom Zahnarzt kostenfrei vorzunehmen**. Ausnahmen hiervon bestimmen die Kassenzahnärztliche Bundesvereinigung und die Spitzenverbände der Krankenkassen. [...]

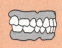

Richtlinien für Zahnersatz und Zahnkronen

Richtlinien für die vertragszahnärztliche Versorgung mit Zahnersatz und Zahnkronen

Der **Gemeinsame Bundesausschuss** der Zahnärzte und Krankenkassen hat **Richtlinien** für eine ausreichende, zweckmäßige und wirtschaftliche vertragszahnärztliche **Versorgung mit Zahnersatz und Zahnkronen** festgelegt. Diese Richtlinien haben folgende Gliederung:
A. Gegenstand und Zweckbestimmung
B. Voraussetzungen für Leistungsansprüche der Versicherten im Rahmen der vertragszahnärztlichen Versorgung
C. Voraussetzungen und Grundsätze für eine Versorgung mit Zahnersatz
D. Anforderungen an einzelne Behandlungsbereiche
  I. Versorgung mit Zahnkronen
  II. Versorgung mit Brücken
  III. Versorgung mit herausnehmbarem Zahnersatz
  IV. Kombinationsversorgung
  V. Versorgung mit Suprakonstruktionen (implantatgestützter Zahnersatz).

Die Richtlinien werden in diesem Buch im Originaltext vollständig wiedergegeben, wobei die **Anforderungen an einzelne Behandlungsbereiche** (Teil D, Abschnitte I-V) den entsprechenden Abschnitten des Lernfeldes zugeordnet sind:

Zahnersatz-Richtlinien

Abschnitt	Lernfeld		Buchseite
D I	12.1.4	Kronen	154
D II	12.1.5	Brücken	159
D III D IV	12.1.6	Herausnehmbarer und kombinierter Zahnersatz	166
D V	12.1.8	Zahnersatz auf Implantaten	182

Richtlinien des Gemeinsamen Bundesausschusses für eine ausreichende, zweckmäßige und wirtschaftliche vertragszahnärztliche Versorgung mit Zahnersatz und Zahnkronen

A. Gegenstand und Zweckbestimmung

1. Diese Richtlinien regeln gemäß § 92 in Verbindung mit §§ 73 Abs. 2 Nr. 2a, 56 Abs. 2 SGB V die **Regelversorgung mit Zahnersatz, Zahnkronen und Suprakonstruktionen** durch die an der vertragszahnärztlichen Versorgung teilnehmenden Zahnärzte (Vertragszahnärzte) mit dem Ziel einer **bedarfsgerechten und wirtschaftlichen Versorgung** der Versicherten.
Soweit in den nachfolgenden Richtlinien Aussagen zum Zahnersatz getroffen werden, gelten diese entsprechend für die Versorgung mit Zahnkronen und Suprakonstruktionen.
Auch für **zahntechnische Leistungen** gilt das **Gebot der Wirtschaftlichkeit**.
Die Abrechenbarkeit der in diesen Richtlinien beschriebenen Maßnahmen regeln die Vertragspartner gem. § 87 SGB V.

2. Nach diesen Richtlinien sollen
  a) die Krankenkassen über ihre Leistungen bei der Versorgung mit Zahnersatz entscheiden,
  b) die Zahnärzte bei der Versorgung mit Zahnersatz verfahren.

3. Die Krankenkassen haben ihre Versicherten über Art und Umfang ihrer Leistungsansprüche bei der Versorgung mit Zahnersatz zu informieren. Die Kassenzahnärztliche Bundesvereinigung und die Spitzenverbände der Krankenkassen wirken auf eine einheitliche Anwendung dieser Richtlinien hin.

B. Voraussetzungen für Leistungsansprüche der Versicherten im Rahmen der vertragszahnärztlichen Versorgung

4. Versicherte haben **Anspruch auf medizinisch notwendige Versorgung mit Zahnersatz** einschließlich **Zahnkronen und Suprakonstruktionen** (zahnärztliche und zahntechnische Leistungen) in den Fällen, in denen eine zahnprothetische Versorgung notwendig ist.

Richtlinien für Zahnersatz und Zahnkronen

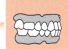

Qualität und Wirksamkeit der Leistungen haben dem allgemein anerkannten Stand der medizinischen Erkenntnisse zu entsprechen und den medizinischen Fortschritt zu berücksichtigen. Dies gilt auch für gleichartige und andersartige Versorgungen.

5. Wählen Versicherte einen **über die Regelversorgung** gemäß §56 Abs.2 SGB V **hinausgehenden gleichartigen Zahnersatz**, haben sie die **Mehrkosten** gegenüber den in §56 Abs.2 Satz 10 SGB V aufgelisteten Leistungen selbst zu tragen.
Gleichartiger Zahnersatz liegt vor, wenn dieser die **Regelleistung beinhaltet und zusätzliche Leistungen** hinzukommen.

Versicherte haben Anspruch auf **Erstattung bewilligter Festzuschüsse** nach §55 Abs.5 SGB V, wenn eine **von der Regelversorgung abweichende andersartige Versorgung** durchgeführt wird.
Eine **andersartige Versorgung** liegt vor, wenn eine **andere Versorgungsform** (Brücken, herausnehmbarer Zahnersatz, Kombinationsversorgung, Suprakonstruktionen) als die, welche in den Regelleistungen für den jeweiligen Befund beschrieben ist, gewählt wird.

Eine tatsächlich geplante Versorgung gemäß §87 Abs.1a SGB V kann sowohl Regelversorgungsleistungen als auch Leistungen der gleich- und andersartigen Versorgung umfassen.

C. Voraussetzungen und Grundsätze für eine Versorgung mit Zahnersatz

6. **Ziel** der Versorgung mit Zahnersatz ist es, eine **ausreichende Funktionstüchtigkeit** des Kauorgans wiederherzustellen oder ihre Beeinträchtigung zu verhindern.
7. **Zahnersatz ist angezeigt,**
   – wenn ein Zahn oder mehrere **Zähne fehlen oder zerstört** sind
   – **und wenn** dadurch die **Funktionstüchtigkeit des Kauorgans** beeinträchtigt ist oder beeinträchtigt zu werden droht, z.B. durch Zahnwanderung oder -kippung.

Bei der Versorgung mit Zahnersatz soll eine funktionell ausreichende Gegenbezahnung vorhanden sein oder im Laufe der Behandlung hergestellt werden.

Ein **neuer Zahnersatz ist nicht angezeigt**, wenn der vorhandene Zahnersatz **noch funktionstüchtig** ist oder die **Funktionstüchtigkeit wiederhergestellt** werden kann (z.B. durch Erweiterung).

8. Der Zahnarzt soll **Art und Umfang des Zahnersatzes** nach den anatomischen, physiologischen, pathologischen und hygienischen Gegebenheiten des Kauorgans bestimmen.

Im Rahmen der vertragszahnärztlichen Versorgung bestimmt der Zahnarzt nach entsprechender Aufklärung und unter Wahrung des Selbstbestimmungsrechts des Patienten Art und Umfang der Behandlungsmaßnahmen. Der Zahnarzt hat den Patienten über die nach den Richtlinien **ausreichenden, zweckmäßigen und wirtschaftlichen Formen der Versorgung** aufzuklären.

9. Die **Mitwirkung des Patienten** ist eine wesentliche Voraussetzung für die Erreichung des Behandlungsziels. **Regelmäßige Zahnpflege** und der **Nachweis der zahnärztlichen Untersuchungen** nach §55 Abs.1 SGB V sind wichtige Kriterien für die Festlegung der im Einzelfall notwendigen Form der Versorgung mit Zahnersatz.
   - Ist die **Mundhygiene des Patienten unzureichend**
   - und/oder **lehnt der Patient** die **Mitwirkung an einer notwendigen Parodontalbehandlung ab**,

   ist das **Behandlungsziel neu zu bestimmen**.

10. Der Versorgung mit Zahnersatz, Zahnkronen und Suprakonstruktionen hat die **Erhebung des Gesamtbefundes** des Gebisses und dessen **Dokumentation im Heil- und Kostenplan** vorauszugehen.

Die Versorgung hat die **Wiederherstellung der Kaufunktion** im Sinne einer Gesamtplanung zum Ziel.
Die **Krankenkasse kann** den Befund, die Versorgungsnotwendigkeit und die geplante Versorgung **begutachten lassen**.

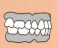

Richtlinien für Zahnersatz und Zahnkronen

11. Der Versorgung mit Zahnersatz hat die notwendige **konservierend-chirurgische** und **parodontale Behandlung** des Restgebisses **vorauszugehen**.

    a) **Tief kariöse Zähne** müssen auf ihre Erhaltungswürdigkeit geprüft sein und ggf. nach Versorgung mit einer Füllung **klinisch reaktionslos** bleiben.

    b) **Pulpatote Zähne** müssen mit einer nach den Behandlungs-Richtlinien erbrachten, röntgenologisch nachzuweisenden **Wurzelfüllung** versorgt sein.

    c) **Zu überkronende Zähne** sind auf ihre **Sensibilität** zu überprüfen.

    d) Bei **Zähnen mit krankhaften Prozessen** müssen Maßnahmen zur Ausheilung eingeleitet sein. An diesen Zähnen dürfen vorerst **nur Interimsmaßnahmen** durchgeführt werden. **Endgültiger Zahnersatz** ist **erst nach Ausheilung** angezeigt.

    e) Notwendige **Parodontalbehandlungen** müssen bereits vorgenommen sein.

    f) Bei **Verdacht auf krankhafte Prozesse** an Zähnen und im Kieferknochen muss eine **röntgenologische Überprüfung** erfolgen.

    g) Nicht erhaltungswürdige **Zähne** und **Wurzelreste** müssen **entfernt** sein.

    h) **Retinierte und impaktierte Zähne**, die im räumlichen Zusammenhang mit geplantem Zahnersatz stehen, sollen vor Beginn der Behandlung **entfernt** werden.

    i) Voraussetzung für die **Versorgung mit Suprakonstruktionen** ist die **Osseointegration der Implantate**.

12. Eine **endgültige Versorgung** mit Zahnersatz ist anzustreben. Dies kann ggf. auch durch einen **Immediatersatz**, der zu einem späteren Zeitpunkt umgestaltet werden kann, geschehen.

13. In Fällen, in denen eine endgültige Versorgung nicht sofort möglich ist, kann ein **Interimsersatz** angezeigt sein. Dies gilt insbesondere bei fehlenden Frontzähnen und zur Sicherung der Bisslage.

14. Es dürfen nur solche **Werkstoffe** verwendet werden, die den Anforderungen des **Medizinprodukttegesetzes** entsprechen.
    Bei nachgewiesener **Allergie** gegen einen Werkstoff ist ein als verträglich ermittelter Werkstoff zu wählen. Der Nachweis einer Allergie ist gemäß den Kriterien der Kontaktallergiegruppe der Deutschen Gesellschaft für Dermatologie zu erbringen.
    Die **Erprobung von Werkstoffen** auf Kosten der Krankenkassen ist unzulässig. Bei der Auswahl der Dentallegierungen im Rahmen der vertragszahnärztlichen Versorgung soll beachtet werden, dass **Nichtedelmetall** und **NEM-Legierungen** ausreichend, zweckmäßig und wirtschaftlich sein können.

Fachbegriffe, die in den Richtlinien enthalten sind	
Suprakonstruktion	Sammelbegriff für **Zahnersatz auf Implantaten**
Osseointegration	**knöcherne Einheilung der Implantate** mit direktem Verbund zwischen Knochen und Implantatoberfläche
Immediatersatz	**Sofortersatz**, wird bereits vor einer Zahnentfernung angefertigt und unmittelbar nach der Zahnentfernung eingegliedert (immediatus lat. – unmittelbar)
Interimsersatz	**Übergangsersatz**, vorläufiger Zahnersatz bis zur Eingliederung eines endgültigen Zahnersatzes (interim lat. – inzwischen, einstweilen)
NEM-Legierung	**N**icht**e**del**m**etall-Legierung

Befundorientierte Festzuschüsse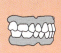

Befundorientierte Festzuschüsse

Auf der Grundlage von
- **S**ozial**g**esetz**b**uch **SGB V** und den
- **R**ichtlinien für die vertragszahnärztliche Versorgung mit **Z**ahnersatz und **Z**ahnkronen

gilt seit 01.01.2005 das **System der befundorientierten Festzuschüsse** im Rahmen der vertragszahnärztlichen Versorgung.
Bei der Umsetzung sind die folgenden Bestimmungen und Regelungen zu beachten:
- Festzuschuss-Richtlinien
- einheitlicher **B**ewertungs**ma**ßstab (**BEMA**) und **B**undes**e**inheitliches **L**eistungsverzeichnis (**BEL**)
- **G**ebühren**o**rdnung für **Z**ahnärzte (**GOZ**) und **B**undes**e**inheitliche **B**enennungsliste für zahntechnische Leistungen (**BEB**)
- Vereinbarungen zum **H**eil- und **K**osten**p**lan (**HKP**)
- Erläuterungen, Rundschreiben und gemeinsame Erklärungen der Vertragspartner.

Systematik der befundorientierten Festzuschüsse

Der Gesetzgeber hat im **Sozialgesetzbuch** festgelegt, dass die Krankenkassen den Versicherten einen **befundbezogenen Festzuschuss** bei einer Versorgung mit Zahnersatz zahlen (§ 55 Abs.1 SGB V, siehe Seite 101).

Voraussetzung für diese Verpflichtung ist, dass die Versorgung
- **medizinisch notwendig** ist und
- einer **anerkannten Methode** entspricht.

Die **Leistungspflicht** umfasst
- 50 % der festgelegten Beträge für die Regelversorgung mit Zahnersatz einschließlich Zahnkronen und Suprakonstruktionen
- für zahnärztliche und zahntechnische Leistungen.

Ergänzend gibt es **Bonusregelungen** für regelmäßige Zahnpflege und nachgewiesene Vorsorgeuntersuchungen sowie **Härtefallregelungen** bei unzumutbarer Belastung.

> Unter einem **befundbezogenen Festzuschuss** versteht man
> - einen **festen Zuschuss** der Krankenkasse in EUR
> - für einen **bestimmten Befund**.

Beispiel
Als Befund liegt ein **erhaltungswürdiger Zahn 46** mit weitgehender Zerstörung der klinischen Krone vor. Dies ist im Festzuschuss-System der **Befund 1.1**.
Hier besteht die **medizinische Notwendigkeit** der Versorgung mit einer Krone. Die Regelversorgung ist eine **metallische Vollkrone**. Die entsprechenden zahnärztlichen und zahntechnischen Leistungen sind in der Übersicht aufgeführt.

Befund 1.1	Regelversorgung Zahnärztliche Leistungen	Regelversorgung Zahntechnische Leistungen
Erhaltungswürdiger Zahn mit weitgehender Zerstörung der klinischen Krone	20a Metallische Vollkrone 19 Provisorische Krone 24c Abnahme und Wiedereingliederung eines Provisoriums 7b Planungsmodelle 98a Individuelle Abformung	0010 Modell 0023 Verwendung von Kunststoff 0024 Galvanisieren 0051 Sägemodell 0052 Einzelstumpfmodell 0053 Modell nach Überabdruck 0055 Fräsmodell 0070 Zahnkranz sockeln 0120 Mittelwertartikulator 0201 Basis für Vorbissnahme 0211 Individueller Löffel 0213 Basis für Bissregistrierung 0220 Bisswall 0240 Übertragungskappe 0310 Provisorische Krone 0320 Formteil 1021 Vollkrone/Metall 1031 Vorbereiten Krone 1032 Krone einarbeiten 1360 Gefrästes Lager 1500 Metallverbindung nach Brand 9330 Versandkosten **Material:** NEM (Nichtedelmetall) Verbrauchsmaterial Praxis

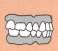

Befundorientierte Festzuschüsse

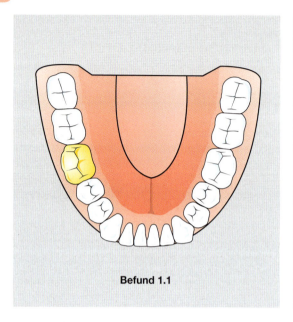

Befund 1.1

Die acht Befundklassen der Festzuschuss-Richtlinien

1. Erhaltungswürdiger Zahn mit weitgehender Zerstörung der klinischen Krone
2. Zahnbegrenzte Lücken mit höchstens 4 fehlenden Zähnen (ohne Freiendlücke)
3. Zahnbegrenzte Lücken mit mehr als 4 fehlenden Zähnen und Freiendlücken
4. Restzahnbestand bis zu 3 Zähnen oder zahnloser Kiefer
5. Lückengebiss nach Zahnverlust in Fällen, in denen eine endgültige Versorgung nicht sofort möglich ist
6. Wiederherstellungs- und erweiterungsbedürftiger konventioneller Zahnersatz
7. Erneuerung und Wiederherstellung von Suprakonstruktionen
8. Nicht vollendete Behandlung (Teilleistungen)

Der Patient erhält bei diesem Befund folgenden festen Zuschuss (Stand 01.01.2013):

- ohne Bonusheft   126,61 EUR
- mit 20 % Bonus   151,93 EUR
  (5 Jahre Bonusheft)
- mit 30 % Bonus   164,59 EUR
  (10 Jahre Bonusheft)
- doppelter Festzuschuss 253,22 EUR
  (bei Härtefällen).

Die **Festzuschuss-Richtlinien** unterscheiden insgesamt **acht Befundklassen** mit über 50 unterschiedlichen Befunden.

Einzelheiten zu den Befunden sind den **Festzuschuss-Richtlinien Abschnitt B.** zu entnehmen (siehe Seite 111-123).

In einem Kiefer können auch mehrere Befunde vorliegen. Entsprechend können Befunde und zugehörige Festzuschüsse auch miteinander kombiniert werden, wobei jedoch Einschränkungen zu beachten sind.

Die im Einzelfall tatsächlich durchgeführte Versorgung (z.B. Brücke oder Teilprothese) hat keinen Einfluss auf die Höhe des Festzuschusses, da der **Festzuschuss** sich **nach dem Befund** und **nicht der durchgeführten Therapie** richtet.

Abkürzungen

BEB – **B**undes**e**inheitliche **B**enennungsliste (Gebührenverzeichnis zahntechnischer Leistungen für die Privatabrechnung)

BEL – **B**undes**e**inheitliches **L**eistungsverzeichnis (Bundeseinheitliches Verzeichnis der abrechnungsfähigen zahntechnischen Leistungen für die Kassenabrechnung; wird in der aktuellen Fassung auch als **BEL II** bezeichnet zur Unterscheidung vom Vorgängerverzeichnis **BEL I**)

BEMA – Einheitlicher **Be**wertungs**ma**ßstab (Verzeichnis der zahnärztlichen Leistungen im Rahmen der Kassenabrechnung)

GOZ – **G**ebühren**o**rdnung für **Z**ahnärzte (Gesetzliche Grundlage mit Verzeichnis der zahnärztlichen Leistungen für die Privatabrechnung)

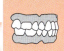

Festzuschuss-Richtlinien

Richtlinie des Gemeinsamen Bundesausschusses zur Bestimmung der Befunde und der Regelversorgungsleistungen, für die Festzuschüsse nach §§ 55, 56 SGB V zu gewähren sind

Präambel

Der **Gemeinsame Bundesausschuss** in der Besetzung für die vertragszahnärztliche Versorgung nach § 91 Abs. 6 SGB V
- **bestimmt** auf der **Grundlage der Zahnersatz-Richtlinien** die **Befunde, für die Zuschüsse** nach § 55 SGB V gewährt werden
- und ordnet diesen nach § 56 Abs. 2 SGB V **prothetische Regelversorgungen** zu.

Die Bestimmung der Befunde ist auf der Grundlage einer international anerkannten Klassifikation des Lückengebisses erfolgt. Dem **zahnmedizinischen Befund** wird unter Berücksichtigung der Zahnersatz-Richtlinien ein **Befund dieser Festzuschuss-Richtlinien** zugeordnet.

Die dem jeweiligen Befund zugeordnete zahnprothetische Versorgung orientiert sich an den zahnmedizinisch notwendigen zahnärztlichen und zahntechnischen Leistungen, die zu einer **ausreichenden, zweckmäßigen und wirtschaftlichen Versorgung** mit Zahnersatz einschließlich Zahnkronen und Suprakonstruktionen nach dem allgemein anerkannten Stand der zahnmedizinischen Erkenntnisse für den jeweiligen Befund gehören.

Bei der Zuordnung der Regelversorgung sind auch die Funktionsdauer, die Stabilität und auch die Gegenbezahnung berücksichtigt worden.

In die **Festlegung der Regelversorgung** sind
- die Befunderhebung,
- die Planung,
- die Vorbereitung des Restgebisses,
- die Beseitigung von groben Okklusionshindernissen
- und alle Maßnahmen zur Herstellung und Eingliederung des Zahnersatzes einschließlich der Nachbehandlung
- sowie die Unterweisung im Gebrauch des Zahnersatzes

einbezogen.

Dem Verband Deutscher Zahntechniker-Innungen ist nach § 56 Abs. 3 SGB V Gelegenheit zur Stellungnahme gegeben worden. Die Stellungnahme ist in die Entscheidung des Gemeinsamen Bundesausschusses einbezogen worden.

A. Allgemeines

1. Die nach dem zahnmedizinischen Befund zugeordneten Befunde von **Teil B dieser Festzuschuss-Richtlinien** sind nur ansetzbar, wenn die in den Beschreibungen der nachfolgenden Befunde geregelten Voraussetzungen vorliegen. Dabei sind die Inhalte der **Leistungsbeschreibungen des Einheitlichen Bewertungsmaßstabes** für zahnärztliche Leistungen berücksichtigt worden.

   Bei der Feststellung der Befunde wird **Zahnersatz einschließlich Suprakonstruktionen natürlichen Zähnen gleichgestellt**, soweit der vorhandene Zahnersatz noch funktionstüchtig ist oder die Funktionstüchtigkeit, z. B. durch Erweiterung, wiederhergestellt werden kann.

   Bei **Erneuerungen und Erweiterungen** von festsitzenden, nach der Versorgung teilweise zahngetragenen Suprakonstruktionen werden vorhandene **Suprakonstruktionen** ebenfalls **natürlichen Zähnen gleichgestellt**.

2. Die **Festzuschüsse zu den Befunden** werden auf Basis der **befundbezogenen, im Einzelfall tatsächlich eingliederungsfähigen Regelversorgungen** ermittelt und erst dann gewährt, wenn die auslösenden Befunde mit Zahnersatz, Zahnkronen oder Suprakonstruktionen so versorgt sind, dass keine weitere Versorgungsnotwendigkeit besteht.

   Bei **Teilleistungen** werden die **Festzuschüsse anteilig** gewährt.

   Festzuschüsse für Verblendungen werden immer dann gewährt, wenn die Regelversorgung diese vorsieht.

3. Bei der Versorgung mit Zahnersatz soll eine funktionell ausreichende Gegenbezahnung vorhanden sein oder im Laufe der Behandlung hergestellt werden.

4. Bei **Versicherten, die** gemäß § 55 Abs. 2 SGB V **unzumutbar belastet** würden, gewähren die Krankenkassen zusätzlich zu den Festzuschüssen nach § 55 Abs. 1 Satz 2 SGB V einen **weiteren Betrag in jeweils gleicher Höhe**, angepasst an die **Höhe der tatsächlich entstandenen Kosten**, höchstens jedoch in Höhe der nach § 57 Abs. 1 Satz 1 und Abs. 2 Satz 1 SGB V entstandenen Kosten.

5. Wählen **Versicherte, die** gemäß § 55 Abs. 2 SGB V **unzumutbar belastet** würden, einen über die Regelversorgung hinausgehenden **gleich- oder andersartigen Zahnersatz** ge-

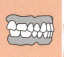

Festzuschuss-Richtlinien

mäß §55 Abs. 4 oder 5 SGB V, gewähren die Krankenkassen **nur den doppelten Festzuschuss**.

6. **Suprakonstruktionen** sind in den in den Zahnersatz-Richtlinien beschriebenen Fällen Gegenstand der Regelversorgung (siehe Seite 182).
   Bei der **Gewährung von Zuschüssen für Suprakonstruktionen** bei Erstversorgung mit Implantaten hat der Versicherte **Anspruch auf den Festzuschuss zur Versorgung der Befundsituation, die vor dem Setzen der Implantate** bestand.
   Für die Erneuerung und Wiederherstellung von Suprakonstruktionen sind Festzuschüsse ansetzbar, die der Gemeinsame Bundesausschuss auf der Grundlage von entsprechenden Regelleistungen ermittelt hat.
   Eine Gewährung von Festzuschüssen erfolgt auch in den Fällen, in denen Suprakonstruktionen außerhalb der in den Zahnersatz-Richtlinien genannten Fälle gewählt werden.

7. Bei der Erstversorgung, der Erneuerung und der Wiederherstellung von Suprakonstruktionen sind **für alle Leistungen im Zusammenhang mit den Implantaten**, wie die Implantate selbst, die Implantataufbauten und die implantatbedingten Verbindungselemente, **keine Festzuschüsse** ansetzbar.

8. Die **Kosten für Zahnersatz einschließlich Zahnkronen** sind gegenüber dem Versicherten für diejenigen Leistungen, die der **Regelversorgung** entsprechen, nach dem einheitlichen Bewertungsmaßstab **(BEMA)** und auf der Grundlage des bundeseinheitlichen Verzeichnisses der abrechnungsfähigen zahntechnischen Leistungen **(BEL II – 2004)** abzurechnen.
   Wählen Versicherte einen über die Regelversorgung gemäß §56 Abs. 2 SGB V hinausgehenden **gleichartigen Zahnersatz**, gilt als Abrechnungsgrundlage **für die Mehrkosten** die **Gebührenordnung für Zahnärzte (GOZ)**.
   Wählen Versicherte eine von der Regelversorgung abweichende **andersartige Versorgung** nach §55 Abs. 5 SGB V, gilt als Abrechnungsgrundlage ebenfalls die **Gebührenordnung für Zahnärzte (GOZ)**.
   Für die **Ausnahmefälle gemäß Nr. 36 der Zahnersatz-Richtlinien** (zahnbegrenzte Einzelzahnlücke, atrophierter Kiefer) bilden **BEMA** und **BEL II** weiterhin die Abrechnungsgrundlage.

9. **Begleitleistungen** wie Anästhesien, Röntgenaufnahmen, parodontologische und konservierende Leistungen, die bei Versorgungen gemäß §56 Abs. 2 SGB V (Regelleistungen) erbracht werden, sind als **vertragszahnärztliche Leistungen** abzurechnen. Dies gilt auch in Fällen, in denen Versicherte eine Versorgung nach §55 Abs. 4 und Abs. 5 SGB V wählen.

Festzuschüsse: Befundklasse 1

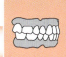

B. Befunde und zugeordnete Regelversorgungen nach den Festzuschuss-Richtlinien

1. Erhaltungswürdiger Zahn

Befund	Regelversorgung BEMA / Kurzbeschreibung	Beispiele
1.1 Erhaltungswürdiger Zahn mit weitgehender Zerstörung der klinischen Krone oder unzureichende Retentionsmöglichkeit, je Zahn	20a Metallische Vollkrone 19 Provisorische Krone 24c Abnahme und Wiederbefestigung einer prov. Krone 7b Planungsmodelle 98a Individuelle Abformung	Vollgusskrone 46 **Festzuschuss 1.1**
1.2 Erhaltungswürdiger Zahn mit großen Substanzdefekten, aber **erhaltener vestibulärer und/oder oraler Zahnsubstanz**, je Zahn	20c Metallische Teilkrone 19 Provisorische Krone 24c Abnahme und Wiederbefestigung einer prov. Krone 7b Planungsmodelle 98a Individuelle Abformung	gegossene Teilkrone 44 bei erhaltener bukkaler Wand **Festzuschuss 1.2**
1.3 Erhaltungswürdiger Zahn mit weitgehender Zerstörung der klinischen Krone oder unzureichende Retentionsmöglichkeit im Verblendbereich (15-25 und 34-44), **je Verblendung für Kronen** (auch implantatgestützte)	20b Vestibulär verblendete Verblendkrone abzüglich: 20a Metallische Vollkrone 24c Abnahme und Wiederbefestigung einer prov. Krone	Verblendkrone 43 **Festzuschüsse 1.1 und 1.3**
1.4 Endodontisch behandelter Zahn mit Notwendigkeit eines **konfektionierten metallischen Stiftaufbaus** mit herkömmlichen Zementierungsverfahren, je Zahn	18a Konfektionierter Stiftaufbau	konfektionierter metallischer Stiftaufbau **Festzuschuss 1.4**
1.5 Endodontisch behandelter Zahn mit Notwendigkeit eines **gegossenen metallischen Stiftaufbaus** mit herkömmlichen Zementierungsverfahren, je Zahn	18b Gegossener Stiftaufbau, zweizeitig 21 Provisorische Krone mit Stiftverankerung	gegossener metallischer Stiftaufbau **Festzuschuss 1.5**

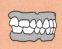

Festzuschüsse: Befundklasse 2

2. Zahnbegrenzte Lücken von höchstens vier fehlenden Zähnen je Kiefer bei ansonsten geschlossener Zahnreihe unter der Voraussetzung, dass keine Freiendsituation vorliegt (Lückensituation I).

Ein **fehlender Zahn 7** löst eine **Freiendsituation** aus. Dies gilt nicht, wenn Zahn 8 vorhanden ist und dieser als möglicher Brückenanker verwendbar ist.
Soweit Zahn 7 einseitig oder beidseitig fehlt und hierfür keine Versorgungsnotwendigkeit besteht, liegt keine Freiendsituation vor. Auch nicht versorgungsbedürftige Freiendsituationen werden für die Ermittlung der Anzahl der fehlenden Zähne je Kiefer berücksichtigt.
Ein fehlender Weisheitszahn ist nicht mitzuzählen.
Für lückenangrenzende Zähne nach den Befunden von Nr. 2 sind Befunde nach den Nrn. 1.1 bis 1.3 nicht ansetzbar.
Das Gleiche gilt bei einer Versorgung mit Freiendbrücken für den Pfeilerzahn, der an den lückenangrenzenden Pfeilerzahn angrenzt.

Befund	Regelversorgung BEMA / Kurzbeschreibung		Beispiele
2.1 Zahnbegrenzte Lücke mit einem fehlenden Zahn, je Lücke Bei gleichzeitigem Vorliegen eines Befundes im Oberkiefer für eine Brückenversorgung zum Ersatz von bis zu zwei nebeneinander fehlenden Schneidezähnen und für herausnehmbaren Zahnersatz ist bei beidseitigen Freiendsituationen neben dem Festzuschuss nach dem **Befund Nr. 2.1 zusätzlich** ein Festzuschuss nach dem **Befund Nr. 3.1** ansetzbar.	7b 89 91a 91c 92 19 95d 98a 93	Planungsmodelle Beseitigung grober Artikulationsstörungen Brückenanker (Metallische Vollkrone) Brückenanker (Metallische Teilkrone) Brückenspanne Provisorische Krone, prov. Brückenglied Abnahme und Wiedereinsetzen einer prov. Brücke Individuelle Abformung Adhäsivbrücke	1 Zahn fehlt **Festzuschuss 2.1**
2.2 Zahnbegrenzte Lücke mit zwei nebeneinander fehlenden Zähnen, je Lücke Bei gleichzeitigem Vorliegen eines Befundes im Oberkiefer für eine Brückenversorgung zum Ersatz von bis zu zwei nebeneinander fehlenden Schneidezähnen und für herausnehmbaren Zahnersatz ist bei beidseitigen Freiendsituationen neben dem Festzuschuss nach dem **Befund Nr. 2.2 zusätzlich** ein Festzuschuss nach dem **Befund Nr. 3.1** ansetzbar.	7b 89 91a 91c 92 19 95d 98a	Planungsmodelle Beseitigung grober Artikulationsstörungen Brückenanker (Metallische Vollkrone) Brückenanker (Metallische Teilkrone) Brückenspanne Provisorische Krone, prov. Brückenglied Abnahme und Wiedereinsetzen einer prov. Brücke Individuelle Abformung	2 Zähne fehlen **Festzuschuss 2.2**
2.3 Zahnbegrenzte Lücke mit drei nebeneinander fehlenden Zähnen, je Kiefer			3 Zähne fehlen, 2 Verblendungen **Festzuschüsse 1x 2.3, 2x 2.7**
2.4 Frontzahnlücke mit vier nebeneinander fehlenden Zähnen, je Kiefer			4 Frontzähne fehlen, 6 Verblendungen **Festzuschüsse 1x 2.4, 6x 2.7**

Festzuschüsse: Befundklasse 2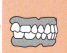

Befund	Regelversorgung BEMA / Kurzbeschreibung		Beispiele
2.5 **An eine Lücke unmittelbar angrenzende weitere zahnbegrenzte Lücke mit einem fehlenden Zahn**	7b 91a 91c 92 19 95d 98a	Planungsmodelle Brückenanker (Metallische Vollkrone) Brückenanker (Metallische Teilkrone) Brückenspanne Provisorische Krone, prov. Brückenglied Abnahme und Wiedereinsetzen einer prov. Brücke Individuelle Abformung	2 direkt angrenzende Zahnlücken 2 Verblendungen **Festzuschüsse** **1x 2.1,** **1x 2.5,** **2x 2.7**
2.6 **Disparallele Pfeilerzähne zur festsitzenden Zahnersatzversorgung**, Zuschlag je Lücke	7b 19 91e 95d 98a	Planungsmodelle Provisorische Krone, prov. Brückenglied Geschiebe bei geteilten Brücken Abnahme und Wiedereinsetzen einer prov. Brücke Individuelle Abformung	1 Zahn fehlt, geteilte Brücke **Festzuschüsse** **2.1 und 2.6**
2.7 **Fehlender Zahn** in einer zahnbegrenzten Lücke im Verblendbereich (15-25 und 34-44), **je Verblendung** für einen ersetzten Zahn, auch für einen der **Lücke angrenzenden Brückenanker** im Verblendbereich	91b 91a 95d	Brückenanker (vestibulär verblendete Verblendkrone) abzüglich: Brückenanker (Metallische Vollkrone) Abnahme und Wiedereinsetzen einer prov. Brücke	1 Zahn fehlt 2 Verblendungen **Festzuschüsse** **1x 2.1,** **2x 2.7**

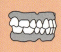

Festzuschüsse: Befundklasse 3

3. Zahnbegrenzte Lücken, die nicht den Befunden nach den Nrn. 2.1 bis 2.5 und 4 entsprechen

Befund	Regelversorgung BEMA Kurzbeschreibung		Beispiele
3.1 **Alle zahnbegrenzten Lücken, die nicht den Befunden nach Nrn. 2.1 bis 2.5 und 4 entsprechen, oder Freiendsituationen (Lückensituation II)**, je Kiefer Bei gleichzeitigem Vorliegen eines Befundes im Oberkiefer für eine Brückenversorgung zum Ersatz von bis zu zwei nebeneinander fehlenden Schneidezähnen und für herausnehmbaren Zahnersatz ist bei beidseitigen Freiendsituationen neben dem Festzuschuss nach dem Befund Nr. 3.1 zusätzlich ein Festzuschuss nach den Befunden der Nrn. 2.1 oder 2.2 ansetzbar.	7b 89 96a 96b 96c 98a 98b 98c 98g 98h/1 98h/2	Planungsmodelle Beseitigung grober Artikulationsstörungen Partielle Prothese Partielle Prothese Partielle Prothese Individuelle Abformung Funktionsabformung OK Funktionsabformung UK Metallbasis gegossene Halte- und Stützvorrichtung gegossene Halte- und Stützvorrichtungen	Modellgussprothese geplant bei Schaltlücke UK rechts und Freiendlücke UK links **Festzuschuss 3.1**
3.2 a) **Beidseitig bis zu den Eckzähnen oder bis zu den ersten Prämolaren verkürzte Zahnreihe**, b) **einseitig bis zum Eckzahn oder bis zum ersten Prämolaren verkürzte Zahnreihe und kontralateral im Seitenzahngebiet bis zum Eckzahn oder bis zum ersten Prämolaren unterbrochene Zahnreihe mit mindestens zwei nebeneinander fehlenden Zähnen**, c) **beidseitig im Seitenzahngebiet bis zum Eckzahn oder bis zum ersten Prämolaren unterbrochene Zahnreihe mit jeweils mindestens zwei nebeneinander fehlenden Zähnen** mit der **Notwendigkeit einer dentalen Verankerung**, wenn die **Regelversorgung** eine **Kombinationsversorgung** vorsieht, auch für frontal unterbrochene Zahnreihe, **je Eckzahn oder erstem Prämolar**. Der Befund ist **zweimal je** Kiefer ansetzbar.	19 91d 24c 98a	Provisorische Krone Teleskopkrone Abnahme und Wiederbefestigung einer prov. Krone Individuelle Abformung	Modellgussprothese mit Teleskopverankerung 33, 43 geplant bei Freiendlücken im UK beidseits **Festzuschüsse 1x 3.1, 2x 3.2, 2x 4.7**

114

Festzuschüsse: Befundklasse 4

4. Restzahnbestand bis zu 3 Zähnen oder zahnloser Kiefer

Befund	Regelversorgung BEMA Kurzbeschreibung	Beispiele
4.1 Restzahnbestand bis zu 3 Zähnen im Oberkiefer	7b Planungsmodelle 89 Beseitigung grober Artikulationsstörungen 96c Partielle Prothese 97a Totalprothese OK 98a Individuelle Abformung 98b Funktionsabformung OK 98g Metallbasis 98h/1 gegossene Halte- und Stützvorrichtung 98h/2 gegossene Halte- und Stützvorrichtungen	OK-Deckprothese (Cover-Denture) mit 3 Teleskopen **Festzuschüsse** 1x 4.1, 3x 4.6, 2x 4.7
4.2 Zahnloser Oberkiefer	7b Planungsmodelle 89 Beseitigung grober Artikulationsstörungen 97a Totalprothese OK 98a Individuelle Abformung 98b Funktionsabformung OK	OK-Totalprothese **Festzuschuss** 4.2
4.3 Restzahnbestand bis zu 3 Zähnen im Unterkiefer	7b Planungsmodelle 89 Beseitigung grober Artikulationsstörungen 96c Partielle Prothese 97b Totalprothese UK 98a Individuelle Abformung 98c Funktionsabformung UK 98g Metallbasis 98h/1 gegossene Halte- und Stützvorrichtung 98h/2 gegossene Halte- und Stützvorrichtungen	UK-Deckprothese (Cover-Denture) mit 2 Teleskopen **Festzuschüsse** 1x 4.3, 2x 4.6, 2x 4.7
4.4 Zahnloser Unterkiefer	7b Planungsmodelle 89 Beseitigung grober Artikulationsstörungen 97b Totalprothese UK 98a Individuelle Abformung 98c Funktionsabformung UK	UK-Totalprothese **Festzuschuss** 4.4

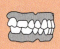

Festzuschüsse: Befundklasse 4

Befund	Regelversorgung BEMA / Kurzbeschreibung		Beispiele
4.5 Erfordernis einer **Metallbasis**, Zuschlag je Kiefer	98e	Metallbasis	**Festzuschuss 4.5**
4.6 Restzahnbestand bis zu 3 Zähnen **je Kiefer** mit der Notwendigkeit einer dentalen Verankerung, wenn die Regelversorgung eine **Kombinationsversorgung** vorsieht, je Ankerzahn	19 91d 24c 98a	Provisorische Krone Teleskopkrone Abnahme und Wiederbefestigung einer prov. Krone Individuelle Abformung	Teleskopkrone **Festzuschuss 4.6**
4.7 **Verblendung einer Teleskopkrone** im Verblendbereich (15-25 und 34-44), Zuschlag je Ankerzahn			verblendete Teleskopkrone **Festzuschüsse 4.6 und 4.7**
4.8 Restzahnbestand bis zu 3 Zähnen **je Kiefer** bei Notwendigkeit einer dentalen Verankerung durch **Wurzelstiftkappen**, je Ankerzahn	19 21 90 24c 98a	Provisorische Krone Provisorische Krone mit Stiftverankerung Wurzelstiftkappe Abnahme und Wiederbefestigung einer prov. Krone Individuelle Abformung	Wurzelstiftkappe mit Kugelknopfanker **Festzuschuss 4.8**
4.9 Schwierig zu bestimmende Lagebeziehung der Kiefer bei der Versorgung mit Totalprothesen und schleimhautgetragenen Deckprothesen (Notwendigkeit einer **Stützstiftregistrierung**), Zuschlag je Gesamtbefund	98d	Intraorale Stützstiftregistrierung	Intraorale Stützstiftregistrierung **Festzuschuss 4.9**

Festzuschüsse: Befundklasse 5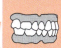

5. Lückengebiss nach Zahnverlust in Fällen, in denen eine endgültige Versorgung nicht sofort möglich ist

Befund	Regelversorgung BEMA / Kurzbeschreibung		Beispiele
5.1 Lückengebiss nach Verlust von bis zu 4 Zähnen je Kiefer in Fällen, in denen eine endgültige Versorgung nicht sofort möglich ist, je Kiefer	7b 89 96a 98a 98f	Planungsmodelle Beseitigung grober Artikulationsstörungen Partielle Prothese Individuelle Abformung Halte- und Stützvorrichtungen	Verlust 11, 21: Interimsersatz mit Kunststoffprothese **Festzuschuss 5.1**
5.2 Lückengebiss nach Verlust von 5 bis 8 Zähnen je Kiefer in Fällen, in denen eine endgültige Versorgung nicht sofort möglich ist, je Kiefer	7b 89 96b 98a 98f	Planungsmodelle Beseitigung grober Artikulationsstörungen Partielle Prothese Individuelle Abformung Halte- und Stützvorrichtungen	Verlust 12-22 und 26: Interimsersatz mit Kunststoffprothese **Festzuschuss 5.2**
5.3 Lückengebiss nach Verlust von über 8 Zähnen je Kiefer in Fällen, in denen eine endgültige Versorgung nicht sofort möglich ist, je Kiefer	7b 89 96c 98a 98b 98c 98f	Planungsmodelle Beseitigung grober Artikulationsstörungen Partielle Prothese Individuelle Abformung Funktionsabformung OK Funktionsabformung UK Halte- und Stützvorrichtungen	Verlust 16-14, 12-22, 24-27: Interimsersatz mit Kunststoffprothese **Festzuschuss 5.3**
5.4 Zahnloser Ober- oder Unterkiefer in Fällen, in denen eine endgültige Versorgung nicht sofort möglich ist, je Kiefer	89b 97a 97b 98a	Beseitigung grober Artikulationsstörungen Totalprothese OK Totalprothese UK Individuelle Abformung	Verlust 17-27: Interimsersatz mit Kunststoffprothese **Festzuschuss 5.4**

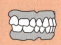

Festzuschüsse: Befundklasse 6

6. Wiederherstellungs- und erweiterungsbedürftiger konventioneller Zahnersatz

Befund	Regelversorgung BEMA / Kurzbeschreibung	Beispiele
6.0 Prothetisch versorgtes Gebiss **ohne Befundveränderung** mit wiederherstellungsbedürftiger herausnehmbarer-/Kombinationsversorgung **ohne Notwendigkeit der Abformung** und **ohne Notwendigkeit zahntechnischer Leistungen**, auch Auffüllen von Sekundärteleskopen im direkten Verfahren, je Prothese	89 Beseitigung grober Artikulationsstörungen 100a Wiederherstellung ohne Abformung	• Aktivieren gegossener Halte- und Stützelemente • Auffüllen einer Sekundärteleskopkrone im direkten Verfahren **Festzuschuss 6.0**
6.1 Prothetisch versorgtes Gebiss **ohne Befundveränderung** mit wiederherstellungsbedürftiger herausnehmbarer-/Kombinationsversorgung **ohne Notwendigkeit der Abformung**, je Prothese	89 Beseitigung grober Artikulationsstörungen 100a Wiederherstellung ohne Abformung	• Sprung- oder Bruchreparatur ohne Abformung • Wiederbefestigung eines Zahnes ohne Abformung **Festzuschuss 6.1**
6.2 Prothetisch versorgtes Gebiss **ohne Befundveränderung** mit wiederherstellungsbedürftiger herausnehmbarer-/Kombinationsversorgung **mit Notwendigkeit der Abformung (Maßnahmen im Kunststoffbereich)**, auch Wiederbefestigung von Sekundärteleskopen oder anderer Verbindungselemente an dieser Versorgung, je Prothese	89 Beseitigung grober Artikulationsstörungen 98f Halte- und Stützvorrichtungen 100b Wiederherstellung mit Abformung	• Bruchreparatur im Kunststoffbereich mit Abformung • Erneuerung eines Zahnes mit Abformung • Wiederbefestigen oder Erneuern von Klammern im Kunststoffbereich • Wiederbefestigen von Sekundärteleskopen im Kunststoffbereich • Erneuern von Sekundärteilen des Kugelknopfankers bei Wurzelstiftkappen im Kunststoffbereich **Festzuschuss 6.2**
6.3 Prothetisch versorgtes Gebiss **ohne Befundveränderung** mit wiederherstellungsbedürftiger herausnehmbarer-/Kombinationsversorgung **mit Maßnahmen im gegossenen Metallbereich**, auch Wiederbefestigung von Sekundärteleskopen oder anderer Verbindungselemente an dieser Versorgung, je Prothese	89 Beseitigung grober Artikulationsstörungen 98f Halte- und Stützvorrichtungen 98h/1 gegossene Halte- und Stützvorrichtungen 98h/2 gegossene Halte- und Stützvorrichtungen 100b Wiederherstellung mit Abformung	• Bruchreparatur im Metallbereich • Wiederbefestigen oder Erneuern von Halte- und Stützelementen im gegossenen Metallbereich • Wiederbefestigen von Sekundärteleskopen im Metallbereich • Erneuern von Sekundärteilen des Kugelknopfankers bei Wurzelstiftkappen im Metallbereich **Festzuschuss 6.3**

Festzuschüsse: Befundklasse 6

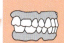

Befund	Regelversorgung BEMA / Kurzbeschreibung		Beispiele
6.4 Prothetisch versorgtes Gebiss **mit Befundveränderung** mit erweiterungsbedürftiger herausnehmbarer-/Kombinationsversorgung **mit Maßnahmen im Kunststoffbereich**, **je Prothese bei Erweiterung um einen Zahn**	89	Beseitigung grober Artikulationsstörungen	Schaltprothese zum Ersatz von 16, 15, 25, 26 neu: Verlust 17 ➔ Erweiterung der Prothese um Zahn 17
	98f	Halte- und Stützvorrichtungen	
	100b	Wiederherstellung mit Abformung	**Festzuschuss 6.4**
6.4.1 Prothetisch versorgtes Gebiss **mit Befundveränderung** mit erweiterungsbedürftiger herausnehmbarer-/Kombinationsversorgung **mit Maßnahmen im Kunststoffbereich**, **je Prothese bei Erweiterung um jeden weiteren Zahn**			
6.5 Prothetisch versorgtes Gebiss **mit Befundveränderung** mit erweiterungsbedürftiger herausnehmbarer-/Kombinationsversorgung **mit Maßnahmen im gegossenen Metallbereich**, **je Prothese bei Erweiterung um einen Zahn**	89	Beseitigung grober Artikulationsstörungen	Schaltlücke zum Ersatz von 16, 15, 25, 26 neu: Verlust 14 ➔ Erweiterung der Prothese um Zahn 14 und neue gegossene Halte- und Stützvorrichtung am Zahn 13
	98f	Halte- und Stützvorrichtungen	
	98h/1	gegossene Halte- und Stützvorrichtung	
	98h/2	gegossene Halte- und Stützvorrichtungen	**Festzuschuss 6.5**
	100b	Wiederherstellung mit Abformung	
6.5.1 Prothetisch versorgtes Gebiss **mit Befundveränderung** mit erweiterungsbedürftiger herausnehmbarer-/Kombinationsversorgung **mit Maßnahmen im gegossenen Metallbereich**, **je Prothese bei Erweiterung um jeden weiteren Zahn**			
6.6 **Verändertes Prothesenlager bei erhaltungswürdigem Teil-Zahnersatz**, je Prothese	89	Beseitigung grober Artikulationsstörungen	Teilunterfütterung oder vollständige Unterfütterung einer Teilprothese
	100c	Teilunterfütterung	
	100d	Vollständige Unterfütterung	**Festzuschuss 6.6**
	100e	Vollständige Unterfütterung mit funktioneller Randgestaltung OK	
	100f	Vollständige Unterfütterung mit funktioneller Randgestaltung UK	
6.7 **Verändertes Prothesenlager bei erhaltungswürdigem totalen Zahnersatz oder schleimhautgetragener Deckprothese**, je Kiefer	89	Beseitigung grober Artikulationsstörungen	Teilunterfütterung oder vollständige Unterfütterung einer Voll- oder Deckprothese
	100c	Teilunterfütterung	
	100d	Vollständige Unterfütterung	**Festzuschuss 6.7**
	100e	Vollständige Unterfütterung mit funktioneller Randgestaltung OK	
	100f	Vollständige Unterfütterung mit funktioneller Randgestaltung UK	

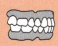

Festzuschüsse: Befundklasse 6

Befund	Regelversorgung BEMA / Kurzbeschreibung		Beispiele
6.8 **Wiederherstellungsbedürftiger festsitzender rezementierbarer Zahnersatz**, je Zahn	19 24a 24c 89 95a 95b 95d	Provisorische Krone Wiedereinsetzen einer Krone, eines Brückenankers Abnahme und Wiederbefestigung einer prov. Krone Beseitigung grober Artikulationsstörungen Wiedereinsetzen einer Brücke mit 2 Ankern Wiedereinsetzen einer Brücke mit mehr als 2 Ankern Wiedereinsetzen einer provisorischen Brücke	• Wiedereingliederung einer Einzelkrone (Rezementieren) **Festzuschuss** **1x 6.8** • Wiedereingliederung von zwei verblockten Einzelkronen **Festzuschüsse** **2x 6.8** • Wiedereingliederung einer Brücke mit 2 Ankern **Festzuschüsse** **2x 6.8**
6.8.1 **Wiederherstellungsbedürftiger festsitzender Zahnersatz** je Flügel einer Adhäsivbrücke			
6.9 **Wiederherstellungsbedürftige Facette/Verblendung** (auch wieder einsetzbar oder erneuerungsbedürftig) **im Verblendbereich an einer Krone, einem Sekundärteleskop, einem Brückenanker oder einem Brückenglied**, je Verblendung	19 24b 24c 89 95c 95d	Provisorische Krone Wiedereinsetzen/ Erneuerung einer Facette einer Krone Abnahme und Wiederbefestigung einer prov. Krone Beseitigung grober Artikulationsstörungen Wiedereinsetzen/ Erneuerung einer Facette einer Brücke Wiedereinsetzen einer provisorischen Brücke	• Wiedereingliederung einer Verblendschale (Facette) am Zahn 11 **Festzuschuss** **1x 6.9** • Erneuerung einer vestibulären Verblendung im direkten Verfahren am Zahn 15 **Festzuschuss** **1x 6.9** • Erneuerung einer vestibulären Verblendung im indirekten Verfahren und Wiedereingliederung der Krone 34 **Festzuschüsse** **1x 6.8, 1x 6.9**
6.10 **Erneuerungsbedürftiges Primär- oder Sekundärteleskop**, je Zahn	19 24c 91d 98a	Provisorische Krone Abnahme und Wiederbefestigung einer prov. Krone Teleskopkrone – halbe Gebühr Individuelle Abformung	• Erneuerung eines Sekundärteleskops 17 und Einarbeitung in vorhandene Prothese im Metallbereich **Festzuschüsse** **1x 6.10, 1x 6.3** • Erneuerung der Sekundärteleskope 33, 43 und Einarbeitung in vorhandene Prothese im Metallbereich **Festzuschüsse** **2x 6.10, 2x 4.7, 1x 6.3**

Festzuschüsse: Befundklasse 7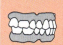

7. Erneuerung und Wiederherstellung von Suprakonstruktionen

Befund	Regelversorgung BEMA / Kurzbeschreibung	Beispiele
7.1 Erneuerungsbedürftige Suprakonstruktion (vorhandenes Implantat bei zahnbegrenzter Einzelzahnlücke), je implantatgetragene Krone	7b Planungsmodelle 19 Provisorische Krone 20a Metallische Vollkrone 24c Abnahme und Wiederbefestigung einer prov. Krone 98a Individuelle Abformung	• Erneuerung einer Verblendkrone 11 auf einem vorhandenen Implantat **Festzuschüsse** 1x 7.1, 1x 1.3
7.2 Erneuerungsbedürftige Suprakonstruktion, die über den Befund nach Nr. 7.1 hinausgeht, je implantatgetragene Krone, Brückenanker oder Brückenglied, höchstens viermal je Kiefer	7b Planungsmodelle 19 Provisorische Krone 89 Beseitigung grober Artikulationsstörungen 92 Brückenspanne 95d Abnahme und Wiedereinsetzen einer prov. Brücke 98a Individuelle Abformung	• Erneuerung von 2 Verblendkronen 11, 12 auf vorhandenen Implantaten **Festzuschüsse** 2x 7.2, 2x 1.3 • Erneuerung einer implantatgetragenen Brücke 44-47 **Festzuschüsse** 4x 7.2, 1x 2.7
7.3 Wiederherstellungsbedürftige Suprakonstruktionen (Facette), je Facette	19 Provisorische Krone 24b Wiedereinsetzen/Erneuerung einer Facette einer Krone 95c Wiedereinsetzen/Erneuerung einer Facette einer Brücke	• Erneuerung oder Wiedereinsetzen der Verblendung einer implantatgetragenen Krone 11 **Festzuschuss** 7.3
7.4 Wiederherstellungsbedürftiger festsitzender rezementierbarer oder zu verschraubender Zahnersatz, je implantatgetragene Krone oder Brückenanker	19 Provisorische Krone 24a Wiedereinsetzen einer Krone, eines Brückenankers 95a Wiedereinsetzen einer Brücke mit 2 Ankern 95b Wiedereinsetzen einer Brücke mit mehr als 2 Ankern	• Wiedereingliederung einer implantatgetragenen Krone 46 **Festzuschuss** 7.4 • Wiederherstellung der Verblendung 15 und Wiedereingliederung der implantatgetragenen Brücke 17-15 **Festzuschüsse** 1x 7.3, 2x 7.4

Festzuschüsse: Befundklasse 7

Befund	Regelversorgung BEMA / Kurzbeschreibung		Beispiele
7.5 Erneuerungsbedürftige implantatgetragene Prothesenkonstruktion, je Prothesenkonstruktion	7b 89 97a 97b 98a 98b 98c	Planungsmodelle Beseitigung grober Artikulationsstörungen Totalprothese OK Totalprothese UK Individuelle Abformung Funktionsabformung OK Funktionsabformung UK	• Erneuerung einer implantatgetragenen Prothese bei nicht atrophiertem zahnlosem Kiefer **Festzuschuss** **7.5**
7.6 Erneuerungsbedürftige Prothesenkonstruktion bei atrophiertem zahnlosem Kiefer, je implantatgetragenem Konnektor als Zuschlag zum Befund nach Nr. 7.5, höchstens viermal je Kiefer	19 24a 95a 95b	Provisorische Krone Wiedereinsetzen einer Krone, eines Brückenankers Wiedereinsetzen einer Brücke mit 2 Ankern Wiedereinsetzen einer Brücke mit mehr als 2 Ankern	• Erneuerung einer implantatgetragenen Prothese bei atrophiertem zahnlosem Kiefer auf 4 Implantaten **Festzuschüsse** **1x 7.5, 4x 7.6**
7.7 Wiederherstellungsbedürftige implantatgetragene Prothesenkonstruktion, Umgestaltung einer vorhandenen Totalprothese zur Suprakonstruktion bei Vorliegen eines zahnlosen atrophierten Kiefers, je Prothesenkonstruktion	100ai 100bi 100ci 100di 100ei 100fi	Wiederherstellung ohne Abformung Wiederherstellung mit Abformung Teilunterfütterung Vollständige Unterfütterung Vollständige Unterfütterung mit funktioneller Randgestaltung OK Vollständige Unterfütterung mit funktioneller Randgestaltung UK	• Vollständige Unterfütterung einer implantatgetragenen Prothese mit funktioneller Randgestaltung bei atrophiertem zahnlosem Kiefer **Festzuschuss** **7.7** • Umgestaltung einer vorhandenen Prothese zur Suprakonstruktion bei atrophiertem zahnlosem Kiefer **Festzuschuss 7.7**

Festzuschüsse: Befundklasse 8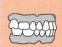

8. Nicht vollendete Behandlung (Teilleistungen)

Befund	Festzuschuss
8.1 Befund nach Präparation eines erhaltungswürdigen Zahnes, einer Teleskopkrone oder einer Wurzelstiftkappe	**50 v. H.** des Festzuschusses für den Befund nach den **Nrn. 1.1, 1.2, 1.5, 3.2, 4.6 oder 4.8** sind ansetzbar.
8.2 Befund nach Präparation eines erhaltungswürdigen Zahnes, einer Teleskopkrone oder einer Wurzelstiftkappe, wenn auch weitergehende Maßnahmen durchgeführt worden sind	**75 v. H.** des Festzuschusses für den Befund nach den **Nrn. 1.1, 1.2, 1.5, 3.2, 4.6 oder 4.8** sind ansetzbar. Ggf. sind die Festzuschüsse für den Befund nach den **Nrn. 1.3 oder 4.7** ansetzbar.
8.3 Befund nach Präparation der Ankerzähne einer Brücke	**50 v. H.** der Festzuschüsse für die Befunde nach den **Nrn. 2.1 bis 2.5** sind ansetzbar.
8.4 Befund nach Präparation der Ankerzähne einer Brücke, wenn auch weitergehende Maßnahmen durchgeführt worden sind	**75 v. H.** der Festzuschüsse für die Befunde nach den **Nrn. 2.1 bis 2.5** sind ansetzbar. Ggf. sind die Festzuschüsse für den Befund nach **Nr. 2.7** für die Ankerzähne oder für die Brückenzwischenglieder ansetzbar.
8.5 Befund nach Abformung und Ermittlung der Bissverhältnisse zur Eingliederung einer Teilprothese, einer Cover-Denture-Prothese oder einer Totalprothese	**50 v. H.** der Festzuschüsse für die Befunde nach den **Nrn. 3.1, 4.1 bis 4.4 oder 5.1 bis 5.4** sind ansetzbar.
8.6 Befund nach Abformung und Ermittlung der Bissverhältnisse zur Eingliederung einer Teilprothese, einer Cover-Denture-Prothese oder einer Totalprothese, wenn auch weitergehende Maßnahmen durchgeführt worden sind	**75 v. H.** der Festzuschüsse für die Befunde nach den **Nrn. 3.1, 4.1 bis 4.4 oder 5.1 bis 5.4** sind ansetzbar. Ggf. sind die Festzuschüsse für die Befunde nach den **Nrn. 4.5 oder 4.9** ansetzbar.

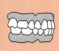

Arten von Zahnersatz, Regelversorgung

Arten von Zahnersatz

Das Gesetz unterscheidet **3 Arten von Zahnersatz** (§ 55 SGB V):
- **Regelversorgung**
- **gleichartiger Zahnersatz**
  (geht über die Regelversorgung hinaus)
- **andersartiger Zahnersatz**
  (weicht von der Regelversorgung ab).

Hinzu kommen so genannte **Mischfälle**. Dies sind **Kombinationen** einer Regelversorgung bzw. gleichartigen Versorgung **mit einer andersartigen Versorgung**.

Bei den verschiedenen Arten von Zahnersatz bestehen Unterschiede in
- der **Art und Weise des Zahnersatzes**
  (Form der Versorgung) und
- der **Art und Weise der Abrechnung**
  (Honorarregelung und Abrechnungsweg).

Regelversorgung

Die **Regelversorgung** bildet die Grundlage der vertragszahnärztlichen Versorgung.

Zur Regelversorgung gehören
- die **zahnmedizinisch notwendigen** zahnärztlichen und zahntechnischen Leistungen
- für einen **ausreichenden, zweckmäßigen und wirtschaftlichen Zahnersatz**.

Die **Festzuschüsse** decken im Durchschnitt 50 % der Kosten für die Regelversorgung ab.
Durch das **Bonusheft** können sich die Festzuschüsse erhöhen.
- Für ein **5 Jahre** lückenlos geführtes Bonusheft erhöht sich der Festzuschuss um 20 %. Er macht dann im Durchschnitt 60 % der Regelversorgung aus.

Berechnung
50 % Festzuschuss + 20 % von 50 % Festzuschuss
= 50 % Festzuschuss + 10 % der Regelversorgung
= 60 % der Regelversorgung.

- Für ein **10 Jahre** lückenlos geführtes Bonusheft erhöht sich der Festzuschuss um 30 %. Er macht dann im Durchschnitt 65 % der Regelversorgung aus.

Der Vertragszahnarzt rechnet die tatsächlich im Einzelfall durchgeführten Leistungen ab.
- Die **Festzuschüsse** werden mit der KZV abgerechnet (siehe Übersicht auf Seite 126).
- Die **über die Festzuschüsse hinausgehenden Kosten** werden mit dem Versicherten abgerechnet.

Die **Vergütung für die zahnärztlichen Leistungen** erfolgt nach dem **BEMA**. Dabei gilt ein **bundeseinheitlicher Punktwert**.
Die **zahntechnischen Leistungen** werden auf der Grundlage des **Bundeseinheitlichen Leistungsverzeichnisses (BEL)** abgerechnet. Dabei ist der Rechnung an den Versicherten
- ein Exemplar der **Rechnung des gewerblichen Labors** oder **des Praxislabors** über die zahntechnischen Leistungen
- und die **Erklärung über Medizinprodukte (Konformitätserklärung)** beizufügen.

Gleichartiger Zahnersatz, andersartiger Zahnersatz

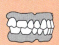

Gleichartiger Zahnersatz

Ein **gleichartiger Zahnersatz** geht über eine Regelversorgung hinaus.

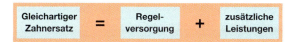

Ein **gleichartiger Zahnersatz beinhaltet** also eine **Regelversorgung** und enthält zusätzliche Leistungen. Ein Beispiel hierfür ist die **keramische Vollverblendung** einer Krone bei einem erhaltungswürdigen Zahn mit weitgehender Zerstörung der Krone. Die Krone ist eine Regelversorgung, die keramische Vollverblendung ist eine zusätzliche Leistung.
Wählen Versicherte einen über die Regelversorgung hinausgehenden **gleichartigen Zahnersatz**, so haben sie die anfallenden **Mehrkosten selbst zu tragen**. Die Mehrkosten werden privat berechnet. Dabei werden
- **zahnärztliche Mehrkosten** nach der **Gebührenordnung für Zahnärzte (GOZ)** und
- **zahntechnische Mehrkosten** nach der **Bundeseinheitlichen Benennungsliste für zahntechnische Leistungen (BEB)**
berechnet.
Der Versicherte muss also in der Summe seinen **Eigenanteil** für die Regelversorgung und alle **Mehrkosten** für die zusätzlichen Leistungen tragen (siehe Übersicht auf Seite 126).
Der **Festzuschuss** wird vom Vertragszahnarzt mit der KZV abgerechnet.

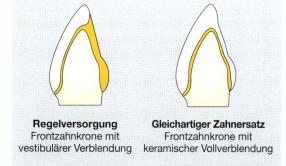

Regelversorgung
Frontzahnkrone mit vestibulärer Verblendung

Gleichartiger Zahnersatz
Frontzahnkrone mit keramischer Vollverblendung

Andersartiger Zahnersatz

Ein **andersartiger Zahnersatz** weicht von der Regelversorgung ab.

| Andersartiger Zahnersatz | = | Versorgung baut nicht auf der Regelversorgung auf |

Ein **andersartiger Zahnersatz** liegt vor, wenn die Versorgung **nicht** die für den Befund festgelegte Regelversorgung beinhaltet.

Beispiel
Ein Beispiel hierfür ist ein festsitzender Zahnersatz mit Brücken bei einem Lückengebiss, bei dem die Regelversorgung ein herausnehmbarer Zahnersatz mit einer Modellgussprothese ist.
Entsprechend ist auch ein **implantatgestützter Zahnersatz (= Suprakonstruktion)** grundsätzlich ein **andersartiger Zahnersatz**.

Die **gesamte andersartige Versorgung** wird **dem Patienten berechnet**. Dabei werden
- **zahnärztliche Leistungen** nach der **Gebührenordnung für Zahnärzte (GOZ)** und
- **zahntechnische Leistungen** nach der **Bundeseinheitlichen Benennungsliste für zahntechnische Leistungen (BEB)**
berechnet.
Der Versicherte erhält also eine **Rechnung für alle zahnärztlichen und zahntechnischen Leistungen**. Die Krankenkasse erstattet dem Versicherten die bewilligten Festzuschüsse **(Kostenerstattung)**.
Die Auszahlung der Festzuschüsse von der Krankenkasse **direkt** an den Versicherten wird auch als **Direktabrechnung** bezeichnet und im Heil- und Kostenplan mit einem **D** gekennzeichnet.
Es erfolgt **keine** Abrechnung über die KZV.
Voraussetzung für die Kostenerstattung in Höhe des Festzuschusses durch die Krankenkasse ist, dass
- auch bei andersartigem Zahnersatz der **vereinbarte Heil- und Kostenplan (Teil 1 und 2)** verwendet wird
- und **vor** Behandlungsbeginn die **Bewilligung der Krankenkasse** eingeholt wird.

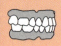

Mischfälle, Begleitleistungen

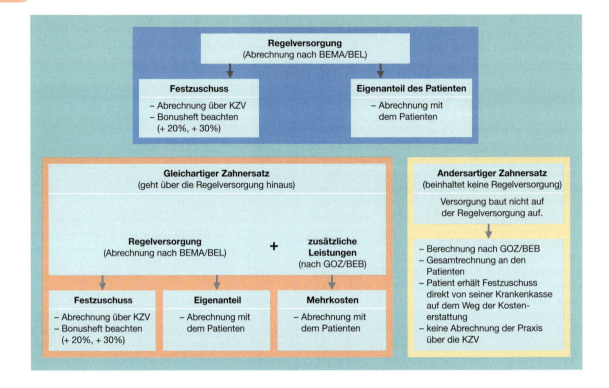

Mischfälle

Mischfälle sind **Kombinationen** einer Regelversorgung bzw. gleichartigen Versorgung **mit einer andersartigen Versorgung**.

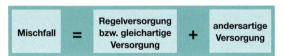

Genehmigte Festzuschüsse für Mischfälle sind über die KZV abzurechnen, wenn **mehr als 50 %** **des zahnärztlichen Honorars** zum Zeitpunkt der Planung für Leistungen der **Regelversorgung und/oder gleichartigen Versorgung** anfallen (Punkt 7d der Anlage 3 zum Bundesmantelvertrag für Zahnärzte). Beträgt das zahnärztliche Honorar für die **andersartige Versorgung mehr als 50 %**, so sind alle Leistungen wie eine alleinige andersartige Versorgung mit dem Versicherten abzurechnen. Der Versicherte erhält dann den Festzuschuss **direkt** von seiner Krankenkasse auf dem Weg der **Kostenerstattung**. Dies ist im **Heil- und Kostenplan** mit einem **D** zu kennzeichnen.

Begleitleistungen bei Regelversorgung

Begleitleistungen, die bei der **vertragszahnärztlichen Regelversorgung** anfallen, werden über die **KZV (Kons./Chirurgie)** abgerechnet.
Dies gilt auch, wenn der Patient eine **gleich- oder andersartige Versorgung** gewählt hat.
Hierzu können z. B. folgende **konservierend-chirurgische und Röntgenleistungen** gehören:

Ä1	–	Beratung
01	–	Eingehende Untersuchung
Ä925	–	Röntgendiagnostik der Zähne
Ä934	–	Röntgenaufnahme des Schädels
Ä935	–	Teilaufnahme des Schädels
8	–	Sensibilitätsprüfung
12	–	Besondere Maßnahmen beim Präparieren oder Füllen
13a	–	Einflächige Aufbaufüllung
13b	–	Mehrflächige Aufbaufüllung
6001	–	Materialkosten für Stiftverankerung
23	–	Entfernen einer Krone, eines Brückenankers, eines Wurzelstiftes, Abtrennen eines Brückengliedes oder Steges

Begleitleistungen, Härtefälle

25	– Indirekte Überkappung
26	– Direkte Überkappung
40	– Infiltrationsanästhesie
41	– Leitungsanästhesie
49	– Exzision von Schleimhaut oder Granulationsgewebe
105	– Behandlung von Mundschleimhauterkrankungen
106	– Beseitigen scharfer Kanten
107	– Entfernen harter Zahnbeläge.

Einzelheiten zu diesen Gebührenpositionen sind den **Lernfeldern 4.1, 5.1 und 8.1** in **Band I** sowie **Lernfeld 10.1** in diesem Band zu entnehmen.

Bei der Abrechnung von **Röntgenleistungen und Anästhesieleistungen** im Zusammenhang mit der Versorgung mit Zahnersatz und Zahnkronen ist im **Bemerkungsfeld die Ziffer 5** einzutragen.

Begleitleistungen bei Privatbehandlung, die
– bei einer Behandlung erforderlich sind, die **über die Regelversorgung hinausgeht** (gleich- oder andersartige Versorgung)
– und die bei der Regelversorgung **nicht** angefallen wären,

sind privat zu vereinbaren (siehe Seite 146) und werden dem Patienten nach der **Gebührenordnung für Zahnärzte (GOZ)** berechnet.

Wird zum Beispiel statt einer Modellgussprothese als Regelversorgung eine Brückenversorgung durchgeführt, so ist die Lokalanästhesie bei der Präparation der Pfeilerzähne eine Begleitleistung, die privat abzurechnen ist.

Härtefälle

Ein **Härtefall** liegt vor, wenn ein Versicherter durch den Eigenanteil unzumutbar belastet werden würde. Einzelheiten sind in § 55 Abs.2 SGB V gesetzlich geregelt worden.

Grundsätzlich hat ein Versicherter, der unzumutbar belastet werden würde, Anspruch auf einen **Zahnersatz ohne eigene Zuzahlung**.

Deshalb gewähren die Krankenkassen **bei Härtefällen den doppelten Festzuschuss**, höchstens jedoch in Höhe der tatsächlich entstandenen Kosten. Sollte der Rechnungsbetrag also unter dem doppelten Festzuschuss liegen, so wird auch nur dieser Rechnungsbetrag übernommen.

Reicht der doppelte Festzuschuss **bei einer Regelversorgung** nicht aus, so sind die Krankenkassen verpflichtet, **auch die Kosten über dem doppelten Festzuschuss** zu übernehmen.

Wählt ein Versicherter als **Härtefall** jedoch einen über die Regelversorgung hinausgehenden **gleich- oder andersartigen Zahnersatz**, so ist die Leistungspflicht der Krankenkasse **auf den doppelten Festzuschuss begrenzt**.

Härtefallregelung
Die Versicherten haben als **Härtefall** Anspruch auf eine **zuzahlungsfreie Regelversorgung**.

- Es wird der doppelte Festzuschuss gewährt.
- Bei einer Regelversorgung werden auch Kosten über dem doppelten Festzuschuss übernommen.
- Der Anspruch der Versicherten ist auf den tatsächlichen Rechnungsbetrag begrenzt.
- Bei einem über die Regelversorgung hinausgehenden Zahnersatz ist der Anspruch der Versicherten auf den doppelten Festzuschuss begrenzt.

Wählt ein Versicherter als Härtefall bei einer Brückenversorgung eine Edelmetalllegierung (EM-Legierung) oder Reinmetall, statt der in der Regelversorgung vorgesehenen Nichtedelmetalllegierung (NEM-Legierung), muss er die **Mehrkosten für das Edelmetall** selbst tragen. Die Krankenkasse übernimmt nur den **Festzuschussanteil** für das Nichtedelmetall **pro Abrechnungseinheit**.

Als Abrechnungseinheit gelten:

– jede Krone, jeder Brückenanker
– jedes Brückenglied
– jedes Primärteil einer Teleskopkrone/Konuskrone
– jedes Sekundärteil einer Teleskopkrone/Konuskrone
– jeder gegossene Stiftaufbau
– jedes individuelle Geschiebe bei einer geteilten Brücke aufgrund von disparallelen Pfeilerzähnen

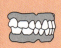

Heil- und Kostenplan

Heil- und Kostenplan (HKP)
Vor Beginn der Behandlung hat der Vertragszahnarzt einen **kostenfreien Heil- und Kostenplan** **(HKP)** nach dem abgedruckten Muster (Teil 1 und 2) zu erstellen. Der **Teil 2** wird **nur bei gleich- oder andersartigen Leistungen** ausgefüllt.

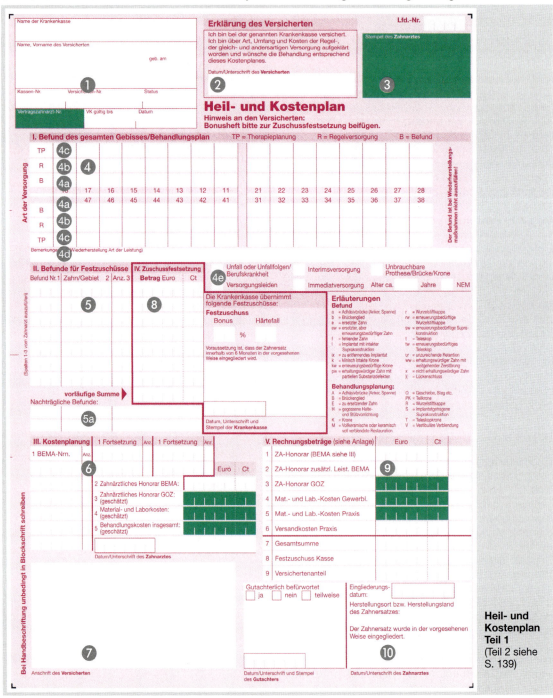

Heil- und Kostenplan Teil 1
(Teil 2 siehe S. 139)

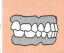

Heil- und Kostenplan

Der **Heil- und Kostenplan Teil 1** ist mit Blindfarbe bedruckt und teilweise maschinenlesbar gestaltet. Nicht maschinenlesbar sind aus datenschutzrechtlichen Gründen die Daten in den vier dunkel markierten Feldern. Dies sind:
- Vertragszahnarzt-Nr.
- Stempel des Zahnarztes
- Kostenplanung für
  – zahnärztliches Honorar GOZ
  – Material- und Laborkosten
  – Behandlungskosten insgesamt
- Rechnungsbeträge für
  – zahnärztliches Honorar GOZ
  – Material- und Laborkosten gewerblich
  – Material- und Laborkosten Praxis.

Diese Felder müssen auch ausgefüllt werden. Sie sind aber nur normal lesbar.

Der **Heil- und Kostenplan Teil 2** ist nicht maschinenlesbar (siehe Seite 139).
Der Teil 2 kann auch individuell per EDV erstellt werden. Dabei dürfen Inhalt, Aufbau und Struktur nicht verändert werden.

Vor Erstellung des Heil- und Kostenplans hat der Zahnarzt den Patienten aufzuklären über:
– Befund und Indikation (Grund) für die Behandlung
– Behandlungsalternativen
– voraussichtliche Behandlungskosten.

Sowohl bei einer Regelversorgung als auch bei einer gleich- oder andersartigen Versorgung ist zu beachten:
– Der Vertragszahnarzt darf vom gesetzlich Versicherten **keine Gebühr für den Heil- und Kostenplan** verlangen.
– Der Heil- und Kostenplan (Teil 1 und 2) hat die **Gesamtplanung** zu enthalten. Dabei sind der zahnmedizinische Befund, die Regelversorgung sowie Art, Umfang und Kosten der tatsächlich geplanten Versorgung anzugeben.
– Der Heil- und Kostenplan (Teil 1 und 2) ist **vor Beginn der Behandlung** der Krankenkasse vorzulegen.

Die **Krankenkasse prüft den Heil- und Kostenplan** insgesamt. Die Krankenkasse **kann** den Befund, die Versorgungsnotwendigkeit und die geplante Versorgung **begutachten** lassen.
Ohne vorherige Bewilligung der Krankenkasse erhält der Versicherte keinen Festzuschuss. Für Wiederherstellungen/Erneuerungen können Vereinfachungen des Bewilligungsverfahrens bestehen.

Ausfüllhinweise zum Heil- und Kostenplan Teil 1

Der **Heil- und Kostenplan Teil 1** besteht aus der Kopfleiste mit
- Versichertenfeld,
- Erklärung des Versicherten und
- Stempel des Zahnarztes

und den fünf Fachabschnitten
I. Befund des Gebisses/Behandlungsplan
II. Befunde für Festzuschüsse
III. Kostenplan
IV. Zuschussfestsetzung
V. Rechnungsbeträge.

Kopfleiste

❶ Die auf der Krankenversichertenkarte gespeicherten Daten werden eingelesen und im **Versichertenfeld** auf den HKP gedruckt.

❷ Der **Patient** bestätigt hier mit seiner **Unterschrift**, dass er
– bei der genannten Krankenkasse versichert ist,
– über Art, Umfang und Kosten der Versorgung aufgeklärt wurde und
– die Behandlung entsprechend dieses Heil- und Kostenplans wünscht.

❸ Maschinell oder mit Stempel werden hier Name und Anschrift des Vertragszahnarztes mit der Vertragszahnarzt-Nummer angegeben.

Erklärung des Versicherten

Ich bin bei der genannten Krankenkasse versichert. Ich bin über Art, Umfang und Kosten der Regel-, der gleich- und andersartigen Versorgung aufgeklärt worden und wünsche die Behandlung entsprechend dieses Kostenplanes.

Datum/Unterschrift des **Versicherten**

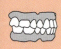

Heil- und Kostenplan: Befund

❹ I. Befund des gesamten Gebisses/ Behandlungsplan

Der Vertragszahnarzt muss im Heil- und Kostenplan den Befund des gesamten Gebisses und den Behandlungsplan angeben. Dazu enthält dieses Feld jeweils 3 Zeilen für den Ober- und Unterkiefer:

- **B** – für den zahnmedizinischen **Befund**,
- **R** – für die **Regelversorgung** nach den Richtlinien,
- **TP** – für die **Therapieplanung** (tatsächlich geplante Versorgung).

Bei **Maßnahmen zur Wiederherstellung** ist der Befund nicht auszufüllen. Jedoch ist die Art der Leistung bei Wiederherstellungsmaßnahmen im Feld **Bemerkungen** einzutragen.

Es sind ausschließlich die auf dem Heil- und Kostenplan angegebenen **Abkürzungen** zu verwenden. Dabei können diese Abkürzungen auch miteinander kombiniert werden:

z. B. i mit k, b oder x
K mit V oder M
B mit V oder M
S mit K, KV, KM, B, BV, BM, T, TV oder E.

Vollverblendete Teleskop- oder Konuskronen werden unabhängig vom verwendeten Verblendmaterial mit **TM** gekennzeichnet.

Bei der Ermittlung der Anzahl der fehlenden Zähne für einen Festzuschuss der Befundklasse 2 zählt ein **Lückenschluss** nicht als fehlender Zahn und hat keine Auswirkung auf das Vorliegen einer Freiendsituation. Ein Lückenschluss wird mit dem vereinbarten Kürzel **)(** im Zahnschema gekennzeichnet. Die Zähne im Lückengebiss sind entsprechend ihrer topographischen (tatsächlichen) Lage in das Zahnschema einzutragen. Die topographische Lage entscheidet auch über den Ansatz der **Verblendzuschüsse** nach den Befund-Nrn. 1.3 und 2.7 (siehe Seiten 111 und 113). So ist z. B. ein Verblendzuschuss ansetzbar, wenn ein unterer zweiter Prämolar an der Stelle eines fehlenden ersten Prämolaren steht.

❹ₐ B – Befund

In **Zeile B** sind alle **zahnmedizinischen Befunde** mit den vereinbarten Abkürzungen einzutragen.

Mit der Abkürzung **ur** werden Zähne gekennzeichnet,
- deren natürliche Zahnkrone **keine ausreichende Retention** für die Halteelemente von herausnehmbarem Zahnersatz bietet,
- oder die bei Brückenversorgungen aus statischen und funktionellen Gründen als **zusätzliche Pfeiler** mit einbezogen werden sollen.

Vorhandener **Kombinationszahnersatz mit Verbindungselementen** (Geschiebe, Anker, Riegel, Steg u. a.) ist mit **o** an den **Kronen mit Verbindungselementen** zu kennzeichnen bzw. im **Bemerkungsfeld** anzugeben.

Abkürzungen für den Befund	
a	= Adhäsivbrücke (Anker, Spanne). Hier wird nicht zwischen Anker und Brückenglied (Spanne) unterschieden.
b	= Brückenglied
e	= ersetzter Zahn
ew	= ersetzter, aber erneuerungsbedürftiger Zahn
f	= fehlender Zahn
i	= Implantat mit intakter Suprakonstruktion
ix	= zu entfernendes Implantat
k	= klinisch intakte Krone
kw	= erneuerungsbedürftige Krone
pw	= erhaltungswürdiger Zahn mit partiellen Substanzdefekten
ww	= erhaltungswürdiger Zahn mit weitgehender Zerstörung
r	= Wurzelstiftkappe (r = radix – Wurzel)
rw	= erneuerungsbedürftige Wurzelstiftkappe
sw	= erneuerungsbedürftige Suprakonstruktion
t	= Teleskop
tw	= erneuerungsbedürftiges Teleskop
ur	= unzureichende Retention
x	= nicht erhaltungswürdiger Zahn
)(	= Lückenschluss.

Heil- und Kostenplan: Regelversorgung

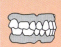

④b R – Regelversorgung

Die zur Behandlung des erhobenen Befundes B notwendige **Regelversorgung** ist in **Zeile R** einzutragen.

Dies erfolgt unabhängig von der Art des tatsächlich geplanten Zahnersatzes (Regel-, gleich- oder andersartige Versorgung), da der Versicherte nur dann Anspruch auf den Festzuschuss hat, wenn im HKP die Regelversorgung eingetragen wird und die Krankenkasse den HKP entsprechend bewilligt hat.

Die **Regelversorgung** ergibt sich aus dem **zahnmedizinischen Befund** unter Anwendung der **Zahnersatz- und Festzuschuss-Richtlinien**.

Dies ist z. B.:

– bei Einzelzähnen die Krone,
– bei kleinen Lücken die Brücke und
– bei umfangreichem Lückenbefund die Modellgussprothese.

Der Patient hat in jedem Fall Anspruch auf diese Regelversorgung unabhängig von der später tatsächlich durchgeführten Behandlung. Bei den **Befunden 7.2 und 7.5** wird die **Zeile R** nicht ausgefüllt, da für diese Befunde keine tatsächlichen Regelversorgungen in den Festzuschuss-Richtlinien enthalten sind. Dies gilt jedoch nicht bei der Erneuerung einer **implantatgetragenen Totalprothese** bei **zahnlosem atrophierten Kiefer** nach **Befund 7.5**. Hier ist die richtliniengemäße Regelversorgung mit **SE** anzugeben.

Sowohl bei der Regelversorgung (Zeile R) als auch bei der Therapieplanung (Zeile TP) muss die **Zahl und Lage der gegossenen Halte- und Stützelemente** angegeben werden, damit eine Zuordnung zu den BEMA-Gebührennummern möglich ist.

Abkürzungen für die Behandlungsplanung

A = Adhäsivbrücke (Anker, Spanne).
Es wird nicht zwischen Anker und Brückenglied (Spanne) unterschieden.
B = Brückenglied
E = zu ersetzender Zahn
H = gegossene Halte- und Stützvorrichtung
K = Krone
M = Vollkeramische oder keramisch voll verblendete Restauration.
Hiermit werden die vollkeramischen Kronen/Brücken ohne Metallgerüst und keramisch voll verblendeten Kronen/Brücken mit Metallgerüst zusammengefasst.
O = Geschiebe, Steg etc.
PK = Teilkrone (partielle Krone)
R = Wurzelstiftkappe
(R = Radix – Wurzel)
S = implantatgetragene Suprakonstruktion (kann kombiniert werden mit K, B, M, T, V, E)
T = Teleskopkrone.
Eine voll verblendete Teleskop- oder Konuskrone wird unabhängig vom verwendeten Verblendmaterial mit TM gekennzeichnet.
V = Vestibuläre Verblendung.
Die vestibuläre Verblendung kann aus Keramik oder Kunststoff sein.

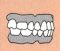

Heil- und Kostenplan: Therapieplanung

④c TP – Therapieplanung
Die **Zeile TP** ist dann auszufüllen, wenn der Heil- und Kostenplan auch die Planung einer **gleich- oder andersartigen Versorgung** beinhaltet. Das Ausfüllen der Zeile entfällt, wenn nur eine Regelversorgung durchgeführt werden soll.
Gleichartiger Zahnersatz liegt vor, wenn der Zahnersatz die Regelversorgung beinhaltet und ergänzend weitere Zahnersatzleistungen erbracht werden (z.B. Verblendungen außerhalb der Verblendgrenzen).
Der Versicherte hat dann die **Mehrkosten** für die zusätzlichen Leistungen selbst zu tragen.
Andersartiger Zahnersatz liegt vor, wenn die Versorgung nicht die für den Befund festgelegte Regelversorgung beinhaltet. Es wird also ein von der Regelversorgung abweichender Zahnersatz durchgeführt (z.B. Brücke statt herausnehmbarem Zahnersatz, Kombinationsversorgung statt Modellgussprothese, implantatgestützter Zahnersatz statt konventionellem Zahnersatz).
Der Versicherte erhält dann vom Zahnarzt eine Rechnung für den andersartigen Zahnersatz und hat gegenüber der Krankenkasse einen Anspruch auf **Erstattung der bewilligten Festzuschüsse** für eine Regelversorgung.

In die **Zeile TP** wird die Versorgung eingetragen, die tatsächlich geplant ist. Die tatsächlich geplante Versorgung kann sowohl Leistungen einer Regelversorgung als auch Leistungen einer gleich- oder andersartigen Versorgung umfassen.
In diesem Zusammenhang ist zu beachten, dass bei sog. **Härtefällen** die Krankenkasse den über dem doppelten Festzuschuss liegenden tatsächlichen Rechnungsbetrag nur übernimmt, wenn eine Regelversorgung durchgeführt wird.
Die Verwendung einer **edelmetallhaltigen Gusslegierung** ändert nicht den Charakter der Versorgung. Mögliche Mehrkosten für Gusslegierungen ergeben sich allein aus den Materialkosten. Bei zahntechnischen Leistungen für sog. Härtefälle übernimmt die Krankenkasse auch bei Härtefällen nur die Kosten für NEM-Legierungen.

④d Bemerkungen
Dieses Feld **kann** für Hinweise benutzt werden, die aus dem Befund nicht ersichtlich sind, z.B.:
– Lückenbildung durch Zahnwanderung
– Art der Verblendung (Kunststoff, Komposit oder Keramik)
– vorhandene Verbindungselemente
– bestehende Verblockungen von Zähnen.
Bei **Wiederherstellungsmaßnahmen** sind in diesem Feld Angaben zur **Art der Leistung** zu machen. Dies betrifft:
Befundklasse 6 – Wiederherstellung/Erneuerung von konventionellem Zahnersatz
Befundklasse 7 – Wiederherstellung/Erneuerung von implantatgestütztem Zahnersatz (Suprakonstruktionen).

④e In diesem Feld werden besondere Umstände und Formen der Versorgung angekreuzt, z.B.:
– **Unfall** oder **Unfallfolge/Berufskrankheit**
– **Versorgungsleiden**
– **Interimsversorgung** (**Übergangsversorgung** bis zur Eingliederung einer endgültigen Versorgung)
– **Immediatversorgung** (**Sofortversorgung** direkt im Anschluss an eine Zahnentfernung).

Erläuterungen
Befund

a	= Adhäsivbrücke (Anker, Spanne)	r	= Wurzelstiftkappe
b	= Brückenglied	rw	= erneuerungsbedürftige Wurzelstiftkappe
e	= ersetzter Zahn	sw	= erneuerungsbedürftige Suprakonstruktion
ew	= ersetzter, aber erneuerungsbedürftiger Zahn		
f	= fehlender Zahn	t	= Teleskop
i	= Implantat mit intakter Suprakonstruktion	tw	= erneuerungsbedürftiges Teleskop
ix	= zu entfernendes Implantat	ur	= unzureichende Retention
k	= klinisch intakte Krone	ww	= erhaltungswürdiger Zahn mit weitgehender Zerstörung
kw	= erneuerungsbedürftige Krone	x	= nicht erhaltungswürdiger Zahn
pw	= erhaltungswürdiger Zahn mit partiellen Substanzdefekten	)(	= Lückenschluss

Behandlungsplanung:

A	= Adhäsivbrücke (Anker, Spanne)	O	= Geschiebe, Steg etc.
B	= Brückenglied	PK	= Teilkrone
E	= zu ersetzender Zahn	R	= Wurzelstiftkappe
H	= gegossene Halte- und Stützvorrichtung	S	= implantatgetragene Suprakonstruktion
K	= Krone	T	= Teleskopkrone
M	= Vollkeramische oder keramisch voll verblendete Restauration	V	= Vestibuläre Verblendung

4e | Unfall oder Unfallfolgen/Berufskrankheit | Interimsversorgung | Unbrauchbare Prothese/Brücke/Krone |
| Versorgungsleiden | Immediatversorgung | Alter ca. | Jahre | NEM |

Heil- und Kostenplan: Befunde für Festzuschüsse

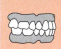

❺ II. Befunde für Festzuschüsse

Zur Ermittlung der Festzuschüsse werden die 3 Spalten ausgefüllt:
1 Befund-Nr. nach den Festzuschuss-Richtlinien
2 Zahn/Gebiet
3 Anzahl.

In **Spalte 1** werden die **Befund-Nummern** nach den Festzuschuss-Richtlinien eingetragen (siehe Seite 111-123).

Liegen bei einem Versicherten mehr als 7 Befunde vor, für die Festzuschüsse zu ermitteln sind, so werden die weiteren Befunde in einem 2. Heil- und Kostenplan eingetragen. Eine Wiederholung der vorhergehenden Daten sowie der Art der Versorgung und die Bildung einer Zwischensumme ist dabei nicht erforderlich. Dieser 2. Heil- und Kostenplan muss jedoch die Daten der Krankenversichertenkarte und den Zahnarzt-Stempel enthalten.

In **Spalte 2** wird die Region des Befundes eingetragen (**Zahn/Gebiet**).
– Bei Brücken wird das zu versorgende Gebiet angegeben (z. B. 25-27 bei einer Brücke, wenn Zahn 26 fehlt).
– Bei Teil- oder Totalprothesen wird der Kiefer angegeben.

In **Spalte 3** wird eingetragen, wie oft ein Befund vorkommt, der den jeweiligen Festzuschuss auslöst (**Anzahl**).

Anmerkung

Bei Kronen und Brücken ist sorgfältig bei der Eintragung zu beachten:
• Welche zu überkronenden Zähne liegen im Verblendbereich?
• Welche Zähne benötigen einen Stiftaufbau?
• Werden Kronen als Brückenanker oder als Schutzkronen angefertigt?

❺ₐ Im Feld **Nachträgliche Befunde** können **die Befund-Nrn. 1.4 oder 1.5** für Stiftaufbauten eingetragen werden, wenn sich hierzu nach Genehmigung des Heil- und Kostenplans die Notwendigkeit ergibt:

Befund-Nr. 1.4 – konfektionierter metallischer Stiftaufbau

Befund-Nr. 1.5 – gegossener metallischer Stiftaufbau (siehe Seite 111).

Die Befunde für diese Festzuschüsse müssen nicht gesondert bewilligt werden, sondern werden vom Zahnarzt **nachträglich** auf dem bereits genehmigten Heil- und Kostenplan eingetragen.

Der freie Bereich unter der vorläufigen Summe kann für die **Angabe des Festzuschusses** für die Befund-Nrn. 1.4 oder 1.5 (EUR-Betrag) genutzt werden.

Werden jedoch im Laufe der Behandlung **andere Befunde** festgestellt, die über die bewilligten Festzuschüsse hinausgehen, so ist der **Heil- und Kostenplan erneut** dem Kostenträger **vorzulegen**.

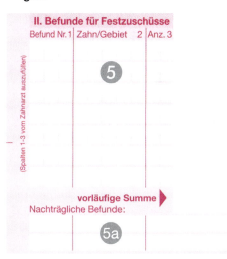

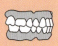

Heil- und Kostenplan: Kostenplanung

❻ **III. Kostenplanung**
In diesem Abschnitt werden 5 Bereiche ausgefüllt.

1. BEMA-Nrn. und Anzahl
Hier werden die **BEMA-Nrn. der Regelversorgung eingetragen**.
Liegen bei der Kostenplanung mehr als 10 BEMA-Nummern vor, so werden die weiteren BEMA-Nummern in einem 2. Heil- und Kostenplan eingetragen. Eine Wiederholung der vorhergehenden Daten ist dabei nicht erforderlich. Dieser 2. Heil- und Kostenplan muss jedoch die Daten der Krankenversichertenkarte und den Zahnarzt-Stempel enthalten.

2. Zahnärztliches Honorar BEMA
Das zahnärztliche Honorar nach BEMA errechnet sich aus der **Summe der Bewertungszahlen multipliziert** mit dem **bundeseinheitlichen Punktwert**.
Der Betrag ist in EUR und Cent anzugeben.

3. Zahnärztliches Honorar GOZ (geschätzt)
Bei **gleich- oder andersartigen Versorgungen** wird hier das geschätzte GOZ-Honorar in EUR angegeben, welches sich aus dem **Heil- und Kostenplan Teil 2** ergibt (siehe Seite 138).
Dabei ist nur der Honorarbetrag für die **prothetischen Leistungen** einzutragen, nicht jedoch eventuell zusätzlich anfallende Beträge, z. B. für implantologische oder funktionsdiagnostische Leistungen.

4. Material- und Laborkosten (geschätzt)
Hier werden die **gesamten Material- und Laborkosten** der tatsächlich geplanten Versorgung eingetragen.
Diese Summe beinhaltet:
– alle zahntechnischen Leistungen im gewerblichen Labor
– alle zahntechnischen Leistungen im Praxislabor
– alle abrechenbaren Kosten für Praxismaterialien für die geplante Therapie (Gesamtversorgung).

Dieser Gesamtbetrag enthält alle Material- und Laborkosten sowohl bei einer Regelversorgung als auch bei einer gleich- oder andersartigen Versorgung. Es sind hier also die **BEL- und BEB-Leistungen** addiert in EUR einzutragen.

5. Behandlungskosten insgesamt (geschätzt)
Diese Summe ergibt sich durch Addition der Beträge von Zeile 2-4.

Der **Abschnitt III**. ist vom Zahnarzt mit Datum zu unterschreiben. Anschließend wird der Heil- und Kostenplan der Krankenkasse, gegebenenfalls über den Patienten, zur Zuschussfestsetzung zugeleitet. Bei gleich- oder andersartigem Zahnersatz ist dabei Teil 2 des Heil- und Kostenplans beizufügen.

❼ **Anschrift des Versicherten**
Das Feld unten links im Heil- und Kostenplan ist für die Eintragung von Namen und Anschrift des Versicherten vorgesehen.
Der Heil- und Kostenplan kann somit direkt an den Versicherten verschickt werden.

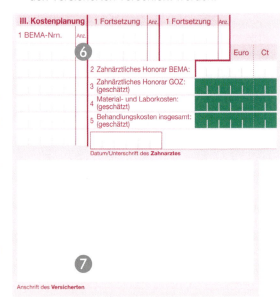

BEL – **B**undes**e**inheitliches **L**eistungsverzeichnis
(Bundeseinheitliches Verzeichnis der abrechnungsfähigen zahntechnischen Leistungen für die Kassenabrechnung; wird in der aktuellen Fassung auch als **BEL II** bezeichnet zur Unterscheidung vom Vorgängerverzeichnis **BEL I**)

BEB – **B**undes**e**inheitliche **B**enennungsliste
(Gebührenverzeichnis zahntechnischer Leistungen für die Privatabrechnung)

Heil- und Kostenplan: Zuschussfestsetzung, Rechnungsbeträge

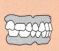

⑧ IV. Zuschussfestsetzung

Der **Abschnitt IV**. wird von der Krankenkasse ausgefüllt.

Die Krankenkasse prüft den Heil- und Kostenplan. Dabei kann sie ein **Gutachterverfahren** einleiten, um feststellen zu lassen,
- ob der im Heil- und Kostenplan angegebene Befund zutrifft,
- ob die Notwendigkeit einer prothetischen Versorgung besteht,
- ob die geplante Versorgung zahnmedizinischen Erkenntnissen gerecht wird.

Danach legt die Krankenkasse die jeweiligen Festzuschüsse fest und trägt den **Bonusanspruch mit 00, 20 oder 30 %** ein. Deshalb muss das **Bonusheft** zusammen mit dem Heil- und Kostenplan zur Zuschussfestsetzung eingereicht werden.

Bei **Härtefällen** kann das entsprechende Feld von der Krankenkasse angekreuzt oder mit den Buchstaben **HF** versehen werden.

Die **Zuschussfestsetzung der Krankenkasse** wird mit Datum, Unterschrift und Stempel dokumentiert.

Der Zahnarzt erhält den Heil- und Kostenplan anschließend zurück. Erst jetzt kann mit der Behandlung begonnen werden. Der Heil- und Kostenplan ist vom Zeitpunkt der Zuschussfestsetzung durch die Krankenkasse an **6 Monate gültig**. Innerhalb dieser Zeit muss der Zahnersatz in der vorgesehenen Weise eingegliedert werden oder es muss ein **Antrag auf Verlängerung** gestellt werden.

Wird nach der Festsetzung der Festzuschüsse die Planung (z. B. auf Wunsch des Versicherten) abgeändert, ist der Heil- und Kostenplan erneut dem Kostenträger vorzulegen.

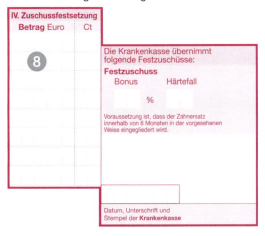

⑨ V. Rechnungsbeträge

Der **Abschnitt V**. wird vom Zahnarzt ausgefüllt.
Die Abrechnung der Festzuschüsse erfolgt bei
- **Regelversorgungen** und
- **gleichartigem Zahnersatz**

über die KZV, indem der **Heil- und Kostenplan Teil 1** zur KZV geschickt wird.

Die Abrechnung der Festzuschüsse erfolgt bei
- **andersartigem Zahnersatz** und
- **Mischfällen**, bei denen **mehr als 50 %** des zahnärztlichen Honorars auf **andersartigen Zahnersatz** entfällt,

direkt mit dem Versicherten (**Direktabrechnung**). Der Heil- und Kostenplan Teil 1 wird deshalb bei andersartigem Zahnersatz der Rechnung an den Versicherten beigefügt.

1. Zahnarzthonorar (BEMA siehe III)

Hier wird das zahnärztliche Honorar für die in **Abschnitt III Nr. 1** genannten BEMA-Positionen für die Regelleistungen in EUR und Cent eingetragen.

Wurden nur **Teilleistungen** erbracht, weil der Versicherte z. B. verstorben ist, wird in dieser Zeile eine **T** für Teilleistungen eingetragen. In einem neuen Heil- und Kostenplan sind dann die tatsächlich erbrachten Leistungen und Festzuschüsse einzutragen und abzurechnen. Der ursprüngliche Heil- und Kostenplan ist beizufügen.

2. Zahnarzthonorar zusätzliche Leistungen BEMA

Hier wird das zahnärztliche Honorar für die BEMA-Leistungen eingetragen, die im Laufe der Behandlung **zusätzlich** angefallen sind (z. B. das Wiederbefestigen oder die Neuanfertigung eines Provisoriums). Dies umfasst auch das Honorar für **nachträgliche Befunde**, soweit sie zur Regelversorgung gehören (**Befund-Nrn. 1.4 und 1.5**).

3. Zahnarzthonorar GOZ

Die tatsächlich angefallenen **GOZ-Gebühren** bei **gleich- und andersartigen Versorgungen** werden in EUR und Cent eingetragen.

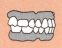

Heil- und Kostenplan: Rechnungsbeträge

4. Material- und Laborkosten Gewerblich
Die Summe der im gewerblichen Labor angefallenen tatsächlichen Material- und Laborkosten wird hier eingetragen.

5. Material- und Laborkosten Praxis
Hier wird die Summe der tatsächlichen Material- und Laborkosten der Praxis angegeben.

6. Versandkosten Praxis
Hier werden die Versandkosten der Praxis für die Versendung von Arbeitsunterlagen (Abformung, Modell u.a.) an das gewerbliche Labor abgerechnet.

7. Gesamtsumme
In dieser Zeile wird die Summe der Zeilen 1-6 eingetragen.

8. Festzuschuss Kasse
Der Festzuschuss wird durch Addition der Zuschussfestsetzung der Krankenkasse unter **Abschnitt IV.** und der **Festzuschüsse für nachträgliche Befunde** errechnet. Der Festzuschuss darf die tatsächlichen Kosten jedoch nicht übersteigen (siehe Härtefallregelung).
Bei **Teilleistungen** sind die Beträge gemäß **Befundklasse 8** einzutragen (siehe Seite 123).

Im freien Feld rechts außen von Zeile 8 wird ein **D** eingetragen, wenn eine **Direktabrechnung** erfolgt. Dies ist bei andersartigem Zahnersatz der Fall. Die Auszahlung der Festzuschüsse erfolgt dann von der Krankenkasse auf dem Weg der **Kostenerstattung** direkt an den Versicherten.
Härtefälle erhalten
– grundsätzlich den doppelten Festzuschuss
– jedoch höchstens einen Zuschuss in Höhe der tatsächlichen Kosten.
Deckt der doppelte Festzuschuss die tatsächlichen Kosten nicht ab, übernimmt die Krankenkasse bei einer **Regelversorgung auch** die **zusätzlichen Kosten**.
Wählen diese Versicherten einen über die Regelversorgung hinausgehenden **gleich- oder andersartigen Zahnersatz**, so erhalten sie **maximal den doppelten Festzuschuss**.
Bei der Abrechnung des Festzuschusses ist zu prüfen, ob und in welcher Höhe Kosten für die Verwendung einer Edelmetalllegierung oder von Reinmetall angefallen sind.

Bei Härtefällen werden die tatsächlichen Kosten bei der Regelversorgung und der doppelte Festzuschuss bei gleich- oder andersartigen Versorgungen von der Krankenkasse mit Ausnahme der **Mehrkosten für Edel- oder Reinmetall** übernommen. Daher sind diese Mehrkosten von den tatsächlichen Gesamtkosten abzuziehen. Der sich daraus ergebende Betrag ist in Zeile 8 einzutragen.
Einzelheiten zur Berechnung der Edelmetallkosten sind bei der **Härtefallregelung** erläutert (siehe Seite 127).

9. Versichertenanteil
Der Versichertenanteil ergibt sich als Differenz der Zeile 7 minus Zeile 8.

⑩ Sonstige Angaben
Das Eingliederungsdatum wird auf dem Heil- und Kostenplan unten rechts in die vorgesehenen 6 Kästchen in der Form **TTMMJJ** eingetragen.
Als **Eingliederungsdatum** gilt das Datum der endgültigen Eingliederung.
Werden Kronen oder Brücken aus medizinischen Gründen vorläufig, aber für längere Zeit einzementiert, so wird das Datum der vorläufigen Eingliederung eingetragen.
Ergänzend ist der **Herstellungsort** bzw. das **Herstellungsland** des Zahnersatzes anzugeben. Der Zahnarzt bestätigt abschließend mit Datum und Unterschrift die Eingliederung des Zahnersatzes in der vorgesehenen Weise.

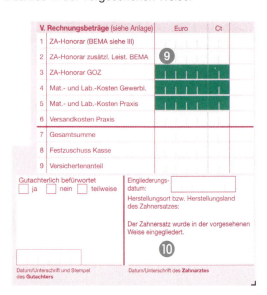

Materialkosten, Gewährleistung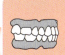

Materialkosten bei Abformungen und provisorischen Kronen/Brückengliedern

Allgemeine Bestimmungen des BEMA Nr. 5

5. Die **allgemeinen Praxiskosten**, auch die durch die Anwendung von zahnärztlichen Instrumenten und Apparaturen entstehenden Kosten, sind in den abrechnungsfähigen Leistungsansätzen enthalten.
Nicht in den Leistungsansätzen enthalten sind
– die Kosten für Arzneimittel und Materialien
– die Kosten für die Instrumente, Gegenstände und Stoffe, die der Kranke zur weiteren Verwendung behält oder die mit einer einmaligen Anwendung verbraucht sind,
– sowie die zahntechnischen Laborkosten, soweit nicht etwas anderes bestimmt ist,
– und die Versand- und Portokosten.
Die Kosten der **Röntgendiagnostik** – mit Ausnahme der Versand- und Portokosten – sind in den Leistungsansätzen enthalten.

Die tatsächlichen Kosten für **Abformmaterialien** und **provisorische Kronen/Brückenglieder** können gesondert berechnet werden.
Dies steht im Einklang mit **Nr. 5** der **Allgemeinen Bestimmungen des BEMA**.
Zur Berechnung der patientenbezogenen Materialkosten wird der **Gesamtpreis der Packung** (einschließlich Mehrwertsteuer) durch **die Gesamtgrammzahl (bzw. Milliliterzahl)** geteilt.
Man erhält dann den **Preis je Gramm (bzw. Milliliter)**. Dieser Preis wird mit der tatsächlich verbrauchten Menge multipliziert, um die **Materialkosten für den einzelnen Patienten** zu erhalten.
Vereinfacht kann man auch den Preis der Packung (einschließlich Mehrwertsteuer) durch die Anzahl der entnommenen Portionen teilen.
Zur Orientierung geben einige Kassenzahnärztliche Vereinigungen Listen mit Erfahrungswerten für Materialkosten pro Anwendung heraus. Erkundigen Sie sich entsprechend bei Ihrer KZV!
Die **Materialkosten** werden zusammen mit den **zahntechnischen Leistungen des praxiseigenen Zahnarztlabors** in **Abschnitt V. Zeile 5** des Heil- und Kostenplans (Rechnungsbeträge) eingetragen.

Gewährleistung bei Zahnersatz und Zahnkronen

§ 136a Richtlinien und Beschlüsse zur Qualitätssicherung

(1) [...]
(4) [...] Der Zahnarzt übernimmt **für Füllungen und die Versorgung mit Zahnersatz** eine **zweijährige Gewähr**.
Identische und Teilwiederholungen von Füllungen sowie die **Erneuerung und Wiederherstellung von Zahnersatz einschließlich Zahnkronen** sind in diesem Zeitraum **vom Zahnarzt kostenfrei vorzunehmen**. Ausnahmen hiervon bestimmen die Kassenzahnärztliche Bundesvereinigung und die Spitzenverbände der Krankenkassen. [...]

Nach **§ 136a Abs. 4 SGB V** übernimmt der Vertragszahnarzt für die Versorgung mit Zahnersatz eine **zweijährige Gewähr**. Die Erneuerung und Wiederherstellung von Zahnersatz einschließlich Zahnkronen ist in diesem Zeitraum vom Zahnarzt kostenfrei vorzunehmen.
Längere Gewährleistungsfristen können zwischen den Kassenzahnärztlichen Vereinigungen und den Landesverbänden der Krankenkassen und den Verbänden der Ersatzkassen sowie in Einzel- oder Gruppenverträgen zwischen Zahnärzten und Krankenkassen vereinbart werden.
Entsprechende **Gewährleistungspflichten** bestehen **auch bei Füllungen** (siehe **Band I, Seite 97**).

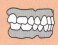

Heil- und Kostenplan Teil 2

Ausfüllhinweise zum Heil- und Kostenplan Teil 2

Ergänzend zum Heil- und Kostenplan Teil 1 muss bei **gleich- und andersartigen Versorgungen** auch der **Heil- und Kostenplan Teil 2** ausgefüllt werden.
Der Versicherte erhält mit dem Heil- und Kostenplan Teil 2 eine detaillierte Aufstellung über den **voraussichtlichen Eigenanteil**.
Der Heil- und Kostenplan Teil 2 wird **nicht** ausgefüllt, wenn **nur eine Regelversorgung** durchgeführt wird.

Im Heil- und Kostenplan Teil 2 werden die **zahnärztlichen Privatleistungen** beschrieben. Die Aufstellung enthält:
– Zahn- bzw. Gebiet der Leistungen
– GOZ-Nummer
– Leistungsbeschreibung der GOZ-Position
– Anzahl, wie oft die GOZ-Position anfällt
– Betrag in EUR.
Der Betrag wird in volle EUR kaufmännisch gerundet.
Zusätzlich enthält der **Heil- und Kostenplan Teil 2** die auch im **Heil- und Kostenplan Teil 1 Abschnitt III** einzutragenden Summen für
– Zahnärztliches Honorar GOZ (Zeile III/3 HKP)
– Zahnärztliches Honorar BEMA (Zeile III/2 HKP)
– Material- und Laborkosten (Zeile III/4 HKP)
– gesamte Behandlungskosten (Zeile III/5 HKP).
Um den **voraussichtlichen Eigenanteil** des Versicherten berechnen zu können, werden auch die **Festzuschüsse in EUR** angegeben und von den **Gesamtkosten** abgezogen.

Zahnarzt und Versicherter unterschreiben den **Heil- und Kostenplan Teil 2**.
Der Zahnarzt bestätigt mit seiner Unterschrift die Angaben im Heil- und Kostenplan. Der Versicherte erklärt mit seiner Unterschrift, dass er eine entsprechende Versorgung wünscht. Der Heil- und Kostenplan ist spätestens vor Behandlungsbeginn zu unterschreiben.

Das graue Feld **Informationen über die Kosten der Regelversorgung** dient der Information und Aufklärung des Versicherten. Es soll einen Vergleich zwischen
– dem **Eigenanteil** für die **tatsächlich geplanten Leistungen** und
– dem **Eigenanteil**, der bei einer entsprechenden **Regelversorgung** angefallen wäre,
ermöglichen.

Dieses Feld ist von der Zahnarztpraxis auszufüllen. Sollte die Zuschussfestsetzung durch die Krankenkasse später von diesem Heil- und Kostenplan abweichen, so ist dieses Feld dann entsprechend zu korrigieren.

Der **Heil- und Kostenplan Teil 2** enthält nur die geplanten **prothetischen Leistungen**.
Private Leistungen aus **anderen GOZ-Abschnitten** werden gesondert berechnet, zum Beispiel:
• Allgemeine zahnärztliche Leistungen
• Prophylaktische Leistungen
• Konservierende Leistungen
• Chirurgische Leistungen
• Parodontalchirurgische Leistungen
• Aufbissbehelfe und Schienen
• Funktionsanalytische und funktionstherapeutische Leistungen
• Implantologische Leistungen.
Ein Heil- und Kostenplan für diese privaten Leistungen kann mit der **GOZ-Nr. 0030** berechnet werden (siehe Seite 188).

Das **zahnärztliche Honorar GOZ** und die **zahntechnischen Leistungen** können im Heil- und Kostenplan nur geschätzt werden. Die Rechnung kann später vom Heil- und Kostenplan abweichen durch unvorhersehbare Veränderungen
– der Schwierigkeit und
– des Zeitaufwandes der einzelnen Leistungen,
– der Umstände bei der Ausführung
– oder der Methode.
Die Bemessung der GOZ-Leistungen erfolgt in der Rechnung nach den Vorschriften der GOZ (siehe **Band I, Lernfeld 2.2.3, Seiten 37, 38, 46-48**).

Heil- und Kostenplan Teil 2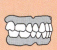

Heil- und Kostenplan Teil 2

Name des Patienten

Zahnarztpraxis

Anlage zum Heil- und Kostenplan vom _____

Für Ihre prothetische Behandlung werden entsprechend nachfolgender Aufstellung voraussichtlich folgende Kosten/Eigenanteile anfallen:

Zahn/Gebiet	GOZ	Leistungsbeschreibung	Anzahl	Betrag EUR

Zahnärztliches Honorar GOZ (entsprechend Zeile III/3 HKP): .... EUR _____

Zahnärztliches Honorar BEMA (entsprechend Zeile III/1 und 2 HKP): .... EUR _____

Material und Laborkosten (entsprechend Zeile III/4 HKP): .... EUR _____

Gesamtkosten (entsprechend Zeile III/5 HKP): .... EUR _____

abzüglich Festzuschüsse: .... EUR _____

Ihr voraussichtlicher Eigenanteil wird hiernach betragen EUR _____

Kosten für allgemeine und konservierend-chirurgische Leistungen nach der GOZ sind in den Beträgen nicht enthalten. Unvorhersehbare Leistungen, die sich im Rahmen der Behandlung ergeben, werden gesondert berechnet. Unvorhersehbare Veränderungen der Schwierigkeit sowie des Zeitaufwandes der einzelnen Leistungen, der Umstände bei der Ausführung oder der Methode können zu Kostenveränderungen führen.

Ich wünsche eine Versorgung entsprechend
des Heil- und Kostenplans nebst dieser Anlage

_____   _____
Datum / Unterschrift des **Zahnarztes**   Datum / Unterschrift des **Versicherten**

Informationen über die Kosten der Regelversorgung

Die Kosten für eine dem Befund entsprechende Regelversorgung liegen voraussichtlich in Höhe des doppelten Festzuschusses.

doppelter Festzuschuss .... EUR _____

abzüglich von der Kasse festgesetzter Festzuschüsse .... EUR _____

Ihr Eigenanteil würde im Falle der Regelversorgung daher voraussichtlich .... EUR _____
zzgl. der möglicherweise anfallenden Edelmetallkosten betragen.

Heil- und Kostenplan Teil 2

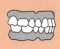

Weg des Heil- und Kostenplans

Grundlage jeder prothetischen Planung ist eine sorgfältige Untersuchung und ausführliche Beratung des Patienten.
Nach entsprechender Aufklärung des Patienten wird ein **Heil- und Kostenplan (HKP)** mit
– Befund des gesamten Gebisses,
– Behandlungsplan,
– Befunden für die Festzuschüsse
– und Kostenplanung
erstellt.
Dieser Heil- und Kostenplan wird dem Patienten mitgegeben oder zugeschickt, damit er ihn bei der Krankenkasse zusammen mit dem **Bonusheft** einreichen kann.
Die Krankenkasse prüft den Heil- und Kostenplan und setzt den Zuschuss anhand des Bonusheftes fest. Gegebenenfalls schaltet die Krankenkasse einen **Gutachter** ein, um feststellen zu lassen,
– ob der im Heil- und Kostenplan angegebene Befund zutrifft,
– ob die Notwendigkeit einer prothetischen Versorgung besteht,
– ob die geplante Versorgung zahnmedizinischen Erkenntnissen gerecht wird.
Nach **Bewilligung der Festzuschüsse** erhält der Zahnarzt den Heil- und Kostenplan zurück. Erst dann kann mit der Behandlung begonnen werden. Der HKP ist vom Zeitpunkt der Zuschussfestsetzung an **6 Monate gültig**.
Ist die Arbeit fertiggestellt und eingegliedert, so wird der Heil- und Kostenplan abgerechnet.

Abrechnung bei Regelversorgungen und gleichartigem Zahnersatz

Bei **Regelversorgungen und gleichartigem Zahnersatz** werden dem Versicherten
– **Eigenanteil** und
– ggf. angefallene **Mehrkosten**
berechnet.
Bei der Rechnungslegung ist eine Durchschrift der Rechnung des gewerblichen bzw. praxiseigenen Labors über die zahntechnischen Leistungen beizufügen.
Die **Abrechnung der Festzuschüsse** erfolgt über die **KZV**. Dazu wird nur **Teil 1 des Heil- und Kostenplans** an die KZV gesendet.

Die **KZV** prüft die abgerechneten Heil- und Kostenpläne bei Regelversorgungen und gleichartigem Zahnersatz und schickt sie anschließend weiter an die betreffenden Krankenkassen/Kostenträger.
Die **Krankenkassen** prüfen die Heil- und Kostenpläne ebenfalls und zahlen dann die Festzuschüsse an die KZV.
Die Kassenzahnärztliche Vereinigung zieht von den erhaltenen Festzuschüssen die entstandenen KZV-Verwaltungskosten ab und leitet den verbliebenen Betrag an den Vertragszahnarzt weiter.
Der **Versicherte/Patient** zahlt den **Eigenanteil** und die in Rechnung gestellten **Mehrkosten direkt an den Zahnarzt**.

Abrechnung bei andersartigem Zahnersatz

Bei **andersartigen Versorgungen** erfolgt eine **Direktabrechnung** mit dem Versicherten. **Alle prothetischen Leistungen werden** dabei nach den Vorschriften der GOZ **privat berechnet**.
Über die KZV erfolgt keine Abrechnung. Der Heil- und Kostenplan Teil 1 wird deshalb bei andersartigen Versorgungen der Rechnung an den Versicherten beigefügt.
Der **Versicherte** rechnet **direkt mit seiner Krankenkasse** ab. Die Festzuschüsse werden dem Versicherten dann von der Krankenkasse auf dem Weg der **Kostenerstattung direkt** ausgezahlt.
Voraussetzung ist, dass auch bei andersartigem Zahnersatz
– der **vorgeschriebene Heil- und Kostenplan** verwendet wird,
– der Heil- und Kostenplan **vor Behandlungsbeginn der Krankenkasse vorgelegt** worden ist und
– die **Krankenkasse vor Behandlungsbeginn** die **Festzuschüsse festgelegt** hat.

Weg des Heil- und Kostenplans

Vertragszahnärztliche Abrechnung von Zahnersatz und Zahnkronen bei Regelversorgungen und gleichartigem Zahnersatz

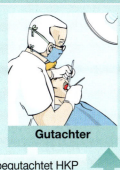
Gutachter

Ⓑ begutachtet HKP und untersucht ggf. den Patienten

Ⓐ schaltet Gutachter bei Bedarf ein

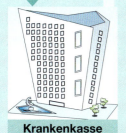
Krankenkasse

⑩ prüft HKP und leitet weiter

⑪ prüft und zahlt Festzuschuss

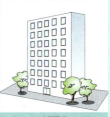
KZV

④ prüft HKP und setzt Zuschuss fest

⑫ reicht Festzuschuss weiter

③ reicht HKP mit Bonusheft ein

⑨ rechnet HKP ab

① legt KVK vor

② untersucht Patient und erstellt HKP

⑤ legt genehmigten HKP vor

⑥ führt Behandlung durch

Patient

Zahnarzt

⑦ berechnet Eigenanteil und Mehrkosten

⑧ zahlt Eigenanteil und Mehrkosten

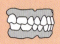

Zahntechnische Leistungen BEL II

Zahntechnische Leistungen BEL II

§ 88 Bundesleistungsverzeichnis, Vergütungen
(1) Der Spitzenverband Bund der Krankenkassen vereinbart mit dem Verband Deutscher Zahntechniker-Innungen ein **bundeseinheitliches Verzeichnis der abrechnungsfähigen zahntechnischen Leistungen**. Das bundeseinheitliche Verzeichnis ist im Benehmen mit der Kassenzahnärztlichen Bundesvereinigung zu vereinbaren.

(2) Die Landesverbände der Krankenkassen und die Ersatzkassen vereinbaren mit den Innungsverbänden der Zahntechniker die **Vergütungen** für die nach dem bundeseinheitlichen Verzeichnis abrechnungsfähigen zahntechnischen Leistungen, ohne die zahntechnischen Leistungen beim Zahnersatz einschließlich Zahnkronen und Suprakonstruktionen.
Die **vereinbarten Vergütungen sind Höchstpreise**. Die Krankenkassen können die Versicherten sowie die Zahnärzte über preisgünstige Versorgungsmöglichkeiten informieren.

(3) **Preise für zahntechnische Leistungen** nach Absatz 1 ohne die zahntechnischen Leistungen beim Zahnersatz einschließlich Zahnkronen und Suprakonstruktionen, die **von einem Zahnarzt erbracht** werden, haben die Preise nach Absatz 2 Satz 1 und 2 **um mindestens 5 vom Hundert zu unterschreiten**. Hierzu können Verträge nach § 83 abgeschlossen werden.

Zahntechnische Leistungen im Rahmen der vertragszahnärztlichen Versorgung werden nach dem **Bundeseinheitlichen Leistungsverzeichnis BEL II** abgerechnet. Die offizielle Bezeichnung lautet: Bundeseinheitliches Verzeichnis der abrechnungsfähigen zahntechnischen Leistungen.
Die **rechtliche Grundlage** für das Bundeseinheitliche Leistungsverzeichnis ist **§ 88 SGB V**. Dieser Paragraph enthält 3 Absätze.

Wesentliche **Inhalte von § 88 SGB V** sind:
– Der **Spitzenverband der Krankenkassen** und der **Verband Deutscher Zahntechniker-Innungen** vereinbaren das **Verzeichnis** der abrechnungsfähigen zahntechnischen Leistungen **bundeseinheitlich**.
– Das Verzeichnis wird in Abstimmung mit der Kassenzahnärztlichen Bundesvereinigung vereinbart.
– Die **Landesverbände der Krankenkassen** und die **Ersatzkassen vereinbaren mit den Innungen der Zahntechniker die Vergütungen** für die zahntechnischen Leistungen, ohne die zahntechnischen Leistungen beim Zahnersatz einschließlich Zahnkronen und Suprakonstruktionen (Beachte hierzu die KZV-Informationen).
– Die vereinbarten **Vergütungen sind Höchstpreise**.
– Die Preise für zahntechnische Leistungen, die in einem **zahnärztlichen Praxislabor** erbracht werden, müssen mindestens **5 Prozent unter den vereinbarten Vergütungen** dieser Preisliste liegen.

Nach den einleitenden Bestimmungen des Bundeseinheitlichen Leistungsverzeichnisses ist der **Herstellungsort des Zahnersatzes anzugeben**.
Zahntechnische Leistungen, die nicht im Bundeseinheitlichen Leistungsverzeichnis enthalten sind, können nicht im Rahmen der vertragszahnärztlichen Versorgung abgerechnet werden. Ausgenommen von dieser Regelung sind lediglich zahntechnische Leistungen im Zusammenhang mit:
– Kieferbruchbehandlungen,
– Epithesen und Resektionsprothesen.
Diese Leistungen werden nach tatsächlichem Aufwand abgerechnet.

Die im Bundeseinheitlichen Leistungsverzeichnis aufgeführten zahntechnischen Leistungen bei **Implantatversorgungen** gelten nur für **Ausnahmeversorgungen in besonders schweren Fällen** nach § 28 Abs. 2 SGB V.
Einzelheiten zu den Ausnahmeindikationen für Implantatversorgungen werden in **Band I Lernfeld 8.2.5** erläutert (siehe **Band I, Seiten 263-265**).

Das Bundeseinheitliche Leistungsverzeichnis enthält in den Vergütungen für die aufgeführten Leistungen auch die **Materialkosten**. Gesondert können nur die Kosten abgerechnet werden für:
– Sonder- und Weichkunststoffe,
– edelmetallhaltige Dentallegierungen (nicht Lote),
– Konfektionsfertigteile (z. B. Geschiebe, Anker, Schrauben),
– künstliche Zähne.

Werden **außervertragliche Leistungen** ausgeführt, so wird zur Berechnung der entsprechenden zahntechnischen Leistungen die für **Privatbehandlungen** gültige **Bundeseinheitliche Benennungsliste für zahntechnische Leistungen** (kurz: **BEB**) angewendet.

Bundeseinheitliches Leistungsverzeichnis BEL II

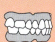

Leistungsverzeichnis (BEL II) der zahntechnischen Leistungen im Rahmen der vertragszahnärztlichen Versorgung

BEL-Nr.	Zahntechnische Leistung
Arbeitsvorbereitung	
001 0	Modell
001 8	Modell bei Implantatversorgung
002 1	Doublieren eines Modells
002 2	Platzhalter einfügen
002 3	Verwendung von Kunststoff
002 4	Galvanisieren
003 0	Set-up je Segment
005 1	Sägemodell
005 2	Einzelstumpfmodell
005 3	Modell nach Überabdruck
005 4	Set-up-Modell für KFO
005 5	Fräsmodell
006 0	Zahnkranz
007 0	Zahnkranz sockeln
011 1	Modellpaar trimmen
011 2	Fixator
012 0	Mittelwertartikulator
012 8	Mittelwertartikulator bei Implantatversorgung
013 0	Modellpaar sockeln
020 1	Basis für Vorbissnahme
020 2	Basis für Konstruktionsbiss
021 1	Individueller Löffel
021 2	Funktionslöffel
021 3	Basis für Bissregistrierung
021 4	Basis für Stützstiftregistrierung
021 5	Basis für Aufstellung
021 6	Basis für Bissregistr. bei Implantatversorgung
021 8	Basis für Aufstellung bei Implantatversorgung
022 0	Bisswall
022 8	Bisswall bei Implantatversorgung
023 0	Registrierplatte und -stift auf Basen
024 0	Übertragungskappe Kunststoff/Metall
031 0	Provisorische Krone/Brückenglied
032 0	Formteil

BEL-Nr.	Zahntechnische Leistung
Festsitzender Zahnersatz	
101 3	Wurzelstiftkappe
102 1	Vollkrone/Metall
102 2	Teilkrone/Metall
102 3	Flügel für Adhäsivbrücke, je Flügel
102 4	Krone für vestibuläre Verblendung
102 6	Vollkrone/Metall bei Implantatversorgung
102 8	Krone für vestib. Verbl. bei Implantatversorgung
103 1	Vorbereiten Krone
103 2	Krone/Brückenglied einarbeiten
103 3	Stiftaufbau einarbeiten
104 0	Modellation gießen
105 0	Stiftaufbau
110 0	Brückenglied
120 0	Teleskopierende Krone
120 1	Tel. Primär- o. Sekundärkrone
133 1	Individuelles Geschiebe
134 1	Konfektions-Geschiebe
134 3	Konfektions-Anker
134 7	Primär-/Sek.-Teil Konfektions-Anker
134 9	Wiederbefestigung Sekundärteil
136 0	Gefrästes Lager
137 0	Schubverteilungsarm
150 0	Metallverbindung nach Brand
155 0	Konditionierung je Zahn/Flügel
160 0	Vestibuläre Verblendung Kunststoff
161 0	Zahnfleisch Kunststoff
162 0	Vestibuläre Verblendung Keramik
162 8	Vestib. Verbl. Keramik bei Implantatversorgung
163 0	Zahnfleisch Keramik
163 8	Zahnfleisch Keramik bei Implantatversorgung
164 0	Vestibuläre Verblendung Komposite
165 0	Zahnfleisch Komposite

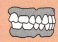

Bundeseinheitliches Leistungsverzeichnis BEL II

BEL-Nr.	Zahntechnische Leistung
Modellguss	
201 0	Metallbasis
202 1	Einarmige gegossene Haltevorrichtung
202 5	Kralle
202 6	Ney-Stiel
202 7	Auflage
202 8	Umgehungsbügel bei Diastema
203 1	Zweiarmige gegossene Haltevorrichtung
204 1	Zweiarmige gegossene Halte- und Stützvorrichtung mit Auflage
205 0	Bonwillklammer
208 1	Rückenschutzplatte
208 2	Metallzahn, gegossen
208 3	Metallkaufläche, gegossen
210 0	Lösungshilfe
211 0	Unterfütterbarer Abschlussrand
212 0	Zuschlag einzelne gegossene Klammer
Herausnehmbarer Zahnersatz	
301 0	Aufstellung Grundeinheit
301 8	Aufst. Grundeinheit bei Implantatversorgung
302 0	Aufstellen Wachs oder Kunststoff, je Zahn
302 8	Aufstellen Wachs oder Kunststoff, je Zahn bei Implantatversorgung
303 0	Aufstellen Metall je Zahn
341 0	Übertragung je Zahn
361 0	Fertigstellung Grundeinheit
361 8	Fertigst. Grundeinheit bei Implantatversorgung
362 0	Fertigstellen je Zahn
362 8	Fertigstellen je Zahn bei Implantatversorgung
380 0	Einfache gebogene Halte-/Stützvorrichtung
380 5	Gebogene Klammer
381 0	Sonstige gebogene Halte-/Stützvorrichtung
382 1	Weichkunststoff
382 2	Sonderkunststoff
383 0	Zahn zahnfarben hergestellt
384 0	Zahn zahnfarben hinterlegen

BEL-Nr.	Zahntechnische Leistung
Aufbissbehelfe	
401 0	Aufbissbehelf mit adj. Oberfläche
402 0	Aufbissbehelf ohne adj. Oberfläche
403 0	Umarbeiten zum Aufbissbehelf
404 0	Semipermanente Schiene aus Metall, je Zahn
Reparaturen/Erweiterungen	
801 0	Grundeinheit Instandsetzung ZE
801 8	Grundeinh. Instands. ZE/implantatgest.
802 1	Leistungseinheit Sprung
802 2	Leistungseinheit Bruch
802 3	Leistungseinheit Einarbeiten Zahn
802 4	Leistungseinheit Basisteil Kunststoff
802 5	Leistungseinheit Klammer einarbeiten
802 6	Leistungseinheit Rückenschutzplatte
802 7	Leistungseinheit Kunststoffsattel
803 0	Retention, gebogen
804 0	Retention, gegossen
806 0	Gegossenes Basisteil
807 0	Metallverbindung/Wiederherstellung
808 0	Teilunterfütterung einer Basis
808 8	Teilunterfütterung/implantatgestützt
809 0	Vollständige Unterfütterung
809 8	Vollst. Unterfütterung/implantatgestützt
810 0	Prothesenbasis erneuern
810 8	Prothesenbasis erneuern/Implantatversorgung
813 0	Auswechseln Konfektionsteil
820 0	Reparatur Krone/Flügel/Brückenglied
820 8	Reparatur Krone/implantatgestützt
861 0	Grundeinheit/Reparatur KFO o. Aufbissbehelf
933 0	Versandkosten
933 8	Versandkosten bei Implantatversorgung
970 0	Verarbeitungsaufwand NEM-Legierung

Die **kieferorthopädischen Leistungen** haben die **BEL-Nrn. 701 0 bis 751 0** und **861 0 bis 870 0**.

Kostenerstattung nach § 13 SGB V

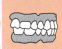

Privatleistungen bei gesetzlich versicherten Patienten

Umfang der vertragszahnärztlichen Behandlung

Gesetzlich versicherte Patienten haben unter Vorlage eines gültigen Versicherungsnachweises Anspruch auf Leistungen zur
– Verhütung,
– Früherkennung und
– Behandlung
von Zahn-, Mund- und Kieferkrankheiten nach den Bedingungen der gesetzlichen Krankenkassen.
Die Leistungen müssen **ausreichend, zweckmäßig und wirtschaftlich** sein und dürfen das **Maß des Notwendigen nicht überschreiten**. Leistungen, die nicht notwendig oder unwirtschaftlich sind,
– können Versicherte nicht beanspruchen,
– dürfen die Leistungserbringer nicht bewirken
– und die Krankenkassen nicht bewilligen
(§ 12 Abs. 1 SGB V).
Nicht zur vertragszahnärztlichen Behandlung gehören nach § 28 Abs. 2 SGB V:
– die **kieferorthopädische Behandlung** von Versicherten, die zu Beginn der Behandlung das **18. Lebensjahr** vollendet haben. Dies gilt nicht für Versicherte mit schweren Kieferanomalien, bei denen eine kombinierte kieferchirurgische und kieferorthopädische Behandlung erforderlich ist.
– **funktionsanalytische und funktionstherapeutische Maßnahmen**
– **implantologische Leistungen** mit Ausnahme von besonders schweren Fällen, bei denen die Krankenkasse diese Leistung einschließlich der Suprakonstruktion übernimmt (siehe Seite 182).

Vorschriften bei Privatbehandlung eines gesetzlich versicherten Patienten

Wünscht ein gesetzlich versicherter Patient eine über den engen Rahmen der vertragszahnärztlichen Versorgung hinausgehende Behandlung, so muss
– **vor Beginn** der Behandlung
– eine **schriftliche Vereinbarung**
getroffen werden.
Dabei unterscheidet man **3 Möglichkeiten** bei einer Versorgung mit Zahnersatz einschließlich Zahnkronen:
- **Kostenerstattung** nach § 13 SGB V
- **Privatbehandlung auf Wunsch des Patienten** nach § 4 Abs. 5 BMV-Z bzw. § 7 Abs. 7 EKVZ
- **Heil- und Kostenplan Teil 2** nach §§ 55 und 56 SGB V.

Kostenerstattung nach § 13 SGB V

Nach **§ 13 SGB V** können die Versicherten **bei Ihrer Krankenkasse** anstelle der Sach- oder Dienstleistungen die **Kostenerstattung** wählen.
Sie erhalten dann von ihrem Zahnarzt eine Rechnung über die erbrachten Leistungen, die sie anschließend bei ihrer Krankenkasse zur Kostenerstattung einreichen können.
Bei der Kostenerstattung gelten nach **§ 13 SGB V** die folgenden Regelungen.

Regelungen zur Kostenerstattung nach § 13 SGB V

- **Alle gesetzlich versicherten Patienten** können Kostenerstattung wählen.
- Die **Krankenkasse** darf **Kosten nur erstatten**, soweit es **das Sozialgesetzbuch vorsieht**.
- Der **Versicherte** muss seine Krankenkasse **vor der Behandlung** darüber informieren, dass er eine **Kostenerstattung** statt der Sach- oder Dienstleistung wählt.
- Der **Zahnarzt** muss den **Versicherten vor** der Behandlung darüber informieren, dass er die **Kosten zu tragen** hat, die von der Krankenkasse nicht übernommen werden.
- Der **Versicherte** muss diese Beratung des Zahnarztes **schriftlich bestätigen**.
- Eine **Beschränkung der Kostenerstattung** auf den zahnärztlichen, ärztlichen oder stationären Bereich ist **möglich**.
- Zahnärzte ohne Kassenzulassung dürfen nur nach vorheriger Zustimmung der Krankenkasse in Anspruch genommen werden (mit Ausnahme von Notfällen).
- Anspruch auf Kostenerstattung besteht **höchstens in Höhe der Vergütung**, die die Krankenkasse bei Erbringung **der Sachleistung** zu tragen hätte.
- Die Erstattung mindert sich durch **Abschläge** für
 – Verwaltungskosten,
 – fehlende Wirtschaftlichkeitsprüfungen
 – vorgesehene Zuzahlungen.
- Die Entscheidung für die **Kostenerstattung** gilt für **mindestens ein Vierteljahr (Quartal)**.

Wählt der Versicherte die **Kostenerstattung nach § 13 SGB V**, so erfolgt die Behandlung aufgrund einer **privaten Vereinbarung**. Hierbei gelten die Bestimmungen der **Gebührenordnung für Zahnärzte (GOZ)**.

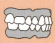

Privatbehandlung nach § 4 Abs. 5 BMV-Z bzw. § 7 Abs. 7 EKVZ

Privatbehandlung auf Wunsch des Patienten

Ein **gesetzlich versicherter Patient** kann verlangen, **auf eigene Kosten** behandelt zu werden. Rechtliche Grundlage für diese **Privatbehandlung** von gesetzlich Versicherten ist
- bei **Primärkassen** § 4 Abs. 5 BMV-Z,
- bei **Ersatzkassen** § 7 Abs. 7 des EKVZ (Ersatzkassenvertrag – Zahnärzte).

Danach dürfen Vertragszahnärzte von Versicherten eine Vergütung fordern, wenn diese klar erkennbar verlangen, auf eigene Kosten behandelt zu werden. Hierüber ist
- **vor Beginn** der Behandlung
- **eine schriftliche** Vereinbarung

zwischen dem Vertragszahnarzt und dem Versicherten zu treffen (siehe Muster rechts).

Eine **private Vereinbarung** nach § 4 Abs. 5 BMV-Z bzw. § 7 Abs. 7 des Ersatzkassenvertrages ist in folgenden Fällen anzuwenden:
- Grundsätzlich für **jede Behandlung**, die **auf Wunsch des Patienten** als Privatbehandlung durchgeführt wird.
- Für alle **Behandlungen**, die **nach den Richtlinien nicht notwendig** sind. Hierzu zählen z.B.:
  – professionelle Zahnreinigung
  – Austausch intakter Füllungen
  – Versorgung mit Kronen ausschließlich aus ästhetischen Gründen
  – Neuversorgung bei funktionstüchtigem Zahnersatz aus ästhetischen Gründen
  – Anfertigung von Zweitprothesen.

Bei einer **Privatbehandlung auf Wunsch des Patienten** nach § 4 Abs. 5 BMV-Z (§7 Abs. 7 EKVZ) **trägt der Patient die gesamten Kosten**. Dabei gelten die Bestimmungen der **Gebührenordnung für Zahnärzte (GOZ)**. Eine Erstattung oder Bezuschussung der Kosten durch die Krankenkasse ist nicht gewährleistet.

Anders sieht es aus bei einer
- **Kostenerstattung nach § 13 SGB V** und
- **Privatbehandlung bei Zahnersatz nach §§ 55 und 56 SGB V**

(gleichartiger oder andersartiger Zahnersatz). Hier besteht für den Patienten eine **gesetzliche Regelung** für einen Kostenzuschuss. Wenn die entsprechenden Voraussetzungen vorliegen, wird deshalb der bereits beschriebene **Heil- und Kostenplan Teil 2** verwendet, wenn der Patient keine **Kostenerstattung nach § 13 SGB V** gewählt hat.

Der Versicherte hat dann einen Anspruch auf Übernahme der Kosten für den Festzuschuss und muss nur die Kosten tragen, die über die vertragszahnärztliche Versorgung hinausgehen.

Patientenerklärung zu einer Privatbehandlung nach § 4 Abs. 5 BMV-Z bzw. § 7 Abs. 7 EKVZ

Name des Patienten _____

Ich wurde von meinem Zahnarzt darüber aufgeklärt, dass ich als gesetzlich versicherter Patient das Recht habe, unter Vorlage einer gültigen Krankenversicherungskarte nach den Bedingungen der gesetzlichen Krankenversicherung behandelt zu werden. Dabei habe ich Anspruch auf eine **ausreichende, zweckmäßige und wirtschaftliche Behandlung**.

Ich wünsche, gemäß dem beigefügten Behandlungsplan privat behandelt zu werden.

Erklärung des Versicherten:
Ich weiß, dass die Kosten dieser Behandlung nach der Gebührenordnung für Zahnärzte (GOZ) berechnet werden.
Ich verpflichte mich, die Kosten dieser Behandlung selbst zu tragen. Mir ist mitgeteilt worden, dass eine Erstattung oder Bezuschussung der Kosten durch meine Krankenkasse nicht gewährleistet ist.

_____   _____   _____
Ort, Datum   Unterschrift Zahnarzt   Unterschrift Patient/
                                                       Zahlungspflichtiger

Patientenerklärung zu einer Privatbehandlung

Heil- und Kostenplan Teil 2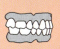

Heil- und Kostenplan Teil 2

Das **Sozialgesetzbuch (§ 55 SGB V)** unterscheidet im Rahmen der vertragszahnärztlichen Versorgung **3 Arten von Zahnersatz:**
- **Regelversorgung**
  (Versorgung nach den Richtlinien)
- **gleichartiger Zahnersatz**
  (geht über die Regelversorgung hinaus)
- **andersartiger Zahnersatz**
  (weicht von der Regelversorgung ab).

Hinzu kommen so genannte **Mischfälle**, also Kombinationen einer Regelversorgung bzw. gleichartigen Versorgung mit einer andersartigen Versorgung.
Der **Heil- und Kostenplan Teil 2** muss ausgefüllt werden, wenn **gleich- oder andersartiger Zahnersatz** geplant ist.

Die Krankenkassen haben dem Versicherten nach § 55 SGB V einen **befundbezogenen Festzuschuss** bei einer Versorgung mit Zahnersatz zu zahlen, wenn die Versorgung
- **medizinisch notwendig** ist und
- einer **anerkannten Methode** entspricht.

Voraussetzung für die Zahlung des befundbezogenen Festzuschusses ist aber, dass
- der **vorgeschriebene Heil- und Kostenplan** verwendet wird und
- der Heil- und Kostenplan **vor Behandlungsbeginn** der Krankenkasse zur Festlegung des Festzuschusses **vorgelegt** worden ist.

Ein **befundorientierter Zuschuss** ist
- ein **fester Zuschuss** der Krankenkasse in Euro
- bezogen auf einen **bestimmten Befund**
- für zahnärztliche und zahntechnische Leistungen
- bei einer **medizinisch notwendigen Versorgung mit Zahnersatz** (einschließlich Kronen und Suprakonstruktion = Zahnersatz auf Implantaten)
- mit einer **anerkannten Behandlungsmethode**.

Diesen **befundbezogenen Festzuschuss** zahlen die Krankenkassen unabhängig davon, für welche Versorgung sich der Patient entscheidet,
- **Regelversorgung,**
- **gleichartigen Zahnersatz** oder
- **andersartigen Zahnersatz.**

Die **Festzuschüsse** decken im Durchschnitt **50 % der Kosten für die Regelversorgung** ab. Die über die Festzuschüsse hinausgehenden Kosten hat der Versicherte selbst zu tragen. Durch das **Bonusheft** können sich die Festzuschüsse erhöhen.

Wählt ein Versicherter
- einen über die Regelversorgung hinausgehenden **gleichartigen Zahnersatz**
- oder einen von der Regelversorgung **abweichenden Zahnersatz** (z. B. auf Implantaten),

so muss der **Versicherte** die Mehrkosten selbst tragen. Er behält aber seinen **gesetzlichen Anspruch auf den befundorientierten Festzuschuss**.
Voraussetzung ist, dass
- vor der **Behandlung** ein **Heil- und Kostenplan (HKP) Teil 1 und 2** erstellt und
- **vor Behandlungsbeginn** die **Bewilligung der Krankenkasse** eingeholt wird.

Die Einzelheiten zum **Heil- und Kostenplan Teil 2** werden auf den Seiten 138 und 139 erläutert.

Heil- und Kostenplan Teil 2

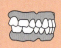
Vorbereitende Maßnahmen

12.1.2 Vorbereitende Maßnahmen

Vorbereitende Maßnahmen

7a   19 Punkte

[Die **Nr. 7a** wird in **Lernfeld 10.1.4** auf Seite 34 **(KFO-Behandlung)** erläutert, da sie nur bei einer kieferorthopädischen Behandlung abrechnungsfähig ist.]

7b   19 Punkte

Abformung, Bissnahme für das Erstellen von Modellen des Ober- und Unterkiefers zur diagnostischen Auswertung und Planung sowie schriftliche Niederlegung

Abrechnungsbestimmungen
1. Eine Leistung nach den **Nrn. 7a oder b** ist bei allen nach der Planung notwendig werdenden Abformungsmaßnahmen **nur dann abrechnungsfähig**, wenn mit der Herstellung der Modelle eine **diagnostische Auswertung und Planung** verbunden ist. Für die Erstellung von Arbeitsmodellen können nur Material- und Laboratoriumskosten abgerechnet werden.
2. Die vorbereitenden Maßnahmen **(Nr. 7a)** sind **nur im Rahmen einer kieferorthopädischen Behandlung** abrechnungsfähig. Sie sind bis zu **dreimal** im Verlauf einer kieferorthopädischen Behandlung, bei kombiniert kieferorthopädisch/kieferchirurgischer Behandlung bis zu **viermal** abrechnungsfähig. Dies gilt nicht bei der frühen Behandlung einer Lippen-, Kiefer-, Gaumenspalte oder anderer kraniofazialer Anomalien, eines skelettal-offenen Bisses, einer Progenie oder verletzungsbedingter Kieferfehlstellungen.
3. Die vorbereitenden Maßnahmen **(Nr. 7b)** sind **nur im Rahmen der Versorgung mit Zahnersatz und Zahnkronen** sowie der **Behandlung von Verletzungen** und **Erkrankungen des Gesichtsschädels** abrechnungsfähig.
4. Im Rahmen der Versorgung mit Zahnersatz und Zahnkronen sind Leistungen nach **Nr. 7b** neben alleinigen Maßnahmen nach **Nrn. 20 und 100** in der Regel nicht abrechnungsfähig.
5. Leistungen nach der **Nr. 7a oder b** sind nach dem für die **Kieferorthopädie** und **zahnprothetische Behandlung** geltenden Punktwert abzurechnen, soweit sie im Zusammenhang mit diesen Leistungen erbracht werden.

Die **Nrn. 7a und b** sind Bestandteil von **BEMA Teil 2** (siehe **Band I Lernfeld 8.1.3, Seite 202**).
Die **Nr. 7a** ist nur im Rahmen einer kieferorthopädischen Behandlung abrechnungsfähig. Bei der **Versorgung mit Zahnersatz und Zahnkronen** ist die **Nr. 7b** mit den **Abrechnungsbestimmungen 1, 3, 4 und 5** anzuwenden. Dabei ist der Punktwert für Zahnersatz und Zahnkronen anzusetzen.

Die **Nr. 7b** kann nur abgerechnet werden für
– die **Abformung beider Kiefer** und **Bissnahme**
– für das Erstellen von **Planungsmodellen**
– zur **diagnostischen Auswertung mit schriftlicher Dokumentation**.

Die **Modelle nach Nr. 7** müssen nach Abschluss der Behandlung **mindestens 3 Jahre aufbewahrt** werden.
Für das Erstellen von **Arbeitsmodellen** können **nur Material- und Laborkosten** abgerechnet werden.
Für **Abformungen mit individuellem Löffel** und **Funktionsabformungen** werden die **Nrn. 98 a-c** angesetzt. Einzelheiten hierzu werden in Lernfeld 12.1.6 erläutert (siehe Seiten 173, 174).

Nr. 7b ist abrechenbar
✓ für die Abformung beider Kiefer und Bissnahme für das Erstellen von Modellen
✓ nur wenn mit der Modellerstellung eine diagnostische Auswertung und Planung mit schriftlicher Niederlegung erfolgt
✓ im Rahmen der Versorgung mit Zahnersatz und Zahnkronen
✓ im Rahmen der Behandlung von Verletzungen und Erkrankungen des Gesichtsschädels

Nr. 7b ist nicht abrechenbar
⊖ im Rahmen einer kieferorthopädischen Behandlung (siehe **Nr. 7a**)
⊖ im Rahmen einer konservierenden Behandlung oder Parodontalbehandlung
⊖ in der Regel neben alleinigen Maßnahmen nach **Nr. 20** (Einzelkrone, Teilkrone) und **Nr. 100** (Wiederherstellung, Erweiterung einer Prothese)
⊖ für das Erstellen von Arbeitsmodellen

Stift- oder Schraubenaufbau

Vorbereiten eines endodontisch behandelten Zahnes zur Aufnahme einer Krone, mit Verankerung im Wurzelkanal

18a   **50 Punkte**
durch einen konfektionierten Stift- oder Schraubenaufbau,
einzeitig

18b   **80 Punkte**
durch einen gegossenen Stiftaufbau,
zweizeitig

Abrechnungsbestimmungen
1. Eine Leistung nach **Nr. 18** kann **nur einmal je Zahn** abgerechnet werden.
2. Neben einer Leistung nach der **Nr. 18a** können Leistungen nach den **Nrn. 13a oder b** und **13e oder f** für das Vorbereiten eines zerstörten Zahnes zur Aufnahme einer Krone abgerechnet werden.
3. Eine Leistung nach **Nr. 18** kann **nur in Verbindung** mit Leistungen nach den **Nrn. 20 und 91** abgerechnet werden. Ausnahmen sind zu begründen.
4. Eine Leistung nach **Nr. 18** kann, wenn die Voraussetzungen erfüllt sind, abgerechnet werden, auch wenn sie im Heil- und Kostenplan in der Gebührenvorausberechnung nicht angegeben war.

Zur Vorbereitung eines Zahnes für eine Kronenversorgung kann es erforderlich sein, den Zahnstumpf zunächst aufzubauen.
Hierzu gibt es 4 Möglichkeiten:
– **Aufbaufüllung ohne Stiftverankerung**
– **Aufbaufüllung mit parapulpärem Stift**
– **konfektionierter Stift- oder Schraubenaufbau** im Wurzelkanal (intrakanalär)
– **gegossener Stiftaufbau** im Wurzelkanal.

Die **Nrn. 18a und b** können nur abgerechnet werden für
– die Vorbereitung eines **endodontisch behandelten** (wurzelgefüllten) **Zahnes**
– zur **Aufnahme einer Krone (Nrn. 20, 91)**
– mit **Verankerung im Wurzelkanal** (intrakanalär).

Entsprechend können die **Nrn. 18a und b nicht für parapulpäre Stifte** angesetzt werden.
Parapulpäre Stifte im Zusammenhang mit **Aufbaufüllungen** werden mit **Nr. 6001** abgerechnet. Dabei werden für die Stifte **nur Materialkosten** angesetzt (siehe **Band I, Lernfeld 4.1.5, Seite 99**).

Die **Nrn. 18a und b** unterscheiden
Nr. 18a – **konfektionierter Stift- oder Schraubenaufbau**, also in entsprechender Größe vorgefertigter Aufbau, und
Nr. 18b – **gegossener Stiftaufbau**, individuell nach Abformung angefertigter Stiftaufbau.

Während ein Aufbau nach **Nr. 18a** in **einer Sitzung (einzeitig)** erfolgt, sind bei einem Stiftaufbau nach **Nr. 18b** stets mindestens **2 Sitzungen (zweizeitiges Vorgehen)** erforderlich:
1. Abformung, anschließend Stiftanfertigung im Labor,
2. Einprobe und Einsetzen des Stiftes.

Bei der **Nr. 18a** können ergänzend die **Nrn. 13a oder b** und **13e oder f** für eine **Aufbaufüllung** angesetzt werden. Die Abrechnung der Aufbaufüllung (Nrn. 13a, b, e oder f) erfolgt dabei **im Bereich Kons./Chirurgie über die KZV**.
Die **Nrn. 18a und b** werden über den **Heil- und Kostenplan** abgerechnet. Dabei können sie auch als **nachträgliche Leistungen** angesetzt werden, wenn sich erst während der Behandlung die Notwendigkeit eines Stift- oder Schraubenaufbaus ergibt.
Wenn ein Stiftaufbau nicht vollendet werden konnte, weil der Patient z. B. nicht mehr erschienen ist, können **Teilleistungen mit Nr. 22** abgerechnet werden (siehe LF 12.1.4, Seite 158).

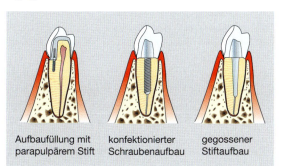

Aufbaufüllung mit parapulpärem Stift   konfektionierter Schraubenaufbau   gegossener Stiftaufbau

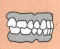

Stift- oder Schraubenaufbau

Nr. 18 ist abrechenbar

- ✓ für die Vorbereitung eines wurzelgefüllten Zahnes zur Aufnahme einer Krone mit Verankerung im Wurzelkanal
  - **Nr. 18a** für einen konfektionierten Stift- oder Schraubenaufbau
  - **Nr. 18b** für einen gegossenen Stiftaufbau
- ✓ nur 1x je Zahn (auch wenn der Zahn mehrere Wurzelkanäle hat)
- ✓ in der Regel nur in Verbindung mit **Nr. 20 oder 91**
- ✓ auch als nachträgliche Leistung
- ✓ **Nr. 18a** zusammen mit **Nrn. 13a oder b** und **13e oder f**
- ✓ **Nr. 18a** zusammen mit Materialkosten
- ✓ **Nr. 18b** zusammen mit Material- und Laborkosten und Metallkosten wie bei Kronen

Nr. 18 ist nicht abrechenbar

- ⛔ für eine parapulpäre Stiftverankerung im Dentin
- ⛔ **Nr. 18a** für einen gegossenen Stiftaufbau
- ⛔ **Nr. 18b** für einen konfektionierten Stift- oder Schraubenaufbau
- ⛔ **Nr. 18b** in Verbindung mit **Nrn. 13a oder b** und **13e oder f**
- ⛔ **Nr. 18** für denselben Zahn neben **Nr. 90** (Wurzelstiftkappe, siehe Seite 172)

Die **Nrn. 19-24** werden in
- **Lernfeld 12.1.3 Provisorien** und
- **Lernfeld 12.1.4 Kronen** erläutert.

Konfektionierter Stift- oder Schraubenaufbau (einzeitig)

Möglichkeit 1
a) Einsetzen eines konfektionierten Stiftaufbaus **Nr. 18a**
b) Aufbaufüllung **Nr. 13a oder b** bzw. **Nr. 13e oder f**
c) provisorische Krone **Nr. 19**
d) fertige Krone **Nr. 20b**

Möglichkeit 2
a) Einsetzen eines konfektionierten Stiftaufbaus **Nr. 18a**
b) Beschleifen des Aufbaus
c) provisorische Krone **Nr. 19**
d) fertige Krone **Nr. 20b**

   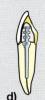

a) b) c) d)   a) b) c) d)

Gegossener Stiftaufbau (zweizeitig)

Möglichkeit 1
a) Präparation der Kavität und Abformung
b) provisorische Stiftkrone **Nr. 21**
c) Einsetzen des gegossenen Stiftaufbaus **Nr. 18b**
d) fertige Krone **Nr. 20b**

Möglichkeit 2
a) Präparation der Kavität und Abformung
b) provisorische Stiftkrone **Nr. 21**
c) Einsetzen des gegossenen Stiftaufbaus **Nr. 18b**, Abformung über Stiftaufbau
d) provisorische Krone **Nr. 19**
e) fertige Krone **Nr. 20b**

        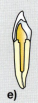

a) b) c) d)   a) b) c) d) e)

Beseitigung grober Artikulations- und Okklusionsstörungen

89 **16 Punkte**
Beseitigung grober Artikulations- und Okklusionsstörungen vor Eingliederung von Prothesen und Brücken

Abrechnungsbestimmungen
Eine Leistung nach **Nr. 89** kann **nur einmal je Heil- und Kostenplan** abgerechnet werden. Sie kann nicht für das Einschleifen zur Aufnahme von Halte- und Stützvorrichtungen abgerechnet werden. Sie kann **auch neben den Nrn. 91 und 92** abgerechnet werden.

Der Kontakt zwischen den Ober- und Unterkieferzähnen beim Schließen der Zähne wird als **Okklusion** (occludere lat. – verschließen) bezeichnet. Die Zähne, die aufeinander beißen, nennt man **Antagonisten**.
Unter **Artikulation** versteht man die Verschiebung der Zahnreihen gegeneinander unter Zahnkontakt durch Gleitbewegungen des Unterkiefers (articulus lat. – Gelenk). Die Form der Gleitbewegungen hängt dabei unter anderem von der Zahnstellung, der Höckerform und der Gelenkbahn im Kiefergelenk ab.

Okklusion	– Kontakt zwischen den Ober- und Unterkieferzähnen beim Schließen der Zähne
Artikulation	– Gleitbewegung der Zähne aufeinander bei Bewegung des Unterkiefers (heutzutage auch als **dynamische Okklusion** bezeichnet, siehe Lernfeld 12.1.4, Seite 156)
Antagonist	– (in der Zahnmedizin) Gegenzahn. Zähne, die beim Kieferschluss aufeinander beißen, nennt man Antagonisten.

Die **Nr. 89** wird abgerechnet für
– die **Beseitigung grober Artikulations- und Okklusionsstörungen**
– **vor Eingliederung von Prothesen und Brücken**.

Die **Nr. 89** kann **nicht** abgerechnet werden, wenn nur **Einzelkronen (Nr. 20)** eingegliedert werden. Bei Einzelkronen kann jedoch **Nr. 106** angesetzt werden, wenn die Einschleifmaßnahmen über den **Antagonisten** hinausgehen (siehe **Band I, Seite 90**).

Nr. 89 ist abrechenbar
- ✓ für die Beseitigung grober Artikulations- und Okklusionsstörungen
- ✓ **vor Eingliederung von Prothesen und Brücken**
- ✓ für das Einschleifen natürlicher Zähne, vorhandener Kronen und Brücken
- ✓ nur 1x je Heil- und Kostenplan
- ✓ neben **Nrn. 91 und 92**
  (siehe LF 12.1.5 Brücken)

Nr. 89 ist nicht abrechenbar
- ⛔ neben **Nr. 20** für die Beseitigung grober Artikulations- und Okklusionsstörungen bei der Versorgung von **Einzelzähnen mit Kronen** (siehe **Nr. 106**)
- ⛔ neben **Nr. 106** für denselben Kiefer
- ⛔ für das Einschleifen zur Aufnahme von Halte- und Stützvorrichtungen
- ⛔ als nachträgliche Leistung

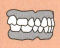

Provisorien

12.1.3 Provisorien

19   19 Punkte
Schutz eines beschliffenen Zahnes und Sicherung der Kaufunktion durch eine provisorische Krone oder provisorischer Ersatz eines fehlenden Zahnes durch ein Brückenglied

21   28 Punkte
Schutz eines beschliffenen Zahnes und Sicherung der Kaufunktion durch eine provisorische Krone mit Stiftverankerung

Abrechnungsbestimmungen zu Nrn. 19 und 21
1. Leistungen nach den **Nrn. 19 und 21** können **höchstens zweimal je Zahn** abgerechnet werden.
Im Heil- und Kostenplan können sie in der **Gebührenvorausberechnung je Zahn nur einmal** angesetzt werden.
2. Neben Leistungen nach den Nrn. 19 und 21 ist eine Leistung nach **Nr. 23 für das Entfernen des provisorischen Schutzes nicht abrechnungsfähig.**
Dies **gilt nicht** für das Entfernen eines provisorischen Schutzes, der wie bei einer definitiven Versorgung **fest einzementiert** werden musste.
3. Für die provisorische Versorgung nach den Nrn. 19 und 21 ist grundsätzlich ein **im direkten Verfahren hergestelltes Provisorium** ausreichend.

Ergänzende Abrechnungsbestimmung zu Nr. 19
4. Provisorische Versorgungen in den vom Bundesausschuss der Zahnärzte und Krankenkassen festgelegten Ausnahmefällen sind nach der Nr. 19 abrechnungsfähig und bei der Abrechnung als **Nr. 19i** zu kennzeichnen.

Die **Nrn. 19 und 21** werden für
– provisorische Kronen und Brückenglieder (Nr. 19),
– provisorische Stiftkronen (Nr. 21).
abgerechnet.
Sie dienen
– zum Schutz beschliffener Zähne
– und zur Sicherung der Kaufunktion.

Für die **provisorische Versorgung** reicht grundsätzlich ein **direkt hergestelltes Provisorium** aus. Hierzu wird
– vor der Präparation eine Abformung durchgeführt,
– die nach der Präparation zur Herstellung des Provisoriums wieder eingesetzt wird. Dabei wird im Bereich der beschliffenen Zähne und geplanten Zwischenglieder selbsthärtender Kunststoff in die Abformung gefüllt, der im Mund aushärtet.
Das so direkt im Mund hergestellte Provisorium wird anschließend aus dem Abformlöffel herausgenommen und ausgearbeitet.
Im Gegensatz hierzu wird ein **indirekt hergestelltes Provisorium** im Labor auf einem Modell nach entsprechender Abformung angefertigt. Die indirekte Herstellung eines Provisoriums ist aufwändiger und deshalb in der Regel keine Kassenleistung.

Nrn. 19 und 21 sind abrechenbar
- ✓ **Nr. 19** für eine provisorische Krone oder ein provisorisches Brückenglied
- ✓ **Nr. 21** für eine provisorische Stiftkrone
- ✓ 1x je Zahn in der Gebührenvorausberechnung
- ✓ ergänzend 1x je Zahn als nachträgliche Leistung (in der Summe max. 2x je Zahn)
- ✓ grundsätzlich für direkt hergestellte Provisorien
- ✓ **Nr. 19** auch für Provisorien bei Implantatversorgungen in den Ausnahmefällen für Suprakonstruktionen (siehe LF 12.1.8, Seite 182).
- ✓ **Nrn. 19 und 21** auch nacheinander bei Herstellung von gegossenen Stiftaufbauten (siehe Abb. auf Seite 150: Gegossener Stiftaufbau, Möglichkeit 2)
- ✓ **Nr. 23** neben Nr. 19 bzw. 21, wenn das Provisorium fest einzementiert werden musste (siehe **Band I, Seite 100**)

Nrn. 19 und 21 sind nicht abrechenbar
- ⊖ mehr als 2x je Zahn (Materialkosten sind jedoch abrechenbar, auch wenn Nr. 19 bzw. 21 nicht mehr abgerechnet werden kann.)
- ⊖ in der Regel für laborgefertigte Provisorien
- ⊖ bei Implantatversorgungen, wenn kein Ausnahmefall vorliegt
- ⊖ **Nr. 23** neben Nr. 19 bzw. 21 für das Entfernen von provisorisch einzementierten Schutzkronen (siehe **Band I, Seite 100**)

Provisorien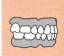

24c — 7 Punkte
Abnahme und Wiederbefestigung einer provisorischen Krone nach der Nr. 19 oder 21

Abrechnungsbestimmungen
1. Eine Leistung nach **Nr. 24c** kann **höchstens dreimal je Krone** abgerechnet werden.
   Im Heil- und Kostenplan kann sie **in der Gebührenvorausberechnung nicht** angesetzt werden.
2. Maßnahmen zur Wiederherstellung der Funktion von **Einzelkronen auf Implantaten** sind in den vom Bundesausschuss der Zahnärzte und Krankenkassen festgelegten Ausnahmefällen nach Nrn. 24a, 24b und 24c abrechnungsfähig und bei der Abrechnung als **Nr. 24 ai, 24 bi** und **Nr. 24 ci** zu kennzeichnen.

95d — 18 Punkte
Abnahme und Wiedereinsetzen einer provisorischen Brücke

Abrechnungsbestimmungen
Eine Leistung nach **Nr. 95d** kann **höchstens dreimal je Brücke** abgerechnet werden.

Die **Nr. 24c** wird abgerechnet für
– die **Abnahme und Wiederbefestigung** einer **provisorischen Krone oder Stiftkrone**.

Die **Nr. 95d** wird abgerechnet für
– die **Abnahme und Wiederbefestigung** einer **provisorischen Brücke**.

Eine **provisorische Brücke** besteht aus
- einer (oder mehreren) Brückenspanne(n)
- und den benachbarten Pfeilerkronen.

Zusätzlich verblockte provisorische Pfeilerkronen, die **nicht direkt benachbart** zu einer Brückenspanne sind, gelten als **provisorische Einzelkronen** (Ausnahme: provisorische Freiendlücke).

Die **Nr. 95d** kann nur abgerechnet werden, wenn die provisorische Brücke abgenommen **und** wiederbefestigt wird, z. B. bei einer **Zwischeneinprobe** der definitiven Versorgung.

Die Abnahme und Wiederbefestigung von **verblockten provisorischen Pfeilerkronen**, die nicht direkt an eine Brückenspanne grenzen, wird ergänzend mit der **Nr. 24c** je provisorischer Krone abgerechnet.

Nr. 24c ist abrechenbar
- ✅ für die Abnahme und Wiederbefestigung einer provisorischen Krone oder Stiftkrone (z. B. Zwischeneinprobe)
- ✅ höchstens 3x je Krone
- ✅ auch bei Implantatversorgungen in den Ausnahmefällen für Suprakonstruktionen (siehe LF 12.1.8, Seite 182)
- ✅ nur als nachträgliche Leistung im Heil- und Kostenplan

Nr. 24c ist nicht abrechenbar
- ⛔ mehr als 3x je Krone
- ⛔ bei Implantatversorgungen, wenn kein Ausnahmefall vorliegt
- ⛔ wenn eine provisorische Krone nur abgenommen und nicht wieder eingesetzt wird
- ⛔ wenn eine provisorische Krone sich gelöst hat und nur wieder eingesetzt wird
- ⛔ neben **Nr. 19** bzw. **21** für die Erneuerung einer provisorischen Krone oder Stiftkrone
- ⛔ für die Abnahme und Wiederbefestigung einer provisorischen Brücke (siehe **Nr. 95d**)

Nr. 95d ist abrechenbar
- ✅ für die Abnahme und Wiederbefestigung einer provisorischen Brücke (z. B. Zwischeneinprobe)
- ✅ höchstens 3x je Brücke

Nr. 95d ist nicht abrechenbar
- ⛔ mehr als 3x je Brücke
- ⛔ bei Implantatversorgungen
- ⛔ wenn eine provisorische Brücke nur abgenommen und nicht wieder eingesetzt wird
- ⛔ wenn eine provisorische Brücke sich gelöst hat und nur wieder eingesetzt wird
- ⛔ neben **Nr. 19** bzw. **21** für die Erneuerung einer provisorischen Brücke

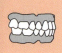

Kronen

12.1.4 Kronen

> Eine **Versorgung mit einer Zahnkrone** ersetzt Teile der natürlichen Zahnkrone oder die gesamte Zahnkrone.

Zahnkronen sind im Rahmen der vertragszahnärztlichen Behandlung angezeigt, wenn sich aus dem klinischen und radiologischen Befund ergibt, dass die **Zähne nur durch Kronen erhaltbar** sind.
Die Schonung und Erhaltung der natürlichen Zahnhartsubstanz hat Vorrang vor der Versorgung mit Zahnkronen (**ZE-Richtlinie Abschnitt D I Nr. 15**).

Im Gegensatz zu **Einlagefüllungen**, die eine reine **Privatleistung** sind, decken Kronen die natürliche Zahnkrone kappenartig ab. Es erfolgt also die **Überkupplung aller Höcker** eines Zahnes (Abrechnungsbestimmung Nr. 3 der **BEMA-Nr. 20**).

Die **Zahnersatz-Richtlinien** werden in diesem Buch **vollständig im Originaltext** wiedergegeben. Die einzelnen Abschnitte findet man auf den folgenden Buchseiten:

Zahnersatz-Richtlinien (ZE-Richtlinien)

Abschnitt	Lernfeld		Buchseite
A–C	12.1.1	Abrechnungsgrundlagen	104
D I	12.1.4	Kronen	154
D II	12.1.5	Brücken	159
D III	12.1.6	Herausnehmbarer und kombinierter Zahnersatz	166
D IV			
D V	12.1.8	Zahnersatz auf Implantaten	182

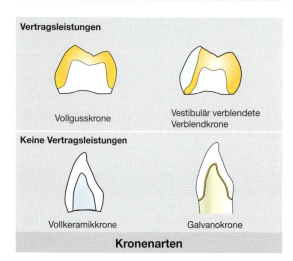

Kronenarten

Richtlinien des Gemeinsamen Bundesausschusses für eine ausreichende, zweckmäßige und wirtschaftliche vertragszahnärztliche Versorgung mit Zahnersatz und Zahnkronen

D. Anforderungen an einzelne Behandlungsbereiche

I. Versorgung mit Zahnkronen

15. Die **Schonung und Erhaltung natürlicher und intakter Zahnhartsubstanz hat Vorrang** vor der Versorgung mit Zahnkronen. Zahnkronen sind angezeigt, wenn sich aus dem klinischen und röntgenologischen Befund der erkrankten Zähne einschließlich ihrer Parodontalgewebe ergibt, dass sie nur durch Kronen erhalten werden können.

16. Zahnkronen können angezeigt sein:
    a) zur **Erhaltung eines erhaltungsfähigen und erhaltungswürdigen Zahnes**, wenn eine Erhaltung des Zahnes durch andere Maßnahmen nicht mehr oder auf Dauer nicht möglich ist,
    b) zur **Abstützung eines Zahnersatzes**, wenn eine Abstützung und Retention auf andere Weise nicht möglich ist.

17. Zahnkronen sind **nicht angezeigt bei Zähnen**, die **auf Dauer ohne Antagonisten** bleiben und für die Verankerung von Zahnersatz nicht benötigt werden.

18. **Konfektionierte Kronen** dürfen **nur in der Kinderzahnheilkunde** verwendet werden.

19. Für die Versorgung mit einer **provisorischen Krone** ist grundsätzlich ein **im direkten Verfahren hergestelltes Provisorium** ausreichend.

20. Zur **Regelversorgung** gehören **metallische Voll- und Teilkronen**.
    Ebenfalls zur Regelversorgung gehören
    – **vestibuläre Verblendungen**
      im **Oberkiefer** bis einschließlich **Zahn 5**,
    – im **Unterkiefer** bis einschließlich **Zahn 4**.
    Im Bereich der Zähne 1 bis 3 umfasst die vestibuläre Verblendung auch die Schneidekanten.

Kronen

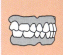

Verblendgrenzen nach Richtlinie Nr. 20 für eine vertragszahnärztliche Versorgung mit Zahnkronen

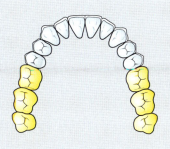

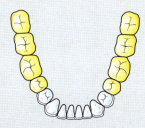

Zur **vertragszahnärztlichen Versorgung** gehören:
- metallische Voll- und Teilkronen
- vestibuläre Verblendungen
  – im **Oberkiefer** bis einschließlich **Zahn 5**,
  – im **Unterkiefer** bis einschließlich **Zahn 4**
  (Zahnersatz-Richtlinie Nr. 20)

Wählen Versicherte eine Versorgung mit
- **Verblendkronen**, die über die Verblendgrenzen der Richtlinie Nr. 20 hinausgehen,
- **keramisch vollverblendete Kronen**
- oder **Vollkeramikkronen**,

so haben sie die **Mehrkosten** der zusätzlichen zahnärztlichen und zahntechnischen Leistungen in vollem Umfang **selbst zu tragen**.

Frontzähne

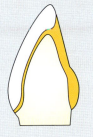 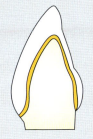

Vertragsleistung
vestibuläre Verblendung umfasst auch die Schneidekante

Keine Vertragsleistung
keramische Vollverblendung

Oberkiefer-Prämolaren

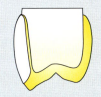

Vertragsleistung
vestibuläre Verblendung

Keine Vertragsleistung
keramische Vollverblendung

Unterkiefer-Prämolaren 34, 44

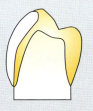 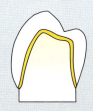

Vertragsleistung
vestibuläre Verblendung

Keine Vertragsleistung
keramische Vollverblendung

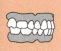

Kronen

Zur **vertragszahnärztlichen Versorgung mit Zahnkronen** gehören **folgende Gebührennummern:**

BEMA -Nr.	Kurzbeschreibung	Buchseite
20	Versorgung eines Einzelzahnes durch	
20a	eine metallische Vollkrone	156
20b	eine vestibulär verblendete Verblendkrone	156
20c	eine metallische Teilkrone	156
22	Teilleistungen bei Kronenversorgungen	158
24	Wiederherstellung der Funktion von Kronen	158

Im **Rahmen einer Versorgung mit Kronen** können **weitere Leistungen** anfallen, z. B.:
Nr. 7b Abformung und Bissnahme für Planungsmodelle (nur in Ausnahmefällen)
Nr. 18 Stift- oder Schraubenaufbau mit Verankerung im Wurzelkanal
Nr. 19 provisorische Krone
Nr. 21 provisorische Stiftkrone
Nr. 23 Entfernen einer fest einzementierten Krone (bzw. eines Wurzelstiftes).

Die **Nr. 23** gehört zum BEMA Teil 1 (siehe **Band I, Seite 100**).
Die **Nrn. 7b und 18** werden als **vorbereitende Maßnahmen** im **Lernfeld 12.1.2** erläutert. Die **Nrn. 19 und 21** sind Thema von **Lernfeld 12.1.3 (Provisorien)**.

Nr. 7b	Abformung, Bissnahme zur Planung	Seite 148
Nr. 18	Stift- oder Schraubenaufbau	Seite 149
Nr. 19	Provisorische Krone	Seite 152
Nr. 21	Provisorische Stiftkrone	Seite 152

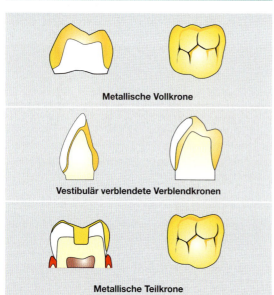

Metallische Vollkrone

Vestibulär verblendete Verblendkronen

Metallische Teilkrone

Versorgung eines Einzelzahnes durch

20a   **148 Punkte**
eine metallische **Vollkrone**

20b   **158 Punkte**
eine vestibulär verblendete **Verblendkrone**

20c   **187 Punkte**
eine metallische **Teilkrone**

Mit einer Leistung nach **Nr. 20** sind **folgende Leistungen abgegolten**:
Präparation, ggf. Farbbestimmung, Bissnahme, Abformung, Einprobe, Einzementieren, Kontrolle und Adjustierung der statischen und dynamischen Okklusion.

Abrechnungsbestimmungen

1. Einzelkronen als **Schutz- oder Stützkronen** sind nach **Nr. 20** abzurechnen.
2. **Einzelkronen auf Implantaten** sind in den vom Bundesausschuss der Zahnärzte und Krankenkassen festgelegten Ausnahmefällen analog nach den Nrn. 20a/20b abrechnungsfähig und bei der **Abrechnung mit i** zu kennzeichnen.
3. Die Präparation einer **Teilkrone** erfordert die **Überkupplung aller Höcker** eines Zahnes.
Die Präparation einer Teilkrone ist überwiegend supragingival und bedeckt die gesamte Kaufläche und somit sämtliche Höcker.

Die **Nr. 20** wird für die Versorgung eines Einzelzahnes mit einer **Schutz- oder Stützkrone** abgerechnet.
Zur **Nr. 20** gehören **folgende Leistungen**:
– Präparation
– Farbbestimmung bei Verblendkronen
– Bissnahme
– Abformung
– Einprobe
– Einzementieren
– Kontrolle und Adjustierung der statischen und dynamischen Okklusion.

Adjustierung	– Einstellung, Einrichtung (hier: Einschleifen der Kauflächen)
statische Okklusion	– Zahnkontakte ohne Bewegung des Unterkiefers
dynamische Okklusion	– Zahnkontakte bei Bewegung des Unterkiefers (früher als **Artikulation** bezeichnet)

Kronen

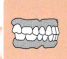

Teilkrone als Vertragsleistung

Vertragsleistung
alle Höcker bedeckt

Keine Vertragsleistung
ein Höcker **nicht** bedeckt

Vertragsleistung
alle Höcker bedeckt,
Präparation überwiegend supragingival

Keine Vertragsleistung
Kaufläche **nicht** vollständig bedeckt

Neben **Nr. 20** ist die **Nr. 89** (Beseitigung grober Artikulations- und Okklusionsstörungen vor Eingliederung von Prothesen und Brücken) **nicht abrechnungsfähig** (siehe LF 12.1.2, Seite 151).

Werden **Einschleifmaßnahmen** notwendig, die über den Antagonisten hinausgehen, so ist **Nr. 106** abrechnungsfähig (siehe **Band I, Seite 90**).

Bei **Verblendungen (Nr. 20b)** sind die Verblendgrenzen von **Richtlinie Nr. 20** zu beachten (siehe Abbildung auf Seite 155). Wünscht der Patient Verblendungen über die Verblendgrenzen hinaus, so hat er die **Mehrkosten** in vollem Umfang **selbst zu tragen**.

Teilkronen (Nr. 20c) als Vertragsleistung müssen
- **vollständig aus Metall** bestehen,
- die **gesamte Kaufläche bedecken** und
- überwiegend **supragingival** präpariert sein (siehe Abbildung).

Vollkeramische und verblendete Teilkronen sind **keine Vertragsleistung**.

Eine **Abformung mit individuellem oder individualisiertem Löffel (Nr. 98a)** kann **nicht** abgerechnet werden, wenn in einem Kiefer nur **eine** Einzelkrone **(Nr. 20)** angefertigt wird (Abrechnungsbestimmung Nr. 2 von Nr. 98a, siehe Seite 173).

Kronen als Brückenanker sowie **Teleskop- und Konuskronen** werden nicht mit Nr. 20 sondern **Nr. 91** abgerechnet (siehe LF 12.1.5, Seite 161).
Einen Sonderfall stellen **verblockte Kronen** dar. Wenn sie nicht direkt mit einem Zwischenglied verbunden sind, werden sie in den meisten KZV-Bereichen mit Nr. 20 abgerechnet. Im Zweifelsfall ist bei der zuständigen KZV nachzufragen.

Nr. 20 ist abrechenbar

☑ für die **Versorgung eines Einzelzahnes** mit einer **Schutz- oder Stützkrone** durch
  Nr. 20a eine metallische Vollkrone
  Nr. 20b eine vestibulär verblendete Verblendkrone
  Nr. 20c eine metallische Teilkrone

☑ **Verblendkronen (Nr. 20b)** nur innerhalb der Verblendgrenzen von Richtlinie Nr. 20 (siehe Abbildung auf Seite 155)

☑ **Teilkronen (Nr. 20c)** im vertragszahnärztlichen Rahmen, wenn
  • sie vollständig aus Metall bestehen,
  • die gesamte Kaufläche bedecken und
  • die Präparation überwiegend supragingival ist

☑ 1x je Zahn

☑ **Nrn. 20a und b** auch auf Implantaten in den Ausnahmefällen für Suprakonstruktionen (siehe LF 12.1.8, Seite 182)

☑ neben **Nrn. 13a oder b** bzw. **13e oder f** (Aufbaufüllungen)

☑ neben **Nrn. 18a oder b** (Stift- oder Schraubenaufbau)

☑ ergänzend **Nrn. 19 bzw. 21** und **Nr. 24c**

☑ in Ausnahmefällen **Nr. 7b** zur diagnostischen Auswertung und Planung

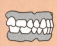

Teilleistungen bei Kronen, Wiederherstellung

22
Teilleistungen bei nicht vollendeten Leistungen nach den Nrn. 18 und 20

Präparation eines Zahnes:
Halbe Bew.-Zahl nach Nr. 20 oder Nr. 18

weitere Maßnahmen:
Dreiviertel der Bew.-Zahl nach Nr. 20

gegebenenfalls:
Bew.-Zahl nach Nr. 18

Abrechnungsbestimmungen
Soweit der Zahnarzt erklären kann, warum es nicht zur Vollendung der vorgesehenen Leistungen gekommen ist, vermerkt er dies im Rahmen der Abrechnung.

Die **Nr. 22** bezieht sich nur auf **nicht vollendete Leistungen** bei:
Nr. 18 Stift- oder Schraubenaufbau,
Nr. 20 Versorgung eines Einzelzahnes mit einer Krone.

Erbrachte Leistungen z. B. der **Nrn. 7b, 19, 21, 24c oder 98a** können mit der **vollen Bewertungszahl** abgerechnet werden.
Die Abrechnung der **Nr. 22** setzt einen genehmigten Heil- und Kostenplan voraus.

Abrechnung der Nr. 22

- Ist der Zahn präpariert: → ½ Bewertungszahl
- Sind bereits weitere Maßnahmen erfolgt: → ¾ Bewertungszahl
- Alle vollständig erbrachten Leistungen: → volle Bewertungszahl

---

Entfernen einer Krone
BEMA-Nr. 23 → Band I LF 4.1.6, Seite 100

Maßnahmen zur Wiederherstellung der Funktion von Kronen

24a
25 Punkte
Wiedereinsetzen einer Krone oder dergleichen

24b
43 Punkte
Erneuerung oder Wiedereinsetzen einer Facette, einer Verblendschale oder dergleichen

24c
7 Punkte
Abnahme und Wiederbefestigung einer provisorischen Krone nach der Nr. 19 oder 21

Abrechnungsbestimmungen
1. Eine Leistung nach **Nr. 24c** kann **höchstens dreimal je Krone** abgerechnet werden.
   Im Heil- und Kostenplan kann sie in der **Gebührenvorausberechnung nicht angesetzt** werden.
2. Maßnahmen zur Wiederherstellung der Funktion von **Einzelkronen auf Implantaten** sind in den vom Bundesausschuss der Zahnärzte und Krankenkassen festgelegten Ausnahmefällen nach Nrn. 24a, 24b und 24c abrechnungsfähig und bei der Abrechnung als **Nr. 24 ai, 24 bi** und **Nr. 24 ci** zu kennzeichnen.

Die **Nr. 24a** wird für das **Wiedereinsetzen einer Krone** oder dergleichen abgerechnet, z. B. nach einer Reparatur.
Die **Nr. 24b** wird für die **Erneuerung oder Wiederbefestigung einer Verblendung** angesetzt. Die Abrechnung der Nr. 24b ist unabhängig davon, ob die Reparatur innerhalb oder außerhalb des Mundes erfolgt.
- Bei einer **Reparatur im Mund** werden die Materialkosten für die Verblendung als Praxismaterial abgerechnet.
- Bei einer **Reparatur außerhalb des Mundes** kann für die Abnahme einer fest einzementierten Krone die **Nr. 23** angesetzt werden. Zusätzlich werden die zahntechnischen Leistungen nach BEL abgerechnet.

Die **Nr. 24c** wurde bereits in **Lernfeld 12.1.3** erläutert (siehe Seite 153).

Die nachfolgenden **BEMA-Nrn. 25-35** betreffen **endodontische Behandlungen**.
Entsprechend werden diese Gebührenpositionen in **Lernfeld 5** erläutert (siehe **Band I**).

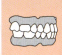

12.1.5 Brücken

> Unter einer **Brücke** versteht man einen Zahnersatz zur Versorgung eines Lückengebisses, der mit Hilfe von Kronen verankert ist.

Die Zähne zur Befestigung der Brücke bezeichnet man als **Brückenpfeiler**, die Kronen als **Brückenanker** und die ersetzten Zähne als **Zwischenglieder** bzw. **Brückenkörper**.

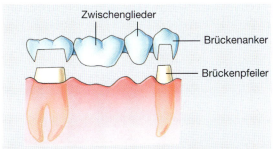

Bezeichnung der Brückenteile
Es handelt sich um eine **viergliedrige, einspannige** Brücke mit **2 Zwischengliedern**.

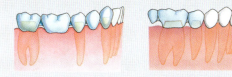

Mehrspannige Brücke **Freiendbrücke**

Brücken sind angezeigt, wenn dadurch eine geschlossene Zahnreihe wiederhergestellt wird.
Die Indikation ergibt sich
– aus dem klinischen und radiologischen Befund der zu überkronenden Zähne einschließlich des Parodontalbefundes und
– aus statischen und funktionellen Gesichtspunkten.

Richtlinien des Gemeinsamen Bundesausschusses für eine ausreichende, zweckmäßige und wirtschaftliche vertragszahnärztliche Versorgung mit Zahnersatz und Zahnkronen

D. Anforderungen an einzelne Behandlungsbereiche
  I. Versorgung mit Zahnkronen
     (→ siehe Lernfeld 12.1.4, Seite 154)

II. Versorgung mit Brücken

21. Eine **Brücke** dient in der Regel der **Schließung zahnbegrenzter** Lücken. Die Indikation ergibt sich
    – aus dem klinischen und röntgenologischen Befund der zu überkronenden Zähne einschließlich ihrer Parodontalgewebe und
    – aus statischen und funktionellen Gesichtspunkten.
    Bei der Gestaltung der Brückenglieder sind die Grundsätze der **Parodontalhygiene** zu berücksichtigen.

22. Brücken sind angezeigt, wenn dadurch in einem Kiefer die **geschlossene Zahnreihe** wiederhergestellt wird.
    In der Regel sind **Endpfeilerbrücken** angezeigt.
    Freiendbrücken sind nur bis zur Prämolarenbreite und unter Einbeziehung von mindestens zwei Pfeilerzähnen angezeigt; in Schaltlücken ist der Ersatz von Molaren und von Eckzähnen durch Freiendbrücken ausgeschlossen.
    Zum **Ersatz eines Schneidezahns** kann bei ausreichendem oralen Schmelzangebot an einem oder beiden Pfeilerzähnen eine **einspannige Adhäsivbrücke mit Metallgerüst** mit **einem oder zwei Flügeln** angezeigt sein.

23. Brücken sind **nicht angezeigt** bei
    – **ungenügender parodontaler Belastbarkeit**
    – und solchen **Allgemeinleiden**, die das parodontale Gewebe ungünstig beeinflussen.

24. Bei **Versicherten**, die das **14. aber noch nicht das 21. Lebensjahr vollendet** haben, können zum **Ersatz von zwei nebeneinander fehlenden Schneidezähnen** bei ausreichendem oralen Schmelzangebot der Pfeilerzähne eine einspannige Adhäsivbrücke mit Metallgerüst mit zwei Flügeln oder zwei einspannige Adhäsivbrücken mit Metallgerüst mit je einem Flügel angezeigt sein.

25. Für Brücken gilt **Nummer 20** dieser Richtlinien entsprechend (siehe Seiten 154, 155).

26. Bei **disparallelen Pfeilern** umfasst die vertragszahnärztliche Versorgung auch das hierdurch erforderliche **Geschiebe**.

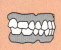

Brücken

Zur **vertragszahnärztlichen Versorgung mit Brücken** gehören **folgende Gebührennummern**:

BEMA -Nr.	Kurzbeschreibung	Buchseite
91	Versorgung eines Lückengebisses durch eine Brücke – je Pfeilerzahn –	
91a	Metallische Vollkrone	161
91b	Vestibulär verblendete Verblendkrone	161
91c	Metallische Teilkrone	161
91d	Teleskop-/Konuskrone	161, 177
91e	Geschiebe bei geteilten Brücken	161
92	Brückenspanne, Freiendteil	161
93	Adhäsivbrücken	163
93a	Adhäsivbrücke mit einem Flügel	163
93b	Adhäsivbrücke mit zwei Flügeln	163
94	Teilleistungen	
94a	Teilleistungen nach Nrn. 90-92	164
94b	Teilleistungen nach Nr. 93	164
95	Wiederherstellung der Funktion von Brücken	165

Die **Nr. 90** (Wurzelstiftkappe mit Kugelknopfanker) kann nur zusammen mit einer **Cover-Denture-Prothese (Deckprothese)** bei einem Restzahnbestand von bis zu 3 Zähnen je Kiefer abgerechnet werden. Entsprechend wird die **Nr. 90** im **Lernfeld 12.1.6** beschrieben (siehe Seite 172).

Im **Rahmen einer Versorgung mit Brücken** können **weitere Leistungen** anfallen, z. B.
Nr. 7b Abformung und Bissnahme für Planungsmodelle
Nr. 18 Stift- oder Schraubenaufbau mit Verankerung im Wurzelkanal
Nr. 19 provisorische Krone
Nr. 21 provisorische Stiftkrone
Nr. 23 Entfernen einer fest einzementierten Krone (bzw. eines Wurzelstiftes)
Nr. 89 Beseitigung grober Artikulations- und Okklusionsstörungen
Nr. 98a Abformung mit individuellem Löffel.

Die **Nr. 23** gehört zum BEMA Teil 1 (siehe **Band I, Seite 100**).
Die **Nrn. 7b, 18 und 89** werden als **vorbereitende Maßnahmen** im **Lernfeld 12.1.2** erläutert. Die **Nrn. 19 und 21** sind Thema von **Lernfeld 12.1.3 (Provisorien)**.

Nr. 7b	Abformung, Bissnahme zur Planung	Seite 148
Nr. 18	Stift- oder Schraubenaufbau	Seite 149
Nr. 19	Provisorische Krone	Seite 152
Nr. 21	Provisorische Stiftkrone	Seite 152
Nr. 89	Beseitigung grober Artik.-Störungen	Seite 151

Die **Leistungspflicht der Krankenkassen** bei der Versorgung mit Brücken ist durch **§ 56 SGB V** und die **Zahnersatz-Richtlinien Abschnitt D II** begrenzt:
- bei **großen Brücken** auf den Ersatz von
  – bis zu 4 fehlenden Zähnen je Kiefer,
  – bis zu 3 fehlenden Zähnen je Seitenzahngebiet (Sozialgesetzbuch SGB V § 56, siehe Seite 102).
- bei **Freiendbrücken**
  – nur bis zur Prämolarenbreite
  – nur mit mindestens 2 Pfeilerzähnen
  – nicht zum Ersatz von Molaren oder Eckzähnen in Schaltlücken (ZE-Richtlinie Nr. 22, siehe Seite 159).
- bei **Adhäsivbrücken** auf
  – Brücken mit Metallgerüst im Frontzahnbereich,
  – Versicherte, die das 14. aber noch nicht das 21. Lebensjahr vollendet haben zum Ersatz von zwei nebeneinander fehlenden Schneidezähnen
  → siehe ZE-Richtlinie Nr. 24 auf Seite 159.
- **Verblendgrenzen** wie bei Zahnkronen
  → siehe ZE-Richtlinie Nr. 20 auf Seiten 154, 155.

Große Brücken im Rahmen der vertragszahnärztlichen Versorgung nach § 56 Abs. 2 SGB V

Beispiel 1

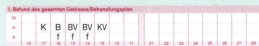

Vertragsleistung, da **nicht mehr als 3 Zähne im Seitenzahngebiet** fehlen.

Beispiel 2

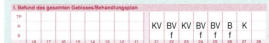

Vertragsleistung, da **nicht mehr als 4 Zähne im Kiefer** fehlen.

Beispiel 3

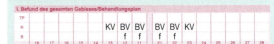

Vertragsleistung, da **4 Zähne im Frontzahnbereich** fehlen.

§ 56 SGB V → siehe Seite 102

Brücken

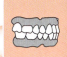

Versorgung eines Lückengebisses durch eine Brücke,
bei Verwendung von Teleskopkronen im Zusammenhang mit einer herausnehmbaren Prothese,
– je Pfeilerzahn –

91a   **118 Punkte**
Metallische Vollkrone

91b   **128 Punkte**
Vestibulär verblendete Verblendkrone

91c   **136 Punkte**
Metallische Teilkrone

91d   **190 Punkte**
Teleskop-/Konuskrone

91e   **43 Punkte**
Verwendung eines Geschiebes bei geteilten Brücken mit disparallelen Pfeilern zusätzlich zu den Nrn. 91a bis c

Abrechnungsbestimmungen
1. Mit den Leistungen nach den **Nrn. 91 und 92** sind **folgende Leistungen abgegolten**: Präparation, ggf. Farbbestimmung, Bissnahme, Abformung, Einprobe, Einzementieren, Kontrolle und Adjustierung der statischen und dynamischen Okklusion.
2. **Gegossene Einlagefüllungen** als Brückenanker sind **nicht abrechnungsfähig**.
3. Für die **Erneuerung des Primär- oder Sekundärteils** einer Teleskop- oder Konuskrone ist bei Neuanfertigung oder Wiederherstellung einer Prothese oder abnehmbaren Brücke die **halbe Gebühr für die Nr. 91d** abzurechnen.

92   **62 Punkte**
Versorgung eines Lückengebisses durch eine Brücke,
je Spanne

Abrechnungsbestimmungen
Mit den Leistungen nach den **Nrn. 91 und 92** sind **folgende Leistungen abgegolten**: Präparation, ggf. Farbbestimmung, Bissnahme, Abformung, Einprobe, Einzementieren, Kontrolle und Adjustierung der statischen und dynamischen Okklusion.

Die **Nr. 91** wird **je Pfeilerzahn** abgerechnet:
– **Nrn. 91 a-c, e** für die Versorgung eines Lückengebisses mit einer Brücke.
– **Nr. 91d** bei Verwendung von Teleskop-/Konuskronen im Zusammenhang mit einer herausnehmbaren Prothese.

Die **Nr. 92** wird **je Spanne** für die Versorgung eines Lückengebisses mit einer Brücke abgerechnet.
Zu den **Nrn. 91 und 92** gehören die **gleichen Leistungen wie zur Nr. 20** (siehe Seite 156):
– Präparation
– Farbbestimmung bei Verblendungen
– Bissnahme
– Abformung
– Einprobe
– Einzementieren
– Kontrolle und Adjustierung der statischen und dynamischen Okklusion.

Bei **Verblendungen (Nr. 91b)** sind die Verblendgrenzen von **Richtlinie Nr. 20** zu beachten (siehe Abbildung auf Seite 155). Wünscht der Patient Verblendungen über die Verblendgrenzen hinaus, so hat er die **Mehrkosten** in vollem Umfang **selbst zu tragen**.

Teilkronen (Nr. 91c) als Vertragsleistung müssen
- **vollständig aus Metall** bestehen,
- die **gesamte Kaufläche bedecken** und
- überwiegend **supragingival** präpariert sein (siehe Abbildung auf Seite 157).

Einlagefüllungen (Inlays) als Brückenanker sind **keine Vertragsleistung**. Sie können entsprechend **nicht mit Nr. 91c** abgerechnet werden.

Teleskop-/Konuskronen (Nr. 91d) können nur dann als Vertragsleistung abgerechnet werden, wenn das Außenteleskop das Innenteleskop vollständig umfasst. Dazu gehört auch die okklusal offene Teleskopkrone.
Eine **weitere Vertragsleistung** stellt ein **Kugelknopfanker nach Nr. 90** bei einer Cover-Denture-Prothese dar (siehe **Seite 172**).
Andere Verbindungsvorrichtungen zwischen Kronen und herausnehmbarem Zahnersatz (z. B. Stege, Schrauben, Geschiebe, Riegel oder Gelenke) sind keine Vertragsleistung.

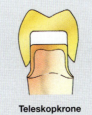
Teleskopkrone

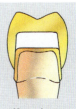
Konuskrone

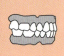

Brücken

Geschiebe (Nr. 91e) sind **nur bei geteilten Brücken mit disparallelen Pfeilern** abrechenbar. Die **Nr. 91e** wird dann **zusätzlich zu den Nrn. 91a-c** angesetzt.
Bei einer Regelversorgung gehören **mit Ausnahme von Cover-Denture-Prothesen** nur **Teleskop-/Konuskronen auf Eckzähnen und den ersten Prämolaren** zu den Verbindungselementen (S. 166, ZE-Richtlinie Nr. 35). Die **Mehrkosten** für weitere Teleskop-/Konuskronen sind **vom Versicherten selbst zu tragen**.
Kronen mit außervertraglichen Verbindungselementen werden von der Krankenkasse als Kronen bezuschusst, wenn die Zähne **überkronungsbedürftig** sind (Eintragung im Befund des Heil- und Kostenplans).

Nr. 91 ist abrechenbar

- ☑ für die Versorgung eines Lückengebisses durch eine Brücke,
  - **Nr. 91a** für eine metallische Vollkrone
  - **Nr. 91b** für eine vestibulär verblendete Verblendkrone
  - **Nr. 91c** für eine metallische Teilkrone
  - **Nr. 91d** für eine Teleskop-/Konuskrone
  - **Nr. 91e** für die Verwendung eines Geschiebes bei geteilten Brücken mit disparallelen Pfeilern
- ☑ 1x je Pfeilerzahn
- ☑ **Verblendkronen (Nr. 91b)** nur innerhalb der Verblendgrenzen von Richtlinie Nr. 20 (siehe S. 155)
- ☑ **Teilkronen (Nr. 91c)** im vertragszahnärztlichen Rahmen, wenn
  - sie vollständig aus Metall bestehen
  - die gesamte Kaufläche bedecken und
  - die Präparation überwiegend supragingival ist
- ☑ **Teleskop-/Konuskronen (Nr. 91d)** im Zusammenhang mit einer herausnehmbaren Prothese
- ☑ die halbe Gebühr der **Nr. 91d** für die Erneuerung des Primär- oder Sekundärteils einer Teleskop-/Konuskrone
- ☑ **Geschiebe (Nr. 91e)** nur bei geteilten Brücken mit disparallelen Pfeilern **zusätzlich zu Nrn. 91a-c**
- ☑ neben **Nrn. 13a oder b** bzw. **13e oder f** (Aufbaufüllungen)
- ☑ neben **Nrn. 18a oder b** (Stift- oder Schraubenaufbau)
- ☑ ergänzend **Nrn. 19 bzw. 21** und **Nr. 95d**
- ☑ **Nr. 7b** zur diagnostischen Auswertung und Planung

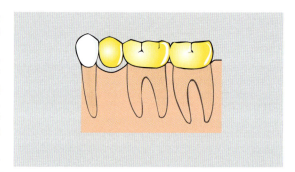

Vertragsleistung, da Ersatz eines fehlenden Prämolaren

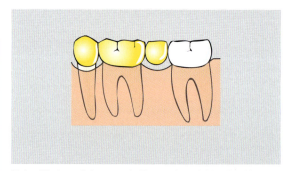

Keine Vertragsleistung, da Ersatz eines fehlenden Molaren

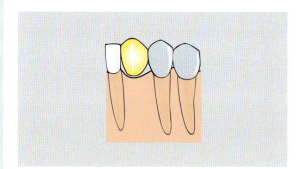

Keine Vertragsleistung, da Ersatz eines Eckzahnes

Nr. 91 ist nicht abrechenbar

- ⛔ für Einlagefüllungen als Brückenanker
- ⛔ für Wurzelstiftkappen mit einem Kugelknopfanker (→ **Nr. 90**, siehe 172)
- ⛔ für Stege, Schrauben, Geschiebe, Riegel, Gelenke als Verbindungsvorrichtungen (Geschiebe nur bei geteilten Brücken mit disparallelen Pfeilern abrechenbar)

Brückenspannen, Adhäsivbrücken

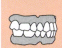

Nr. 92 Brückenspannen

Die **Nr. 92** wird **je Brückenspanne** angesetzt. Ein Freiendteil zählt dabei als eine Spanne.
Freiendbrücken sind jedoch **nur bis zur Prämolarbreite** als Vertragsleistung abrechenbar. In den Schaltlücken ist der Ersatz von Molaren oder Eckzähnen durch Freiendbrücken ausgeschlossen.
Die **Nr. 92** ist **auch für Lücken abrechenbar**, die
- durch Zahnwanderung
- nach Hemisektion und Teilextraktion eines Zahnes
- oder durch ein breites Diastema
  entstanden sind und die
- **mit Brückengliedern geschlossen** werden.

Die **Nr. 92** ist jedoch **nicht abrechenbar**, wenn eine verengte Zahnlücke durch ausgebuchtete Kronen mit breitem Approximalbereich ohne Zwischenglied geschlossen wird.
Die **Nr. 92** ist **auch für abnehmbare Brücken** abrechenbar.

Nr. 92 ist abrechenbar

- ✓ für die Versorgung eines Lückengebisses durch eine Brücke
- ✓ 1x je Spanne
- ✓ auch für ein Freiendteil (zählt als eine Spanne)
- ✓ auch für abnehmbare Brücken
- ✓ auch für Lücken, die
  - durch Zahnwanderung,
  - nach Hemisektion und Teilextraktion eines Zahnes
  - oder durch ein breites Diastema entstanden sind und
  - mit Brückengliedern geschlossen werden

Nr. 92 ist nicht abrechenbar

- ⊖ für Freiendteile zum Ersatz von Molaren oder Eckzähnen
- ⊖ für verengte Zahnlücken, die durch ausgebuchtete Kronen mit breitem Approximalbereich geschlossen werden

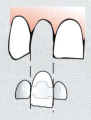

Adhäsivbrücke im Frontzahnbereich mit zwei Flügeln
Nr. 93b

93a — 240 Punkte

Adhäsivbrücke mit Metallgerüst im Frontzahnbereich mit einem Flügel
einschließlich der Präparation von Retentionen an dem Pfeilerzahn, Abformung, Farbbestimmung, Bissnahme, Einprobe und adhäsive Befestigung, Kontrolle und ggf. Korrekturen der Okklusion und Artikulation

Abrechnungsbestimmung

Zwei Adhäsivbrücken mit Metallgerüst mit jeweils einem Flügel zum Ersatz von zwei nebeneinander fehlenden Schneidezähnen können nur bei Versicherten abgerechnet werden, die das 14. aber noch nicht das 21. Lebensjahr vollendet haben.

93b — 335 Punkte

Adhäsivbrücke mit Metallgerüst im Frontzahnbereich mit zwei Flügeln
einschließlich der Präparation von Retentionen an den Pfeilerzähnen, Abformung, Farbbestimmung, Bissnahme, Einprobe und adhäsive Befestigung, Kontrolle und ggf. Korrekturen der Okklusion und Artikulation

Abrechnungsbestimmung

Eine Adhäsivbrücke mit Metallgerüst mit zwei Flügeln zum Ersatz von zwei nebeneinander fehlenden Schneidezähnen kann nur bei Versicherten abgerechnet werden, die das 14. aber noch nicht das 21. Lebensjahr vollendet haben.

Nr. 93 ist abrechenbar

- ✓ nur für eine Adhäsivbrücke mit Metallgerüst
- ✓ nur im Frontzahnbereich
- ✓ Adhäsivbrücken zum Ersatz von 2 nebeneinander fehlenden Schneidezähnen nur bei Versicherten, die das 14. aber noch nicht das 21. Lebensjahr vollendet haben

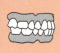

Teilleistungen bei Brücken

Teilleistungen bei Brücken

94a
Teilleistungen nach den Nrn. 90 bis 92 bei nicht vollendeten Leistungen

Präparation eines Ankerzahnes (Brückenpfeilers)
Halbe Bew.-Zahl nach den Nrn. 90 und 91

Präparation eines Ankerzahnes (Brückenpfeilers) mit darüber hinausgehenden Maßnahmen:
Dreiviertel der Bew.-Zahl nach den Nrn. 90 und 91

Sind nach der Funktionsprüfung der Brückenanker weitere Maßnahmen erfolgt:
Dreiviertel der Bew.-Zahl nach Nr. 92

94b
Teilleistungen bei nicht vollendeten Leistungen nach den Nrn. 93a und 93b

Präparation des Brückenpfeilers nach Nr. 93a:
Halbe Bew.-Zahl nach Nr. 93a

Präparation des Brückenpfeilers nach Nr. 93a mit darüber hinausgehenden Maßnahmen:
Dreiviertel der Bew.-Zahl
nach Nr. 93a

Präparation der Brückenpfeiler
nach Nr. 93b:
Halbe Bew.-Zahl nach Nr. 93b

Präparation der Brückenpfeiler nach Nr. 93b mit darüber hinausgehenden Maßnahmen:
Dreiviertel der Bew.-Zahl
nach Nr. 93b

Abrechnungsbestimmungen
Soweit der Zahnarzt erklären kann, warum es nicht zur Vollendung der vorgesehenen Leistungen gekommen ist, vermerkt er dies im Rahmen der Abrechnung.

Die **Nr. 94a** bezieht sich nur auf **nicht vollendete Leistungen** bei:
Nr. 90 Wurzelstiftkappe mit Kugelknopfanker
Nr. 91 Krone als Pfeilerzahn
Nr. 92 Brücke je Spanne.

Die **Nr. 94b** bezieht sich nur auf **nicht vollendete Leistungen** bei:
Nr. 93a Adhäsivbrücke mit Metallgerüst im Frontzahnbereich mit einem Flügel
Nr. 93b Adhäsivbrücke mit Metallgerüst im Frontzahnbereich mit zwei Flügeln.

Vollständig erbrachte Leistungen z. B. der **Nrn. 7b, 18, 19, 21, 89, 95d oder 98a** können mit der **vollen Bewertungszahl** abgerechnet werden.
Die Abrechnung der **Nrn. 94a und b** setzt einen genehmigten Heil- und Kostenplan voraus.

Abrechnung der Nr. 94a

- Ist der Zahn präpariert: → ½ Bewertungszahl der **Nr. 90 bzw. 91**
- Sind bereits weitere Maßnahmen erfolgt: → ¾ Bewertungszahl der **Nr. 90 bzw. 91**
- Sind nach der Funktionsprüfung der Brückenanker weitere Maßnahmen erfolgt: → ¾ Bewertungszahl der **Nr. 92**
- Alle vollständig erbrachten Leistungen: → volle Bewertungszahl

Herausnehmbarer Zahnersatz und Kombinationsversorgung

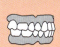

Wiederherstellen der Funktion von Brücken

Maßnahmen zum Wiederherstellen der Funktion von Brücken und provisorischen Brücken	
95a Wiedereinsetzen einer Brücke mit 2 Ankern	34 Punkte
95b Wiedereinsetzen einer Brücke mit mehr als 2 Ankern	50 Punkte
95c Erneuerung oder Wiedereinsetzen einer Facette, einer Verblendschale oder dergleichen	36 Punkte
95d Abnahme und Wiedereinsetzen einer provisorischen Brücke	18 Punkte
95e Wiedereingliederung einer einflügeligen Adhäsivbrücke	61 Punkte
95f Wiedereingliederung einer zweiflügeligen Adhäsivbrücke	85 Punkte
Abrechnungsbestimmungen Eine Leistung nach **Nr. 95d** kann **höchstens dreimal je Brücke** abgerechnet werden.	

Die **Nr. 95a** wird für das **Wiedereinsetzen einer Brücke mit zwei Ankern** abgerechnet, **Nr. 95b** für das **Wiedereinsetzen einer Brücke mit mehr als 2 Ankern**.
Zusätzlich verblockte Pfeilerkronen, die **nicht direkt an eine Brückenspanne** grenzen, gelten als **Einzelkronen** (außer bei Freiendbrücken) und werden beim Wiedereinsetzen ergänzend mit **Nr. 24a** abgerechnet (siehe Seite 158).

Die **Nr. 95c** wird für die **Erneuerung oder Wiederbefestigung einer Verblendung** angesetzt. Die Abrechnung der Nr. 95c ist unabhängig davon, ob die Reparatur innerhalb oder außerhalb des Mundes erfolgt.
- Bei einer **Reparatur im Mund** werden die Materialkosten für die Verblendung als Praxismaterial abgerechnet.
- Bei einer **Reparatur außerhalb des Mundes** kann für die Abnahme eines fest einzementierten Brückenankers die **Nr. 23** angesetzt werden. Zusätzlich werden die zahntechnischen Leistungen nach BEL abgerechnet.

Die **Nr. 95d** wurde bereits in **Lernfeld 12.1.3** erläutert (siehe Seite 153).

12.1.6 Herausnehmbarer Zahnersatz und Kombinationsversorgung

Bei herausnehmbarem Zahnersatz unterscheidet man:
- **Teilprothesen (partielle Prothesen)** zur Versorgung eines teilbezahnten Kiefers,
- **Vollprothesen (totale Prothesen)** zur Versorgung eines unbezahnten Kiefers
- und **kombiniert festsitzend-herausnehmbaren Zahnersatz**.

Herausnehmbarer und kombiniert festsitzend-herausnehmbarer Zahnersatz

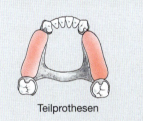

Teilprothesen — Vollprothesen

Herausnehmbarer Zahnersatz

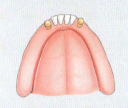
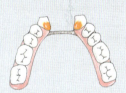

Kombiniert festsitzend-herausnehmbarer Zahnersatz

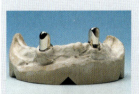
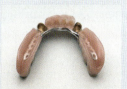
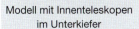

Modell mit Innenteleskopen im Unterkiefer — Teleskopprothese im Unterkiefer

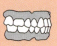

Herausnehmbarer Zahnersatz und Kombinationsversorgung

Richtlinien des Gemeinsamen Bundesausschusses für eine ausreichende, zweckmäßige und wirtschaftliche vertragszahnärztliche Versorgung mit Zahnersatz und Zahnkronen

D. Anforderungen an einzelne Behandlungsbereiche

I. Versorgung mit Zahnkronen
(→ siehe Lernfeld 12.1.4, Seite 154)

II. Versorgung mit Brücken
(→ siehe Lernfeld 12.1.5, Seite 159)

III. Versorgung mit herausnehmbarem Zahnersatz

27. Zum Zahnersatz gehören die erforderlichen **Halte- und Stützvorrichtungen**.

28. Bei **Teilprothesen** ist in der Regel eine **parodontal abgestützte Modellgusskonstruktion** angezeigt. Die Grundsätze der Parodontalhygiene sind dabei zu berücksichtigen.

29. Bei einem **Restgebiss ohne parodontale Abstützungsmöglichkeit** ist in der Regel eine **Kunststoffprothese ohne aufwändige Halteelemente** angezeigt.

30. Bei **totalen Prothesen** ist in der Regel die **Basis in Kunststoff** herzustellen.
Eine **Metallbasis** gehört nur in begründeten Ausnahmefällen (z. B. Torus palatinus und Exostosen) zur Regelversorgung.

31. Ein **Abdruck mit individuellem Löffel** oder **individualisiertem Löffel** ist nur angezeigt, wenn für die Abdrucknahme der übliche Löffel nicht ausreicht.

32. Bei **zahnlosem Kiefer** ist die Abformung mittels eines **Funktionsabdruckes** angezeigt; das gleiche gilt, wenn bei **stark reduziertem Restgebiss** – in der Regel bis zu drei Zähnen – eine funktionelle Randgestaltung notwendig ist.

33. **Funktionsanalytische und funktionstherapeutische Leistungen** gehören **nicht** zur vertragszahnärztlichen Versorgung.

34. **Intraorale Stützstiftregistrierungen** zur Feststellung der Zentrallage gehören nur neben der **Total-/Cover-Denture-Prothese** zur Regelversorgung, auch auf **implantatgestützten Totalprothesen** im Ober- und Unterkiefer, wenn die Lagebeziehung von Unter- zu Oberkiefer mit einfachen Methoden nicht reproduzierbar ermittelt werden kann.

IV. Kombinationsversorgung

35. Über eine **Kombinationsversorgung** wird festsitzender mit herausnehmbarem **Zahnersatz** zu einer funktionalen Einheit unter Verwendung von **Verbindungselementen** zusammengefügt.
Kombinationsversorgungen sind angezeigt, wenn
– gegenüber anderen Zahnersatzformen eine **statisch und funktionell günstigere Belastung** der Restzähne
– und eine **günstige Retention** erreicht werden kann.
Die parodontale Ausgangssituation der Restzähne ist kritisch zu bewerten.
Im Rahmen der Regelversorgung gehören **mit Ausnahme von Cover-Denture-Prothesen** nur **Teleskop-/Konuskronen auf Eckzähnen und den ersten Prämolaren** zu den Verbindungselementen.
Bei einem **Restzahnbestand von bis zu drei Zähnen** ist
– neben der **parodontalen Ausgangssituation** der Restzähne
– auch die **Lückentopographie** im Hinblick auf die Art der Verankerung und die Abstützung kritisch zu bewerten.
Zur **Regelversorgung** gehören in diesem Fall
– sowohl **Cover-Denture-Prothesen**
– als auch **parodontal-abgestützte Prothesen mit einer Modellgussbasis**
sowie als Verbindungselemente
– **Resilienzteleskopkronen** und
– **Wurzelstiftkappen** bzw.
– **Teleskop-/Konuskronen**.

Herausnehmbarer Zahnersatz und Kombinationsversorgung

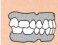

Fachbegriffe, die in den Richtlinien enthalten sind	
parodontal abgestützt	– auf den Zähnen abgestützt (genauer: auf dem Zahnhalteapparat = Parodontium abgestützt)
Modellgussprothese	– Teilprothese, bei der alle Metallelemente (Klammern, Verbindungselemente, Metallbasis) auf einem Modell aus einem Stück gegossen werden
Torus palatinus	– Knochenauftreibung, Exostose in der Mitte des harten Gaumens
Exostose	– langsam wachsende Knochenverdickung (Knochenauftreibung)
individueller Abformlöffel	– individuell im Labor auf einem Modell des Kiefers hergestellter Abformlöffel aus Kunststoff
individualisierter Abformlöffel	– konfektionierter Abformlöffel, der individuell dem Kiefer angepasst wird (z. B. individuelle Ausformung des Löffelrandes)
Funktionsabdruck, Funktionsabformung	– Abformung, bei der das Bewegungsspiel der Schleimhäute und Bänder wiedergegeben wird
Funktionsanalyse	– funktionelle Gebissanalyse zur Feststellung bzw. zum Ausschluss von Funktionsstörungen des Kauorgans (siehe Lernfeld 12.2.8, Seite 229)
intraorale Stützstiftregistrierung	– Methode zur Bestimmung der Kieferrelation beim zahnlosen Patienten (siehe Seite 174)
Cover-Denture-Prothese	– (= Deckprothese) Prothese, die in Form und Ausdehnung einer Totalprothese entspricht, die jedoch an wenigen Restzähnen oder Implantaten befestigt ist (z. B. durch Teleskop- oder Konuskronen, Wurzelstiftkappen).

Zur **vertragszahnärztlichen Behandlung** mit **herausnehmbarem Zahnersatz und Kombinationsversorgungen** gehören folgende Gebührennummern:

BEMA -Nr.	Kurzbeschreibung	Buchseite
96	Teilprothesen einschl. einfacher Halteelemente	
96a	Ersatz von 1-4 fehlenden Zähnen	168
96b	Ersatz von 5-8 fehlenden Zähnen	168
96c	Ersatz von mehr als 8 fehlenden Zähnen	168
97	Vollprothesen, Cover-Denture-Prothesen	
97a	im Oberkiefer	170
97b	im Unterkiefer	170
98a	Abformung mit individuellem Löffel	173
98b	Funktionsabformung OK mit individuellem Löffel	174
98c	Funktionsabformung UK mit individuellem Löffel	174
98d	Intraorale Stützstiftregistrierung	174
98e	Metallbasis bei Vollprothesen (zusätzlich zu BEMA-Nrn. 97a, 97b)	175
98f	Doppelarmige Haltevorrichtungen, Stützvorrichtungen (zusätzlich zu BEMA-Nr. 96 bei Interimsversorgung)	175
98g	Modellgussbasis	176
98h	Gegossene Halte- und Stützvorrichtungen (zusätzlich zu BEMA-Nrn. 96, 98g)	176
98h/1	eine gegossene Halte- und Stützvorrichtung	176
98h/2	mind. 2 gegossene Halte- und Stützvorrichtungen	176
99a-c	Teilleistungen bei Prothesen	178
100a-f	Wiederherstellung und Erweiterung von Prothesen	179

Die Richtlinien schränken die Möglichkeiten der vertragszahnärztlichen Versorgung deutlich ein.
Bei **Teilprothesen** ist die **Modellgussprothese** im vertragszahnärztlichen Bereich die Standardversorgung. Eine Kunststoffprothese mit einfachen Halteelementen (Drahtklammern) ist nur bei einem Restgebiss angezeigt, bei dem keine parodontale Abstützung möglich ist.
Totale Prothesen sind in der Regel vollständig aus Kunststoff herzustellen. Eine **Metallbasis** ist nur in begründeten Ausnahmefällen angezeigt.

Funktionsanalytische und funktionstherapeutische Leistungen sind keine vertragszahnärztlichen Maßnahmen. Sie können jedoch im Rahmen einer privaten Vereinbarung erbracht werden.

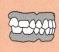

Teilprothesen

Versorgung eines Lückengebisses durch eine partielle Prothese einschließlich einfacher Haltevorrichtungen

96a   **57 Punkte**
zum Ersatz von 1 bis 4 fehlenden Zähnen

96b   **83 Punkte**
zum Ersatz von 5 bis 8 fehlenden Zähnen

96c   **115 Punkte**
zum Ersatz von mehr als 8 fehlenden Zähnen

Mit einer Leistung nach **Nr. 96** sind **folgende Leistungen abgegolten**:
anatomische Abformung (auch des Gegenkiefers), Bissnahme, Farbbestimmung, Einprobe, Eingliedern, Nachbehandlung.

Abrechnungsbestimmungen
1. Ein **fehlender Weisheitszahn** ist als zu ersetzender, fehlender Zahn nur dann mitzuzählen, wenn sein Gebiet in die prothetische Versorgung mit einbezogen wird. Ist der Zahn 7 vorhanden, dann ist der Weisheitszahn nicht mitzuzählen.
2. Die **definitive Versorgung** mit einer **rein schleimhautgetragenen Prothese** bedarf einer besonderen Begründung.

Abrechnungsbestimmung zu Nrn. 96-100
Die zusätzliche Abrechnung von zahnärztlichem Honorar bei Anwendung besonderer Abdruckverfahren ist nicht zulässig.

Die **Nr. 96** ist die **Abrechnungsbasis** bei der **Versorgung mit einer Teilprothese**. Dabei wird nach der Anzahl der zu ersetzenden Zähne unterschieden:
Nr. 96a zum Ersatz von 1-4 fehlenden Zähnen
Nr. 96b zum Ersatz von 5-8 fehlenden Zähnen
Nr. 96c zum Ersatz von mehr als 8 fehlenden Zähnen

Zur **Ermittlung der Gebührennummer 96a-c** werden die Zähne gezählt, die in dem Gebiet fehlen, das versorgt werden soll. Hierzu zählen auch **fehlende Zähne bei Lückenschluss**.
Ein **fehlender Weisheitszahn** wird mitgezählt, wenn
– sein Gebiet in die prothetische Versorgung einbezogen wird und
– der Zahn 7 davor fehlt.

Bei einer **Freiendlücke** wird der **Weisheitszahn** entsprechend bei der Ermittlung der Gebührennummer 96 a-c mitgezählt, auch wenn er nicht durch einen Prothesenzahn ersetzt wird. Maßgebend ist, dass sein Gebiet in die prothetische Versorgung einbezogen wird, wenn auch nur durch den Prothesensattel. Bei der Laborrechnung ist hingegen die tatsächliche Anzahl der Prothesenzähne abzurechnen. Der dadurch bedingte Unterschied zwischen Laborrechnung und Heil- und Kostenplan ist zulässig.

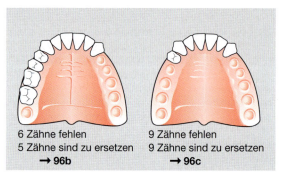

6 Zähne fehlen   9 Zähne fehlen
5 Zähne sind zu ersetzen   9 Zähne sind zu ersetzen
→ 96b   → 96c

Zur **Nr. 96** gehören **folgende Leistungen**:
– anatomische Abformung
  (auch des Gegenkiefers)
– Bissnahme
– Farbbestimmung
– Einprobe
– Eingliedern
– Nachbehandlung.

In den **ersten drei Monaten** nach Eingliederung der Prothese sind alle Maßnahmen zum Einpassen und zur Nachbehandlung mit der **Nr. 96a-c** abgegolten, wie z. B. die Behandlung von Druckstellen.
Wenn der übliche konfektionierte Abformlöffel nicht ausreicht, kann **Nr. 98a** für einen individuellen oder individualisierten Löffel angesetzt werden (siehe Seite 173). Bei stark reduziertem Restgebiss – in der Regel bis zu 3 Zähnen – kann eine **Funktionsabformung** mit individuellem Abformlöffel erforderlich sein. Dann sind
Nr. 98b für eine Funktionsabformung im Oberkiefer,
Nr. 98c für eine Funktionsabformung im Unterkiefer abrechenbar (siehe Seite 174).

Die **Nr. 96** beinhaltet nur die Versorgung durch eine **Teilprothese mit einfachen Haltevorrichtungen**. Hierunter sind **einarmige, gebogene Klammern ohne Auflage** zu verstehen. Die Teilprothese ist dann entsprechend rein schleimhautgetragen.

Teilprothesen

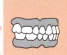

Verwendet man aber bei einer Teilprothese
- **doppelarmige Haltevorrichtungen**
- oder **einfache Stützvorrichtungen (Auflagen)**
- oder **mehrarmige gebogene Halte- und Stützvorrichtungen**,

so ist ergänzend zur **Nr. 96** auch die **Nr. 98f bei einer Interimsversorgung** anzusetzen (siehe Seite 175).

Im Heil- und Kostenplan sind Interimsversorgungen und Immediatversorgungen entsprechend zu kennzeichnen.

| Unfall oder Unfallfolgen/ Berufskrankheit | ✗ | Interimsversorgung |
| Versorgungsleiden | | Immediatversorgung |

| Interimsversorgung | – **Übergangsversorgung** bis zur Eingliederung einer endgültigen Versorgung |
| Immediatversorgung | – **Sofortversorgung** direkt im Anschluss an eine Zahnentfernung |

Modellgussprothese

Verwendet man bei einer Teilprothese eine **Metallbasis in Verbindung mit Halte- und Stützvorrichtungen**, so ist ergänzend zur **Nr. 96** die **Nr. 98g** anzusetzen (siehe Seite 176).

Die Metallbasis wird zusammen mit den Halte- und Stützvorrichtungen im+ Modellgussverfahren hergestellt. Entsprechend wird die **Nr. 96** zusammen mit **Nr. 98g** für eine **Modellgussprothese** abgerechnet. **Modellgussprothesen** stellen eine **definitive Versorgung** dar. Die **Nr. 98g** ist deshalb **nicht bei Interimsprothesen** abrechnungsfähig.

Halte- und Stützvorrichtungen nach **Nr. 98f** sind mit der Gebühr nach **Nr. 98g** abgegolten. Neben der **Nr. 98g** ist deshalb die **Nr. 98f nicht abrechenbar**.

Für **gegossene Halte- und Stützvorrichtungen** wird zusätzlich zu den **Nrn. 96 und 98g** die
Nr. 98 h/1 bei Verwendung von **einer** Halte- und Stützvorrichtung,
Nr. 98 h/2 bei Verwendung von **2 oder mehr** Halte- und Stützvorrichtungen abgerechnet.
Es kann also nur eine der beiden **Nrn. 98 h/1 oder 98 h/2** angesetzt werden.
Die **Nrn. 98 h/1 und 98 h/2** sind **nicht bei Interimsprothesen** abrechnungsfähig.

Zusammenfassung Teilprothesen

- Die **Nr. 96 a-c** ist die **Basisposition** für die Abrechnung einer **Teilprothese**.
- Bei einem **Interimszahnersatz** nur **mit einfachen Haltevorrichtungen** wird nur **Nr. 96 a-c** abgerechnet.
- Bei einem **Interimszahnersatz** mit
  - doppelarmigen Haltevorrichtungen
  - oder einfachen Stützvorrichtungen (Auflagen)
  - oder mehrarmigen gebogenen Halte- und Stützvorrichtungen,

  ist ergänzend zur **Nr. 96 a-c** die **Nr. 98f** abrechenbar.
- Bei einer **Modellgussprothese** sind zusätzlich zur **Nr. 96 a-c**
  - **Nr. 98 g** für die Metallbasis und
  - **Nr. 98 h/1** für **eine** gegossene Halte- und Stützvorrichtung oder
  - **Nr. 98 h/2** für **zwei oder mehr** gegossene Halte- und Stützvorrichtungen abrechenbar.
- Die **Nummer 98 f** ist **nur bei Interimsversorgungen** abrechnungsfähig.
- Die **Nrn. 98 g, 98 h/1 und 98 h/2** sind **nicht bei Interimsprothesen** abrechnungsfähig.
- Ist eine Abformung mit individuellem oder individualisiertem Löffel erforderlich, so ist zusätzlich **Nr. 98a** abrechnungsfähig.

Interimsprothese
Nr. 96 + Nr. 98f für doppelarmige Haltevorrichtungen bzw. Stützvorrichtungen

Modellgussprothese
Nr. 96 + Nr. 98g für **G**erüst aus Metall
+ **Nr. 98h** für gegossene **H**alte- und Stützvorrichtungen

Nr. 98a für **A**bformung mit individuellem oder individualisiertem Löffel
Nr. 98b für **Funktionsabformung** mit individuellem Löffel **im Oberkiefer** bei stark reduziertem Restgebiss (bis zu 3 Zähnen)
Nr. 98c für **Funktionsabformung** mit individuellem Löffel **im Unterkiefer** bei stark reduziertem Restgebiss (bis zu 3 Zähnen)

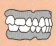

Vollprothesen, Cover-Denture-Prothesen

Vollprothesen, Cover-Denture-Prothesen

97a   250 Punkte
Totale Prothese/ Cover-Denture-Prothese im Oberkiefer

97b   290 Punkte
Totale Prothese/ Cover-Denture-Prothese im Unterkiefer

Mit einer Leistung nach den **Nrn. 97a und 97b** sind **folgende Leistungen abgegolten:**
anatomische Abformung (auch des Gegenkiefers), Bissnahme, Farbbestimmung, Einprobe, Eingliedern, Nachbehandlung.

Abrechnungsbestimmungen
Bei der Versorgung eines zahnlosen Kiefers durch eine **implantatgetragene Prothese** in den vom Bundesausschuss der Zahnärzte und Krankenkassen festgelegten Ausnahmefällen sind die Nrn. 97a und 97b abrechnungsfähig und bei der Abrechnung als **Nr. 97 ai und 97 bi** zu kennzeichnen.

Abrechnungsbestimmung zu Nrn. 96-100
Die zusätzliche Abrechnung von zahnärztlichem Honorar bei Anwendung besonderer Abdruckverfahren ist nicht zulässig.

Die **Nr. 97** ist die **Abrechnungsbasis** bei der Versorgung mit einer
– **totalen Prothese (= Vollprothese)** bzw.
– **Cover-Denture-Prothese (= Deckprothese)**.
Dabei rechnet man
Nr. 97a im Oberkiefer,
Nr. 97b im Unterkiefer ab.

Eine **Cover-Denture-Prothese (= Deckprothese)**
– entspricht in Form und Ausdehnung einer totalen Prothese,
– ist jedoch an wenigen Restzähnen oder Implantaten befestigt (z. B. durch Teleskop- oder Konuskronen, Wurzelstiftkappen).
Dabei bedeckt die Cover-Denture-Prothese die Restzähne vollständig (Deckprothese).

Zur **Nr. 97** gehören **folgende Leistungen**:
– anatomische Abformung (auch des Gegenkiefers)
– Bissnahme
– Farbbestimmung
– Einprobe
– Eingliedern
– Nachbehandlung.

Bei einer totalen Prothese ist ein guter Halt nur zu erzielen, wenn die Prothesenbasis dem Kiefer exakt anliegt und der Prothesenrand funktionell sauber ausgeformt ist. Die Prothesenbasis soll dabei eine möglichst breitflächige Abstützung auf dem Kiefer haben. Der Prothesenrand muss dem Muskelspiel entsprechend funktionell ausgeformt werden, damit die Prothese nicht durch die Bewegungen der umliegenden Muskulatur abgehebelt wird. Bei einer funktionell richtigen Ausgestaltung der Prothese kann die Muskulatur den Sitz der Prothese sogar stabilisieren. Besondere Bedeutung kommt daher der **Funktionsabformung mit individuellem Löffel** zu. Hierfür wird **Nr. 98b im Oberkiefer**, **Nr. 98c im Unterkiefer** angesetzt (siehe Seite 174).

Neben den **Nrn. 98b oder c** kann für denselben Kiefer die **Nr. 98a** nur dann zusätzlich abgerechnet werden, wenn für die prothetische Versorgung
– neben der Funktionsabformung des Kiefers,
– eine Abformung mit individuellem Löffel für die Kronenversorgung erforderlich ist.

Die Lagebeziehung des Unterkiefers zum Oberkiefer wird durch eine **Bissnahme** bestimmt. Die Bissnahme wird auch als **Kieferrelationsbestimmung** bezeichnet. Sie ist Bestandteil der Leistung nach Nr. 97.

Reicht jedoch eine einfache Bissnahme zur Bestimmung der Lagebeziehung des Unterkiefers zum Oberkiefer nicht aus, so kann eine **intraorale Stützstiftregistrierung** durchgeführt werden.
Nr. 98d Intraorale Stützstiftregistrierung zur Feststellung der Zentrallage des Unterkiefers.

Die **Nr. 98d** ist
– nur neben **Nr. 97** abrechnungsfähig,
– wenn die **Lagebeziehung vom Unterkiefer zum Oberkiefer** mit einfacheren Methoden nicht ermittelt werden kann (siehe Zahnmedizinische Assistenz).

Vollprothesen, Cover-Denture-Prothesen

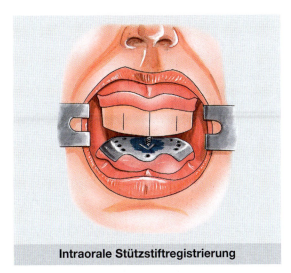

Intraorale Stützstiftregistrierung

Totale Prothesen werden in der Regel vollständig aus Kunststoff hergestellt. In besonderen Ausnahmefällen kann jedoch zusätzlich zur **Nr. 97** die **Nr. 98e** für eine **Metallbasis** der Prothese angesetzt werden (siehe Seite 175):

Nr. 98e Verwendung einer Metallbasis in besonderen Ausnahmefällen zu den Bewertungszahlen nach **Nrn. 97a oder b** zusätzlich.

Besondere Ausnahmefälle sind z. B.:

Torus palatinus – Knochenwulst in der Mitte des harten Gaumens

Exostose – Knochenverdickung, Knochenauftreibung (z. B. als Torus palatinus in der Mitte des harten Gaumens oder auf der Lingualseite des Unterkiefers).

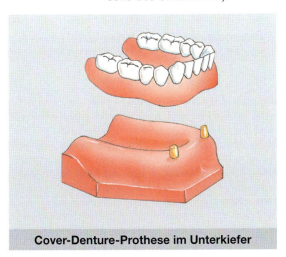

Cover-Denture-Prothese im Unterkiefer

Stehen noch **wenige Restzähne im Kiefer**, so gibt es für die definitive Versorgung im vertragszahnärztlichen Rahmen drei Behandlungsmöglichkeiten:

1. **Teilprothese (Nr. 96 a-c)** als konventionelle **Modellgussprothese** (zusammen mit **Nrn. 98 g** und **98 h/1 oder 98 h/2**).
2. **Teilprothese (Nr. 96 a-c)** kombiniert mit festsitzendem Zahnersatz **(Kombinationsversorgung)**. Dabei gehören im vertragszahnärztlichen Rahmen nur **Teleskop- bzw. Konuskronen (Nr. 91d)** zu den Verbindungselementen.
3. **Cover-Denture-Prothese (Nr. 97a, b)** mit Teleskop- bzw. Konuskronen **(Nr. 91d)** oder Wurzelstiftkappen mit Kugelknopfankern **(Nr. 90)** als Verbindungselemente (siehe Seite 172).

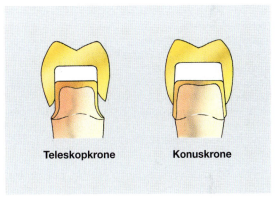

Teleskopkrone   **Konuskrone**

Cover-Denture-Prothese

Eine **Cover-Denture-Prothese** gehört zu den Versorgungen mit kombiniert festsitzend-herausnehmbarem Zahnersatz. Dabei sind **im Rahmen der vertragszahnärztlichen Versorgung** mit Cover-Denture-Prothesen **Einschränkungen** zu beachten: Zur **vertragszahnärztlichen Versorgung** gehören nur folgende Verbindungselemente:

– **Teleskop-/Konuskronen** auf **Eckzähnen und den ersten Prämolaren**
– **Wurzelstiftkappen mit Kugelknopfanker** nur im Zusammenhang mit einer **Cover-Denture-Prothese** bei einem **Restzahnbestand von bis zu 3 Zähnen je Kiefer**.

Wählen die Versicherten eine Kombinationsversorgung, die über die vertragszahnärztliche Versorgung hinausgeht, so haben sie die **Mehrkosten** in vollem Umfang **selbst zu tragen**.

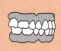

Vollprothesen, Cover-Denture-Prothesen

90   154 Punkte
Versorgung eines Zahnes durch eine Wurzelstiftkappe mit Verankerung im Wurzelkanal mit Kugelknopfanker

Mit einer Leistung nach **Nr. 90** sind **folgende Leistungen abgegolten**:
Präparation der Kavität, Abformung, Einprobe, Einzementieren.

Abrechnungsbestimmungen
Eine Leistung nach **Nr. 90** ist nur im Zusammenhang mit der Eingliederung einer **Cover-Denture-Prothese** bei einem **Restzahnbestand von bis zu drei Zähnen je Kiefer** abrechnungsfähig.

Die **Nr. 90** wird für
– eine **Wurzelstiftkappe**
– mit **Verankerung im Wurzelkanal**
– mit **Kugelknopfanker**

angesetzt. Dabei bestehen folgende **Abrechnungsbeschränkungen**:
– nur im Zusammenhang mit einer Cover-Denture-Prothese,
– nur bei einem Restzahnbestand von bis zu 3 Zähnen je Kiefer.

Die **Nr. 90** kann entsprechend nur bei **pulpatoten Zähnen** im stark reduzierten Restgebiss als Verbindungselement für Cover-Denture-Prothesen abgerechnet werden.
Maßnahmen zur **Wiederherstellung von Wurzelstiftkappen** sind nach Nr. **100b** abrechnungsfähig (siehe Seite 179).

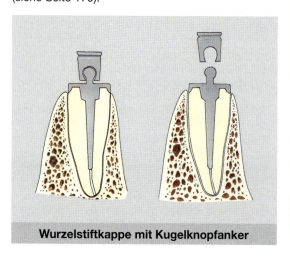

Wurzelstiftkappe mit Kugelknopfanker

Zusammenfassung Voll-/Deckprothesen

- Die **Nr. 97** ist die **Basisposition** für die Abrechnung einer **totalen Prothese** bzw. **Cover-Denture-Prothese**:
Nr. 97a im Oberkiefer,
Nr. 97b im Unterkiefer.
- Für die **Funktionsabformung mit individuellem Löffel** wird ergänzend
Nr. 98b im Oberkiefer,
Nr. 98c im Unterkiefer abgerechnet.

Oberkiefer	Nr. 97a + Nr. 98b
Unterkiefer	Nr. 97b + Nr. 98c

- Unter besonderen Umständen sind **Nrn. 98a, d und e** abrechenbar.
Nr. 98a für denselben Kiefer, wenn
– in einem Kiefer mit nur wenigen Restzähnen
– neben der Funktionsabformung für die Prothese
– noch eine Abformung mit individuellem Löffel für eine Kronenversorgung
erforderlich ist.
Nr. 98d (intraorale Stützstiftregistrierung), wenn die Lagebeziehung vom Unterkiefer zum Oberkiefer mit einfacheren Methoden nicht zu ermitteln ist.
Nr. 98e (Metallbasis) in begründeten Ausnahmefällen (z. B. Torus palatinus, Exostosen).

- Bei einer **Cover-Denture-Prothese** sind als Verbindungselemente abrechnungsfähig:
Nr. 90 Wurzelstiftkappe mit Kugelknopfanker,
Nr. 91d Teleskop-/Konuskrone.
Dabei sind die **Abrechnungseinschränkungen** für die Nrn. 90 und 91d zu beachten.

→ ZE-Richtlinie Nr. 35   (Seite 166)
→ BEMA-Nr. 91d   (Seite 161, 177)

Ergänzend können im Rahmen einer Versorgung mit einer totalen Prothese oder Cover-Denture-Prothese auch folgende Gebührennummern anfallen:

Nr.	7b	Abformung und Bissnahme für Planungsmodelle
Nr.	89	Beseitigung grober Artikulations- und Okklusionsstörungen
Nrn.	99 a-c	Teilleistungen
Nrn.	100 a-f	Wiederherstellung oder Erweiterung
Nr.	106	Beseitigung scharfer Zahnkanten im Gegenkiefer

Abformung mit individuellem Löffel

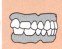

Ergänzende Leistungen Nrn. 98 a-h

In den beiden vorangegangenen Abschnitten zu **Nr. 96 Teilprothesen** und **Nr. 97 Vollprothesen, Cover-Denture-Prothesen** wurde mehrfach auf die ergänzenden Leistungen **Nrn. 98 a-h** hingewiesen.
In diesem Abschnitt werden die **BEMA-Nrn. 98 a-h** im Detail erläutert.

Leistungen Nrn. 98 a-h

BEMA -Nr.	Kurzbeschreibung	Buchseite
98a	Abformung mit individuellem Löffel	173
98b	Funktionsabformung OK mit individuellem Löffel	174
98c	Funktionsabformung UK mit individuellem Löffel	174
98d	Intraorale Stützstiftregistrierung	174
98e	Metallbasis bei Vollprothesen (zusätzlich zu BEMA-Nrn. 97a, 97b)	175
98f	Doppelarmige Haltevorrichtungen, Stützvorrichtungen (zusätzlich zu BEMA-Nr. 96 bei Interimsversorgung)	175
98g	Modellgussbasis	176
98h	Gegossene Halte- und Stützvorrichtungen (zusätzlich zu BEMA-Nrn. 96, 98g)	176
98h/1	eine gegossene Halte- und Stützvorrichtung	176
98h/2	mind. 2 gegossene Halte- und Stützvorrichtungen	176

Abformung mit individuellem Löffel – Nr. 98a

Die **Nr. 98a** kann abgerechnet werden, wenn der übliche Abformlöffel nicht ausreicht. Dies kann der Fall sein, wenn der Kiefer z. B. sehr schmal, breit, besonders lang oder im Gaumenbereich sehr hoch ist.
Die **Nr. 98a** wird also **nicht für eine Funktionsabformung** (siehe Nrn. 98 b, c), sondern für eine **Situationsabformung** abgerechnet.
Dabei gibt es 2 Möglichkeiten:
1. Man fertigt einen **individuellen Löffel** aus Kunststoff im Labor an. Dazu wird erst eine Abformung mit einem konfektionierten Abformlöffel durchgeführt. Anschließend gießt man die Abformung aus und stellt auf dem Modell den individuellen Löffel her.
2. Man **individualisiert** einen **konfektionierten Löffel**. Dazu wird ein üblicher Konfektionslöffel individuell den Voraussetzungen im Mund angepasst. Der Abformlöffel wird entsprechend verändert (ggf. verlängert) und insbesondere im Randbereich individuell ausgeformt.

Beide Methoden sind mit **Nr. 98a** abrechenbar.

98a
29 Punkte
Abformung mit individuellem oder individualisiertem Löffel,
je Kiefer

Abrechnungsbestimmungen
1. Eine Leistung nach **Nr. 98a** kann abgerechnet werden, **wenn der übliche Löffel nicht ausreicht**.
2. Eine Leistung nach Nr. 98a kann auch neben Kronen und Brücken, **nicht** jedoch **neben einer Einzelkrone (Nr.20)**, gerechnet je Kiefer, abgerechnet werden.
3. Eine Leistung nach Nr. 98a kann **neben den Nrn. 98b oder 98c** für denselben Kiefer nur in den Fällen abgerechnet werden, in denen für die prothetische Versorgung eines zahnarmen Kiefers **neben dem Funktionsabdruck** für die Versorgung der noch stehenden Zähne durch Kronen eine **Abformung mit individuellem Löffel** vorgenommen werden muss.
4. Wird ein individueller Löffel **allein wegen der Verwendung bestimmter Abformmaterialien** angefertigt, ohne dass die Voraussetzungen nach Nr. 1 der Abrechnungsbestimmungen zu Nr. 98a vorliegen, können nur die Material- und Laboratoriumskosten abgerechnet werden. In diesen Fällen ist auf der Material- und Laborkostenrechnung zu vermerken: **ohne Nr. 98a**.

Abrechnungsbestimmung zu Nrn. 96-100
Die zusätzliche Abrechnung von zahnärztlichem Honorar bei Anwendung besonderer Abdruckverfahren ist nicht zulässig.

Nr. 98a ist abrechenbar
- ✓ wenn der übliche Abformlöffel nicht ausreicht
- ✓ neben Kronen, Brücken, Teil- und Vollprothesen
- ✓ neben **Nrn. 98b oder c** für denselben Kiefer nur, wenn
  - in einem Kiefer mit nur wenigen Restzähnen
  - neben der Funktionsabformung für die Prothese
  - noch eine Abformung mit individuellem Löffel für eine Kronenversorgung erforderlich ist.

Nr. 98a ist nicht abrechenbar
- ⊖ wenn **eine** Einzelkrone im Kiefer angefertigt wird
- ⊖ allein wegen der Verwendung eines bestimmten Abformmaterials (Dann können nur die Material- und Laborkosten abgerechnet werden.)

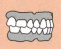

Funktionsabformung mit individuellem Löffel, intraorale Stützstiftregistrierung

98b — 57 Punkte
Funktionsabdruck mit individuellem Löffel, Oberkiefer

Abrechnungsbestimmungen
1. Leistungen nach **Nr. 98b** sind **bei zahnlosem Kiefer und bei stark reduziertem Restgebiss** – in der Regel bis zu drei Zähnen – abrechnungsfähig.
2. Bei der Versorgung eines zahnlosen Kiefers durch eine **implantatgetragene totale Prothese** in den vom Bundesausschuss der Zahnärzte und Krankenkassen festgelegten Ausnahmefällen sind die Nrn. 98b und 98c abrechnungsfähig und bei der Abrechnung als **98 bi** und **98 ci** zu kennzeichnen.

98c — 76 Punkte
Funktionsabdruck mit individuellem Löffel, Unterkiefer

Abrechnungsbestimmungen
1. Leistungen nach **Nr. 98c** sind **bei zahnlosem Kiefer und bei stark reduziertem Restgebiss** – in der Regel bis zu drei Zähnen – abrechnungsfähig.
2. Bei der Versorgung eines zahnlosen Kiefers durch eine **implantatgetragene totale Prothese** in den vom Bundesausschuss der Zahnärzte und Krankenkassen festgelegten Ausnahmefällen sind die Nrn. 98b und 98c abrechnungsfähig und bei der Abrechnung als **98 bi** und **98 ci** zu kennzeichnen.

Die **Nrn. 98b und c** werden für eine **Funktionsabformung mit individuellem Löffel** angesetzt. Sie sind nur abrechenbar bei
– **zahnlosem Kiefer** und
– **stark reduziertem Restgebiss** (in der Regel bis zu 3 Zähnen).
Entsprechend werden die **Nrn. 98b und c** angesetzt bei
– **Vollprothesen** und **Cover-Denture-Prothesen** (**Nrn. 97a und b**),
– **Teilprothesen** und **Kombinationsversorgungen** bei stark reduziertem Restgebiss (**Nr. 96c**).
Die **Nrn. 98b und c** sind auch bei der Versorgung eines zahnlosen Kiefers durch eine **implantatgetragene Vollprothese** in den Ausnahmefällen nach SGB V abrechenbar. Sie werden dann mit dem **Zusatz i** versehen (**Nr. 98 bi, Nr. 98 ci,** s. Seite 182).

98d — 23 Punkte
Intraorale Stützstiftregistrierung zur Feststellung der Zentrallage

Abrechnungsbestimmungen
1. Eine Leistung nach **Nr. 98d** ist **nur neben Nr. 97** (Totalprothese, Cover-Denture-Prothese) abrechnungsfähig, **auch auf implantatgestützten Totalprothesen** gemäß SGB V im Ober- und Unterkiefer, wenn die Lagebeziehung von Unterkiefer zu Oberkiefer mit einfacheren Methoden nicht reproduzierbar ermittelt werden kann.
2. **Material- und Laboratoriumskosten** sind **gesondert abrechnungsfähig**.
3. Bei der Versorgung eines zahnlosen Kiefers durch eine **implantatgetragene totale Prothese** in den vom Bundesausschuss der Zahnärzte und Krankenkassen festgelegten Ausnahmefällen gemäß SGB V ist die Nr. 98d abrechenbar und bei der Abrechnung als **Nr. 98 di** zu kennzeichnen.

Die **Nr. 98d** wird für eine **intraorale Stützstiftregistrierung** angesetzt. Sie ist **nur neben Nr. 97** (Vollprothese, Cover-Denture-Prothese) abrechenbar.
Die **Nr. 98d** wird entsprechend im **Abschnitt Vollprothesen** (siehe Seite 170) beschrieben.
Die **Nr. 98d** ist auch bei der Versorgung eines zahnlosen Kiefers durch eine **implantatgetragene Vollprothese** in den Ausnahmefällen nach SGB V abrechenbar. Sie wird dann mit dem **Zusatz i** versehen (**Nr. 98 di**).
Diese Ausnahmefälle sind in der **Zahnersatz-Richtlinie Nr. 36b** geregelt (siehe Seite 182).

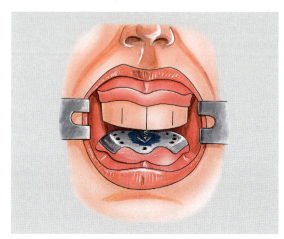

intraorale Stützstiftregistrierung

Metallbasis bei Vollprothesen, Halte-/Stützelemente bei Interimsversorgung

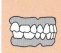

98e — 16 Punkte
Verwendung einer Metallbasis in besonderen Ausnahmefällen,
zu den Bewertungszahlen nach Nrn. 97a oder b zusätzlich

Abrechnungsbestimmungen
1. Eine Leistung nach **Nr. 98e** ist **nur in begründeten Ausnahmefällen** (z. B. Torus palatinus und Exostosen) abrechnungsfähig. Sie ist nicht abrechnungsfähig für Verstärkungs- und Beschwerungseinlagen (z. B. aus Silber-Zinn).
2. Bei der **Versorgung eines zahnlosen Kiefers** durch eine **implantatgetragene totale Prothese** in den vom Gemeinsamen Bundesausschuss festgelegten Ausnahmefällen ist die Nr. 98e abrechenbar und bei der Abrechnung als **Nr. 98e i** zu kennzeichnen.

Die **Nr. 98e** wird für die
– Verwendung einer Metallbasis
– nur in begründeten Ausnahmefällen
  (z. B. Torus palatinus und Exostosen)
– zusätzlich **zur Nr. 97**
angesetzt.
Einzelheiten zur **Nr. 97 (Vollprothese, Cover-Denture-Prothese)** werden auf den Seiten 170-172 erläutert.

Fachbegriffe

Torus palatinus	Knochenwulst in der Mitte des harten Gaumens
Exostose	Knochenverdickung, Knochenauftreibung (z. B. als Torus palatinus in der Mitte des harten Gaumens oder auf der Lingualseite des Unterkiefers)

Nr. 98e ist abrechenbar
- ☑ zusätzlich zu Nrn. 97a und b (Voll- und Deckprothese)
- ☑ für die Verwendung einer Metallbasis
- ☑ nur in begründeten Ausnahmefällen

Nr. 98e ist nicht abrechenbar
- ⛔ für Verstärkungs- und Beschwerungseinlagen (z. B. aus Silber-Zinn)

98f — 22 Punkte
Verwendung doppelarmiger Halte- oder einfacher Stützvorrichtungen oder mehrarmiger gebogener Halte- und Stützvorrichtungen zu den Bewertungszahlen nach Nr. 96
zusätzlich je Prothese,
nur abrechnungsfähig bei Interimsversorgung

Abrechnungsbestimmungen
Die Verwendung von einarmigen Klammern ist in der Regel nicht indiziert.
Die Verwendung von Halte- und Stützvorrichtungen nach **Nr. 98f** ist **mit der Gebühr nach Nr. 98g abgegolten**.

Abrechnungsbestimmung zur Nr. 100
Leistungen nach **Nr. 98f oder h** sind **neben Leistungen nach Nr. 100 abrechnungsfähig**, wenn eine Prothese um eine entsprechende Halte- oder Stützvorrichtung erweitert wird oder beim Ersatz einer Halte- oder Stützvorrichtung eine Neuplanung erforderlich ist.
Das **Wiederbefestigen einer Halte- oder Stützvorrichtung** kann **nicht nach Nr. 98f oder h** abgerechnet werden.

Nr. 98f ist abrechenbar
- ☑ zusätzlich zu Nrn. 96 a-c (Teilprothese)
- ☑ für doppelarmige Haltevorrichtungen, einfache Stützvorrichtungen (Auflagen), mehrarmige gebogene Halte- und Stützvorrichtungen
- ☑ nur bei Interimsversorgung
- ☑ je Prothese
- ☑ neben Nr. 100 für Erweiterung einer Prothese um eine entsprechende Halte- oder Stützvorrichtung
- ☑ neben Nr. 100 für Ersatz einer entsprechenden Halte- oder Stützvorrichtung mit Neuplanung

Nr. 98f ist nicht abrechenbar
- ⛔ für gegossene Halte- und Stützvorrichtungen (Nr. 98h/1 bzw. 98h/2)
- ⛔ bei definitiven Versorgungen
- ⛔ neben Nr. 98g für dieselbe Prothese
- ⛔ für die Wiederbefestigung einer Halte- oder Stützvorrichtung

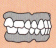

Metallbasis bei Teilprothesen, gegossene Halte- und Stützvorrichtungen

98g — 44 Punkte
Verwendung einer Metallbasis in Verbindung mit Halte- und Stützvorrichtungen
– nicht bei Interimsprothesen –

Verwendung von gegossenen Halte- und Stützvorrichtungen, zu den Bewertungszahlen nach Nr. 96 oder Nr. 98g zusätzlich
– nicht bei Interimsprothesen –

98 h/1 — 29 Punkte
bei Verwendung von einer Halte- und Stützvorrichtung

98 h/2 — 50 Punkte
bei Verwendung von mindestens 2 Halte- und Stützvorrichtungen

Abrechnungsbestimmungen
Die Verwendung von einarmigen Klammern ist in der Regel nicht indiziert.
Die Verwendung von Halte- und Stützvorrichtungen nach **Nr. 98f** ist **mit der Gebühr nach Nr. 98g abgegolten**.

Abrechnungsbestimmungen
1. Eine Leistung nach **Nr. 98h** ist eine **ergänzende Position zur Leistung nach Nr. 96** und ist deshalb nur im Zusammenhang mit dieser Nummer abrechnungsfähig.
2. Eine Leistung nach **Nr. 98h** kann **je Kiefer nur einmal** abgerechnet werden.

Abrechnungsbestimmung zur Nr. 100
Leistungen nach **Nr. 98f** oder **h** sind **neben Leistungen nach Nr. 100 abrechnungsfähig**, wenn eine Prothese um eine entsprechende Halte- oder Stützvorrichtung erweitert wird oder beim Ersatz einer Halte- oder Stützvorrichtung eine Neuplanung erforderlich ist.
Das **Wiederbefestigen einer Halte- oder Stützvorrichtung** kann **nicht nach Nr. 98f oder h** abgerechnet werden.

Die **Nr. 98g** wird für die
– **Verwendung einer Metallbasis**
– in Verbindung mit **Halte- und Stützvorrichtungen**
– bei **definitiven Prothesen**
angesetzt.

Halte- und Stützvorrichtungen nach Nr. 98f sind mit der Gebühr **nach Nr. 98g** abgegolten.
Die Nr. 98f ist deshalb **nicht neben Nr. 98g** für dieselbe Prothese abrechenbar.

Nr. 98g ist abrechenbar
- ✓ zusätzlich zu Nrn. 96 a-c (Teilprothese)
- ✓ für eine Metallbasis in Verbindung mit Halte- und Stützvorrichtungen
- ✓ bei definitiven Versorgungen
- ✓ je Prothese

Nrn. 98 h/1 und 98 h/2 sind abrechenbar
- ✓ zusätzlich zu **Nrn. 96 a-c (Teilprothese)** und **Nr. 98g (Metallbasis)**
- ✓ Nr. 98 h/1 für eine gegossene Halte- und Stützvorrichtung
- ✓ Nr. 98 h/2 für zwei oder mehr gegossene Halte- und Stützvorrichtungen
- ✓ 1x je Kiefer
- ✓ neben Nr. 100 für Erweiterung einer Prothese um eine gegossene Halte- und Stützvorrichtung
- ✓ neben Nr. 100 für Ersatz einer gegossenen Halte- und Stützvorrichtung mit Neuplanung

Nr. 98g ist nicht abrechenbar
- ⊖ bei Interimsversorgungen
- ⊖ neben Nr. 98f für dieselbe Prothese

Nrn. 98 h/1 und 98 h/2 sind nicht abrechenbar
- ⊖ bei Interimsprothesen
- ⊖ für die Wiederbefestigung einer gegossenen Halte- und Stützvorrichtung

Kombinationsversorgungen

Bei einer **Kombinationsversorgung** wird **festsitzender und herausnehmbarer Zahnersatz** mit Hilfe von **Verbindungselementen** zu einer **funktionellen Einheit** zusammengefügt.

Im Rahmen der vertragszahnärztlichen Versorgung sind die **Richtlinien D IV Kombinationsversorgung** zu beachten (siehe Seite 166).
Nach den Richtlinien sind Kombinationsversorgungen angezeigt, wenn
– gegenüber anderen Zahnersatzformen eine **statisch und funktionell günstigere Belastung** der Restzähne
– und eine **günstige Retention** erreicht werden kann.
Bei einer Regelversorgung gehören mit Ausnahme von **Cover-Denture-Prothesen** nur **Teleskop-/Konuskronen auf Eckzähnen und den ersten Prämolaren** zu den Verbindungselementen.

Bei **Cover-Denture-Prothesen** gehören ergänzend **Wurzelstiftkappen mit Kugelknopfanker** bei einem **Restzahnbestand von bis zu 3 Zähnen** je Kiefer zur Regelversorgung (siehe Seiten 166 u. 172). Andere Verbindungselemente (z. B. Geschiebe, Stege, Riegel, Gelenke) sind außervertragliche Leistungen.
Wählen die Versicherten eine Kombinationsversorgung, die über die vertragszahnärztliche Versorgung hinausgeht, so haben sie die **Mehrkosten** in vollem Umfang **selbst zu tragen**.

Versorgung eines Lückengebisses durch eine Brücke, bei Verwendung von Teleskopkronen im Zusammenhang mit einer herausnehmbaren Prothese,
– je Pfeilerzahn –

91d   190 Punkte
Teleskop-/Konuskrone

Abrechnungsbestimmungen
1. Mit den Leistungen nach den **Nrn. 91 und 92** sind **folgende Leistungen abgegolten**: Präparation, ggf. Farbbestimmung, Bissnahme, Abformung, Einprobe, Einzementieren, Kontrolle und Adjustierung der statischen und dynamischen Okklusion.
2. **Gegossene Einlagefüllungen** als Brückenanker sind **nicht abrechnungsfähig**.
3. Für die **Erneuerung des Primär- oder Sekundärteils einer Teleskop- oder Konuskrone** ist bei Neuanfertigung oder Wiederherstellung einer Prothese oder abnehmbaren Brücke die **halbe Gebühr für die Nr. 91d** abzurechnen.

Die **Nr. 91d** wird für die Abrechnung einer **Teleskop-/Konuskrone** angesetzt.
Bei einer **Teleskop-/Konuskrone nach Nr. 91d** umfasst das Außenteleskop vollständig das Innenteleskop. Dazu gehört auch die okklusal offene Teleskopkrone.
Bei Abrechnung **einer Kombinationsversorgung als Vertragsleistung** können z. B. folgende Gebührennummern anfallen:

Nr. 7b	Abformung und Bissnahme für Planungsmodelle
Nrn. 19, 21	Provisorische Kronen/Stiftkronen
Nr. 20 a-c	Einzelkronen (als Schutz- oder Stützkronen, falls erforderlich)
Nr. 89	Beseitigung grober Artikulations- und Okklusionsstörungen.
Nr. 91 d	Teleskop-/Konuskronen
Nr. 96 a-c	Teilprothese
Nr. 98 a	Abformung mit individuellem Löffel
Nr. 98 b, c	Funktionsabformung mit individuellem Löffel bei stark reduziertem Restgebiss (falls erforderlich)
Nr. 98 g	Modellgussgerüst
Nrn. 98 h/1, 98 h/2	Gegossene Halte- und Stützvorrichtungen.

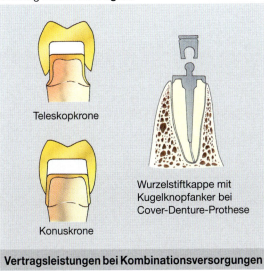

Vertragsleistungen bei Kombinationsversorgungen

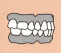

Teilleistungen bei Prothesen

Teilleistungen

Teilleistungen nach den Nrn. 96, 97 und 98 bei nicht vollendeten Leistungen:

99a   **19 Punkte**
Anatomischer Abdruck zur prothetischen Versorgung eines Kiefers

99b
Maßnahmen einschließlich der Ermittlung der Bissverhältnisse:
– Halbe Bew.-Zahl nach Nr. 96 oder 97 –

99c
Weitergehende Maßnahmen:
– Dreiviertel der Bew.-Zahl
für die gesamte Behandlung –

Abrechnungsbestimmungen

1. Leistungen nach den **Nrn. 98a, b und c** sind **voll abrechnungsfähig**, wenn die **Abformung in ein Modell** übertragen worden ist.

2. In den Fällen der **Nr. 99c** sind die Leistungen nach den **Nrn. 98e, f, g und h vor** der funktionsgerechten **Eingliederung des Zahnersatzes zu Dreiviertel ihrer Bewertungszahl** abrechnungsfähig.

3. Ist bei Leistungen nach den **Nrn. 98e, g und h** noch **keine Einprobe der Metallbasis** erfolgt, ist die **halbe Bewertungszahl** dieser Nummern berechenbar. Nach Einprobe der Metallbasis ist auch vor einer eventuellen Bissnahme **Dreiviertel der Bewertungszahl** abrechnungsfähig.

4. Soweit der Zahnarzt erklären kann, warum es nicht zur Vollendung der vorgesehenen Leistungen gekommen ist, vermerkt er dies im Rahmen der Abrechnung.

Abrechnungsbestimmung zu Nrn. 96-100
Die zusätzliche Abrechnung von zahnärztlichem Honorar bei Anwendung besonderer Abdruckverfahren ist nicht zulässig.

Die **Nrn. 99 a-c** werden für **nicht vollendete Leistungen** nach den **Nrn. 96-98** abgerechnet:
- **Nr. 96**   Teilprothese
- **Nr. 97**   Vollprothese oder Cover-Denture-Prothese
- **Nr. 98**   Ergänzende Maßnahmen.

Vollständige erbrachte Leistungen der **Nrn. 7b, 89 oder 98 a-d** können mit der **vollen Bewertungszahl** abgerechnet werden. Die **Nrn. 98 a-c** sind voll abrechnungsfähig, wenn die Abformung in ein Modell übertragen worden ist.

Material- und Laborkosten, die bis zum Abbruch der Behandlung entstanden sind, werden in der entstandenen Höhe abgerechnet.

Die Abrechnung der **Nrn. 99 a-c** setzt einen genehmigten Heil- und Kostenplan voraus.

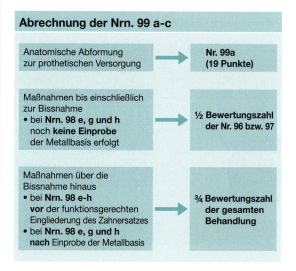

Wiederherstellung und Erweiterung von Prothesen

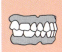

Wiederherstellung und Erweiterung

Maßnahmen zum Wiederherstellen der Funktion oder zur Erweiterung einer abnehmbaren Prothese

100a   30 Punkte
kleinen Umfanges (ohne Abformung)

100b   50 Punkte
größeren Umfanges (mit Abformung)

100c   44 Punkte
Teilunterfütterung einer Prothese

100d   55 Punkte
Vollständige Unterfütterung einer Prothese im indirekten Verfahren

100e   81 Punkte
Vollständige Unterfütterung einer Prothese im indirekten Verfahren einschließlich funktioneller Randgestaltung im Oberkiefer

100f   81 Punkte
Vollständige Unterfütterung einer Prothese im indirekten Verfahren einschließlich funktioneller Randgestaltung im Unterkiefer

Abrechnungsbestimmungen
Neben Leistungen nach **Nr. 100** sind Leistungen nach **Nr. 98a, b oder c** nicht abrechnungsfähig.

Leistungen nach **Nr. 98f oder h** sind **neben Leistungen nach Nr. 100 abrechnungsfähig**, wenn eine Prothese um eine entsprechende Halte- oder Stützvorrichtung erweitert wird oder beim Ersatz einer Halte- oder Stützvorrichtung eine Neuplanung erforderlich ist.
Das **Wiederbefestigen einer Halte- oder Stützvorrichtung** kann **nicht nach Nr. 98f oder h** abgerechnet werden.

Durch Leistungen nach **Nr. 100** sind **Nachbehandlungen abgegolten**.
Maßnahmen zur **Wiederherstellung von Wurzelstiftkappen** sind nach **Nr. 100b** abrechnungsfähig.

Leistungen nach **Nrn. 100a und b** können **mehrfach oder nebeneinander nur abgerechnet** werden, wenn die Wiederherstellung der Funktion oder die Erweiterung von abnehmbaren Prothesen **nicht in einer Sitzung** durchführbar ist. Das Gleiche gilt, wenn Leistungen **nach Nr. 100a oder b neben** Leistungen nach **Nrn. 100c bis f** erbracht werden.

1. Für das **Reinigen, Säubern und Polieren von Prothesen** können den Krankenkassen **keine Kosten** berechnet werden.
2. Leistungen nach **Nrn. 100e und f** sind **bei zahnlosem Kiefer und bei stark reduziertem Restgebiss** – in der Regel bis zu drei Zähnen – abrechnungsfähig.
3. Das **Auffüllen eines Sekundärteleskops** mit Kunststoffmassen bei einer Prothesenerweiterung ohne weitergehende Maßnahme ist nach **Nr. 100a** abrechnungsfähig.
4. Maßnahmen zur Wiederherstellung der Funktion oder zur Erweiterung einer **implantatgetragenen totalen Prothese** sind in den vom Bundesausschuss der Zahnärzte und Krankenkassen festgelegten Ausnahmefällen gem. SGB V nach den Nrn. 100a bis f abrechnungsfähig und bei der Abrechnung als **Nrn. 100 ai bis 100 fi** zu kennzeichnen.

Abrechnungsbestimmung zu Nrn. 96-100
Die zusätzliche Abrechnung von zahnärztlichem Honorar bei Anwendung besonderer Abdruckverfahren ist nicht zulässig.

Die **Nrn. 100 a-f** werden für die **Wiederherstellung oder Erweiterung von Prothesen** angesetzt:
- **Nrn. 100a und b** für Reparaturen/Erweiterungen
- **Nrn. 100 c-f** für Unterfütterungen.

Bei der Abrechnung von Wiederherstellungsmaßnahmen gibt es **regional unterschiedliche Regelungen zum Heil- und Kostenplan**:
a) Der **Heil- und Kostenplan muss bei allen Maßnahmen zur Wiederherstellung** vorher von der Krankenkasse **genehmigt werden**.
b) Der Heil- und Kostenplan muss **erst ab einer bestimmten Summe** vorher **genehmigt werden**. Bei Behandlungen unter dieser Summe kann die Abrechnung ohne vorherige Bewilligung der Krankenkasse erfolgen.
c) Maßnahmen zur Wiederherstellung sind **generell ohne vorherige Bewilligung** durch die Krankenkasse zugelassen.

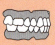

Wiederherstellung und Erweiterung von Prothesen

Welche Regelung gilt, hängt von den Vereinbarungen mit den jeweiligen Krankenkassen ab. Erkundigen Sie sich entsprechend bei Ihrer KZV!

Bei **Wiederherstellungsmaßnahmen** muss im Heil- und Kostenplan **kein Befund** ausgefüllt werden.

Im Feld **Bemerkungen** sind bei Wiederherstellungsmaßnahmen Angaben zur **Art der Leistung** zu machen. Dies betrifft:

Befundklasse 6 – Wiederherstellung/Erneuerung von konventionellem Zahnersatz
Befundklasse 7 – Wiederherstellung/Erneuerung von implantatgestütztem Zahnersatz (Suprakonstruktionen).

Nrn. 100 a-f sind abrechenbar

- ✓ **Nr. 100a** für eine Reparatur oder Erweiterung kleinen Umfanges (ohne Abformung), z. B. für:
  - einfache Bruch- oder Sprungreparatur einer Prothese ohne Abformung
  - Wiederbefestigen eines Prothesenzahnes
  - Wiederbefestigen einer Halte- oder Stützvorrichtung ohne Abformung
    (Nrn. 98f oder h hierfür nicht abrechenbar)
  - Auffüllen eines Sekundärteleskops mit Kunststoff bei einer Prothesenerweiterung ohne weitergehende Maßnahmen

- ✓ **Nr. 100b** für eine Reparatur oder Erweiterung größeren Umfanges (mit Abformung), z. B. für:
  - Bruch- oder Sprungreparatur einer Prothese mit Abformung
  - Erweiterung einer Prothese mit Abformung
  - Erweiterung einer Prothese um eine Halte- oder Stützvorrichtung
  - Maßnahmen zur Wiederherstellung einer Wurzelstiftkappe

- ✓ **Nr. 100c** für eine **Teilunterfütterung** einer Prothese
  - im **indirekten Verfahren** (mit Abformung) oder im **direkten Verfahren** (im Mund ohne Abformung)
  - sowohl bei Teilprothesen als auch Vollprothesen möglich

- ✓ **Nr. 100d** für eine **vollständige Unterfütterung** einer Prothese im indirekten Verfahren
  - nur im indirekten Verfahren (mit Abformung)
  - sowohl bei Teilprothesen als auch Vollprothesen möglich

- ✓ **Nr. 100e** für eine **vollständige Unterfütterung** einer Prothese im indirekten Verfahren **mit funktioneller Randgestaltung im Oberkiefer**
  - bei zahnlosem Kiefer
  - bei stark reduziertem Restgebiss (in der Regel bis zu 3 Zähnen)

- ✓ **Nr. 100f** für eine **vollständige Unterfütterung** einer Prothese im indirekten Verfahren **mit funktioneller Randgestaltung im Unterkiefer**
  - bei zahnlosem Kiefer
  - bei stark reduziertem Restgebiss (in der Regel bis zu 3 Zähnen)

- ✓ **Nrn. 100 a-f** einmal je Maßnahme einschließlich Nachbehandlung

- ✓ **Nrn. 100 a-f** auch in den Ausnahmefällen nach SGB V (ZE-Richtlinie Nr. 36b, Seite 182, Kennzeichnung als **Nr. 100 ai-fi**)

- ✓ **Nrn. 100a und b** mehrfach oder nebeneinander, wenn die Wiederherstellung oder Erweiterung nicht in einer Sitzung durchführbar ist

- ✓ **Nr. 100a oder b** neben **Nrn. 100 c-f**, wenn die Wiederherstellung oder Erweiterung nicht in einer Sitzung durchführbar ist

- ✓ **Nr. 98f oder h** neben **Nr. 100**,
  - wenn eine Prothese um eine entsprechende Halte- oder Stützvorrichtung erweitert wird oder
  - wenn beim Ersatz einer Halte- oder Stützvorrichtung eine Neuplanung erforderlich ist

Nrn. 100 a-f sind nicht abrechenbar

- ⊖ **Nr. 98a** (Abformung mit individuellem Löffel) neben Nrn. 100 a-f
- ⊖ **Nr. 98b oder c** (Funktionsabformung mit individuellem Löffel) neben Nrn. 100 a-f
- ⊖ **Nrn. 100a und b** nebeneinander in einer Sitzung
- ⊖ **Nrn. 100a oder b** neben **Nrn. 100 c-f** in einer Sitzung
- ⊖ für das Reinigen, Säubern und Polieren von Prothesen
- ⊖ zusätzliches Honorar bei Anwendung besonderer Abformverfahren
- ⊖ vollständige Unterfütterung einer Prothese im direkten Verfahren (ohne Abformung)

Weichteilstützung und Verschluss von Defekten

12.1.7 Weichteilstützung und Verschluss von Defekten

Die **BEMA-Nrn. 101-104** (Maßnahmen zur Weichteilstützung und zum Verschluss von Defekten) gehören seit 01.01.2005 zum **BEMA-Teil 2 – KB/KG**. Diese Gebührennummern werden deshalb **nicht** über den **Heil- und Kostenplan (HKP)** für Zahnersatz, **sondern** das **KB/KG-Formular** (siehe **Band I, Seite 204**) beantragt und abgerechnet.
Für die **BEMA-Nrn. 101-104** gilt entsprechend nicht der Zahnersatz-Punktwert sondern der **kieferchirurgische Punktwert**.

Die **Nrn. 101-103** werden zusätzlich zu
- **Nr. 96** Versorgung eines Lückengebisses durch eine Teilprothese (ZE-Befundklasse 3 bzw. 4) oder
- **Nr. 97** Totale Prothese/Cover-Denture-Prothese (ZE-Befundklasse 4) angesetzt.

Ergänzend sind auch die **Nrn. 98 a-h** anzuwenden.

Die **Nr. 101a oder b** wird für **Maßnahmen zur Weichteilstützung** zum Ausgleich oder zum Verschluss von Kieferdefekten abgerechnet. Dies kann z. B. erforderlich sein:
– bei angeborenen Defekten
– nach chirurgischen Eingriffen mit besonders starkem Knochendefekt
– nach Unfall oder Entzündung mit Defektbildung.

Die Prothese muss entsprechend für die Defektdeckung anders geformt werden als üblich.
Ein unregelmäßig geformter oder abgeflachter Alveolarkamm nach **Nr. 58 (KnR)** oder **Nr. 62 (Alv)** allein berechtigt noch nicht zum Ansatz der **Nr. 101**.

Stütz-, Halte- oder Hilfsvorrichtungen gemäß der Abrechnungsbestimmung zu Nr. 104 können mit den **GOÄ-Nrn. 2700 bzw. 2701** abgerechnet werden.

Fachbegriffe	
Obturator	– Gerät bzw. Vorrichtung zum Verschluss einer Körperöffnung (z. B. nicht verschlossene Gaumenspalte, Defekt nach Tumorentfernung oder Zystostomie)
Resektionsprothese	– Prothese zur Defektdeckung nach Kieferresektion
temporär	– zeitweise, für begrenzte Zeit
Epithese	– Defektprothese zum Ersatz von Teilen des Gesichts
extraoral	– außerhalb des Mundes

Maßnahmen zur Weichteilstützung zum Ausgleich oder zum Verschluss von Defekten im Bereich des Kiefers

101a   80 Punkte
bei vorhandenem Restgebiss

101b   120 Punkte
bei zahnlosem Kiefer

102   240 Punkte
Eingliedern eines Obturators zum Verschluss von Defekten des weichen Gaumens

Resektionsprothesen

103a   160 Punkte
Eingliedern einer temporären Verschlussprothese nach Resektion oder bei großen Defekten des Oberkiefers

103b   80 Punkte
Ergänzungsmaßnahmen im Anschluss an Leistungen nach Buchstabe a

103c   300 Punkte
Eingliedern einer Dauerprothese

Abrechnungsbestimmung
Die Leistungen nach den **Nrn. 101-103** können **nur im Zusammenhang mit** Befunden nach den **Klassen Nr. 3 und 4 der Festzuschuss-Richtlinien** abgerechnet werden.

Eingliedern einer Prothese oder Epithese zum Verschluss extraoraler Weichteildefekte oder zum Ersatz fehlender Gesichtsteile

104a   300 Punkte
kleineren Umfanges

104b   500 Punkte
größeren Umfanges

Abrechnungsbestimmung
Stütz-, Halte- oder Hilfsvorrichtungen sind nach den **Allgemeinen Bestimmungen des BEMA** abrechnungsfähig.

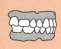

Zahnersatz auf Implantaten

12.1.8 Zahnersatz auf Implantaten

Ein **Zahnersatz auf Implantaten** wird als **Suprakonstruktion oder Suprastruktur** bezeichnet.

Grundsätzlich sind die
- **implantologischen Leistungen** (GOZ-Nrn. 9000-9170 → siehe Band I, Seite 244)
- und die **Suprakonstruktion**, also der Zahnersatz auf Implantaten

Privatleistungen und entsprechend nach der **GOZ** in Rechnung zu stellen.

Suprakonstruktionen im Rahmen der vertragszahnärztlichen Versorgung von gesetzlich versicherten Patienten werden geregelt durch:
- das **Sozialgesetzbuch SGB V** (siehe insbesondere §§ 28, 55, 56 SGB V),
- die **Richtlinien des Gemeinsamen Bundesausschusses** für eine ausreichende, zweckmäßige und wirtschaftliche vertragszahnärztliche Versorgung mit **Zahnersatz und Zahnkronen Abschnitt D V** und
- die **Festzuschuss-Richtlinien des Gemeinsamen Bundesausschusses**.

Bei der Versorgung mit **Zahnersatz auf Implantaten (Suprakonstruktionen)** im Rahmen der vertragszahnärztlichen Behandlung werden die bekannten Gebührennummern des **BEMA** mit dem **Zusatz i (=implantatgestützt)** verwendet.

Beispiel:
BEMA-Nr. 20 a	Versorgung eines Einzelzahnes durch eine metallische Vollkrone
BEMA-Nr. 20 ai	Versorgung eines Implantats durch eine metallische Vollkrone
BEMA-Nr. 20 b	Versorgung eines Einzelzahnes durch eine vestibulär verblendete Verblendkrone
BEMA-Nr. 20 bi	Versorgung eines Implantats durch eine vestibulär verblendete Verblendkrone

---

Richtlinien des Gemeinsamen Bundesausschusses für eine ausreichende, zweckmäßige und wirtschaftliche vertragszahnärztliche Versorgung mit Zahnersatz und Zahnkronen (Abschnitt D V)

D V. Versorgung mit Suprakonstruktionen (implantatgestützter Zahnersatz)

36. **Suprakonstruktionen** gehören in folgenden **Ausnahmefällen zur Regelversorgung**:
    a) bei **zahnbegrenzten Einzelzahnlücken**, wenn keine parodontale Behandlungsbedürftigkeit besteht, die Nachbarzähne kariesfrei und nicht überkronungsbedürftig bzw. überkront sind sowie
    b) bei **atrophiertem zahnlosen Kiefer**.

37. Der Anspruch im Rahmen der Regelversorgung ist
    - bei **zahnbegrenzten Einzelzahnlücken** nach Nummer 36 Buchstabe a auf die Versorgung mit **Einzelzahnkronen** und
    - bei **atrophiertem zahnlosen Kiefer** nach Nummer 36 Buchstabe b auf die Versorgung mit **Totalprothesen**

    als vertragszahnärztliche Leistungen begrenzt

38. Sämtliche **Leistungen im Zusammenhang mit den Implantaten**, wie
    - die Implantate selbst,
    - die Implantataufbauten
    - die implantatbedingten Verbindungselemente

    gehören nicht zur Regelversorgung bei Suprakonstruktionen.

39. Die Krankenkasse **kann** die vorgelegte Behandlungsplanung einem Gutachter zur Klärung der Frage zuleiten, ob ein unter Nummer 36 genannter **Ausnahmefall** vorliegt.
    Dabei gilt das zwischen der KZBV und den Spitzenverbänden der Krankenkassen vereinbarte Gutachterverfahren für die Versorgung mit Zahnersatz und Zahnkronen entsprechend. Das Nähere hierzu regeln die Partner der Bundesmantelverträge.

Zahnersatz auf Implantaten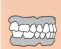

Im **Rahmen der vertragszahnärztlichen Versorgung** gehören Implantate nur bei
a) **zahnbegrenzten Einzelzahnlücken** und
b) **atrophiertem zahnlosem Kiefer**
zur Regelversorgung.
Dabei sind die Einschränkungen durch die Richtlinien zu beachten.

Bei einer **zahnbegrenzten Einzelzahnlücke** kommen **folgende Leistungen** in Betracht:
Nr. 7 b Abformung und Bissnahme für Planungsmodelle
(in seltenen Ausnahmefällen)
Nr. 19 i provisorische Krone
Nr. 20 ai metallische Vollkrone
Nr. 20 bi vestibulär verblendete Verblendkrone
Nr. 24 ai Wiedereinsetzen einer Krone
Nr. 24 bi Erneuerung oder Wiedereinsetzen einer Verblendung
Nr. 24 ci Abnahme und Wiederbefestigung einer provisorischen Krone.

Bei einem **atrophierten zahnlosen Kiefer** kommen **folgende Leistungen** in Betracht:
Nr. 7 b Abformung und Bissnahme für Planungsmodelle
Nr. 97 ai Cover-Denture-Prothese im Oberkiefer
Nr. 97 bi Cover-Denture-Prothese im Unterkiefer
Nr. 98 bi Funktionsabformung im Oberkiefer
Nr. 98 ci Funktionsabformung im Unterkiefer
Nr. 98 di intraorale Stützstiftregistrierung
Nr. 98 ei Metallbasis in Ausnahmefällen
Nrn.100 ai Wiederherstellung oder Erweiterung einer
 - 100 fi Prothese.

Privatabrechnung von prothetischen Leistungen

12.2 Privatabrechnung von prothetischen Leistungen

12.2.1 Abrechnungsgrundlagen

Prothetische Leistungen werden nach **Abschnitt F** des **Gebührenverzeichnisses der GOZ** berechnet. Der **GOZ-Abschnitt F** enthält insgesamt **34 Gebührenpositionen (GOZ-Nrn. 5000-5340)**.

Ergänzend zu den prothetischen Leistungen von GOZ-Abschnitt F können im Rahmen einer prothetischen Versorgung folgende Behandlungsmaßnahmen erforderlich sein:
- **Vorbereitende Maßnahmen**
  (GOZ-Nrn. 0010, 0030, 0050-0065, 2180-2195, 4040)
- **Kronen, die nicht als Brücken- oder Prothesenanker dienen**
  (GOZ-Nrn. 2200-2240, 2260-2320)
- **Aufbissbehelfe, Schienen, Langzeitprovisorien**
  (GOZ-Nrn. 7000-7100)
- **Funktionsanalytische und funktionstherapeutische Leistungen**
  (GOZ-Nrn. 8000-8100)

GOZ-Abschnitt F
Prothetische Leistungen

GOZ-Nr.	Kurzbeschreibung	Buchseite
Brücken- oder Prothesenanker		
5000	Vollkrone (Tangentialpräparation)	206
5010	Vollkrone (Hohlkehl- und Stufenpräparation)	206
5020	Teilkrone	206
5030	Wurzelkappe mit Stift	206
5040	Teleskop-/Konuskrone	206
5050	Teilleistungen nach GOZ-Nrn. 5000-5040, ½ Gebühr	209
5060	Teilleistungen nach GOZ-Nrn. 5000-5040, ¾ Gebühr	209
5070	Brückenspanne, Prothesenspanne, Freiendsattel	209, 217
5080	Verbindungselement	209, 217
Wiederherstellung von Brücken und Verbindungselementen		
5090	Wiederherstellung eines Verbindungselements	212
5100	Erneuern des Sekundärteils einer Teleskopkrone	212
5110	Wiedereingliederung einer endgültigen Brücke	212
Provisorische Brücken		
5120	Provisorische Brücke, je Zahn, Implantat	195, 214
5140	Provisorische Brücke, je Spanne, Freiendsattel	195, 214
Adhäsivbrücken		
5150	Adhäsivbrücke, erste Spanne	214
5160	Adhäsivbrücke, jede weitere Spanne	214
Abformungen		
5170	Anatomische Abformung mit individuellem Löffel	218
5180	Funktionsabformung OK mit individuellem Löffel	218
5190	Funktionsabformung UK mit individuellem Löffel	218
Prothesen		
5200	Teilprothese mit einfachen, gebogenen Halteelementen	219
5210	Modellgussprothese	219
5220	Vollprothese oder Deckprothese im Oberkiefer	221
5230	Vollprothese oder Deckprothese im Unterkiefer	221
5240	Teilleistungen bei Prothesen	223
Wiederherstellung, Erweiterung, Unterfütterung von Prothesen		
5250	Wiederherstellung/Erweit. einer Prothese ohne Abform.	223
5260	Wiederherstellung/Erweit. einer Prothese mit Abform.	223
5270	Teilunterfütterung einer Prothese	224
5280	Vollständige Unterfütterung einer Prothese	224
5290	Vollst. Unterfütterung mit funkt. Randgestaltung OK	224
5300	Vollst. Unterfütterung mit funkt. Randgestaltung UK	224
5310	Vollst. Unterfütterung Defektprothese mit funktioneller Randgestaltung	224
Verschluss von Defekten		
5320	Eingliedern einer Obturators im Gaumen	225
5330	Resektionssprothese bei Kieferdefekten	225
5340	Prothese/Epithese bei extraoralen Defekten	225

Privatabrechnung von prothetischen Leistungen

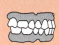

Ergänzende Leistungen bei prothetischen Arbeiten

GOZ-Nr.	Kurzbeschreibung	Buchseite
Vorbereitende Maßnahmen		
0010	Eingehende Untersuchung	188
0030	Heil- und Kostenplan	188
0050	Abformung eines Kiefers zur Auswertung	189
0060	Abformung beider Kiefer zur Auswertung	189
0065	Optisch-elektronische Abformung	189
2180	Plastischer Zahnaufbau für Krone	190
2190	Gegossener Stiftaufbau für Krone	190
2195	Schraubenaufbau/Glasfaserstift für Krone	190
4040	Beseitigung grober Vorkontakte/Einschleifen	192
Kronen		
2200	Vollkrone, Tangentialpräparation, je Zahn, Implantat	200
2210	Vollkrone, Hohlkehl- oder Stufenpräparation, je Zahn	200
2220	Teilkrone, Veneer, je Zahn	200
2230	Teilleistungen nach GOZ-Nrn. 2200-2220, ½ Gebühr	202
2240	Teilleistungen nach GOZ-Nrn. 2200-2220, ¾ Gebühr	202
2260	Provisorium, direkt ohne Abformung	194, 203
2270	Provisorium, direkt mit Abformung	194, 203
2290	Entfernen/Abtrennen Inlay, Krone, Brückenglied, Steg	203
2300	Entfernen eines Wurzelstiftes	203
2310	Wiedereingled. Inlay, Krone, Verblend. heraus. ZE	204
2320	Wiederherst. Inlay, Krone, Verblend. fest. ZE	204
Aufbissbehelfe, Schienen, Langzeitprovisorien		
7000	Eingliederung Aufbissbehelf ohne adjust. Oberfläche	Bd I 240
7010	Eingliederung Aufbissbehelf mit adjust. Oberfläche	Bd I 240
7020	Umarbeiten einer Prothese zum Aufbissbehelf	Bd I 240
7030	Wiederherstellung eines Aufbissbehelfs	Bd I 240
7040	Kontrolle eines Aufbissbehelfs	Bd I 240
7050	Kontrolle adjust. Aufbissb.: subtraktive Maßnahmen	Bd I 240
7060	Kontrolle adjust. Aufbissb.: additive Maßnahmen	Bd I 241
7070	Semipermanente Schiene mit Ätztechnik	Bd I 241
7080	Langzeitprovisorium, Krone	197
7090	Langzeitprovisorium, Brückenglied	197
7100	Langzeitprovisorium, Wiederherstellung	197
Funktionsanalytische und funktionstherapeutische Leistungen		
8000	Klinische Funktionsanalyse	229
8010	Registrieren der Zentrallage des Unterkiefers	231
8020	Arbiträre Scharnierachsenbestimmung	231
8030	Kinematische Scharnierachsenbestimmung	232
8035	Kinemat. Scharnierachsenbest. m. elektron. Aufzeichn.	232
8050	Registrieren von UK-Bewegungen f. halbindiv. Artik.	234
8060	Registrieren von UK-Bewegungen f. voll adjust. Artik.	234
8065	Registrieren f. voll adjust. Artik. m. elektron. Aufzeichn.	234
8080	Diagnost. Maßnahmen an Modellen im Artikulator	235
8090	Diagnost. Aufbau im Mund/am Zahnersatz	236
8100	System. Einschleiftherapie im Mund/am Zahnersatz	236

Lernfeldübersicht

Lernfeld	Überschrift	Seite
12.2	**Prothetische Leistungen**	
12.2.1	Abrechnungsgrundlagen	184
12.2.2	Vorbereitende Maßnahmen	188
12.2.3	Provisorien	193
12.2.4	Kronen	199
12.2.5	Brücken	205
12.2.6	Herausnehmbarer Zahnersatz und Kombinationsversorgung	215
12.2.7	Verschluss von Defekten	225
12.2.8	Funktionsanalyse und -therapie	227

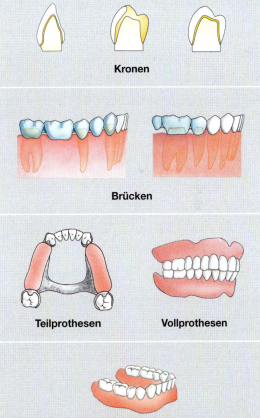

Kronen

Brücken

Teilprothesen   Vollprothesen

Kombinationsversorgung

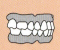

Privatrechnung (Liquidation)

Rechnung (Liquidation)

Die Grundlagen der Privatabrechnung sind bereits in der **Leistungsabrechnung Band I** ausführlich erläutert worden (**Band I, Seite 26-50**).
Für die Privatabrechnung von prothetischen Leistungen sind

- **§ 10 GOZ** Fälligkeit und Abrechnung der Vergütung; Rechnung
- **§ 9 GOZ** Ersatz von Auslagen für zahntechnische Leistungen

von besonderer Bedeutung.
Eine ausführliche Kommentierung von **§ 10 GOZ** ist in **Band I** auf den **Seiten 45-49** erfolgt.

§10 Fälligkeit und Abrechnung der Vergütung; Rechnung

(1) Die **Vergütung** wird fällig, wenn dem Zahlungspflichtigen eine dieser Verordnung entsprechende **Rechnung nach der Anlage 2** erteilt worden ist. Künftige Änderungen der Anlage 2 werden durch das Bundesministerium für Gesundheit durch Bekanntmachung veröffentlicht.

(2) Die **Rechnung** muss insbesondere enthalten:
1. das **Datum** der Erbringung der Leistung,
2. bei **Gebühren** die **Nummer** und die **Bezeichnung der einzelnen berechneten Leistung** einschließlich einer verständlichen **Bezeichnung des behandelten Zahnes** und einer in der Leistungsbeschreibung oder einer Abrechnungsbestimmung gegebenenfalls genannten **Mindestdauer** sowie den jeweiligen **Betrag** und den **Steigerungssatz**,
3. bei Gebühren für vollstationäre, teilstationäre sowie vor- und nachstationäre privatzahnärztliche Leistungen zusätzlich den **Minderungsbetrag nach § 7**,
4. bei **Entschädigungen** nach § 8 den **Betrag**, die **Art der Entschädigung** und die **Berechnung**,
5. bei **Ersatz von Auslagen** nach § 9 **Art, Umfang und Ausführung der einzelnen Leistungen und deren Preise** sowie die direkt zurechenbaren **Materialien und deren Preise**, insbesondere Bezeichnung, Gewicht und Tagespreis der verwendeten Legierungen,
6. bei nach dem Gebührenverzeichnis gesondert berechnungsfähigen Kosten **Art, Menge und Preis verwendeter Materialien**; die Auslagen sind dem Zahlungspflichtigen auf Verlangen näher zu erläutern.

(3) **Überschreitet die berechnete Gebühr** nach Absatz 2 Nr. 2 **das 2,3fache des Gebührensatzes**, ist dies auf die einzelne Leistung bezogen für den Zahlungspflichtigen verständlich und nachvollziehbar **schriftlich zu begründen**. Auf Verlangen ist die Begründung näher zu erläutern.
Soweit im Fall einer **abweichenden Vereinbarung nach § 2** auch ohne die getroffene Vereinbarung ein Überschreiten der in Satz 1 genannten Steigerungssätze gerechtfertigt gewesen wäre, ist das **Überschreiten auf Verlangen des Zahlungspflichtigen schriftlich zu begründen**; die Sätze 1 und 2 gelten entsprechend.
Die **Bezeichnung der Leistung** nach Absatz 2 Nr. 2 kann entfallen, wenn der Rechnung eine Zusammenstellung beigefügt ist, der die Bezeichnung für die abgerechnete Leistungsnummer entnommen werden kann.
Bei **Auslagen** nach Absatz 2 Nr. 5 ist der **Beleg** oder ein sonstiger Nachweis beizufügen. Wurden zahntechnische Leistungen in Auftrag gegeben, ist eine den Erfordernissen des Absatzes 2 Nr. 5 entsprechende Rechnung des Dentallabors beizufügen; insoweit genügt es, in der Rechnung des Zahnarztes den Gesamtbetrag für diese Leistungen anzugeben.
Leistungen, die **auf Verlangen** erbracht worden sind (§ 1 Abs. 2 Satz 2 und § 2 Abs. 3), **sind als solche zu bezeichnen**.

(4) Wird eine **Leistung nach § 6 Abs. 1** berechnet, ist die entsprechend bewertete Leistung für den Zahlungspflichtigen verständlich zu beschreiben und mit dem **Hinweis „entsprechend"** sowie der Nummer und der Bezeichnung der als gleichwertig erachteten Leistung zu versehen.

(5) Durch Vereinbarung mit öffentlich-rechtlichen Kostenträgern kann eine von den Vorschriften der Absätze 1 bis 4 abweichende Regelung getroffen werden.

(6) Die **Übermittlung von Daten an einen Dritten** zum Zwecke der Abrechnung ist **nur zulässig, wenn der Betroffene** gegenüber dem Zahnarzt in die Übermittlung der für die Abrechnung erforderlichen Daten **schriftlich einwilligt** und den Zahnarzt insoweit schriftlich von seiner **Schweigepflicht** entbunden hat.

Privatrechnung (Liquidation)

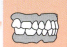

§9 Ersatz von Auslagen für zahntechnische Leistungen

(1) Neben den für die einzelnen zahnärztlichen Leistungen vorgesehenen Gebühren können als **Auslagen die dem Zahnarzt tatsächlich entstandenen angemessenen Kosten für zahntechnische Leistungen** berechnet werden, soweit diese Kosten nicht nach den Bestimmungen des Gebührenverzeichnisses mit den Gebühren abgegolten sind.

(2) Der Zahnarzt hat dem Zahlungspflichtigen **vor der Behandlung** einen **Kostenvoranschlag** des gewerblichen oder des praxiseigenen Labors über die voraussichtlich entstehenden Kosten für zahntechnische Leistungen anzubieten und auf dessen Verlangen in Textform vorzulegen, sofern die Kosten insgesamt voraussichtlich einen **Betrag von 1.000 Euro überschreiten**.
Für Behandlungen, die auf der Grundlage eines Heil- und Kostenplans für einen Behandlungszeitraum von mehr als zwölf Monaten geplant werden, gilt Satz 1 nur, sofern voraussichtlich bereits **innerhalb eines Zeitraums von sechs Monaten** Kosten von **mehr als 1.000 Euro** entstehen.
Der **Kostenvoranschlag** muss die **voraussichtlichen Gesamtkosten** für zahntechnische Leistungen und die dabei verwendeten Materialien angeben. Art, Umfang und Ausführung der einzelnen Leistungen, Berechnungsgrundlage und Herstellungsort der zahntechnischen Leistungen sind dem Zahlungspflichtigen auf Verlangen näher zu erläutern.
Ist eine **Überschreitung** der im Kostenvoranschlag genannten Kosten **um mehr als 15 vom Hundert** zu erwarten, hat der Zahnarzt den Zahlungspflichtigen hierüber unverzüglich **in Textform zu unterrichten**.

§9 Ersatz von Auslagen für zahntechnische Leistungen

Der **Behandlungsvertrag** zwischen Zahnarzt und Patient ist ein **Dienstvertrag**.
Im Rahmen der Behandlung schließt der Zahnarzt mit dem Zahntechniker einen **Werkvertrag** ab (siehe Band I, Seite 27) oder erbringt die zahntechnischen Leistungen selbst.

§ 9 Absatz 1 GOZ legt eindeutig fest, dass der **Zahnarzt** Anspruch auf
– **Ersatz der tatsächlich entstandenen angemessenen Kosten für zahntechnische Leistungen** hat,
– **wenn diese Kosten** nicht nach den Bestimmungen des Gebührenverzeichnisses **mit den Gebühren abgegolten** sind.
Dies bezieht sich
– auf die handwerklichen Leistungen
– und die Materialien.

Der Zahnarzt mit einem **Eigenlabor (Praxislabor)** hat dabei die gleichen Ansprüche wie ein Zahnarzt, der mit einem **Fremdlabor (gewerbliches Labor)** zusammenarbeitet.

§ 9 Absatz 2 GOZ legt die **Informationspflichten** des Zahnarztes gegenüber dem Zahlungspflichtigen bei zahntechnischen Leistungen fest:
- Liegen die Kosten für die Zahntechnik voraussichtlich über **1.000 Euro**, so muss der Zahnarzt dem Zahlungspflichtigen
  – einen **Kostenvoranschlag anbieten**
  – und **auf Verlangen schriftlich vorlegen**.
- Liegen die Kosten für die Zahntechnik voraussichtlich bis zu **1.000 Euro**, so muss der Zahnarzt **keinen Kostenvoranschlag** anbieten. Damit soll ein unverhältnismäßig großer Aufwand z. B. bei Reparaturen vermieden werden.
- Für **Langzeitbehandlungen** (mehr als 12 Monate geplant, z. B. in der Kieferorthopädie) muss ein **Kostenvoranschlag** nur angeboten werden, wenn die Kosten für die Zahntechnik voraussichtlich **innerhalb von 6 Monaten** den Betrag von **1.000 Euro übersteigen**.

Der Kostenvoranschlag muss nach § 9 Absatz 2 GOZ die **voraussichtlichen Gesamtkosten** für
– die **zahntechnischen Leistungen**
– und die dabei verwendeten **Materialien**
angeben.

Auf Verlangen sind dem **Zahlungspflichtigen**
– Art, Umfang und Ausführung der Leistungen,
– Berechnungsgrundlage und
– Herstellungsort
näher zu erläutern.

Der **Kostenvoranschlag** muss anschließend sorgfältig **überwacht** werden. Sobald erkennbar wird, dass der Kostenvoranschlag voraussichtlich **um mehr als 15 Prozent überschritten** wird, muss der Zahnarzt den Zahlungspflichtigen hierüber unverzüglich schriftlich informieren.
Ansonsten droht der Verlust des Anspruchs auf die Mehrvergütung wegen Verletzung der Anzeigepflicht.

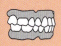

Eingehende Untersuchung, Heil- und Kostenplan

12.2.2 Vorbereitende Maßnahmen

Vorbereitende Maßnahmen		
GOZ-Nr.	Kurzbeschreibung	Buchseite
0010	Eingehende Untersuchung	188
0030	Heil- und Kostenplan	188
0050	Abformung eines Kiefers zur Auswertung	189
0060	Abformung beider Kiefer zur Auswertung	189
0065	Optisch-elektronische Abformung	189
2180	Plastischer Zahnaufbau für Krone	190
2190	Gegossener Stiftaufbau für Krone	190
2195	Schraubenaufbau/Glasfaserstift für Krone	190
4040	Beseitigung grober Vorkontakte/Einschleifen	192

GOZ 0010   Punkte EUR
                       100   5,62

Eingehende Untersuchung zur Feststellung von Zahn-, Mund- und Kiefererkrankungen
einschließlich Erhebung des Parodontalbefundes sowie Aufzeichnung des Befundes

Die **GOZ-Nr. 0010** wird für die
- **eingehende Untersuchung**
- zur **Feststellung von Zahn-, Mund- und Kiefererkrankungen**

berechnet.

Einzelheiten zur **GOZ-Nr. 0010** werden in **Band I, Seite 114** erläutert.

GOZ-Nr. 0010 ist berechnungsfähig
- ✓ neben GOÄ-Nr. 1 bzw. 3 (Beratungen) in derselben Sitzung
- ✓ neben GOÄ-Nr. 4 (Fremdanamnese) in derselben Sitzung
- ✓ neben GOZ-Nrn. 0030 oder 0040 (Heil- und Kostenplan)
- ✓ neben GOZ-Nr. 4000 (Parodontalstatus)
- ✓ ohne zeitliche Beschränkung

GOZ-Nr. 0010 ist nicht berechnungsfähig
- ⊖ neben GOÄ-Nr. 2 (Wiederholungsrezept, Befundübermittlung) in derselben Sitzung
- ⊖ neben GOÄ-Nrn. 5 bzw. 6 (Untersuchungen) in derselben Sitzung
- ⊖ im Zusammenhang mit GOZ-Nr. 1000 (Mundhygienestatus und Einzelunterweisung) und GOZ-Nr. 1010 (Mundhygienekontrolle und weitere Unterweisung)
- ⊖ neben GOZ-Nr. 6190 (Beratung mit Anweisungen bei Dysfunktionen) in derselben Sitzung

GOZ 0030   Punkte EUR
                       200   11,25

Aufstellung eines schriftlichen Heil- und Kostenplans
nach Befundaufnahme und
gegebenenfalls Auswertung von Modellen

Abrechnungsbestimmung
Die Leistungen nach den GOZ-Nrn. 0030 und 0040 sind nicht nebeneinander berechnungsfähig.

Die **GOZ-Nr. 0030** wird für die
- **Aufstellung eines schriftlichen Heil- und Kostenplans**
- **nach Befundaufnahme**

berechnet.
Hierzu ist eine Auswertung von Modellen möglich aber nicht vorgeschrieben.
Der Inhalt des Heil- und Kostenplans ist in der Gebührenordnung nicht ausdrücklich geregelt. Es ist kein bestimmtes Formblatt vorgeschrieben.
Bei zahntechnischen Leistungen sind die Vorschriften von § 9 GOZ zu beachten (siehe Seite 187).

GOZ-Nr. 0030 ist berechnungsfähig
- ✓ für die Aufstellung eines schriftlichen Heil- und Kostenplans nach Befundaufnahme
- ✓ auch ohne Auswertung von Modellen
- ✓ für die Planung von Behandlungsmaßnahmen aus den Abschnitten A-F, H, K, L der GOZ
- ✓ auch für ärztliche Leistungen aus den nach § 6 Absatz 2 GOZ geöffneten Abschnitten der GOÄ
- ✓ auch für medizinisch nicht notwendige Leistungen nach § 2 Absatz 3 GOZ
- ✓ je Heil- und Kostenplan (bei alternativen Planungen entsprechend für jeden Heil- und Kostenplan)

GOZ-Nr. 0030 ist nicht berechnungsfähig
- ⊖ neben einem Heil- und Kostenplan nach GOZ-Nr. 0040
- ⊖ für die Planung von Behandlungsmaßnahmen aus den GOZ-Abschnitten
   G. Kieferorthopädische Leistungen
   J. Funktionsanalytische und funktionstherapeutische Leistungen
- ⊖ zusätzlich Schreibgebühren (GOÄ-Nrn. 95, 96)

Abformung und Bissnahme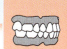

GOZ 0050
Punkte 120   **EUR** 6,75

Abformung oder Teilabformung eines Kiefers für ein Situationsmodell,
einschließlich Auswertung zur Diagnose oder Planung

GOZ 0060
Punkte 260   **EUR** 14,62

Abformung beider Kiefer für Situationsmodelle und einfache Bissfixierung
einschließlich Auswertung zur Diagnose oder Planung

Abrechnungsbestimmung
Die **Nebeneinanderberechnung** der Leistungen nach den **GOZ-Nrn. 0050 und 0060** ist in der Rechnung zu begründen.

Allgemeine Bestimmung GOZ-Abschnitt A Nr. 2
Das bei Leistungen nach diesem Gebührenverzeichnis verwendete **Abformungsmaterial ist gesondert berechnungsfähig.**

GOZ 0065
Punkte 80   **EUR** 4,50

Optisch-elektronische Abformung
einschließlich vorbereitender Maßnahmen, **einfache digitale Bissregistrierung und Archivierung,**
je Kieferhälfte oder Frontzahnbereich

Abrechnungsbestimmung
Neben der Leistung nach der **GOZ-Nr. 0065** sind **konventionelle Abformungen** nach diesem Gebührenverzeichnis für dieselbe Kieferhälfte oder denselben Frontzahnbereich **nicht berechnungsfähig.**

Die **GOZ-Nrn. 0050 und 0060** werden für
– Abformungen für Situationsmodelle
– einschließlich Auswertung zur Diagnose oder Planung
berechnet.
GOZ-Nr. 0050 – Abformung eines Kiefers (auch Teilabformung)
GOZ-Nr. 0060 – Abformung beider Kiefer und einfache Bissregistrierung.

Die **GOZ-Nr. 0065** wird für eine
– optisch-elektronische Abformung (auch Teilabformung)
– je Kieferhälfte oder Frontzahnbereich
– einschließlich vorbereitender Maßnahmen, einfache digitale Bissregistrierung und Archivierung berechnet.

GOZ-Nrn. 0050 und 0060
Die **GOZ-Nrn. 0050 und 0060** beinhalten eine **Auswertung zur Diagnose und Planung**. Dies kann z. B. bei
– Versorgung mit Zahnersatz und Zahnkronen,
– Wiederherstellung von Zahnersatz und Zahnkronen,
– Funktionsanalyse/Funktionstherapie,
– Implantatbehandlungen,
– Parodontaltherapie oder
– KFO-Behandlung
erforderlich sein.
Zusätzlich zu den GOZ-Nrn. 0050 und 0060 können
– **Kosten für das Abformungsmaterial** (Allgemeine Bestimmung GOZ-Abschnitt A Nr. 2)
– **Auslagen für zahntechnische Leistungen** gemäß § 9 GOZ
berechnet werden.

Bei **Abformungen für zahntechnische Arbeitsmodelle** können die **GOZ-Nrn. 0050 und 0060** nicht angesetzt werden.
Hier sind nur die
– Kosten für Abformungsmaterial und
– Auslagen für zahntechnische Leistungen
berechnungsfähig.

Die **GOZ-Nrn. 0050 und 0060** können auch **mehrfach berechnet** werden, z. B.
– wenn Änderungen der Kiefersituation vorliegen und
– zur Kontrolle und Überwachung des Behandlungsverlaufs (Anfangsbefund, Zwischenbefund, Schlussdokumentation).

Besondere Schwierigkeiten oder Umstände bei der Abformung oder ein erhöhter Zeitaufwand (z. B. überdurchschnittlich großer Würgereiz, besonders ängstlicher Patient, Kieferfehlform) können durch einen erhöhten Steigerungssatz berücksichtigt werden.
Eine **einfache Bissnahme** ist Bestandteil der **GOZ-Nr. 0060**. Werden jedoch z. B. gelenkbezügliche Registrierungen der Unterkieferlage durchgeführt, so sind die entsprechenden Gebührennummern für **funktionsanalytische Leistungen** anzusetzen (siehe **GOZ-Nrn. 8000 ff.**).

Aufbau eines zerstörten Zahnes

Für **Abformungen mit individuellem Löffel** und **Funktionsabformungen** werden die **GOZ-Nrn. 5170-5190** berechnet. Einzelheiten hierzu werden im **Lernfeld 12.2.6** erläutert (siehe Seite 218).

GOZ-Nr. 0065

Die **GOZ-Nr. 0065** wird für die **dreidimensionale Datenerfassung** mit optisch-elektronischen Apparaturen **je Kieferhälfte oder Frontzahnbereich** berechnet.
Bei vollständiger Abformung von Ober- und Unterkiefer kann die **GOZ-Nr. 0065** entsprechend **viermal** angesetzt werden.

Optisch-elektronische Abformungen werden zum Beispiel zur Herstellung von Einlagefüllungen (Inlays), Teilkronen, Veneers und Kronen durchgeführt. Die Herstellung der Restauration kann
– **direkt vom Datensatz** aus oder
– **indirekt nach Herstellung eines CAD/CAM-Modells** erfolgen (siehe Zahnmedizinische Assistenz).

Die **Leistung nach GOZ-Nr. 0065** beinhaltet
– **vorbereitende Maßnahmen**
  (z. B. Trocknung, Puderung der Oberfläche),
– **einfache digitale Bissregistrierung** und
– **Archivierung der Daten**.

Im **Gegensatz zu den GOZ-Nrn. 0050 und 0060** kann die **GOZ-Nr. 0065** auch dann berechnet werden, wenn **keine Auswertung** zur Diagnose oder Planung erfolgt, also eine Abformung nur für zahntechnische Arbeiten durchgeführt wird.

Die **GOZ-Nr. 0065** ist in derselben Kieferhälfte oder Frontzahnregion **nicht neben konventionellen Abformungen** berechnungsfähig, also nicht neben:

GOZ-Nr. 0050	Abformung eines Kiefers für ein Situationsmodell
GOZ-Nr. 0060	Abformung beider Kiefer für Situationsmodelle
GOZ-Nr. 5170	Anatomische Abformung des Kiefers mit individuellem Löffel bei ungünstigen Kieferverhältnissen
GOZ-Nr. 5180	Funktionsabformung des Oberkiefers mit individuellem Löffel
GOZ-Nr. 5190	Funktionsabformung des Unterkiefers mit individuellem Löffel.

GOZ 2180
Punkte 150   EUR 8,44

Vorbereitung eines zerstörten Zahnes mit plastischem Aufbaumaterial zur Aufnahme einer Krone

GOZ 2190
Punkte 450   EUR 25,31

Vorbereitung eines zerstörten Zahnes durch gegossenen Aufbau mit Stiftverankerung zur Aufnahme einer Krone

GOZ 2195
Punkte 300   EUR 16,87

Vorbereitung eines zerstörten Zahnes durch einen Schraubenaufbau oder Glasfaserstift o.Ä. zur Aufnahme einer Krone

Abrechnungsbestimmungen
Die Leistungen nach den **GOZ-Nrn. 2180, 2190** oder **2195** sind **neben** den Leistungen nach den **GOZ-Nrn. 2150 bis 2170 nicht berechnungsfähig**.

Die Leistung nach **GOZ-Nr. 2180** ist neben der Leistung nach **GOZ-Nr. 2190 nicht berechnungsfähig**.

Die Leistung nach **GOZ-Nr. 2195** ist **neben** der Leistung nach **GOZ-Nr. 2180 berechnungsfähig**.

Die Leistung nach **GOZ-Nrn. 2180, 2190** und/oder die Leistung nach **GOZ-Nr. 2195** ist **je Zahn nur jeweils einmal berechnungsfähig**.

Die Kosten für die **Verankerungselemente sind gesondert berechnungsfähig**.

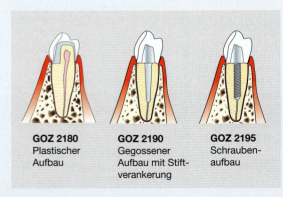

GOZ 2180
Plastischer Aufbau

GOZ 2190
Gegossener Aufbau mit Stiftverankerung

GOZ 2195
Schraubenaufbau

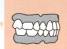

Plastischer Aufbau eines Zahnes

Die **GOZ-Nrn. 2180, 2190 und 2195** werden für den **Aufbau eines zerstörten Zahnes zur Versorgung mit einer Krone** angesetzt.
GOZ-Nr. 2180 – mit plastischem Aufbaumaterial
GOZ-Nr. 2190 – durch gegossenen Aufbau mit Stiftverankerung
GOZ-Nr. 2195 – durch Schraubenaufbau oder Glasfaserstift.
Die Leistungsbeschreibung schränkt den Ansatz der Gebührenpositionen ein. Die Leistungen sind nur für
– die **Vorbereitung eines zerstörten Zahnes**
– zur **Aufnahme einer Krone**
berechnungsfähig.
Zur Vorbereitung einer Inlayversorgung (GOZ-Nrn. 2150-2170) können die **GOZ-Nrn. 2180-2195 nicht angesetzt** werden.

GOZ-Nr. 2180

Die **GOZ-Nr. 2180** wird für die Vorbereitung eines durch große Substanzdefekte geschädigten Zahnes mit **plastischem Aufbaumaterial** zur Aufnahme einer Krone angesetzt.
Durch den plastischen Aufbau soll genügend Substanz für eine Kronenpräparation wiederhergestellt werden.
Eine adhäsive Befestigung dieser Aufbaufüllung kann mit der GOZ-Nr. 2197 berechnet werden (siehe **Band I, Seite 132**).

GOZ 2197	Punkte	EUR
	130	7,31
Adhäsive Befestigung (plastischer Aufbau, Stift, Inlay, Krone, Teilkrone, Veneer etc.)		

Wird zunächst eine plastische Füllung mit Rekonstruktion der Kaufläche und der Approximalkontakte gelegt, so können die **GOZ-Nrn. 2050-2120** berechnet werden, auch wenn später eine Überkronung der Zähne erfolgt.
Dies kann z. B. erforderlich sein, wenn
– erst die Reaktion des Zahnes abgewartet werden muss oder
– über die weitere Versorgung noch nicht entschieden ist.
Die **GOZ-Nr. 2180** ist mit Aufbaufüllungen nach den **BEMA-Nrn. 13a und b** der **Kassenabrechnung** vergleichbar. Im Gegensatz zur Kassenabrechnung wird die **GOZ-Nr. 2180** jedoch nicht pro Füllung, sondern **nur 1x pro Zahn** unabhängig von Größe und Ausdehnung der Aufbaufüllung berechnet.

GOZ-Nr. 2180 ist berechnungsfähig

- ✓ für die Vorbereitung eines zerstörten Zahnes
  - zur Kronenversorgung
  - mit plastischem Aufbaumaterial
- ✓ 1x je Zahn
- ✓ neben GOZ-Nr. 2195 (Schraubenaufbau, Glasfaserstift oder Ähnliches)
- ✓ mit GOZ Nr. 2197 (adhäsive Befestigung)
- ✓ Verankerungselemente sind gesondert berechnungsfähig.

GOZ-Nr. 2180 ist nicht berechnungsfähig

- ⊖ neben GOZ-Nrn. 2150-2170 (Einlagefüllungen)
- ⊖ neben GOZ-Nr. 2190 (gegossener Stiftaufbau)
- ⊖ mehrmals am selben Zahn
- ⊖ wenn keine Krone geplant ist (analog nach § 6 Abs. 1 GOZ berechnen)

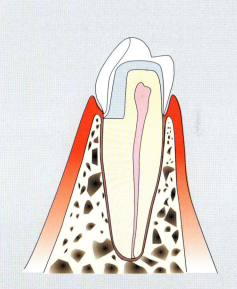

GOZ 2180 Aufbau eines zerstörten Zahnes mit plastischem Material zur Aufnahme einer Krone

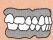

Gegossener Stiftaufbau, Schraubenaufbau, Glasfaserstift

GOZ-Nr. 2190
Die **GOZ-Nr. 2190** wird für die Vorbereitung eines durch große Substanzdefekte geschädigten Zahnes
– **durch gegossenen Aufbau**
– **mit Stiftverankerung im Wurzelkanal**
zur Aufnahme einer Krone angesetzt.
Durch den gegossenen Aufbau soll wieder genügend Substanz für eine Kronenversorgung hergestellt werden.
Der Stiftaufbau kann
– **direkt** nach Modellation im Mund oder
– **indirekt** nach Abformung und Herstellung eines Modells
im Labor gegossen werden.

GOZ-Nr. 2190 ist berechnungsfähig
☑ für die Vorbereitung eines zerstörten Zahnes
  • zur Kronenversorgung
  • durch gegossenen Aufbau
  • mit Stiftverankerung
☑ 1x je Zahn
☑ mit GOZ-Nr. 2197 (adhäsive Befestigung)
☑ Verankerungselemente sind gesondert berechnungsfähig.

GOZ-Nr. 2190 ist nicht berechnungsfähig
⛔ neben GOZ-Nrn. 2150-2170 (Einlagefüllungen)
⛔ neben GOZ-Nr. 2180 (plastischer Aufbau)
⛔ mehrmals am selben Zahn
⛔ für gegossenen Aufbau ohne Stiftverankerung (analog nach § 6 Abs. 1 GOZ berechnen)
⛔ wenn keine Krone geplant ist (analog nach § 6 Abs. 1 GOZ berechnen)

GOZ-Nr. 2195
Die **GOZ-Nr. 2195** wird für die Vorbereitung eines durch große Substanzdefekte geschädigten Zahnes
– durch einen **Schraubenaufbau**
– oder **Glasfaserstift**
– oder **Ähnliches**
zur Aufnahme einer Krone angesetzt.
Hierdurch soll wieder genügend Halt für eine Kronenversorgung hergestellt werden.
Man verwendet dazu einen **konfektionierten Stift**, der in den Wurzelkanal geschraubt, zementiert oder geklebt wird. Für eine **adhäsive Befestigung** kann die **GOZ-Nr. 2197** zusätzlich berechnet werden.
Wird der konfektionierte Stift zur **Verankerung eines plastischen Aufbaus** verwendet, so kann **neben der GOZ-Nr. 2195 die GOZ-Nr. 2180** angesetzt werden.

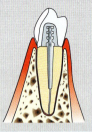

GOZ-Nr. 2195 und GOZ-Nr. 2180
Konfektionierter Stift und plastischer Aufbau

GOZ-Nr. 2195 ist berechnungsfähig
☑ für die Vorbereitung eines zerstörten Zahnes
  • zur Kronenversorgung
  • durch einen Schraubenaufbau
  • oder Glasfaserstift
  • oder Ähnliches
☑ 1x je Zahn
☑ neben GOZ-Nr. 2180 (plastischer Aufbau)
☑ mit GOZ-Nr. 2197 (adhäsive Befestigung)
☑ Verankerungselemente sind gesondert berechnungsfähig
☑ zusätzlich GOZ-Nr. 0110 für die Anwendung eines OP-Mikroskops.

GOZ-Nr. 2195 ist nicht berechnungsfähig
⛔ neben GOZ-Nrn. 2150-2170 (Einlagefüllungen)
⛔ mehrmals am selben Zahn
⛔ wenn keine Krone geplant ist (analog nach § 6 Abs. 1 GOZ berechnen)

GOZ 4040   Punkte   EUR
                                          45   2,53
Beseitigung grober Vorkontakte der Okklusion und Artikulation
durch Einschleifen des natürlichen Gebisses oder bereits vorhandenen Zahnersatzes, je Sitzung

Die **GOZ-Nr. 4040** wird für die **Beseitigung grober Vorkontakte der Okklusion und Artikulation** durch Einschleifen
– des **natürlichen Gebisses** oder
– von bereits **vorhandenem Zahnersatz**
berechnet. Hierzu gehört
– die Beseitigung von Frühkontakten,
– das Einschleifen elongierter (= verlängerter Zähne)
– und die Behebung von groben funktionellen Störungen.
Einzelheiten zur GOZ-Nr. 4040 werden in diesem Band auf **Seite 52** erläutert.

Provisorien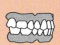

12.2.3 Provisorien

Provisorien

Provisorische Kronen, Hülsen

GOZ-Nr. 2260
Provisorium, direkt
ohne Abformung

GOZ-Nr. 2270
Provisorium, direkt
mit Abformung

Provisorische Brücke

GOZ-Nr. 5120
Provisorische Brücke, direkt
je Zahn, Implantat

GOZ-Nr. 5140
Provisorische Brücke, direkt
je Spanne, Freiendsattel

Langzeitprovisorium

GOZ-Nr. 7080
Langzeitprovisorium
je Zahn, Implantat

GOZ-Nr. 7090
Langzeitprovisorium
je Brückenglied

GOZ-Nr. 7100
Langzeitprovisorium
Wiederherstellung

Bei den **Provisorien** unterscheidet man:
- **Direkt hergestellte provisorische Kronen und Hülsen:**
  GOZ 2260   ohne Abformung
  GOZ 2270   mit Abformung
- **Direkt hergestellte provisorische Brücken**
  GOZ 5120   je Zahn, Implantat
  GOZ 5140   je Brückenspanne, Freiendsattel
- **Laborgefertigte Provisorien
  (indirekt hergestellte Langzeitprovisorien)**
  GOZ 7080   je Zahn, Implantat
  GOZ 7090   je Brückenglied
  GOZ 7100   Wiederherstellung, je Krone, Spanne
             oder Freiendbrückenglied

Provisorien

GOZ-Nr.	Kurzbeschreibung	Buchseite
2260	Provisorium, direkt ohne Abformung je Zahn, Implantat	194
2270	Provisorium, direkt mit Abformung je Zahn, Implantat	194
5120	Provisorische Brücke, direkt mit Abformung je Zahn, Implantat	195
5140	Provisorische Brücke, direkt mit Abformung je Spanne, Freiendsattel	195
7080	Langzeitprovisorium, indirekt je Zahn, Implantat	197
7090	Langzeitprovisorium, indirekt je Brückenglied	197
7100	Langzeitprovisorium, Wiederherstellung je Krone, Spanne, Freiendbrückenglied	197

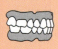

Provisorien

GOZ 2260	Punkte	EUR
	100	5,62

Provisorium im direkten Verfahren ohne Abformung,
je Zahn oder Implantat,
einschließlich Entfernung

GOZ 2270	Punkte	EUR
	270	15,19

Provisorium im direkten Verfahren mit Abformung,
je Zahn oder Implantat,
einschließlich Entfernung

Abrechnungsbestimmungen
Bei Verwendung eines **konfektionierten Provisoriums** sind die **Kosten** hierfür **gesondert berechnungsfähig.**
Das **Wiedereingliedern desselben Provisoriums**, gegebenenfalls auch mehrmals,
einschließlich Entfernung, ist mit der Gebühr nach der GOZ-Nr. 2260 oder 2270 **abgegolten.**

Die **GOZ-Nrn. 2260 und 2270** werden für
– Provisorien im direkten Verfahren
– je Zahn oder Implantat
– einschießlich Entfernung
berechnet.

GOZ-Nr. 2260 – Provisorium ohne Abformung
Hierbei können konfektionierte (vorgefertigte) Formteile verwendet werden.

GOZ-Nr. 2270 – Provisorium mit Abformung
Diese Provisorien werden mithilfe einer zuvor durchgeführten Abformung oder mit einem individuellen Formteil (z. B. Tiefziehfolie) angefertigt.
Mit den Provisorien nach GOZ-Nrn. 2260 und 2270 werden
– präparierte (= beschliffene) oder
– frakturierte (= gebrochene) Zähne
geschützt. Gleichzeitig wird hierdurch die Kaufunktion bis zur definitiven Versorgung gesichert.

Mit den **GOZ-Nrn. 2260 und 2270** ist auch die Entfernung und Wiedereingliederung derselben provisorischen Krone abgegolten. Muss jedoch eine provisorische Krone neu angefertigt werden, so kann die GOZ-Nr. 2260 bzw. 2270 entsprechend auch erneut für diesen Zahn angesetzt werden (zuzüglich Auslagen, siehe unten).

Müssen **provisorische Kronen fest einzementiert** werden (z. B. provisorische Kronen, an denen Klammern von herausnehmbaren Prothesen ansetzen), so ist für den erhöhten Aufwand bei der Abnahme dieser Kronen die **GOZ-Nr. 2290** berechnungsfähig. Muss eine provisorische Krone im Verlauf einer Behandlung häufig abgenommen und wieder befestigt werden (z. B. bei mehrmaligen Kroneneinproben), so kann dies durch einen erhöhten Steigerungssatz berücksichtigt werden.

GOZ 2290	Punkte	EUR
	180	10,12

**Entfernung einer Einlagefüllung, einer Krone, eines Brückenankers,
Abtrennen eines Brückengliedes oder Steges oder Ähnliches**

(siehe auch Seite 203)

Provisorische Kronen, die direkt an eine Lücke grenzen und als **provisorische Brücken- oder Prothesenanker** dienen, werden mit der **GOZ-Nr. 5120** berechnet (siehe Seite 195).
Provisorische Stiftkronen sind nicht in der GOZ aufgeführt. Sie werden daher **analog nach § 6 Absatz 1 GOZ** berechnet.
Festsitzende Langzeitprovisorien werden mit den **GOZ-Nrn. 7080–7100** berechnet (siehe Seite 197).

Auslagen
Praxiskosten sind nach § 4 Absatz 3 GOZ mit den Gebühren abgegolten, wenn im Gebührenverzeichnis nicht etwas anderes bestimmt ist.
Bei den **GOZ-Nrn. 2260 und 2270** sind zusätzlich berechnungsfähig:
GOZ-Nr. 2260 – Kosten für das konfektionierte Provisorium
GOZ-Nr. 2270 – Kosten für Abformmaterial (GOZ-Abschnitt A: Allgemeine Bestimmung Nr. 2)
Zahntechnische Leistungen (Praxislabor und gewerbliches Labor) werden nach § 9 GOZ berechnet. Die Laborrechnung wird der Liquidation beigefügt.

Provisorische Brücken

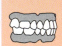

GOZ 2260 ist berechnungsfähig

- für ein Provisorium im direkten Verfahren **ohne** Abformung
- je Zahn oder Implantat, einschließlich Entfernung und Wiedereingliederung
- auch bei Inlayversorgungen
- auch für konfektionierte Provisorien
- je Neuanfertigung
- Die Kosten für ein konfektioniertes Provisorium sind gesondert berechnungsfähig.

GOZ 2270 ist berechnungsfähig

- für ein Provisorium im direkten Verfahren **mit** Abformung
- je Zahn oder Implantat, einschließlich Entfernung und Wiedereingliederung
- auch bei Inlayversorgungen
- für provisorische Kronen im Brückenverband, die nicht direkt an die Lücke grenzen
- je Neuanfertigung
- Abformmaterial ist gesondert berechnungsfähig (GOZ-Abschnitt A: Allgemeine Bestimmung Nr. 2)
- Zahntechnische Leistungen werden nach § 9 GOZ berechnet.

GOZ-Nrn. 2260 und 2270 sind nicht berechnungsfähig

- für einen temporären speicheldichten Verschluss
- für eine provisorische Krone in der Kinderzahnheilkunde (GOZ-Nr. 2250)
- für provisorische Kronen mit Stiftverankerung (analog nach § 6 Abs. 1 GOZ berechnen)
- für provisorische Kronen als Brückenanker (GOZ-Nr. 5120)
- für Langzeitprovisorien (GOZ-Nrn. 7080, 7090)
- je Entfernung und Wiedereingliederung desselben Provisoriums
- für Wiedereingliederung eines bei einem anderen Zahnarzt angefertigten Provisoriums (analog nach § 6 Abs. 1 GOZ berechnen)

GOZ 5120

Punkte	EUR
240	13,50

Provisorische Brücke im direkten Verfahren mit Abformung,
je Zahn oder Implantat,
einschließlich Entfernung

GOZ 5140

Punkte	EUR
80	4,50

Provisorische Brücke im direkten Verfahren mit Abformung,
je Brückenspanne oder Freiendsattel,
einschließlich Entfernung

Abrechnungsbestimmung
Das Wiedereingliedern derselben provisorischen Brücke, gegebenenfalls auch mehrmals, einschließlich Entfernung, ist mit den Gebühren nach den **GOZ-Nrn. 5120 bis 5140** abgegolten.

Die **GOZ-Nrn. 5120 und 5140** werden für
– provisorische Brücken im direkten Verfahren
– mit Abformung
– einschließlich Entfernung
berechnet.
GOZ-Nr. 5120 – je Zahn oder Implantat
für die provisorischen Brückenanker,
GOZ-Nr. 5140 – je Brückenspanne/Freiendsattel
für die provisorisch ersetzten Zähne der Zahnlücke. Die Provisorien werden mithilfe einer zuvor durchgeführten Abformung oder mit einem individuellen Formteil (z. B. Tiefziehfolie) angefertigt.
Mit den Provisorien nach **GOZ-Nrn. 5120 und 5140** werden die beschliffenen Zähne geschützt. Gleichzeitig wird die Kaufunktion bis zur definitiven Versorgung gesichert.

Mit den **GOZ-Nrn. 5120 und 5140** ist auch die Entfernung und Wiedereingliederung derselben provisorischen Brücke abgegolten. Muss jedoch eine provisorische Brücke neu angefertigt werden, so können die GOZ-Nrn. 5120 und 5140 entsprechend auch erneut angesetzt werden (zuzüglich Auslagen, siehe unten).

Muss eine **provisorische Brücke fest einzementiert** werden, so ist für den erhöhten Aufwand bei der Abnahme dieser Brücke die **GOZ-Nr. 2290** je Brückenanker berechnungsfähig.

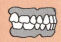

Provisorische Brücken

Muss eine provisorische Brücke im Verlauf einer Behandlung häufig abgenommen und wieder befestigt werden (z. B. bei mehrmaligen Einproben), so kann dies durch einen erhöhten Steigerungssatz berücksichtigt werden.
Abrechnungstechnisch gelten **nur die Kronen als Brückenanker**, die **unmittelbar mit einem Zwischenglied** verbunden sind. Die anderen Kronen werden mit den **GOZ-Nrn. 2260 bzw. 2270** berechnet (siehe Abb.).

Auslagen

Praxiskosten sind nach § 4 Absatz 3 GOZ mit den Gebühren abgegolten, wenn im Gebührenverzeichnis nicht etwas anderes bestimmt ist.
Bei den **GOZ-Nrn. 5120 und 5140** sind zusätzlich berechnungsfähig:

– **Kosten für Abformmaterial**
  (GOZ-Abschnitt A: Allgemeine Bestimmung Nr. 2)
– **Auslagen für zahntechnische Leistungen**
  Die Laborrechnung nach § 9 GOZ wird der Liquidation beigefügt.

GOZ-Nrn. 5120 und 5140 sind berechnungsfähig

- ✓ für provisorische Brücken im direkten Verfahren mit Abformung
- ✓ **GOZ-Nr. 5120** je Zahn oder Implantat
- ✓ **GOZ-Nr. 5140** je Brückenspanne oder Freiendsattel
- ✓ einschließlich Entfernung und Wiedereingliederung
- ✓ je Neuanfertigung
- ✓ Abformmaterial ist gesondert berechnungsfähig. (GOZ-Abschnitt A: Allgemeine Bestimmung Nr. 2)
- ✓ Zahntechnische Leistungen werden nach § 9 GOZ berechnet.

GOZ-Nrn. 5120 und 5140 sind nicht berechnungsfähig

- ⊖ für provisorische Brücken mit Stiftverankerung (analog nach § 6 Abs. 1 GOZ berechnen)
- ⊖ für provisorische Kronen, die nicht direkt an eine Lücke grenzen (GOZ-Nr. 2270)
- ⊖ für Langzeitprovisorien (GOZ-Nrn. 7080, 7090)
- ⊖ je Entfernung und Wiedereingliederung derselben provisorischen Brücke
- ⊖ für Wiedereingliederung einer bei einem anderen Zahnarzt angefertigten provisorischen Brücke (analog nach § 6 Abs. 1 GOZ berechnen)

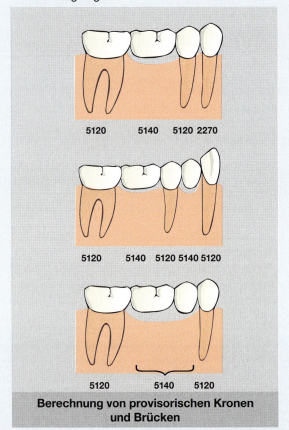

Berechnung von provisorischen Kronen und Brücken

Festsitzende Langzeitprovisorien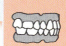

GOZ 7080

Punkte	EUR
600	33,75

Versorgung eines Kiefers mit einem festsitzenden laborgefertigen Provisorium
(einschließlich Vorpräparation) im indirekten Verfahren,
je Zahn oder je Implantat,
einschließlich Entfernung

GOZ 7090

Punkte	EUR
270	15,19

Versorgung eines Kiefers mit einem laborgefertigten Provisorium
im indirekten Verfahren,
je Brückenglied,
einschließlich Entfernung

Abrechnungsbestimmungen
Die Berechnung der Leistungen nach den **GOZ-Nrn. 7080 und 7090** setzt voraus, dass es sich bei dem festsitzenden laborgefertigten Provisorium um ein **Langzeitprovisorium mit einer Tragezeit von mindestens drei Monaten** handelt.

Beträgt die Tragezeit des festsitzenden laborgefertigten Provisoriums **unter drei Monaten**, sind anstelle der Leistungen nach den GOZ-Nrn. 7080 und 7090 die Leistungen nach den **GOZ-Nrn. 2260, 2270 oder 5120 und 5140** berechnungsfähig.

Im Zusammenhang mit den Leistungen nach den GOZ-Nrn. 7080 oder 7090 sind die Leistungen nach den **GOZ-Nrn. 2230, 2240, 5050 oder 5060 nicht berechnungsfähig**.

GOZ 7100

Punkte	EUR
200	11,25

Maßnahmen zur Wiederherstellung der Funktion eines Langzeitprovisoriums,
je Krone, Spanne oder Freiendbrückenglied

Abrechnungsbestimmung
Die **Wiedereingliederung desselben festsitzenden laborgefertigten Provisoriums** nach den GOZ-Nrn. 7080 oder 7090, gegebenenfalls auch mehrmals, einschließlich Entfernung ist **mit den Gebühren nach den GOZ-Nrn. 7080 bis 7100 abgegolten**.

Festsitzende Langzeitprovisorien
(GOZ-Nrn. 7080-7100)
Die **GOZ-Nrn. 7080 und 7090** werden für die Versorgung eines Kiefers mit einem
– festsitzenden laborgefertigten Langzeitprovisorium
– im indirekten Verfahren
– mit einer Tragezeit von mindestens drei Monaten
– einschließlich Vorpräparation
– einschließlich Entfernung und Wiedereingliederung desselben Provisoriums
berechnet.
Die **GOZ-Nr. 7100** wird für Maßnahmen zur Wiederherstellung eines Langzeitprovisoriums berechnet.

GOZ-Nr. 7080   je Zahn/Implantat
GOZ-Nr. 7090   je Brückenglied
GOZ-Nr. 7100   für Wiederherstellung
                  je Krone, Spanne oder
                  Freiendbrückenglied

Langzeitprovisorien werden z. B. angefertigt,
– um die Bisslage und Bisshöhe bis zur definitiven Versorgung zu sichern,
– um die Ausheilung von Extraktionswunden abzuwarten,
– als Aufbissbehelf im Zusammenhang mit einer Funktionstherapie.

GOZ-Nrn. 7080 und 7090
Die **GOZ-Nrn. 7080 und 7090** können nur berechnet werden, wenn
– das **festsitzende laborgefertigte Provisorium**
– eine **Tragezeit von mindestens 3 Monaten** hat.
Bei einer **Tragezeit unter 3 Monaten** sind anstelle der GOZ-Nrn. 7080 und 7090 berechnungsfähig:
GOZ-Nr. 2260   Provisorium im direkten Verfahren ohne Abformung, je Zahn/Implantat
GOZ-Nr. 2270   Provisorium im direkten Verfahren mit Abformung, je Zahn/Implantat
GOZ-Nr. 5120   Provisorische Brücke im direkten Verfahren mit Abformung, je Zahn/Implantat
GOZ-Nr. 5140   Provisorische Brücke im direkten Verfahren mit Abformung, je Brückenspanne/Freiendsattel

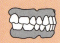

Festsitzende Langzeitprovisorien

Im Zusammenhang mit festsitzenden laborgefertigten Provisorien (GOZ-Nrn. 7080 und 7090) können **Teilleistungen nach den GOZ-Nrn. 2230, 2240, 5050 oder 5060 nicht berechnet** werden.

GOZ-Nr. 2230   Teilleistungen bei Vollkronen, Teilkronen, Veneers bis zur Präparation des Zahns bzw. bis zur Abdrucknahme beim Implantat (siehe Seite 202)

GOZ-Nr. 2240   Teilleistungen bei Vollkronen, Teilkronen, Veneers über Präparation des Zahns bzw. Abdrucknahme beim Implantat hinaus (siehe Seite 202)

GOZ-Nr. 5050   Teilleistungen bei Brücken oder Prothesen bis zur Präparation der Zähne bzw. Abdrucknahme beim Implantat (siehe Seite 209)

GOZ-Nr. 5060   Teilleistungen bei Brücken oder Prothesen über Präparation der Zähne bzw. Abdrucknahme beim Implantat hinaus. (siehe Seite 209)

GOZ-Nr. 7100
Die **GOZ-Nr. 7100** wird für Maßnahmen zur **Wiederherstellung der Funktion eines Langzeitprovisoriums** nach den **GOZ-Nrn. 7080 und 7090** berechnet, zum Beispiel:
– Bruch- oder Rissreparatur
– Anpassung des Langzeitprovisoriums nach Veränderungen.

Die **GOZ-Nr. 7100** wird
– je Krone
– je Spanne (nicht je Brückenglied der Spanne)
– je Freiendbrückenglied (nicht je Freiendteil)
berechnet.

Auslagen
Praxiskosten sind nach § 4 Absatz 3 GOZ mit den Gebühren abgegolten, wenn im Gebührenverzeichnis nicht etwas anderes bestimmt ist.
Bei den **GOZ-Nrn. 7080-7100** sind zusätzlich berechnungsfähig:
– **Kosten für Abformmaterial**
(GOZ-Abschnitt A: Allgemeine Bestimmung Nr. 2)
– **Versandkosten** an das gewerbliche Labor
– **Auslagen für zahntechnische Leistungen**
Die Laborrechnung nach § 9 GOZ wird der Liquidation beigefügt.

GOZ-Nrn. 7080, 7090 sind berechnungsfähig

- ✓ für festsitzende laborgefertigte Langzeitprovisorien
  - im indirekten Verfahren
  - mit einer Tragezeit von mindestens 3 Monaten (außer z. B. bei Erneuerung wegen Zerstörung/Verlust des Langzeitprovisoriums oder bei Besonderheiten im Behandlungsverlauf)
  - einschließlich Entfernung und Wiedereingliederung
- ✓ **GOZ-Nr. 7080** je Zahn oder Implantat
- ✓ **GOZ-Nr. 7090** je Brückenglied

GOZ-Nrn. 7080, 7090 sind nicht berechnungsfähig

- ⊖ für Entfernung desselben Langzeitprovisoriums (bei fest einzementierten Langzeitprovisorien → GOZ-Nr. 2290)
- ⊖ für Wiedereingliederung desselben Langzeitprovisoriums
- ⊖ bei Tragezeit unter 3 Monaten (außer z. B. bei Erneuerung wegen Zerstörung, Verlust oder bei Besonderheiten)
- ⊖ für Provisorien, die im direkten Verfahren hergestellt werden (GOZ-Nrn. 2260, 2270, 5120, 5140)

GOZ-Nr. 7100 ist berechnungsfähig

- ✓ für Maßnahmen zur Wiederherstellung eines Langzeitprovisoriums nach GOZ-Nrn. 7080, 7090
  - einschließlich Entfernung
  - einschließlich Wiedereingliederung
- ✓ je Krone
- ✓ je Spanne
- ✓ je Freiendbrückenglied

GOZ-Nr. 7100 ist nicht berechnungsfähig

- ⊖ für Entfernung desselben Langzeitprovisoriums
- ⊖ für Wiedereingliederung desselben Langzeitprovisoriums
- ⊖ für Wiederherstellungsmaßnahmen an Provisorien nach GOZ-Nrn. 2260, 2270, 5120, 5140
- ⊖ für Wiederherstellungsmaßnahmen an Interimsprothesen (GOZ-Nr. 5200)
- ⊖ in gleicher Sitzung mit GOZ-Nrn. 7080 und 7090

Kronen

12.2.4 Kronen

Gebührenpositionen im Überblick

GOZ-Nr. 2200	**Vollkrone** Tangentialpräparation
GOZ-Nr. 2210	**Vollkrone** Hohlkehl- oder Stufenpräparation
GOZ-Nr. 2220	**Teilkrone, Veneer**
GOZ-Nr. 2230	**Teilleistungen** ½ Gebühr
GOZ-Nr. 2240	**Teilleistungen** ¾ Gebühr
GOZ-Nr. 2250	**Konfektionierte Krone** in der Kinderzahnheilkunde
GOZ-Nr. 2260	**Provisorium** direkt ohne Abformung
GOZ-Nr. 2270	**Provisorium** direkt mit Abformung
GOZ-Nr. 2290	**Entfernung, Abtrennung** Krone, Inlay u.a.
GOZ-Nr. 2300	**Entfernung Wurzelstift**
GOZ-Nr. 2310	**Wiedereingliederung** Krone, Inlay u.a.
GOZ-Nr. 2320	**Wiederherstellung** Krone, Inlay u.a.

Kronen

GOZ-Nr.	Kurzbeschreibung	Buchseite
2200	Vollkrone, Tangentialpräparation, je Zahn, Implantat	200
2210	Vollkrone, Hohlkrone- oder Stufenpräparation, je Zahn	200
2220	Teilkrone, Veneer, je Zahn	200
2230	Teilleistungen nach 2200-2220, ½ Gebühr	202
2240	Teilleistungen nach 2200-2220, ¾ Gebühr	202
2250	Konfektionierte Krone, bei Kindern	202
2260	Provisorium, direkt ohne Abformung	194, 203
2270	Provisorium, direkt mit Abformung	194, 203
2290	Entfernen/Abtrennen Inlay, Krone, Brückenglied, Steg	203
2300	Entfernen eines Wurzelstiftes	203
2310	Wiedereingled. Inlay, Krone, Verblend. heraus. ZE	204
2320	Wiederherstell. Krone, Brücke, Verblend. fest. ZE	204

Zusätzlich können weitere Leistungen anfallen, zum Beispiel:

GOZ-Nr.	Kurzbeschreibung	Buchseite
0010	Eingehende Untersuchung	188
0030	Heil- und Kostenplan	188
0050	Abformung eines Kiefers zur Auswertung	189
0060	Abformung beider Kiefer zur Auswertung	189
0065	Optisch-elektronische Abformung	189
0080	Oberflächenanästhesie, intraoral	Bd. I 151
0090	Infiltrationsanästhesie, intraoral	Bd. I 152
0100	Leitungsanästhesie, intraoral	Bd. I 152
2030	Besondere Maßnahmen beim Präparieren	Bd. I 125
2040	Anlegen von Spanngummi	Bd. I 126
2180	Plastischer Zahnaufbau für Krone	190
2190	Gegossener Stiftaufbau für Krone	190
2195	Schraubenaufbau/Glasfaserstift für Krone	190
2197	Adhäsive Befestigung	Bd. I 132
4030	Beseitigung scharfer Zahnkanten	51
4040	Beseitigung grober Vorkontakte, Einschleifen	52
4050	Entfernung harter und weicher Beläge, einwurzeliger Zahn/Implantat	53
4055	Entfernung harter und weicher Beläge, mehrwurzeliger Zahn	53
4080	Gingivektomie, Gingivoplastik	57
5170	Anatomische Abformung mit individuellem Löffel	218
7080	Langzeitprovisorium, je Zahn, Implantat	197
8000	Funktionsanalytische und	229
-8100	funktionstherapeutische Leistungen	236

Vollgusskrone

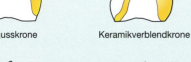
Keramikverblendkrone

Mantelkrone (Jacketkrone)

Galvanokrone

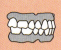

Kronen

GOZ 2200

Punkte	EUR
1322	74,35

Versorgung eines Zahnes oder Implantats durch eine Vollkrone
(Tangentialpräparation)

GOZ 2210

Punkte	EUR
1678	94,37

Versorgung eines Zahnes durch eine Vollkrone
(Hohlkehl- oder Stufenpräparation)

GOZ 2220

Punkte	EUR
2067	116,25

Versorgung eines Zahnes durch eine Teilkrone mit Retentionsrillen oder -kasten oder mit Pinledges
einschließlich Rekonstruktion der gesamten Kaufläche
auch Versorgung eines Zahnes durch ein Veneer

Abrechnungsbestimmungen
Neben den Leistungen nach den **GOZ-Nrn. 2200 bis 2220** sind Leistungen nach den **GOZ-Nrn. 2050 bis 2130 nicht berechnungsfähig.**
Die Leistung nach der **GOZ-Nr. 2210** ist im Zusammenhang **mit Implantaten nicht berechnungsfähig.**
Durch die Leistungen nach den **GOZ-Nrn. 2150 bis 2170** und **2200 bis 2220** sind folgende zahnärztliche Leistungen abgegolten:
– Präparieren des Zahnes oder Implantats,
– Relationsbestimmung,
– Abformungen,
– Einproben,
– provisorisches Eingliedern,
– festes Einfügen der Einlagefüllung
  oder der Krone oder der Teilkrone
  oder des Veneers,
– Nachkontrolle und Korrekturen.

Die Leistung nach der **GOZ-Nr. 2200** umfasst auch die Verschraubung und Abdeckung mit Füllungsmaterial.
Zu den Kronen nach den **GOZ-Nrn. 2200 bis 2220** gehören **Kronen (Voll- und Teilkronen) jeder zahntechnischen Ausführung.**

Kronen gehören im Rahmen der Privatabrechnung als **zahnerhaltende Maßnahmen** zu den **konservierenden Leistungen** von **Abschnitt C der GOZ**. Sie werden nach den **GOZ-Nrn. 2200-2220** berechnet.
Kronen als **Brücken- oder Prothesenanker** zur Versorgung eines Lückengebisses werden dagegen als **prothetische Leistung** mit den **GOZ-Nrn. 5000-5040** berechnet (siehe Seite 206).

Die **GOZ-Nrn. 2200-2220** unterscheiden sich durch Form und Ausdehnung der Präparation:
GOZ 2200 Vollkrone mit Tangentialpräparation
GOZ 2210 Vollkrone mit Hohlkehl- oder Stufenpräparation
GOZ 2220 Teilkrone, Veneer.

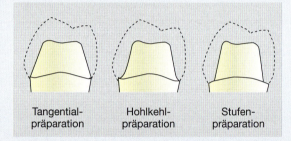

Tangentialpräparation | Hohlkehlpräparation | Stufenpräparation

Weitere Unterscheidungen gibt es nicht (z. B. Verblendkrone, Galvanokrone, Mantelkrone, Stiftkrone). Der unterschiedlich hohe Aufwand für diese Kronen (insbesondere für Farbauswahl, Formanpassung, mehrere Einproben) ist deshalb durch den Steigerungssatz zu berücksichtigen. Dies gilt auch für den unterschiedlich hohen Aufwand bei Hohlkehl- oder Stufenpräparation.
Alle **Verblend- und Mantelkronen** werden mit der **GOZ-Nr. 2210** berechnet, alle **Teilkronen** mit der **GOZ-Nr. 2220**.

Verblockte Kronen sind ebenfalls mit den **GOZ-Nrn. 2200-2220** zu berechnen. Dies gilt auch für Kronen, die mit Brückenankern verblockt sind und dabei nicht direkt neben einem Zwischenglied stehen.

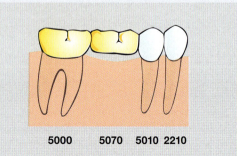

5000   5070   5010   2210

Kronen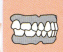

Mit den **GOZ-Nrn. 2200-2220** sind **folgende Leistungen abgegolten**:
– Präparation
– Bestimmung der Kieferrelation (Bissnahme)
– Abformungen
– Einproben
– provisorisches Eingliedern
– definitives Eingliedern
– Nachkontrolle und Korrekturen.

Neben den **GOZ-Nrn. 2200-2220** ist die Berechnung einer Füllung nach den **GOZ-Nrn. 2050-2130 ausgeschlossen**.
Wird aber erst eine Füllung zur Versorgung eines Zahnes durchgeführt,
– um zunächst die Reaktion des Zahnes abzuwarten
– und erst später über die weitere Versorgung zu entscheiden,
dann können die **GOZ-Nrn. 2050-2130** berechnet werden, auch wenn später eine Überkronung erforderlich wird.

Ist ein **plastischer Aufbau** notwendig, so steht hierfür die **GOZ-Nr. 2180** zur Verfügung (siehe Seite 190). Gegebenenfalls kann ergänzend ein Schraubenaufbau oder Glasfaserstift nach **GOZ-Nr. 2195** angesetzt werden.
Ist ein **gegossener Aufbau mit Stiftverankerung** zur Aufnahme einer Krone erforderlich, so wird die **GOZ-Nr. 2190** angesetzt (siehe Seite 190).

Die **GOZ-Nrn. 2200-2220** sind **nicht berechnungsfähig** für:
– **Brückenanker**, die **direkt neben einem Zwischenglied** stehen, und
– **Kronen**, die ein **Verbindungselement nach GOZ-Nr. 5080** tragen (siehe Seite 217).
Für **Schutzkronen**, die Halte- und Stützelemente von Prothesen tragen (z. B. Klammern mit Auflagen), werden jedoch die **GOZ-Nrn. 2200-2220** angesetzt.

Mit den **GOZ-Nrn. 2200-2220** sind die
– einfache Relationsbestimmung (Bissnahme),
– Abformung mit konfektioniertem Löffel
– und das konventionelle Zementieren
abgegolten. Darüber hinausgehende Leistungen sind gesondert berechnungsfähig, zum Beispiel:
– Kieferregistrierung mit Funktionsanalyse **(GOZ-Nrn. 8000 ff.)**
– Abformung mit individuellem Löffel **(GOZ-Nr. 5170)**
– adhäsive Befestigung der Krone **(GOZ-Nr. 2197)**.

Nachkontrollen und Korrekturen im zeitlichen Zusammenhang mit dem Einsetzen der Kronen sind **Bestandteil der GOZ-Nrn. 2200-2220**.
Stiftkronen sind im Gebührenverzeichnis nicht enthalten. Sie sind deshalb **analog nach § 6 Absatz 1 GOZ** zu berechnen.

Kronen auf Implantaten
1. Für **Kronen auf Implantaten** wird – unabhängig von der tatsächlichen Präparation – die **GOZ-Nr. 2200** berechnet.
   Der Ansatz der GOZ-Nr. 2210 ist durch die Abrechnungsbestimmungen ausgeschlossen.
   Die Versorgung eines Implantats mit einem **Brückenanker** wird entsprechend mit der **GOZ-Nr. 5000** berechnet (siehe Seite 206).
2. Bei der Versorgung eines Implantats mit einer Krone sind folgende Leistungen **nicht gesondert berechnungsfähig**:
   • **Verschraubung von Implantat und Suprakonstruktion**
   • **Abdeckung der Verschraubung** (z. B. mit einer kleinen Füllung).
   Diese Arbeitsschritte sind **mit der GOZ-Nr. 2200 abgegolten**.

GOZ-Nrn. 2200-2220 sind berechnungsfähig

- ✅ **GOZ-Nr. 2200** für eine Vollkrone mit **Tangentialpräparation** auf einem Zahn oder Implantat
- ✅ **GOZ-Nr. 2210** für eine Vollkrone mit **Hohlkehl- oder Stufenpräparation** auf einem Zahn
- ✅ **GOZ-Nr. 2220** für eine **Teilkrone** oder ein Veneer auf einem Zahn
- ✅ für Kronen jeder zahntechnischen Ausführung
- ✅ auch für verblockte Einzelkronen
- ✅ auch für verblockte Kronen neben Brückenankern
- ✅ für Schutzkronen bei Halte- und Stützvorrichtungen von Modellgussprothesen
- ✅ **bei Implantaten nur GOZ-Nr. 2200**
- ✅ Verschraubung und Abdeckung der Verschraubung sind bei einer Implantatversorgung mit GOZ-Nr. 2200 abgegolten.

GOZ-Nrn. 2200-2220 sind nicht berechnungsfähig

- ⛔ für Kronen als Brücken- oder Prothesenanker
- ⛔ für Kronen mit Verbindungselementen nach **GOZ-Nr. 5080**
- ⛔ neben den **GOZ-Nrn. 2050-2130** (Füllungen)
- ⛔ **GOZ-Nr. 2210** für Kronen auf Implantaten

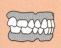

Teilleistungen bei Kronen, konfektionierte Kronen

Teilleistungen nach den GOZ-Nrn. 2200 bis 2220:

GOZ 2230
**Enden die Leistungen mit der Präparation eines Zahnes
oder der Abdrucknahme beim Implantat,
so ist die Hälfte der jeweiligen Gebühr berechnungsfähig.**

GOZ 2240
**Sind darüber hinaus weitere Maßnahmen erfolgt,
so sind drei Viertel der jeweiligen Gebühr berechnungsfähig.**

Abrechnungsbestimmung
Die Leistungen nach den **GOZ-Nrn. 2230 oder 2240** sind **nur berechnungsfähig**, wenn es dem Zahnarzt **objektiv auf Dauer unmöglich** war, die **Behandlung fortzusetzen** oder eine Fortsetzung **aus medizinischen Gründen nicht indiziert** war.

Die **GOZ-Nrn. 2230 und 2240** beziehen sich auf nicht vollendete Leistungen nach den **GOZ-Nrn. 2200-2220 (Kronen, Teilkronen, Veneer).**

GOZ-Nrn. 2230 und 2240 sind berechnungsfähig
☑ für Teilleistungen nach GOZ-Nrn. 2200-2220
☑ bis zur Präparation des Zahnes bzw. Abdrucknahme beim Implantat → **GOZ 2230** ½ der jeweiligen Gebühr
☑ über Präparation des Zahnes bzw. über Abdrucknahme beim Implantat hinaus → **GOZ 2240** ¾ der jeweiligen Gebühr
☑ nur wenn • die Behandlung für den Zahnarzt objektiv nicht fortsetzbar oder • die Fortsetzung aus medizinischen Gründen nicht indiziert war.

Vollständig erbrachte Leistungen z. B. der GOZ-Nrn. 0030, 0050-0065, 2180-2197, 2260, 2270, 4040 und 5170 werden **mit der vollen Gebühr berechnet**.
Material- und Laborkosten werden entsprechend dem Stand der zahntechnischen Arbeiten berechnet.

GOZ 2250
Punkte 210 — EUR 11,81

Eingliederung einer konfektionierten Krone in der pädiatrischen Zahnheilkunde

Abrechnungsbestimmung
Die Kosten für die konfektionierte Krone sind gesondert berechnungsfähig.

Konfektionierte Kronen sind industriell vorgefertigte Kronen. Sie werden im Rahmen der **Kinderzahnheilkunde (= pädiatrische Zahnheilkunde)** zur Versorgung von Zähnen mit
– großen Hartsubstanzverlusten oder
– unvollständiger Zahnsubstanzbildung
verwendet.
Entsprechend wird die **GOZ-Nr. 2250** im **Lernfeld 4** beschrieben (siehe **Band I, Seite 133**).

Provisorien bei Kronenversorgung, Kronen-/Stiftentfernung

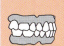

GOZ 2260	Punkte	EUR
	100	5,62

Provisorium im direkten Verfahren ohne Abformung,
je Zahn oder Implantat,
einschließlich Entfernung

GOZ 2270	Punkte	EUR
	270	15,19

Provisorium im direkten Verfahren mit Abformung,
je Zahn oder Implantat,
einschließlich Entfernung

Abrechnungsbestimmungen
Bei Verwendung eines **konfektionierten Provisoriums** sind die **Kosten** hierfür **gesondert berechnungsfähig**.
Das **Wiedereingliedern desselben Provisoriums**, gegebenenfalls auch mehrmals,
einschließlich Entfernung, ist mit der Gebühr nach der GOZ-Nr. 2260 oder 2270 **abgegolten**.

Die **GOZ-Nrn. 2260-2270** für die provisorische Versorgung von präparierten oder frakturierten Zähnen wurden bereits in **Lernfeld 12.2.3** beschrieben (siehe Seite 193).

GOZ 2290	Punkte	EUR
	180	10,12

**Entfernung einer Einlagefüllung, einer Krone, eines Brückenankers,
Abtrennen eines Brückengliedes oder Steges oder Ähnliches**

GOZ 2300	Punkte	EUR
	270	15,19

Entfernung eines Wurzelstiftes

Die **GOZ-Nr. 2290** wird für die
– Entfernung von Inlays, Kronen, Brückenankern und
– die Abtrennung von Brückengliedern oder Stegen
je Inlay, Krone, Brückenanker und Trennstelle berechnet.
Die **GOZ-Nr. 2300** wird für die
– Entfernung eines Wurzelstifts bzw.
– Entfernung einer Wurzelschraube
je Wurzelstift/-schraube berechnet.
Bei **verblockten Restaurationen** kann die GOZ-Nr. 2290
– sowohl für die Auftrennung der Verblockung
– als auch Entfernung der Restauration
angesetzt werden.
Die **GOZ-Nrn. 2290 und 2300** sind **auch nebeneinander** für denselben Zahn berechnungsfähig, wenn Krone und Wurzelstift getrennt entfernt werden. Das **Glätten von Trennstellen** im Mund kann gesondert berechnet werden **(GOZ-Nr. 4030)**.
Einzelheiten zu den **GOZ-Nrn. 2290 und 2300** werden in **Band I** auf den **Seiten 134, 135** erläutert.

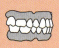

Wiedereingliederung/Wiederherstellung einer Krone

GOZ 2310 Punkte 145 EUR 8,16

Wiedereingliederung einer Einlagefüllung, einer Teilkrone, eines Veneers oder einer Krone oder Wiederherstellung einer Verblendschale an herausnehmbarem Zahnersatz

GOZ 2320 Punkte 350 EUR 19,68

Wiederherstellung einer Krone, einer Teilkrone, eines Veneers, eines Brückenankers, einer Verblendschale oder einer Verblendung an festsitzendem Zahnersatz, gegebenenfalls einschließlich Wiedereingliederung und Abformung

Die **GOZ-Nr. 2310** wird für die
- **Wiedereingliederung** einer Einlagefüllung, Teilkrone, Krone oder eines Veneers
- oder **Wiederherstellung** einer Verblendschale an **herausnehmbarem Zahnersatz** berechnet.

Die **GOZ-Nr. 2320** wird für die
- **Wiederherstellung** von Kronen und Teilkronen, Brückenankern, Veneers und Verblendungen an festsitzendem Zahnersatz
- gegebenenfalls **einschließlich Abformung und Wiedereingliederung** berechnet.

> **Es gilt somit folgende Unterscheidung:**
>
> 1. Wiedereingliederung von Kronen, Teilkronen, Inlays, Veneers **ohne weitere Maßnahmen** an den Restaurationen
>   → **GOZ-Nr. 2310 (je Krone, Inlay, Veneer)**
>
> 2. Reparatur (Wiederherstellung) einer **Verblendschale an herausnehmbarem Zahnersatz**
>   → **GOZ-Nr. 2310 (je Verblendschale)**
>
> 3. Reparatur (Wiederherstellung) von Kronen und Teilkronen, Brückenankern, Veneers und Verblendungen **an festsitzendem Zahnersatz**
>   → **GOZ-Nr. 2320 (je Krone, Brückenanker, Veneer).**

Die **Wiederherstellung nach GOZ-Nr. 2320** kann im Mund oder außerhalb erfolgen. Eine eventuell erforderliche **Abformung und Wiedereingliederung** ist **mit der GOZ-Nr. 2320 abgegolten**. Für eine **adhäsive Befestigung** kann ergänzend die **GOZ-Nr. 2197** angesetzt werden.
Müssen Kronen oder Brückenanker zur Wiederherstellung zunächst entfernt werden, kann hierfür zusätzlich die **GOZ-Nr. 2290** je Krone/Brückenanker berechnet werden.
Die **Wiedereingliederung einer Brücke** wird mit der **GOZ-Nr. 5110** berechnet (siehe Seite 212).

Brücken

12.2.5 Brücken

Gebührenpositionen im Überblick

GOZ-Nr. 5000	Vollkrone Tangentialpräparation
GOZ-Nr. 5010	Vollkrone Hohlkehl- und Stufenpräparation oder Einlagefüllung
GOZ-Nr. 5020	Teilkrone
GOZ-Nr. 5030	Wurzelkappe mit Stift
GOZ-Nr. 5040	Teleskopkrone, Konuskrone
GOZ-Nr. 5050	Teilleistungen ½ Gebühr
GOZ-Nr. 5060	Teilleistungen ¾ Gebühr
GOZ-Nr. 5070	Brückenspanne, Freiendsattel
GOZ-Nr. 5080	Verbindungselement
GOZ-Nr. 5090	Wiederherstellung eines Verbindungselements
GOZ-Nr. 5100	Erneuerung einer Teleskop-Außenkrone
GOZ-Nr. 5110	Wiedereingliederung einer Brücke
GOZ-Nr. 5120	Provisorische Brücke je Zahn, Implantat
GOZ-Nr. 5140	Provisorische Brücke je Spanne, Freiendsattel
GOZ-Nr. 5150	Adhäsivbrücke erste Spanne
GOZ-Nr. 5160	Adhäsivbrücke jede weitere Spanne

Brücken

GOZ-Nr.	Kurzbeschreibung	Buchseite
Brücken- oder Prothesenanker		
5000	Vollkrone (Tangentialpräparation)	206
5010	Vollkrone (Hohlkehl- und Stufenpräparation)	206
5020	Teilkrone	206
5030	Wurzelkappe mit Stift	206
5040	Teleskop-/Konuskrone	206
5050	Teilleistungen nach GOZ-Nrn. 5000-5040, ½ Gebühr	209
5060	Teilleistungen nach GOZ-Nrn. 5000-5040, ¾ Gebühr	209
5070	Brückenspanne, Prothesenspanne, Freiendsattel	209, 217
5080	Verbindungselement	209, 217
Wiederherstellung von Brücken und Verbindungselementen		
5090	Wiederherstellung eines Verbindungselements	212
5100	Erneuern des Sekundärteils einer Teleskopkrone	212
5110	Wiedereingliederung einer endgültigen Brücke	212
Provisorische Brücken		
5120	Provisorische Brücke, je Zahn, Implantat	195, 214
5140	Provisorische Brücke, je Spanne, Freiendsattel	195, 214
Adhäsivbrücken		
5150	Adhäsivbrücke, erste Spanne	214
5160	Adhäsivbrücke, jede weitere Spanne	214

Zusätzlich können weitere Leistungen anfallen, zum Beispiel:

GOZ-Nr.	Kurzbeschreibung	Buchseite
0010	Eingehende Untersuchung	188
0030	Heil- und Kostenplan	188
0050	Abformung eines Kiefers zur Auswertung	189
0060	Abformung beider Kiefer zur Auswertung	189
0065	Optisch-elektronische Abformung	189
0080	Oberflächenanästhesie, intraoral	Bd. I 151
0090	Infiltrationsanästhesie, intraoral	Bd. I 152
0100	Leitungsanästhesie, intraoral	Bd. I 152
2030	Besondere Maßnahmen beim Präparieren	Bd. I 125
2040	Anlegen von Spanngummi	Bd. I 126
2180	Plastischer Zahnaufbau für Krone	190
2190	Gegossener Stiftaufbau für Krone	190
2195	Schraubenaufbau/Glasfaserstift für Krone	190
2197	Adhäsive Befestigung	Bd. I 132
4030	Beseitigung scharfer Zahnkanten	51
4040	Beseitigung grober Vorkontakte, Einschleifen	52
4080	Gingivektomie, Gingivoplastik	57
5170	Anatomische Abformung mit individuellem Löffel	218
7080	Langzeitprovisorium, je Zahn, Implantat	197
7090	Langzeitprovisorium, je Brückenglied	197
8000 -8100	Funktionsanalytische und funktionstherapeutische Leistungen	229 236

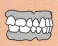

Brücken- oder Prothesenanker

GOZ 5000
Punkte 1016 **EUR** 57,14

Versorgung eines Lückengebisses durch eine Brücke oder Prothese:
je Pfeilerzahn oder Implantat als Brücken- oder Prothesenanker mit einer Vollkrone (Tangentialpräparation)

GOZ 5010
Punkte 1483 **EUR** 83,41

Versorgung eines Lückengebisses durch eine Brücke oder Prothese:
je Pfeilerzahn als Brücken- oder Prothesenanker mit einer Vollkrone (Hohlkehl- und Stufenpräparation) oder Einlagefüllung

GOZ 5020
Punkte 1997 **EUR** 112,32

Versorgung eines Lückengebisses durch eine Brücke oder Prothese:
je Pfeilerzahn als Brücken- oder Prothesenanker mit einer Teilkrone mit Retentionsrillen oder -kasten oder mit Pinledges einschließlich Rekonstruktion der Kaufläche

GOZ 5030
Punkte 1483 **EUR** 83,41

Versorgung eines Lückengebisses durch eine Brücke oder Prothese:
je Pfeilerzahn oder Implantat als Brücken- oder Prothesenanker mit einer Wurzelkappe mit Stift, gegebenenfalls zur Aufnahme einer Verbindungsvorrichtung oder anderer Verbindungselemente

GOZ 5040
Punkte 2605 **EUR** 146,51

Versorgung eines Lückengebisses durch eine Brücke oder Prothese:
je Pfeilerzahn oder Implantat als Brücken- oder Prothesenanker mit einer Teleskopkrone, auch Konuskrone

Abrechnungsbestimmungen

Die Leistung nach **GOZ-Nr. 5040** ist **neben** der Leistung nach **GOZ-Nr. 5080 nicht berechnungsfähig**.

Durch die Leistungen nach den **GOZ-Nrn. 5000 bis 5040** sind **folgende zahnärztliche Leistungen abgegolten**:
– Präparieren des Zahnes oder Implantates,
– Relationsbestimmung,
– Abformungen,
– Einproben,
– provisorisches Eingliedern,
– festes Einfügen der Krone, der Einlagefüllung, der Teilkrone o.a.,
– Nachkontrolle und Korrekturen.

Die Leistungen nach den **GOZ-Nrn. 5000 und 5030 umfassen** auch die **Verschraubung und Abdeckung mit Füllungsmaterial**.

Zu den Leistungen nach den **GOZ-Nrn. 5000 bis 5040** gehören Brücken- oder Prothesenanker mit **Verbindungselementen jeder Ausführung**.

Die Leistungen nach den **GOZ-Nrn. 5010 und 5020** sind im Zusammenhang **mit Implantaten nicht berechnungsfähig**.

Zu den Kronen nach den **GOZ-Nrn. 5000 bis 5040** gehören **Kronen** (Voll-, Teil- und Teleskopkronen sowie Wurzelstiftkappen) **jeder zahntechnischen Ausführung**.

Kronen als Brücken- oder Prothesenanker werden mit den **GOZ-Nrn. 5000-5040** berechnet. Nach Präparationsform und Ausgestaltung unterscheidet man:
GOZ-Nr. 5000 Vollkrone (Tangentialpräparation)
GOZ-Nr. 5010 Vollkrone (Hohlkehl- und Stufenpräparation) oder Einlagefüllung
GOZ-Nr. 5020 Teilkrone
GOZ-Nr. 5030 Wurzelkappe mit Stift
GOZ-Nr. 5040 Teleskop-/ Konuskrone.
Im Zusammenhang mit Implantaten sind nur die **GOZ-Nrn. 5000, 5030 und 5040** berechnungsfähig.

Brücken- oder Prothesenanker

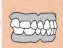

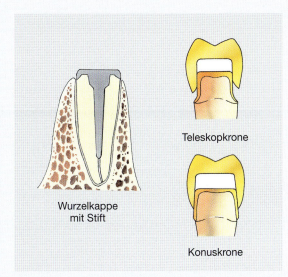

Als **Brückenanker** werden nur die Kronen berechnet, die
– direkt an eine Lücke grenzen
– und mit einem Brückenglied verbunden sind.
Kronen neben einem Brückenanker werden mit den **GOZ-Nrn. 2200-2220** berechnet, auch wenn sie mit dem Brückenanker verblockt sind.

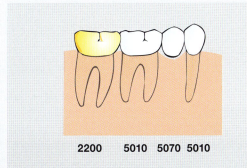

Unterschied von Kronen nach **GOZ 2200-2220** und Brückenankern nach **GOZ 5000 ff.**

Als **Prothesenanker** berechnet man:
– Wurzelkappen mit Stift
  (GOZ-Nr. 5030)
– Teleskopkronen und Konuskronen
  (GOZ-Nr. 5040)
– Kronen mit Verbindungselementen nach
  GOZ-Nr. 5080.
Neben GOZ-Nr. 5040 für eine Teleskop- oder Konuskrone kann die **GOZ-Nr. 5080 nicht berechnet** werden.

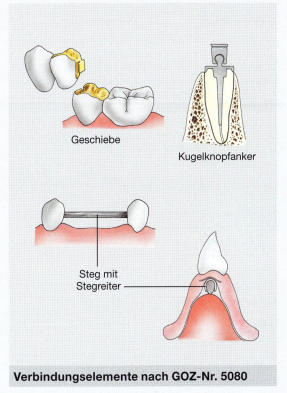

Verbindungselemente nach GOZ-Nr. 5080

Kronen, die nicht als Brücken- oder Prothesenanker dienen, aber Halte- und Stützelemente tragen (z. B. Klammern mit Auflagen), werden mit den **GOZ-Nrn. 2200-2220** berechnet.

Mit den **GOZ-Nrn. 5000-5040** sind **folgende Leistungen abgegolten**:
– Präparation
– Bestimmung der Kieferrelation (Bissnahme)
– Abformungen
– Einproben
– provisorisches Eingliedern
– definitives Eingliedern
– Nachkontrolle und Korrekturen.

Ist im Rahmen einer Versorgung mit einem Brücken- oder Prothesenanker ein plastischer Aufbau eines Zahnes erforderlich, so steht hierfür die **GOZ-Nr. 2180** zur Verfügung (siehe Seite 190). Gegebenenfalls kann ergänzend ein Schraubenaufbau oder Glasfaserstift nach **GOZ-Nr. 2195** angesetzt werden.

Ist ein gegossener Aufbau mit Stiftverankerung zur Aufnahme einer Krone erforderlich, so wird die **GOZ-Nr. 2190** angesetzt (siehe Seite 190).

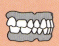

Brücken- oder Prothesenanker

Mit den **GOZ-Nrn. 5000-5040** sind die
– einfache Relationsbestimmung (Bissnahme),
– Abformung mit konfektioniertem Löffel
– und das konventionelle Zementieren
abgegolten. Darüber hinausgehende Leistungen sind gesondert berechnungsfähig, zum Beispiel:
– Kieferregistrierung mit Funktionsanalyse
   (GOZ-Nrn. 8000 ff.)
– Abformung mit individuellem Löffel
   (GOZ-Nr. 5170)
– adhäsive Befestigung der Krone
   (GOZ-Nr. 2197).

Nachkontrollen und Korrekturen im zeitlichen Zusammenhang mit dem Einsetzen der Brücken- und Prothesenanker sind Bestandteil der GOZ-Nrn. 5000-5040.

Die **Verblendung von Kronen und Brückengliedern** ist im Leistungstext der GOZ-Nrn. 5000-5040 nicht enthalten. Der erhöhte Aufwand (Farbauswahl, Farbeinproben und -korrekturen) kann durch einen **erhöhten Steigerungssatz** berücksichtigt werden.

Brücken- und Prothesenanker auf Implantaten

1. Für Brücken- und Prothesenanker auf Implantaten können – unabhängig von der tatsächlichen Präparation – nur berechnet werden:
   GOZ-Nr. 5000 Vollkrone, Tangentialpräparation
   GOZ-Nr. 5030 Wurzelkappe mit Stift
   GOZ-Nr. 5040 Teleskopkrone, Konuskrone.
   Die **GOZ-Nrn. 5010 und 5020** sind im Zusammenhang mit Implantaten **nicht berechnungsfähig**.

2. Die **GOZ-Nr. 5030** ist für die Versorgung eines Implantats mit einem wurzelkappenartigen Aufbau mit Stift berechnungsfähig. Ein **ergänzendes Verbindungselement** wird mit der **GOZ-Nr. 5080** berechnet.

3. Bei der Versorgung eines Implantats mit einem Brücken- oder Prothesenanker sind folgende Leistungen **nicht gesondert berechnungsfähig**:
   • **Verschraubung** von Implantat und Suprakonstruktion
   • **Abdeckung der Verschraubung** (z. B. mit einer kleinen Füllung).
   Diese Arbeitsschritte sind mit den **GOZ-Nrn. 5000 und 5030** abgegolten.

GOZ-Nrn. 5000-5040 sind berechnungsfähig

- ✓ bei der Versorgung eines Lückengebisses durch eine Brücke oder Prothese
  - **GOZ-Nr. 5000** für eine Vollkrone (Tangentialpräparation) je Zahn oder Implantat
  - **GOZ-Nr. 5010** für eine Vollkrone (Hohlkehl- oder Stufenpräparation) oder Einlagefüllung je Zahn (nicht auf Implantaten)
  - **GOZ-Nr. 5020** für eine Teilkrone mit Rekonstruktion der Kaufläche je Zahn (nicht auf Implantaten)
  - **GOZ-Nr. 5030** für eine Wurzelkappe mit Stift je Zahn oder Implantat
  - **GOZ-Nr. 5040** für eine Teleskopkrone oder Konuskrone je Zahn oder Implantat
- ✓ zusammen mit **GOZ-Nr. 5070** je Brückenspanne oder Freiendsattel
- ✓ zusammen mit **GOZ-Nr. 5080** je Verbindungselement (nicht bei GOZ-Nr. 5040)
- ✓ für Kronen jeder zahntechnischen Ausführung
- ✓ für Brücken- und Prothesenanker mit Verbindungselementen jeder Ausführung
- ✓ **bei Implantaten** sind Verschraubung und Abdeckung der Verschraubung mit **GOZ-Nr. 5000 und 5030** abgegolten

GOZ-Nrn. 5000-5040 sind nicht berechnungsfähig

- ⊖ für Einzelkronen → **GOZ-Nrn. 2200-2220**
- ⊖ für verblockte Kronen ohne Zwischenglieder und Verbindungselemente
  → **GOZ-Nrn. 2200-2220**
- ⊖ für Schutzkronen bei Halte- und Stützvorrichtungen, z. B. Doppelarmklammer mit Auflage → **GOZ-Nrn. 2200-2220**
- ⊖ **GOZ-Nr. 5040** neben **GOZ-Nr. 5080**
- ⊖ **GOZ-Nrn. 5010 und 5020** im Zusammenhang **mit Implantaten**

Teilleistungen, Brückenspannen, Verbindungselemente

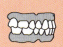

Teilleistungen nach den GOZ-Nrn. 5000 bis 5040:

GOZ 5050
Enden die Leistungen mit der Präparation der Brückenpfeiler oder Prothesenanker mit Verbindungselementen
oder der Abdrucknahme beim Implantat,
so ist die Hälfte der jeweiligen Gebühr berechnungsfähig.

GOZ 5060
Sind darüber hinaus weitere Maßnahmen erfolgt, so sind drei Viertel der jeweiligen Gebühr berechnungsfähig.

Abrechnungsbestimmung
Die Leistungen nach den **GOZ-Nrn. 5050** oder **5060** sind **nur berechnungsfähig**, wenn es dem Zahnarzt **objektiv auf Dauer unmöglich** war, die **Behandlung fortzusetzen** oder eine Fortsetzung **aus medizinischen Gründen nicht indiziert** war.

Die **GOZ-Nrn. 5050 und 5060** beziehen sich auf nicht vollendete Leistungen nach den **GOZ-Nrn. 5000-5040**.

GOZ-Nrn. 5050 und 5060 sind berechnungsfähig

- ☑ für Teilleistungen nach GOZ-Nrn. 5000-5040
- ☑ bis zur Präparation des Zahnes bzw. Abdrucknahme beim Implantat → **GOZ 5050** ½ der jeweiligen Gebühr
- ☑ über Präparation des Zahnes bzw. über Abdrucknahme beim Implantat hinaus → **GOZ 5060** ¾ der jeweiligen Gebühr
- ☑ nur wenn
  - die Behandlung für den Zahnarzt objektiv nicht fortsetzbar oder
  - die Fortsetzung aus medizinischen Gründen nicht indiziert war.

Vollständig erbrachte Leistungen z. B. der GOZ-Nrn. 0030, 0050-0065, 2180-2197, 4040, 5120, 5140 und 5170 werden mit der **vollen Gebühr** berechnet.
Material- und Laborkosten werden entsprechend dem Stand der zahntechnischen Arbeiten berechnet.

GOZ 5070
Punkte 400   EUR 22,50
Versorgung eines Lückengebisses durch eine **Brücke oder Prothese**:
Verbindung von Kronen oder Einlagefüllungen durch Brückenglieder, Prothesenspannen oder Stege,
je zu überbrückende Spanne oder Freiendsattel

GOZ 5080
Punkte 230   EUR 12,94
Versorgung eines Lückengebisses durch eine **zusammengesetzte Brücke oder Prothese**,
je Verbindungselement

Abrechnungsbestimmungen zur GOZ-Nr. 5080
Matrize und **Patrize** gelten als ein Verbindungselement.
Die Leistung nach der **GOZ-Nr. 5080** ist **neben** der Leistung nach der **GOZ-Nr. 5040 nicht berechnungsfähig**.

GOZ-Nr. 5070
Die **GOZ-Nr. 5070** wird
– bei der Versorgung eines Lückengebisses durch eine **Brücke oder Prothese**
– für die **Verbindung von Kronen oder Inlays** durch
  • Brückenglieder,
  • Prothesenspannen
  • oder Stege
– **je zu überbrückende Spanne,**
– **je Freiendsattel**
berechnet.

Die **Berechnung der GOZ-Nr. 5070** erfolgt zusätzlich zu:
- **GOZ-Nrn. 5000-5040** je Brückenspanne oder Freiendteil und
- **GOZ-Nrn. 5200 und 5210** je Prothesenspanne oder Freiendsattel (siehe Seite 219).

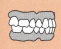

Brücken- oder Prothesenspanne

GOZ-Nr. 5070 bei Brücken

Hat eine Brücke **mehrere Brückenspannen**, so wird die **GOZ-Nr. 5070 entsprechend mehrfach** angesetzt. Ein frei endendes Brückenglied gilt dabei als eine Spanne.

Berechnung einer Brücke	
GOZ-Nrn. 5000–5040	je Brückenanker
GOZ-Nr. 5070	je Brückenspanne, Freiendteil
GOZ-Nr. 5080	je Verbindungselement
GOZ-Nrn. 2200–2220	für **Kronen**, die – mit einem Brückenanker **verblockt** sind, – jedoch **nicht** direkt neben einem Zwischenglied stehen

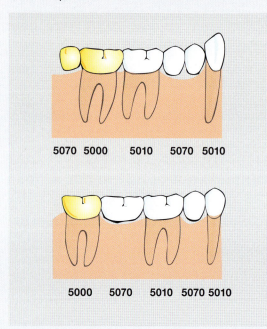

GOZ-Nr. 5070 bei Prothesen

Die **GOZ-Nr. 5070** ist auch für die Verbindung von Kronen oder Einlagefüllungen durch einen **Steg** berechnungsfähig.

Ist der **Steg** gleichzeitig **Träger von Verbindungselementen**, so kann hierfür ergänzend die **GOZ-Nr. 5080 je Verbindungselement** angesetzt werden. Dieses Verbindungselement kann ein **Stegreiter** sein **(1x GOZ-Nr. 5080)**, es können aber auch z. B. **Druckknöpfe** verwendet werden **(1x GOZ-Nr. 5080 je Anker)**.

Werden die Pfeilerzähne im Bereich einer Lücke durch einen **Steg** verbunden und wird darüber eine **abnehmbare Brücke** oder ein **Prothesensattel** gestaltet, so ist die **GOZ-Nr. 5070** entsprechend **zweimal** berechnungsfähig (1x für den Steg und 1x für die abnehmbare Brücke bzw. den Prothesensattel).

Die **GOZ-Nr. 5070** wird **unabhängig von der Anzahl der Zwischenglieder** berechnet. Werden mit einer Brückenspanne mehrere Zähne ersetzt, so kann der erhöhte Schwierigkeitsgrad bzw. Aufwand als Begründung für einen erhöhten Steigerungssatz herangezogen werden.

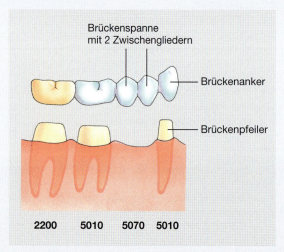

Beispiel

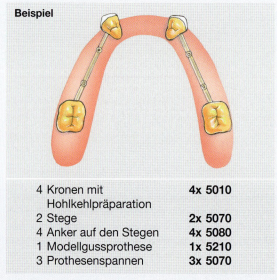

4 Kronen mit Hohlkehlpräparation	**4x 5010**
2 Stege	**2x 5070**
4 Anker auf den Stegen	**4x 5080**
1 Modellgussprothese	**1x 5210**
3 Prothesenspannen	**3x 5070**

Verbindungselemente

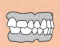

GOZ-Nr. 5070 ist berechnungsfähig

- ✓ für die Verbindung von Kronen oder Einlagefüllungen durch Brückenglieder oder Stege
- ✓ je zu überbrückende Spanne
- ✓ je Freiendsattel
- ✓ unabhängig von der Anzahl der zu ersetzenden Zähne
- ✓ zusätzlich zu **GOZ-Nrn. 5000-5040**
- ✓ zusätzlich zu **GOZ-Nr. 5200** je Prothesensattel (Teilprothese mit einfachen, gebogenen Halteelementen
- ✓ zusätzlich zu **GOZ-Nr. 5210** je Prothesensattel (Modellgussprothese)
- ✓ zweimal, wenn die Pfeilerzähne im Bereich einer Lücke mit einem Steg verbunden werden und darüber eine abnehmbare Brücke oder ein Prothesensattel gestaltet wird
- ✓ zusammen mit **GOZ-Nr. 5080** (Verbindungselement)

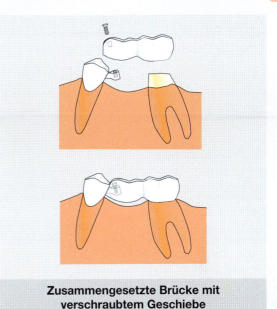

Zusammengesetzte Brücke mit verschraubtem Geschiebe

GOZ-Nr. 5080
Die **GOZ-Nr. 5080** wird
– bei der **Versorgung eines Lückengebisses**
– durch eine **zusammengesetzte Brücke** oder **Prothese**
– **je Verbindungselement**

berechnet.
Dabei gelten **Matrize** und **Patrize** als ein Verbindungselement.

Bei **Prothesen** werden **Verbindungselemente nach GOZ-Nr. 5080** angewendet, um abnehmbare Prothesenteile mit fest einzugliedernden Kronen oder Brücken zu verbinden.
Verbindungselemente nach GOZ-Nr. 5080 sind z. B. Geschiebe, Gelenke, Stege mit Stegreiter, Druckknöpfe, Kugelknopfanker, Riegel und Verschraubungen.

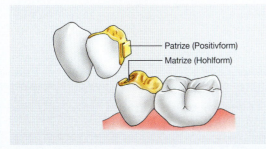

Patrize (Positivform)
Matrize (Hohlform)

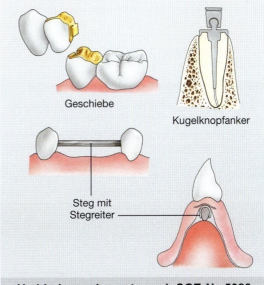

Geschiebe

Kugelknopfanker

Steg mit Stegreiter

Verbindungselemente nach GOZ-Nr. 5080

Eine **zusammengesetzte Brücke** wird angefertigt, wenn z. B.
– die Pfeilerzähne unterschiedlich weit gekippt sind, sodass bei der Präparation keine gemeinsame Einschubrichtung erzielt werden kann,
– oder die Pfeilerzähne unterschiedlich stark beweglich sind.
Die Brücke wird dann geteilt und z. B. mit einem Geschiebe und/oder einer Verschraubung zu einem Teil zusammengefügt.

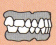 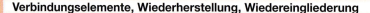

Verbindungselemente, Wiederherstellung, Wiedereingliederung

Die **GOZ-Nr. 5080** wird **je Verbindungselement** angesetzt. Werden an einer Krone, Brücke oder Prothese mehrere Verbindungselemente angebracht, so kann die **GOZ-Nr. 5080** entsprechend **mehrfach berechnet** werden. Dies gilt auch für einen Steg, an dem mehrere Verbindungselemente befestigt sind (siehe Abb. Seite 210).

Teleskop- und Konuskronen nach GOZ-Nr. 5040 sind **nicht neben Verbindungselementen** nach **GOZ-Nr. 5080** berechnungsfähig. Muss aber zu einem späteren Zeitpunkt ein zusätzliches Verbindungselement in eine **Teleskop- oder Konuskrone** eingearbeitet werden, so ist hierfür die **GOZ-Nr. 5080** ansetzbar.

Die **GOZ-Nr. 5080** kann auch **in gleicher Sitzung mit der GOZ-Nr. 5040** berechnet werden, wenn nicht direkt benachbarte Primärkronen mit einer Stegkonstruktion verbunden werden, die gleichzeitig die Funktion eines Verbindungselements für die Prothese hat.

Die **GOZ-Nr. 5080** kann dann **in gleicher Sitzung aber nicht am selben Zahn** neben der **GOZ-Nr. 5040** angesetzt werden.

Die **Wiederherstellung der Funktion** eines Verbindungselements nach GOZ-Nr. 5080 wird mit der **GOZ-Nr. 5090** berechnet.

Die **Verschraubung einer Suprakonstruktion** (z. B. Krone, Brückenanker) auf einem Implantat **erfüllt nicht** den Leistungsinhalt der **GOZ-Nr. 5080**.

Gebogene oder gegossene Halte- und Stützelemente (Klammern) sind **keine** Verbindungselemente nach GOZ-Nr. 5080. Sie sind in den Leistungsbeschreibungen der **GOZ-Nrn. 5200 und 5210** enthalten (siehe Seiten 219, 220).

GOZ-Nr. 5080 ist berechnungsfähig

- ✓ bei der Versorgung eines Lückengebisses durch
  - eine **zusammengesetzte Brücke**
  - oder **Prothese**
- ✓ **je Verbindungselement** (z. B. Geschiebe, Gelenk, Steg mit Stegreiter, Druckknopf, Kugelknopfanker, Riegel, Verschraubung)
- ✓ zusätzlich zu **GOZ-Nrn. 5000-5040**
- ✓ zusammen mit **GOZ-Nr. 5070**
- ✓ Matrize und Patrize gelten als ein Verbindungselement.

GOZ-Nr. 5080 ist nicht berechnungsfähig

- ⛔ neben **GOZ-Nr. 5040** (Teleskopkrone/Konuskrone) am gleichen Zahn
- ⛔ für **Halte- und Stützelemente** (Klammern, Auflagen)
- ⛔ für die **Verschraubung einer Suprakonstruktion** auf einem Implantat
- ⛔ für Wiederherstellung der Funktion eines Verbindungselements (**GOZ-Nr. 5090**)
- ⛔ gesondert für Matrize und Patrize

GOZ 5090
Punkte 110 — EUR 6,19

Wiederherstellung der Funktion eines Verbindungselements nach GOZ-Nr. 5080

GOZ 5100
Punkte 450 — EUR 25,31

Erneuern des Sekundärteils einer Teleskopkrone einschließlich Abformung

GOZ 5110
Punkte 360 — EUR 20,25

Wiedereingliederung einer endgültigen Brücke nach Wiederherstellung der Funktion

GOZ 2320
Punkte 350 — EUR 19,68

Wiederherstellung einer Krone, einer Teilkrone, eines Veneers, eines Brückenankers, einer Verblendschale oder einer Verblendung an festsitzendem Zahnersatz, gegebenenfalls einschließlich Wiedereingliederung und Abformung

Wiederherstellung und Wiedereingliederung

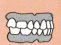

GOZ-Nr. 5090

Die **GOZ-Nr. 5090** wird für die
- **Wiederherstellung der Funktion eines Verbindungselements** nach GOZ-Nr. 5080
- **je Verbindungselement**

berechnet.

Zum **Leistungsinhalt der GOZ-Nr. 5090** gehören zum Beispiel:
- Wiederbefestigung eines Primär- oder Sekundärteils eines Verbindungselements
- Reparatur eines Verbindungselements
- Austausch eines Kugelknopfankers oder Stegreiters
- Aktivieren oder Justieren eines Verbindungselements
- Wiederherstellung der Friktion (Haftreibung) bei einer Teleskopkrone.

Die **Erneuerung des Sekundärteils einer Teleskopkrone** wird mit der höher bewerteten **GOZ-Nr. 5100** berechnet.

GOZ-Nr. 5100

Die **GOZ-Nr. 5100** wird für das
- **Erneuern des Sekundärteils** einer Teleskopkrone
- **einschließlich Abformung**

berechnet.

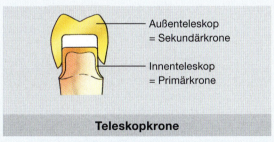

Teleskopkrone

Die **Leistung nach GOZ-Nr. 5100** wird erbracht, wenn ein Außenteleskop erneuert werden muss, während das zugehörige Innenteleskop noch funktionstüchtig ist.

Sind gleichzeitig **Maßnahmen zur Wiederherstellung der Funktion der Prothese** erforderlich, so werden ergänzend die entsprechenden **GOZ-Nrn. 5250-5310** angesetzt (siehe Seite 223, 224).

Ist gleichzeitig eine **Neuanfertigung des herausnehmbaren Zahnersatzes** erforderlich, so sind die **GOZ-Nrn. 5200-5230 und 5070** zusätzlich ansetzbar.

Die **alleinige Erneuerung eines Innenteleskops (Primärkrone)** ist im Gebührenverzeichnis nicht beschrieben und wird deshalb **analog nach § 6 Absatz 1 GOZ** berechnet.

GOZ-Nr. 5110

Die **GOZ-Nr. 5110** wird für die
- **Wiedereingliederung einer definitiven Brücke**
- **je Brücke**

  (unabhängig von der Anzahl der Brückenanker)

berechnet.

Eventuell erforderliche **Wiederherstellungsmaßnahmen an einem Brückenanker** sind gesondert mit der **GOZ-Nr. 2320** berechnungsfähig (siehe Seite 204).

Muss eine fest einzementierte Brücke für Wiederherstellungsmaßnahmen zunächst entfernt werden, so kann hierfür die **GOZ-Nr. 2290** je Brückenanker angesetzt werden (siehe Seite 203).

Entsprechend erfolgt die Berechnung der **GOZ-Nrn. 2290, 2320 und 5110**:

GOZ 2290 je **Entfernung** eines Brückenankers, je **Abtrennung** eines Brückengliedes

GOZ 2320 je **Wiederherstellung** eines Brückenankers, einer Verblendschale oder Verblendung an festsitzendem Zahnersatz

GOZ 5110 je **Wiedereingliederung** einer definitiven Brücke (unabhängig von der Anzahl der Brückenanker).

Wenn sich eine definitiv einzementierte Brücke gelöst hat und ohne ergänzende Wiederherstellungsmaßnahmen nur wieder einzementiert werden muss, so wird die **GOZ-Nr. 5110** allein berechnet.

Provisorische Brücken, Adhäsivbrücken

GOZ 5120
Punkte 240 — EUR 13,50

Provisorische Brücke im direkten Verfahren mit Abformung,
je Zahn oder Implantat,
einschließlich Entfernung

GOZ 5140
Punkte 80 — EUR 4,50

Provisorische Brücke im direkten Verfahren mit Abformung,
je Brückenspanne oder Freiendsattel,
einschließlich Entfernung

Abrechnungsbestimmung
Das Wiedereingliedern derselben provisorischen Brücke, gegebenenfalls auch mehrmals, einschließlich Entfernung,
ist mit den Gebühren nach den **GOZ-Nrn. 5120 bis 5140** abgegolten.

Die **GOZ-Nrn. 5120 und 5140** werden für **provisorische Brücken im direkten Verfahren** berechnet.
Die **provisorischen Brücken** wurden bereits ausführlich in **Lernfeld 12.2.3** beschrieben (siehe Seite 195).

GOZ 5150
Punkte 730 — EUR 41,06

Versorgung eines Lückengebisses mit Hilfe einer durch Adhäsivtechnik befestigten Brücke, für die erste zu überbrückende Spanne

GOZ 5160
Punkte 360 — EUR 20,25

Versorgung eines Lückengebisses nach GOZ-Nr. 5150,
für jede weitere zu überbrückende Spanne

Die **GOZ-Nrn. 5150 und 5160** werden für **Adhäsivbrücken** berechnet:
GOZ-Nr. 5150 für die erste Brückenspanne
GOZ-Nr. 5160 für jede weitere Brückenspanne.

Adhäsivbrücken (auch als **Klebebrücken** oder **Maryland-Brücken** bezeichnet) sind festsitzende Brücken, die minimalinvasiv durch **Klebetechnik (Adhäsivtechnik)** an den Pfeilerzähnen verankert werden. Dazu haben sie seitlich angebrachte Retentionsflügel, die mit geeigneter Klebetechnik an den nur wenig oder nicht beschliffenen Nachbarzähnen befestigt werden.

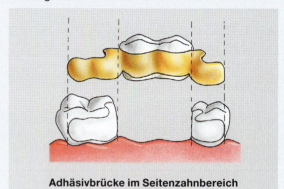

Adhäsivbrücke im Seitenzahnbereich

Im **Rahmen einer Privatbehandlung** ist die Versorgung mit einer Adhäsivbrücke nicht durch ergänzende Abrechnungsbestimmungen eingeschränkt. So kann eine **Adhäsivbrücke**
– sowohl im Bereich der Frontzähne als auch Seitenzähne,
– mit einer Brückenspanne (**GOZ-Nr. 5150**) oder mehreren Brückenspannen (**GOZ-Nr. 5160** für jede weitere Spanne),
– unabhängig von der Anzahl der Zwischenglieder
– und unabhängig vom Alter des Patienten
berechnet werden.

Herausnehmbarer Zahnersatz und Kombinationsversorgung

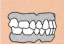

12.2.6 Herausnehmbarer Zahnersatz und Kombinationsversorgung

Gebührenpositionen im Überblick

GOZ-Nr. 5000	Vollkrone Tangentialpräparation
GOZ-Nr. 5010	Vollkrone Hohlkehl- und Stufenpräparation oder Einlagefüllung
GOZ-Nr. 5020	Teilkrone
GOZ-Nr. 5030	Wurzelkappe mit Stift
GOZ-Nr. 5040	Teleskopkrone, Konuskrone
GOZ-Nr. 5050 und 5060	Teilleistungen nach GOZ-Nrn. 5000–5040
GOZ-Nr. 5070	Brückenspanne, Freiendsattel
GOZ-Nr. 5080	Verbindungselement
GOZ-Nr. 5090	Wiederherstellung eines Verbindungselements
GOZ-Nr. 5100	Erneuerung einer Teleskop-Außenkrone
GOZ-Nr. 5110	Wiedereingliederung einer Brücke
GOZ-Nr. 5170	Abformung mit individuellem Löffel
GOZ-Nr. 5180	Funktionsabformung im Oberkiefer
GOZ-Nr. 5190	Funktionsabformung im Unterkiefer
GOZ-Nr. 5200	Teilprothese mit gebogenen Klammern
GOZ-Nr. 5210	Modellgussprothese
GOZ-Nr. 5220	Vollprothese, Deckprothese im Oberkiefer
GOZ-Nr. 5230	Vollprothese, Deckprothese im Unterkiefer
GOZ-Nr. 5240	Teilleistungen nach GOZ-Nrn. 5200–5230
GOZ-Nr. 5250 und 5260	Wiederherstellung und Erweiterung
GOZ-Nr. 5270 –5310	Unterfütterungen

Herausnehmbarer Zahnersatz und Kombinationsversorgung

GOZ-Nr.	Kurzbeschreibung	Buchseite
Brücken- oder Prothesenanker		
5000	Vollkrone (Tangentialpräparation)	206
5010	Vollkrone (Hohlkehl- und Stufenpräparation)	206
5020	Teilkrone	206
5030	Wurzelkappe mit Stift	206
5040	Teleskop-/Konuskrone	206
5050	Teilleistungen nach GOZ-Nrn. 5000-5040, ½ Gebühr	209
5060	Teilleistungen nach GOZ-Nrn. 5000-5040, ¾ Gebühr	209
Brücken- oder Prothesenspanne, Freiendsattel, Verbindungselement		
5070	Brückenspanne, Prothesenspanne, Freiendsattel	209, 217
5080	Verbindungselement	209, 217
Wiederherstellung von Brücken und Verbindungselementen		
5090	Wiederherstellung eines Verbindungselements	212
5100	Erneuern des Sekundärteils einer Teleskopkrone	212
5110	Wiedereingliederung einer endgültigen Brücke	212
Abformungen		
5170	Anatomische Abformung mit individuellem Löffel	218
5180	Funktionsabformung OK mit individuellem Löffel	218
5190	Funktionsabformung UK mit individuellem Löffel	218
Prothesen		
5200	Teilprothese mit einfachen, gebogenen Halteelementen	219
5210	Modellgussprothese	219
5220	Vollprothese oder Deckprothese im Oberkiefer	221
5230	Vollprothese oder Deckprothese im Unterkiefer	221
5240	Teilleistungen bei Prothesen	223
Wiederherstellung, Erweiterung, Unterfütterung von Prothesen		
5250	Wiederherstellung/Erweit. einer Prothese ohne Abform.	223
5260	Wiederherstellung/Erweit. einer Prothese mit Abform.	223
5270	Teilunterfütterung einer Prothese	224
5280	Vollständige Unterfütterung einer Prothese	224
5290	Vollst. Unterfütterung mit funkt. Randgestaltung OK	224
5300	Vollst. Unterfütterung mit funkt. Randgestaltung UK	224
5310	Vollst. Unterfütterung einer Defektprothese mit funktioneller Randgestaltung	224

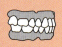

Herausnehmbarer Zahnersatz und Kombinationsversorgung

Zusätzlich können weitere Leistungen anfallen, zum Beispiel:

GOZ-Nr.	Kurzbeschreibung	Buchseite
0010	Eingehende Untersuchung	188
0030	Heil- und Kostenplan	188
0050	Abformung eines Kiefers zur Auswertung	189
0060	Abformung beider Kiefer zur Auswertung	189
0065	Optisch-elektronische Abformung	189
0080	Oberflächenanästhesie, intraoral	Bd. I 151
0090	Infiltrationsanästhesie, intraoral	Bd. I 152
0100	Leitungsanästhesie, intraoral	Bd. I 152
2030	Besondere Maßnahmen beim Präparieren	Bd. I 125
2040	Anlegen von Spanngummi	Bd. I 126
2180	Plastischer Zahnaufbau für Krone	190
2190	Gegossener Stiftaufbau für Krone	190
2195	Schraubenaufbau/Glasfaserstift für Krone	190
2197	Adhäsive Befestigung	Bd. I 132
2200	Vollkrone eines Zahnes oder Implantats (Tangentialpräparation)	200
2200	Vollkrone eines Zahnes (Hohlkehl- oder Stufenpräparation)	200
2200	Vollkrone eines Zahnes oder Veneer	200
2290	Entfernung, Abtrennung Krone, Brückenglied	203
2300	Entfernung eines Wurzelstiftes	203
2310	Wiederherstellung einer Verblendschale	204
2320	Wiederherstellung eines Brückenankers	204
4030	Beseitigung scharfer Zahnkanten	51
4040	Beseitigung grober Vorkontakte, Einschleifen	52
4050	Entfernung harter und weicher Beläge, einwurzeliger Zahn/Implantat	53
4055	Entfernung harter und weicher Beläge, mehrwurzeliger Zahn	53
4080	Gingivektomie, Gingivoplastik	57
5320 -5340	Verschluss von Defekten, Resektionsprothesen	225
7080	Langzeitprovisorium, je Zahn, Implantat	197
7090	Langzeitprovisorium, je Brückenglied	197
8000 -8100	Funktionsanalytische und funktionstherapeutische Leistungen	229 236

Brückenspannen, Prothesensättel, Verbindungselemente

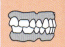

Die **GOZ-Nrn. 5000-5080** zur Versorgung eines Lückengebisses durch eine Brücke oder Prothese wurden bereits ausführlich in **Lernfeld 12.2.5** erläutert (siehe Seiten 206-212).
Von diesen Gebührenpositionen haben für das **Lernfeld 12.2.6** besondere Bedeutung:
GOZ-Nr. 5070   Brückenspanne, Prothesensattel,
GOZ-Nr. 5080   Verbindungselement.

Brückenspannen, Prothesensättel

GOZ 5070 Punkte EUR
              400   22,50

Versorgung eines Lückengebisses durch eine Brücke oder Prothese:
Verbindung von Kronen oder Einlagefüllungen durch Brückenglieder, Prothesenspannen oder Stege,
je zu überbrückende Spanne oder Freiendsattel

(siehe auch Lernfeld 12.2.5, Seite 209, 210)

Die **GOZ-Nr. 5070** wird bei der Versorgung eines Lückengebisses mit einer Prothese ergänzend zu den Gebührenpositionen
GOZ-Nr. 5200   Teilprothese mit einfachen, gebogenen Halteelementen bzw.
GOZ-Nr. 5210   Modellgussprothese
berechnet. Dabei wird die **GOZ-Nr. 5070**
- **je Prothesensattel** (Schaltsattel oder Freiendsattel)
- **unabhängig von der Anzahl der zu ersetzenden Zähne**

berechnet.

Verbindungselemente

GOZ 5080 Punkte EUR
              230   12,94

Versorgung eines Lückengebisses durch eine zusammengesetzte Brücke oder Prothese, je Verbindungselement

Abrechnungsbestimmungen
Matrize und **Patrize** gelten als ein Verbindungselement.
Die Leistung nach der **GOZ-Nr. 5080** ist **neben** der Leistung nach der **GOZ-Nr. 5040 nicht berechnungsfähig**.

(siehe auch Lernfeld 12.2.5, Seite 211, 212)

Die **GOZ-Nr. 5080** wird bei der Versorgung eines Lückengebisses mit einer Prothese **je Verbindungselement** berechnet. Hierzu gehören:
– Geschiebe
– Gelenke
– Stege mit Stegreiter
– Druckknöpfe
– Kugelknopfanker
– Riegel
– Verschraubungen.

Gebogene oder gegossene Halte- und Stützelemente (Klammern) sind dagegen **keine** Verbindungselemente nach **GOZ-Nr. 5080**. Sie sind in den Leistungsbeschreibungen der **GOZ-Nrn. 5200** bzw. **5210** enthalten (siehe Seite 219).
Die **GOZ-Nr. 5080 (Verbindungselement)** ist **nicht neben GOZ-Nr. 5040 (Teleskopkrone, Konuskrone)** berechnungsfähig. Einzelheiten hierzu wurden bereits auf der Seite 219 erläutert.

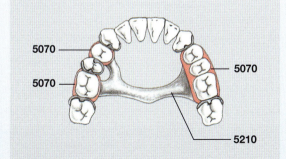

Berechnung
1x 5210   Modellgussprothese
3x 5070   für 3 Prothesensättel

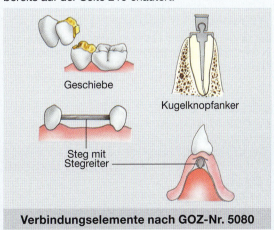

Verbindungselemente nach GOZ-Nr. 5080

Abformungen mit individuellem Löffel, Funktionsabformungen

Abformungen mit individuellem Löffel

GOZ 5170 Punkte 250 EUR 14,06
Anatomische Abformung des Kiefers mit individuellem Löffel
bei ungünstigen Zahnbogen- und Kieferformen und/oder tief ansetzenden Bändern
oder spezielle Abformung zur Remontage, je Kiefer

GOZ 5180 Punkte 450 EUR 25,31
Funktionelle Abformung des Oberkiefers mit individuellem Löffel

GOZ 5190 Punkte 540 EUR 30,37
Funktionelle Abformung des Unterkiefers mit individuellem Löffel

Bei **Abformungen** im Rahmen der prothetischen Behandlung unterscheidet man:
GOZ-Nr. 0050 Abformungen für Planungsmodelle
und 0060 (siehe Seite 189)
GOZ-Nr. 0065 Optisch-elektronische Abformung
GOZ-Nr. 5170 Anatomische Abformung mit individuellem Löffel
GOZ-Nr. 5180 Funktionsabformung des Oberkiefers mit individuellem Löffel
GOZ-Nr. 5190 Funktionsabformung des Unterkiefers mit individuellem Löffel.

Abformungen als Teilleistungen bei der Anfertigung von Kronen, Brücken oder Prothesen sind in den Gebührenpositionen enthalten und können **nicht gesondert berechnet** werden.

GOZ-Nr. 5170
Die **GOZ-Nr. 5170** wird berechnet, wenn der übliche Abformlöffel nicht ausreicht, z. B. bei
– ungünstiger Form des Zahnbogens oder Kiefers,
– tief ansetzenden Bändern zur Wange, Lippe oder Zunge,
– einer speziellen Abformung zur Remontage, wenn z. B. eine prothetische Arbeit korrigiert werden muss.

Zum Ansatz der **GOZ-Nr. 5170** gibt es 2 Möglichkeiten:
1. Man fertigt einen **individuellen Löffel aus Kunststoff** im Labor her.
2. Man **individualisiert einen konfektionierten Löffel**, indem man ihn individuell verändert (z. B. im Randbereich ausformt, im Molarenbereich verlängert).

GOZ-Nr. 5170 ist berechnungsfähig

☑ für die anatomische Abformung eines Kiefers mit individuellem Löffel
☑ für eine spezielle Abformung zur Remontage
☑ je Kiefer, falls erforderlich auch mehrmals
☑ auch für eine Abformung mit individualisiertem Löffel
☑ bei Wiederherstellungsmaßnahmen
☑ neben **GOZ-Nrn. 5180 und 5190** bei kombiniert festsitzend-herausnehmbarem Zahnersatz
Abformmaterialien und zahntechnische Leistungen werden zusätzlich in entstandener Höhe berechnet.

GOZ-Nrn. 5180 und 5190
Die **GOZ-Nrn. 5180 und 5190** werden für **Funktionsabformungen mit individuellem Löffel** berechnet:
GOZ-Nr. 5180 Abformung des Oberkiefers,
GOZ-Nr. 5190 Abformung des Unterkiefers.

Bei einer **Funktionsabformung** wird das Bewegungsspiel der Schleimhäute und Bänder wiedergegeben. Es werden aktive und passive Bewegungen der Wangen und Lippen, der Zunge sowie des Weichgaumens während der Abbindezeit des Abformmaterials durchgeführt.
Besondere Bedeutung hat die Funktionsabformung für die Anfertigung von
– Vollprothesen, Deckprothesen (Cover-Denture) und
– Teilprothesen bei reduziertem Restgebiss.

GOZ-Nrn. 5180 und 5190 sind berechnungsfähig

☑ für die Funktionsabformung mit individuellem Löffel
  • **GOZ-Nr. 5180** Abformung des Oberkiefers
  • **GOZ-Nr. 5190** Abformung des Unterkiefers
☑ je Kiefer
☑ auch für eine Funktionsabformung mit individualisiertem Löffel oder umgearbeiteter Prothese
☑ neben **GOZ-Nr. 5170** bei kombiniert festsitzend-herausnehmbarem Zahnersatz
Abformmaterialien und zahntechnische Leistungen werden zusätzlich in entstandener Höhe berechnet.

Teilprothesen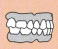

Teilprothesen

GOZ 5200	Punkte	EUR
	700	39,37

Versorgung eines teilbezahnten Kiefers durch eine Teilprothese mit einfachen, gebogenen Halteelementen
einschließlich Einschleifen der Auflagen

GOZ 5210	Punkte	EUR
	1400	78,74

Versorgung eines teilbezahnten Kiefers durch eine Modellgussprothese mit gegossenen Halte- und Stützelementen
einschließlich Einschleifen der Auflagen

Abrechnungsbestimmungen
Durch die Leistungen nach den **GOZ-Nrn. 5200 bis 5230** sind **folgende Leistungen abgegolten**:
Anatomische Abformungen (auch des Gegenkiefers), Bestimmung der Kieferrelation, Einproben, Einpassen bzw. Einfügen, Nachkontrolle und Korrekturen.
Maßnahmen zur Weichteilstützung sind mit den Leistungen nach den GOZ-Nrn. 5200 bis 5340 **abgegolten**.

Für die **Versorgung mit Teilprothesen** gibt es **2 Gebührenpositionen** in der GOZ:
GOZ-Nr. 5200 – für Kunststoffprothesen mit einfachen, gebogenen Halteelementen,
GOZ-Nr. 5210 – für Modellgussprothesen mit gegossenen Halte- und Stützelementen.

Für die Berechnung der **GOZ-Nrn. 5200 und 5210** ist die Anzahl der zu ersetzenden Zähne unerheblich. Stattdessen wird die **GOZ-Nr. 5070** zusätzlich **1x je Prothesensattel** berechnet.

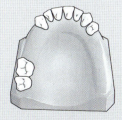

Kombination von Schaltsattel und Freiendsattel
→ 1x GOZ 5200 oder 5210
    2x GOZ 5070

GOZ-Nr. 5200

Eine **Teilprothese nach GOZ-Nr. 5200** stellt die einfachste Form eines herausnehmbaren Zahnersatzes bei einem Lücken- bzw. Restgebiss dar.
Die Prothesenbasis besteht aus Kunststoff, als Halteelemente werden gebogene Klammern verwendet, die zur Abstützung auf den Zähnen Auflagen haben können. Die gebogenen Klammern sind im Kunststoff der Prothesenbasis verankert (einpolymerisiert).

Teilprothesen nach GOZ-Nr. 5200 werden als **Interims- oder Immediatersatz** verwendet.
Eine Kunststoffprothese mit einfachen, gebogenen Halteelementen nach GOZ-Nr. 5200 entspricht in der Regel nicht den Anforderungen an eine definitive Versorgung.

Interimsprothese	– **Übergangsprothese** bis zur Eingliederung einer endgültigen (definitiven) Prothese
Immediatprothese	– **Sofortprothese**, direkt im Anschluss an eine Zahnentfernung

GOZ-Nr. 5210

Eine **Modellgussprothese nach GOZ-Nr. 5210** stellt heutzutage eine **Basisversorgung** eines Lückengebisses mit herausnehmbarem, definitivem Zahnersatz dar. Die Metallbasis wird dabei zusammen mit den Halte- und Stützelementen auf einem Modell aus einem Stück im Gussverfahren hergestellt.

Bei den **Halte- und Stützelementen** handelt es sich um **gegossene Klammern** mit oder ohne Auflagen in verschiedenen Ausführungen. Die Auflagen sorgen für eine parodontale Abstützung der Prothese auf den vorhandenen Zähnen.
Bei starker Vorschädigung kann es sinnvoll sein, die Zähne, die zum Prothesenhalt mit Klammern dienen sollen, mit **Schutzkronen** zu versehen.

Eine **Modellgussprothese** kann **mit festsitzendem Zahnersatz kombiniert** werden, sodass ein hochwertiger Zahnersatz mit hohem Tragekomfort entsteht. Die Verbindung zwischen der herausnehmbaren Modellgussprothese und dem festsitzenden Zahnersatz kann mit **Teleskop- oder Konuskronen (GOZ-Nr. 5040)** oder mit **Verbindungselementen nach GOZ-Nr. 5080** erfolgen (siehe Seiten 211, 217).

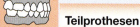

Teilprothesen

Mit den **GOZ-Nrn. 5200 und 5210** sind **folgende Leistungen abgegolten**:
– Einschleifen der Auflagen
– anatomische Abformungen
  (auch des Gegenkiefers)
– einfache Bestimmung der Kieferrelation
  (Bissnahme)
– Einproben
– Einpassen bzw. Einfügen
– Nachkontrolle und Korrekturen.

Neben den GOZ-Nrn. 5200 und 5210 können **weitere Leistungen** anfallen, z. B.:

GOZ-Nr. 0030	Heil- und Kostenplan
GOZ-Nr. 0050	Abformung eines Kiefers zur Auswertung
GOZ-Nr. 0060	Abformung beider Kiefer zur Auswertung
GOZ-Nr. 0065	Optisch-elektronische Abformung
GOZ-Nr. 1020	Lokale Fluoridierung, z. B. im Bereich der eingeschliffenen Auflagen
GOZ-Nr. 2010	Behandlung überempfindlicher Zahnflächen
GOZ-Nr. 2200 - 2220	Schutz- oder Stützkronen
GOZ-Nr. 4030	Beseitigung scharfer Zahnkanten
GOZ-Nr. 4040	Beseitigung grober Vorkontakte, Einschleifen
GOZ-Nr. 4050	Entfernung harter und weicher Beläge, einwurzeliger Zahn/Implantat
GOZ-Nr. 4055	Entfernung harter und weicher Beläge, mehrwurzeliger Zahn
GOZ-Nr. 5000 - 5040	Brücken- oder Prothesenanker (zusammen mit GOZ-Nr. 5210)
GOZ-Nr. 5070	Brückenspanne, Prothesensattel
GOZ-Nr. 5080	Verbindungselement (zusammen mit GOZ-Nr. 5210)
GOZ-Nr. 5170	Anatomische Abformung mit individuellem Löffel
GOZ-Nr. 5180	Funktionsabformung des Oberkiefers
GOZ-Nr. 5190	Funktionsabformung des Unterkiefers
GOZ-Nr. 8000 - 8100	Funktionsanalytische und funktionstherapeutische Leistungen.

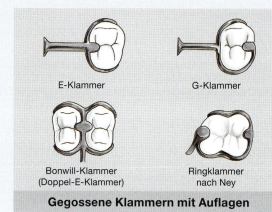

E-Klammer   G-Klammer

Bonwill-Klammer   Ringklammer
(Doppel-E-Klammer)   nach Ney

Gegossene Klammern mit Auflagen

GOZ-Nr. 5200 ist berechnungsfähig

☑ für eine Teilprothese aus Kunststoff mit einfachen, gebogenen Halteelementen (Klammern)
☑ einschließlich der gebogenen Halteelemente (in der GOZ-Nr. 5200 enthalten)
☑ einschließlich Einschleifen der Auflagen
☑ unabhängig von der Anzahl der zu ersetzenden Zähne
☑ zusätzlich **GOZ-Nr. 5070** je Prothesensattel

GOZ-Nr. 5210 ist berechnungsfähig

☑ für eine Teilprothese mit Modellgussgerüst und gegossenen Halte- und Stützelementen
☑ einschließlich der gegossenen Halte- und Stützelemente (in der GOZ-Nr. 5210 enthalten)
☑ einschließlich Einschleifen der Auflagen
☑ unabhängig von der Anzahl der zu ersetzenden Zähne
☑ zusätzlich GOZ-Nr. 5040 bei kombiniert festsitzend-herausnehmbarem Zahnersatz mit Teleskop- oder Konuskronen
☑ zusätzlich **GOZ-Nr. 5070** je Prothesensattel
☑ zusätzlich **GOZ-Nr. 5080** je Verbindungselement bei kombiniert festsitzend-herausnehmbarem Zahnersatz

Vollprothesen, Cover-Denture-Prothesen

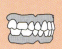

Vollprothesen, Deckprothesen

GOZ 5220 Punkte 1850 EUR 104,05
Versorgung eines zahnlosen Kiefers durch eine totale Prothese oder Deckprothese bei Verwendung einer Kunststoff- oder Metallbasis, im Oberkiefer

GOZ 5230 Punkte 2200 EUR 123,73
Versorgung eines zahnlosen Kiefers durch eine totale Prothese oder Deckprothese bei Verwendung einer Kunststoff- oder Metallbasis, im Unterkiefer

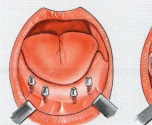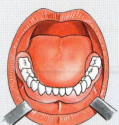

Cover-Denture-Prothese im Unterkiefer mit 4 Teleskopkronen auf Implantaten

Abrechnungsbestimmungen
Eine **Deckprothese** setzt eine Basisgestaltung **wie bei einer totalen Prothese** voraus.
Durch die Leistungen nach den **GOZ-Nrn. 5200 bis 5230** sind **folgende Leistungen abgegolten**:
Anatomische Abformungen (auch des Gegenkiefers), Bestimmung der Kieferrelation, Einproben, Einpassen bzw. Einfügen, Nachkontrolle und Korrekturen.
Maßnahmen zur Weichteilstützung sind mit den Leistungen nach den GOZ-Nrn. 5200 bis 5340 **abgegolten**.

Für die **Versorgung eines zahnlosen Kiefers mit einer Vollprothese oder Deckprothese** gibt es **2 Gebührenpositionen** in der GOZ:
GOZ-Nr. 5220   im Oberkiefer
GOZ-Nr. 5230   im Unterkiefer.
Eine **Deckprothese** (= Cover-Denture-Prothese) nach GOZ-Nr. 5220 bzw. 5230
– entspricht einer totalen Prothese,
– ist jedoch auf Implantaten oder deren Suprastruktur (z. B. durch Teleskop- oder Konuskronen, Steg) abgestützt.
Dabei bedeckt (to cover engl. – bedecken) die Deckprothese die Suprastruktur der Implantate vollständig.
Eine **Deckprothese** ist eine **abgewandelte Vollprothese** mit entsprechender Basisgestaltung und funktioneller Randausformung. Der Prothesenrand ist als **Ventilrand** geformt und unterstützt dadurch den Halt der Prothese. Die Prothese kann mit oder ohne Metallbasis hergestellt werden.
Deckprothesen bei noch vorhandenen Restzähnen entsprechen nicht dem Leistungsinhalt der **GOZ-Nr. 5220 bzw. 5230**, da dabei kein zahnloser Kiefer vorliegt. Sie sind entsprechend analog zu berechnen.

Bei der **abgebildeten Cover-Denture-Prothese** zur Versorgung eines zahnlosen Unterkiefers ist deutlich die Gestaltung wie bei einer Vollprothese erkennbar.
Eine **Vollprothese**
– stellt die korrekte Lagebeziehung von Ober- und Unterkiefer zueinander wieder her,
– sichert die Kaufunktion,
– unterstützt die Lautbildung und
– gleicht den ästhetischen Mangel fehlender Zähne aus.
Eine **Deckprothese auf Implantaten**
– ermöglicht eine deutlich bessere Kaufunktion als eine totale Prothese,
– beugt bei entzündungsfreien Implantaten einem Schwund des Alveolarknochens vor, da die Kaukräfte über die Implantate auf den Knochen übertragen werden und ihn so stimulieren und
– ermöglicht dem Patienten wieder ein gutes Tastgefühl.
Teleskopkronen/Konuskronen werden mit der **GOZ-Nr. 5040**, **andere Verbindungselemente** mit der **GOZ-Nr. 5080** und **wurzelkappenartige Aufbauten mit Stiftverankerung** mit der **GOZ-Nr. 5030** berechnet.
Mit den **GOZ-Nrn. 5220 und 5230** sind **folgende Leistungen abgegolten**:
– anatomische Abformungen (auch des Gegenkiefers)
– Bestimmung der Kieferrelation (Bissnahme)
– Verwendung einer Kunststoff- oder Metallbasis
– Einproben
– Einpassen bzw. Einfügen
– Nachkontrolle und Korrekturen.
Bei einer totalen Prothese ist ein guter Halt nur zu erzielen, wenn die Prothesenbasis dem Kiefer exakt anliegt und der Prothesenrand funktionell sorgfältig ausgeformt ist.

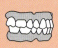

Vollprothesen, Cover-Denture-Prothesen

Besondere Bedeutung hat daher die **Funktionsabformung des Kiefers mit einem individuellen Löffel**. Hierfür wird
GOZ-Nr. 5180 im Oberkiefer,
GOZ-Nr. 5190 im Unterkiefer
angesetzt (siehe Seite 218).
Die Lagebeziehung des Unterkiefers zum Oberkiefer wird durch eine **Bissnahme (= Kieferrelationsbestimmung)** ermittelt. Sie ist Bestandteil der **GOZ-Nrn. 5220 und 5230**.
Reicht jedoch eine einfache Kieferrelationsbestimmung nicht aus, so können **funktionsanalytische Leistungen (GOZ-Nrn. 8000-8100)** erforderlich sein (siehe Lernfeld 12.2.8, Seite 229-236).
Die **gelenkbezügliche Zentrallage des Unterkiefers** kann z. B. durch eine **intraorale Stützstiftregistrierung** ermittelt werden. Hierfür wird die **GOZ-Nr. 8010** angesetzt.

Neben den **GOZ-Nrn. 5220 und 5230** können **weitere Leistungen** anfallen, z. B.:
GOZ-Nr. 0030 Heil- und Kostenplan
GOZ-Nr. 0050 Abformung eines Kiefers zur Auswertung
GOZ-Nr. 0060 Abformung beider Kiefer zur Auswertung
GOZ-Nr. 5030 Wurzelkappe mit Stift
GOZ-Nr. 5040 Teleskop-/Konuskrone
GOZ-Nr. 5080 Verbindungselement
GOZ-Nr. 5170 Anatomische Abformung mit individuellem Löffel
GOZ-Nr. 5180 Funktionsabformung des Oberkiefers
GOZ-Nr. 5190 Funktionsabformung des Unterkiefers
GOZ-Nr. 8000 Funktionsanalytische und
- 8100 funktionstherapeutische Leistungen.

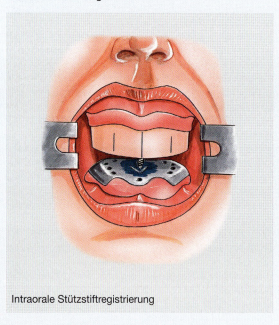

Intraorale Stützstiftregistrierung

GOZ-Nrn. 5220 und 5230 sind berechnungsfähig

- ✓ für die Versorgung eines zahnlosen Kiefers mit einer totalen Prothese oder Deckprothese
  - **GOZ-Nr. 5220 im Oberkiefer**
  - **GOZ-Nr. 5230 im Unterkiefer**
- ✓ bei Verwendung einer Kunststoff- oder Metallbasis
- ✓ zusätzlich Funktionsabformung mit individuellem Löffel
  - **GOZ-Nr. 5180 im Oberkiefer**
  - **GOZ-Nr. 5190 im Unterkiefer**
- ✓ zusätzlich **GOZ-Nr. 5030** bei wurzelkappenartigem Aufbau mit Stiftverankerung auf Implantat
- ✓ zusätzlich **GOZ-Nr. 5040** bei Teleskop- oder Konuskrone auf Implantat
- ✓ zusätzlich **GOZ-Nr. 5080** auf Implantat, z. B. bei Kugelknopf-, Magnet- oder Stegkonstruktion
- ✓ zusätzlich funktionsanalytische Leistungen **GOZ-Nrn. 8000-8100**, falls erforderlich

Teilleistungen bei Prothesen, Wiederherstellung und Erweiterung

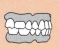

Teilleistungen bei Prothesen

GOZ 5240
Teilleistungen nach den GOZ-Nrn. 5200-5230:
Für Maßnahmen bis einschließlich Bestimmung der Kieferrelation ist die Hälfte der jeweiligen Gebühr berechnungsfähig;
bei weitergehenden Maßnahmen
sind drei Viertel der jeweiligen Gebühr berechnungsfähig.

Abrechnungsbestimmung
Maßnahmen zur Weichteilstützung sind mit den Leistungen nach den GOZ-Nrn. 5200 bis 5340 **abgegolten**.

Die **GOZ-Nr. 5240** bezieht sich auf **nicht vollendete Leistungen** nach den **GOZ-Nrn. 5200-5230**:
GOZ-Nr. 5200 Teilprothese mit einfachen, gebogenen Halteelementen
GOZ-Nr. 5210 Teilprothese als Modellgussprothese
GOZ-Nr. 5220 Vollprothese oder Deckprothese im Oberkiefer
GOZ-Nr. 5230 Vollprothese oder Deckprothese im Unterkiefer.

Die **GOZ-Nrn. 5200-5230** können mit der **halben Gebühr (½)** berechnet werden, wenn zusätzlich zur Abformung (auch des Gegenkiefers) auch die Bestimmung der Kieferrelation erfolgt ist.
Die **GOZ-Nrn. 5200-5230** können mit **drei Viertel (¾) der Gebühr** berechnet werden, wenn nach der Bestimmung der Kieferrelation weitere Maßnahmen erfolgt sind, z. B.
– Einprobe und Abformung der Primärkronen bei Kombinationsversorgung,
– Wachseinprobe bei totalen Prothesen.

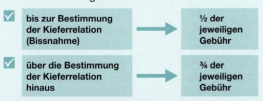

Vollständig erbrachte Leistungen z. B. der GOZ-Nrn. 0030, 0050, 0060, 4030, 4040, 5170-5190 werden mit der **vollen Gebühr** berechnet.
Material- und Laborkosten werden entsprechend dem Stand der zahntechnischen Arbeiten berechnet.

Wiederherstellung und Erweiterung

GOZ 5250 Punkte EUR
 140 7,87
Maßnahmen zur Wiederherstellung der Funktion oder zur Erweiterung einer abnehmbaren Prothese
(ohne Abformung)

GOZ 5260 Punkte EUR
 270 15,19
Maßnahmen zur Wiederherstellung der Funktion oder zur Erweiterung einer abnehmbaren Prothese (mit Abformung)
einschließlich Halte- und Stützvorrichtungen

Abrechnungsbestimmungen
Im Zusammenhang mit Leistungen nach den **GOZ-Nrn. 5270-5310** dürfen Leistungen nach den **GOZ-Nrn. 5250 und 5260** nur berechnet werden, wenn es sich um **zeitlich getrennte Verrichtungen** handelt.
Maßnahmen zur Weichteilstützung sind mit den Leistungen nach den GOZ-Nrn. 5200 bis 5340 **abgegolten**.

Die **Wiederherstellung oder Erweiterung von Prothesen** wird mit den **GOZ-Nrn. 5250 bzw. 5260** berechnet:
GOZ-Nr. 5250 – für Maßnahmen ohne Abformung,
GOZ-Nr. 5260 – für Maßnahmen mit Abformung einschließlich Halte- und Stützvorrichtungen.
Für **Unterfütterungen von Prothesen** werden die **GOZ-Nrn. 5270-5310** angesetzt (siehe Seite 224).

Die **GOZ-Nr. 5250** kann z. B. angesetzt werden für:
– einfache Bruch- oder Sprungreparatur einer Prothese ohne Abformung,
– Wiederbefestigen eines Prothesenzahnes,
– Ersatz eines verloren gegangenen Prothesenzahnes,
– Erweitern einer Prothese ohne Abformung,
– Auffüllen eines Sekundärteleskops mit Kunststoff bei einer Prothesenerweiterung ohne weitergehende Maßnahmen,
– Aktivieren von gebogenen oder gegossenen Klammern.

Die **GOZ-Nr. 5250** kann in einer Sitzung nur einmal bei einer Prothese berechnet werden, auch wenn mehrere Wiederherstellungsmaßnahmen an derselben Prothese durchgeführt werden.

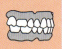

Wiederherstellung und Erweiterung von Prothesen, Unterfütterungen

Die **GOZ-Nr. 5260** wird angesetzt, wenn eine Abformung erforderlich ist, z. B. für:
– Bruch- oder Sprungreparatur einer Prothese mit Abformung,
– Erweiterung einer Prothese mit Abformung,
– Neuanfertigung einer Halte- und Stützvorrichtung,
– Erweiterung einer Prothese um eine Halte- und Stützvorrichtung.

Die **GOZ-Nr. 5260** kann in einer Sitzung nur einmal bei einer Prothese berechnet werden, auch wenn mehrere Wiederherstellungsmaßnahmen an derselben Prothese durchgeführt werden.

Die **GOZ-Nrn. 5250 und 5260** können auch zusätzlich neben
GOZ-Nr. 5090 Wiederherstellung der Funktion eines Verbindungselementes
GOZ-Nr. 5100 Erneuern des Sekundärteils einer Teleskopkrone
GOZ-Nr. 2310 Wiederherstellung einer Verblendschale an herausnehmbarem Zahnersatz
berechnet werden.

Wird bei einer **Prothesenerweiterung** ein **neuer Prothesensattel** hergestellt, so kann für diese Maßnahme die **GOZ-Nr. 5070** angesetzt werden. Werden in gleicher Sitzung **an anderer Stelle Wiederherstellungsmaßnahmen** durchgeführt, so kann hierfür die **GOZ-Nr. 5250** bzw. **5260** neben **GOZ-Nr. 5070** berechnet werden.

> **GOZ-Nrn. 5250 und 5260 sind berechnungsfähig**
> ☑ für die Wiederherstellung oder Erweiterung von Prothesen
>   • GOZ-Nr. 5250 ohne Abformung
>   • GOZ-Nr. 5260 mit Abformung einschließlich Halte- und Stützvorrichtungen
> ☑ nur zeitlich getrennt von **GOZ-Nrn. 5270-5310**
> ☑ neben **GOZ-Nr. 5090** (siehe Seite 212)
> ☑ neben **GOZ-Nr. 5100** (siehe Seite 212)
> ☑ neben **GOZ-Nr. 2310** (siehe Seite 204)

Unterfütterungen

GOZ	Leistung	Punkte	EUR
GOZ 5270	Teilunterfütterung einer Prothese	180	10,12
GOZ 5280	Vollständige Unterfütterung einer Prothese	270	15,19
GOZ 5290	Vollständige Unterfütterung einer Prothese einschließlich funktioneller Randgestaltung, im Oberkiefer	450	25,31
GOZ 5300	Vollständige Unterfütterung einer Prothese einschließlich funktioneller Randgestaltung, im Unterkiefer	540	30,37
GOZ 5310	Vollständige Unterfütterung bei einer Defektprothese einschließlich funktioneller Randgestaltung	730	41,06

Abrechnungsbestimmungen
Im Zusammenhang mit Leistungen nach den **GOZ-Nrn. 5270 bis 5310** dürfen Leistungen nach den **GOZ-Nrn. 5250 und 5260** nur berechnet werden, wenn es sich um **zeitlich getrennte Verrichtungen** handelt.
Leistungen nach den **GOZ-Nrn. 5270 bis 5310** sind **nur** als Maßnahmen zur **Wiederherstellung der Funktion einer abnehmbaren Prothese** berechnungsfähig.
Maßnahmen zur Weichteilstützung sind mit den Leistungen nach den GOZ-Nrn. 5200 bis 5340 **abgegolten.**

Die **GOZ-Nrn. 5270-5310** werden für **Unterfütterungen von Prothesen** berechnet.
GOZ 5270 Teilunterfütterung
GOZ 5280 vollständige Unterfütterung
GOZ 5290 vollständige Unterfütterung mit Funktionsrand im Oberkiefer
GOZ 5300 vollständige Unterfütterung mit Funktionsrand im Unterkiefer
GOZ 5310 vollständige Unterfütterung bei einer Defektprothese.

Unterfütterungen, Verschluss von Defekten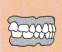

12.2.7 Verschluss von Defekten

Defektprothese – Prothese zur Deckung eines Defektes im Mund-Kiefer-Gesichtsbereich

Die unterschiedlich hohen Bewertungszahlen der Gebührenpositionen entsprechen dem unterschiedlich hohen Aufwand für die einzelnen Maßnahmen. Die **Leistungsbeschreibungen unterscheiden nicht** zwischen:
- **direkten Unterfütterungen** (im Mund ohne Abformung) und **indirekten Unterfütterungen** (mit Abformung),
- Unterfütterungen mit **aushärtendem Kunststoff** und **weich bleibenden Unterfütterungen**
- und **Unterfütterungen bei Teilprothesen** oder **Vollprothesen**.

So kann sowohl eine Vollprothese als auch eine Teilprothese vollständig oder teilweise unterfüttert werden.

Durch verschiedene Einflüsse kann sich die **Passgenauigkeit einer Prothese** verschlechtern, z. B. durch
- Schwundvorgänge des unbezahnten Kiefers,
- Umbauvorgänge nach Zahnentfernungen oder anderen chirurgischen Eingriffen
- und Fehlbelastungen.

Mit einer **Unterfütterung** kann eine unzureichende Passform der Prothese korrigiert, der Prothesenhalt verbessert und die Bisshöhe angehoben werden. Die **Prothesenbasis** wird dadurch wieder dem **Prothesenlager** angeglichen.

GOZ-Nrn. 5270-5310 sind berechnungsfähig

- ✓ für die Unterfütterung von Prothesen, wie im Leistungstext beschrieben
- ✓ für direkte Unterfütterungen (im Mund ohne Abformung)
- ✓ für indirekte Unterfütterungen (mit Abformung)
- ✓ für die Unterfütterung von Teilprothesen
- ✓ für die Unterfütterung von Vollprothesen
- ✓ nur zeitlich getrennt von **GOZ-Nrn. 5250 und 5260**
- ✓ neben **GOZ-Nrn. 2310, 5090 oder 5100**

GOZ 5320 — Punkte 2200 — EUR 123,73
Eingliederung eines Obturators zum Verschluss von Defekten des Gaumens

GOZ 5330 — Punkte 2800 — EUR 157,48
Eingliederung einer Resektionsprothese zum Verschluss und zum Ausgleich von Defekten im Kiefer

GOZ 5340 — Punkte 7300 — EUR 410,57
Eingliederung einer Prothese oder Epithese zum Verschluss extraoraler Weichteildefekte oder zum Ersatz fehlender Gesichtsteile einschließlich Stütz-, Halte- oder Hilfsvorrichtungen

Abrechnungsbestimmung
Maßnahmen zur Weichteilstützung sind mit den Leistungen nach den GOZ-Nrn. 5200 bis 5340 **abgegolten.**

Die **GOZ-Nrn. 5320-5340** werden für den **Verschluss von Defekten** berechnet. Dabei unterscheidet man:
GOZ-Nr. 5320 – Eingliederung eines Obturators im Gaumen
GOZ-Nr. 5330 – Resektionsprothese bei Kieferdefekten
GOZ-Nr. 5340 – Prothese/Epithese bei extraoralen Defekten.

Im **Mund-Kiefer-Gesichtsbereich** können **Defekte** durch
- chirurgische Eingriffe (z. B. Zysten- oder Tumoroperationen),
- Entzündungen,
- Unfälle oder
- Fehl- und Missbildungen

verursacht werden.

Der **Verschluss von Defekten im Gaumen** durch einen **Obturator** wird mit der **GOZ-Nr. 5320** berechnet. Für andere Defekte in der Mundhöhle wird die **GOZ-Nr. 5330** angesetzt.

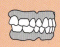

Verschluss von Defekten

Prothesen zum Verschluss von **Defekten außerhalb der Mundhöhle (extraoral)** werden mit der **GOZ-Nr. 5340** berechnet. Dies gilt auch für den Ersatz von **fehlenden Gesichtsteilen** durch **Epithesen**.
Der Ersatz fehlender Zähne ist mit den **GOZ-Nrn. 5320-5340** nicht abgegolten. Entsprechend können ergänzend die **GOZ-Nrn. 5200-5230** für Teil- bzw. Vollprothesen berechnet werden.

Für die **vollständige Unterfütterung einer Defektprothese** einschließlich **funktioneller Randgestaltung** wird die **GOZ-Nr. 5310** berechnet (siehe Seite 224).

Fachbegriffe	
Obturator	– Gerät bzw. Vorrichtung zum Verschluss einer Körperöffnung (z. B. nicht verschlossene Gaumenspalte, Defekt nach Tumorentfernung, offener Hohlraum nach Zystostomie
Resektionsprothese	– Prothese zur Defektdeckung nach Kieferresektion
Resektion	– operative Entfernung eines Organteils
Epithese	– Defektprothese zum Ersatz von Teilen des Gesichts
extraoral	– außerhalb des Mundes

12.2.8 Funktionsanalyse und -therapie

Gebührenpositionen im Überblick

GOZ-Nr. 8000	Klinische Funktionsanalyse
GOZ-Nr. 8010	Registrieren der Zentrallage des Unterkiefers (auch Stützstiftregistrierung)
GOZ-Nr. 8020	Arbiträre Scharnierachsenbestimmung
GOZ-Nr. 8030	Kinematische Scharnierachsenbestimmung
GOZ-Nr. 8035	Kinematische Scharnierachsenbestimmung, elektronische Aufzeichnung
GOZ-Nr. 8050	Registrieren von Unterkieferbewegungen zur Einstellung halbindividueller Artikulatoren
GOZ-Nr. 8060	Registrieren von Unterkieferbewegungen zur Einstellung voll adjustierbarer Artikulatoren
GOZ-Nr. 8065	Registrieren von Unterkieferbewegungen zur Einstellung voll adjustierbarer Artikulatoren, elektronische Aufzeichnung
GOZ-Nr. 8080	Diagnostische Maßnahmen an Modellen im Artikulator
GOZ-Nr. 8090	Diagnostischer Aufbau von Funktionsflächen am Gebiss oder Zahnersatz
GOZ-Nr. 8100	Systematische Einschleiftherapie am Gebiss oder Zahnersatz

Funktionsanalytische und funktionstherapeutische Leistungen werden nach **Abschnitt J der GOZ** berechnet.

FAL – **F**unktions**a**nalytische **L**eistungen
FAT – **F**unktions**a**nalytische **T**herapie
FTL – **F**unktions**t**herapeutische **L**eistungen

GOZ-Abschnitt J
Funktionsanalytische und funktionstherapeutische Leistungen

GOZ-Nr.	Kurzbeschreibung	Buchseite
8000	Klinische Funktionsanalyse	229
8010	Registrieren der Zentrallage des Unterkiefers	231
8020	Arbiträre Scharnierachsenbestimmung	231
8030	Kinematische Scharnierachsenbestimmung	232
8035	Kinematische Scharnierachsenbestimmung mit elektronischer Aufzeichnung	232
8050	Registrieren von UK-Bewegungen f. halbindiv. Artik.	234
8060	Registrieren von UK-Bewegungen f. voll adjust. Artik.	234
8065	Registrieren von UK-Bewegungen f. voll adjust. Artik. mit elektronischer Aufzeichnung	234
8080	Diagnost. Maßnahmen an Modellen im Artikulator	235
8090	Diagnost. Aufbau im Mund/am Zahnersatz	236
8100	System. Einschleiftherapie im Mund/am Zahnersatz	236

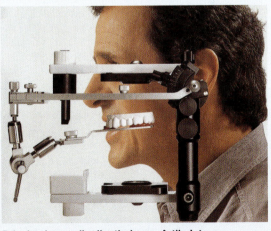

Prinzip eines voll adjustierbaren Artikulators
Die exakte dreidimensionale Position des Gebisses wird am Patienten mit Hilfe eines Gesichtsbogens bestimmt und individuell auf den Artikulator übertragen.

Funktionsanalyse und -therapie

Fachbegriffe

Funktionsanalyse (funktionelle Gebissanalyse)	– Untersuchung der Funktion des Kauorgans, um Funktionsstörungen festzustellen bzw. auszuschließen
Funktionstherapie	– Behandlung von Funktionsstörungen des Kauorgans
Resilienztest	– Prüfung der Nachgiebigkeit des Gewebes (hier: Prüfung der Resilienz des Kiefergelenks)
Provokationstest	– Auslösung von Krankheitssymptomen durch kontrollierte Reize (z. B. Bewegung des Unterkiefers gegen leichten Widerstand)
Zentrallage des Unterkiefers	– Lage des Unterkiefers, bei der sich die Gelenkköpfchen in zentrischer Position befinden
Okklusion	– Kontakt zwischen den Zähnen des Ober- und Unterkiefers
statische Okklusion	– Zahnkontakte ohne Bewegung des Unterkiefers
dynamische Okklusion	– Zahnkontakte bei Bewegung des Unterkiefers (früher als **Artikulation** bezeichnet)
Scharnierachse	– Drehachse des Kiefergelenks, um die sich die Gelenkköpfchen bei Mundöffnung und Kieferschluss drehen
arbiträr	– nach Ermessen, näherungsweise
arbiträre Scharnierachsenbestimmung	– näherungsweise Bestimmung der Scharnierachse anhand von anatomischen Bezugspunkten
kinematische Scharnierachsenbestimmung	– exakte Bestimmung der Scharnierachse durch Messung bzw. Aufzeichnung der Unterkieferbewegungen
Kinematik	– Lehre von den Bewegungen
Artikulator	– technisches Gerät, mit dem die Unterkieferbewegungen nachgeahmt werden können (Gelenksimulator)
Mittelwert-Artikulator	– Artikulator, bei dem Durchschnittswerte (Mittelwerte) für die Kiefergelenke und die Unterkieferbewegungen eingestellt sind
halbindividueller (= teiladjustierbarer) Artikulator	– Artikulator, bei dem einzelne, am Patienten gemessene Werte individuell eingestellt (= adjustiert) werden können
individuell einstellbarer (= voll adjustierbarer) Artikulator	– Artikulator, bei dem die am Patienten gemessenen Werte individuell eingestellt (= adjustiert) werden können (im Gegensatz zum Mittelwert-Artikulator)
unterbrochene Zahnreihe	– zahnbegrenzte Lücke (Schaltlücke)
Freiendsattel	– nach distal offene Zahnlücke (verkürzte Zahnreihe)
Vertikaldimension	– Abstand in der Senkrechten
subtraktive Korrektur	– Einschleifen der Okklusalfläche
additive Korrektur	– Aufbau der Okklusalfläche

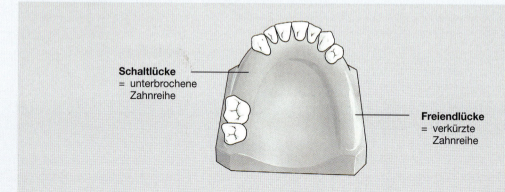

Schaltlücke = unterbrochene Zahnreihe

Freiendlücke = verkürzte Zahnreihe

Klinische Funktionsanalyse

Die **Funktionsanalyse und -therapie** ist eine wissenschaftlich anerkannte Methode zur **Erkennung und Behandlung von Funktionsstörungen des Kauorgans**.

GOZ 8000

	Punkte	EUR
	500	28,12

Klinische Funktionsanalyse einschließlich Dokumentation

Typische **Symptome** für Funktionsstörungen des Kauorgans sind:
– Kiefergelenkbeschwerden
– Schmerzen im Bereich der Kaumuskulatur
– eingeschränkte Mundöffnung
– Abweichung des Unterkiefers zur Seite bei der Mundöffnung
– Muskelverspannungen
– Muskelverdickung
  (Hypertrophie der Kaumuskulatur)
– Gelenkgeräusche
  (Gelenkknacken, Reibegeräusche im Kiefergelenk)
– im Röntgenbild erkennbare Gelenkveränderungen.

Bei der **Diagnostik** unterscheidet man:
- Klinische Funktionsanalyse (GOZ-Nr. 8000)
- Instrumentelle Funktionsanalyse (GOZ-Nrn. 8010-8090)
- Bildgebende Diagnostik
  z. B. – konventionelle Röntgenuntersuchungen
    – Digitale Volumentomographie (DVT)
    – Computertomographie (CT)
    – Magnetresonanztomographie (MRT)
- weitere Untersuchungen
  z. B. – psychosomatische Diagnostik
    – orthopädische Diagnostik (der Wirbelsäule, insbesondere der Halswirbelsäule).

Bei der **Therapie** unterscheidet man:
- Systematische Einschleifmaßnahmen (GOZ-Nr. 8100)
- Schienentherapie (GOZ-Nrn. 7000 ff.)
- **Rekonstruktion der Kauflächen** einzelner Zähne, Zahngruppen oder des gesamten Kausystems
- Medizinische Maßnahmen
  z. B. – Bewegungsübungen und Massagen
    – Entspannungsübungen
    – Verhaltenstherapie
    – Wärmeanwendung bei chronischen Beschwerden
    – Kälteanwendung bei akuten Schmerzen
    – Verordnung von Medikamenten.

Abrechnungsbestimmung
Die Leistung nach der **GOZ-Nr. 8000** umfasst **folgende zahnärztliche Leistungen**:
– prophylaktische, prothetische, parodontologische und okklusale Befunderhebung,
– funktionsdiagnostische Auswertung von Röntgenaufnahmen des Schädels und der Halswirbelsäule,
– klinische Reaktionstests (z. B. Resilienztest, Provokationstest).

Die **GOZ-Nr. 8000** wird für die
– **klinische Funktionsanalyse**
– **einschließlich Dokumentation**
berechnet.

Hierunter versteht man die **Überprüfung des funktionellen Zusammenwirkens** von
– Zähnen,
– Ober- und Unterkiefer,
– Muskulatur,
– Kiefergelenk und
– umgebendem Weichgewebe.
Entsprechend werden Zähne, Okklusion (statische und dynamische Okklusion), Muskulatur und Kiefergelenke durch
– Inspektion (Betrachten),
– Palpation (Abtasten) und
– Auskultation (Abhören) untersucht.
Die Befunde sind sorgfältig zu dokumentieren.

Für die Dokumentation ist kein bestimmtes Formblatt vorgeschrieben. Empfehlenswert ist z. B. der **Klinische Funktionsstatus** der **Deutschen Gesellschaft für Zahn-, Mund- und Kieferheilkunde (DGZMK)**.
Die **Abrechnungsbestimmung** der **GOZ-Nr. 8000** beschreibt den **Leistungsinhalt**. Die aufgeführten Leistungen sind jedoch weder vollständig noch in jedem Fall medizinisch notwendig.
Entsprechend ist in jedem Einzelfall zu prüfen,
– welche grundlegenden Untersuchungen und
– welche weitergehenden Maßnahmen
erforderlich sind.

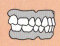

Klinische Funktionsanalyse, Heil- und Kostenplan

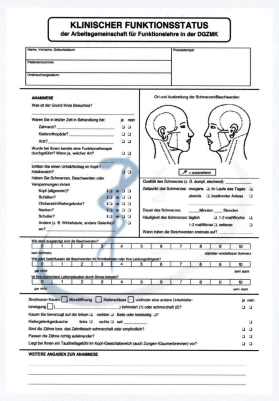

GOZ-Nr. 8000 ist berechnungsfähig

✓ für die klinische Funktionsanalyse einschließlich Dokumentation
✓ je Befunderhebung, z. B. wiederholt bei
  • neuem Befund
  • Kontrolluntersuchung
  • Therapieänderung
  • Abschlussuntersuchung
✓ neben anderen Untersuchungen (z. B. GOZ-Nr. 0010)
✓ neben Heil- und Kostenplan (GOZ-Nr. 0030, 0040)
✓ neben anderen funktionsanalytischen und funktionstherapeutischen Leistungen (GOZ-Nr. 8010-8100)

GOZ 0040   Punkte   EUR
            250   14,06

Aufstellung eines schriftlichen Heil- und Kostenplans bei kieferorthopädischer Behandlung oder bei funktionsanalytischen und funktionstherapeutischen Maßnahmen nach Befundaufnahme und Ausarbeitung einer Behandlungsplanung

Abrechnungsbestimmung
Die Leistungen nach den **GOZ-Nrn. 0030 und 0040** sind **nicht nebeneinander berechnungsfähig**.

Neben der GOZ-Nr. 8000 können auch **andere Untersuchungen** und **weitergehende Maßnahmen** berechnet werden, zum Beispiel:

GOÄ-Nr. 1	Beratung
GOZ-Nr. 0010	Eingehende Untersuchung
GOZ-Nr. 0040	Heil- und Kostenplan bei KFO-Therapie, Funktionsanalyse und Funktionstherapie
GOZ-Nr. 0050	Abformung eines Kiefers zur Auswertung
GOZ-Nr. 0060	Abformung beider Kiefer zur Auswertung
GOZ-Nr. 0065	Optisch-elektronische Abformung
GOZ-Nr. 1000	Erstellung eines Mundhygienestatus
GOZ-Nr. 4000	Erstellen eines Parodontalstatus
GOZ-Nr. 6000	Fotografie einschließlich Auswertung
GOZ-Nr. 6010	Analyse von Kiefermodellen
GOZ-Nr. 6020	Untersuchung des Gesichtsschädels
GOZ-Nr. 6190	Beratung mit Anweisungen bei Dysfunktion
GOZ-Nr. 8010 - 8100	weitere funktionsanalytische und funktionstherapeutische Leistungen
GOZ-Nr. 9000	Implantatbezogene Analyse
GOÄ-Nr. 5000ff.	Röntgenuntersuchungen.

Die **GOZ-Nr. 0040** wird für die
– **Aufstellung eines schriftlichen Heil- und Kostenplans**
– **bei kieferorthopädischer Behandlung** und
– **bei funktionsanalytischen und funktionstherapeutischen Maßnahmen**
– nach Befundaufnahme
– und Ausarbeitung einer Behandlungsplanung berechnet.

Für die Aufstellung eines **Heil- und Kostenplans nach GOZ-Nr. 0040** ist eine Auswertung von Modellen möglich aber nicht vorgeschrieben.
Der Inhalt des Heil- und Kostenplans ist in der Gebührenordnung nicht ausdrücklich geregelt. Es ist kein bestimmtes Formblatt vorgeschrieben.
Schreibgebühren sind nicht gesondert berechnungsfähig.
Neben einem Heil- und Kostenplan nach GOZ-Nr. 0040 ist ein Heil- und Kostenplan nach **GOZ-Nr. 0030 nicht berechnungsfähig** (siehe Seite 188).

Zentrallage des Unterkiefers, Lagebestimmung des Oberkiefers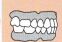

GOZ 8010
Punkte 180 **EUR** 10,12

Registrieren der gelenkbezüglichen Zentrallage des Unterkiefers,
auch Stützstiftregistrierung,
je Registrat

Abrechnungsbestimmungen
Die Leistung nach **GOZ-Nr. 8010** ist **je Sitzung höchstens zweimal berechnungsfähig**.
Neben der Leistung nach der **GOZ-Nr. 8010** sind die **Material- und Laborkosten** für die Bissnahme und die Lieferung und Anbringung des Stützstiftbestecks **gesondert berechnungsfähig**.

Die **GOZ-Nr. 8010** wird für die
– **Registrierung der gelenkbezüglichen Zentrallage des Unterkiefers**
– auch **Stützstiftregistrierung**
– je Registrat
berechnet.
Hierunter versteht man das so genannte **Zentrikregistrat**. Diese Registrierung dient zur Bestimmung der **dreidimensionalen Lage des Unterkiefers zum Oberkiefer**, bei der sich die beiden Gelenkköpfchen in zentrischer Position befinden.
Die **Leistung nach GOZ-Nr. 8010** kann
- sowohl bei der Analyse und Therapie von Funktionsstörungen
- als auch bei der Planung und Durchführung von konservierenden, chirurgischen, kieferorthopädischen, prothetischen und implantologischen Leistungen

erforderlich sein.
Die **Registrierung nach GOZ-Nr. 8010** kann mit verschiedenen Methoden erfolgen. In der Leistungsbeschreibung wird beispielhaft die **intraorale Stützstiftregistrierung** aufgeführt (siehe Seite 222).
Material- und Laborkosten für die Bissnahme und Anbringung der Stützstiftplatten sind gesondert berechnungsfähig.

GOZ-Nr. 8010 ist berechnungsfähig
- ✓ für die gelenkbezügliche Registrierung der **Zentrallage des Unterkiefers (Zentrikregistrat)**
- ✓ für die intraorale Stützstiftregistrierung
- ✓ je Registrat
- ✓ höchstens 2x in einer Sitzung
- ✓ Material- und Laborkosten sind gesondert berechnungsfähig.

GOZ 8020
Punkte 300 **EUR** 16,87

Arbiträre Scharnierachsenbestimmung
(eingeschlossen sind die arbiträre Scharnierachsenbestimmung, das Anlegen eines Übertragungsbogens, das Koordinieren eines Übertragungsbogens mit einem Artikulator)

Abrechnungsbestimmung
Neben den Leistungen nach den **GOZ-Nrn. 8020 bis 8035** sind die **Material- und Laborkosten** für die Artikulation des Ober- und Unterkiefermodells im (halb-)individuellen Artikulator **gesondert berechnungsfähig**.

Die **GOZ-Nr. 8020** wird für die
– **Lagebestimmung des Oberkiefers** in Bezug zum Schädel
– **zur Montage eines Oberkiefermodells** in einem **halbindividuellen Artikulator**
– mit **angenäherter (arbiträrer) Bestimmung der Schanierachse** der Kiefergelenke
berechnet.
Dies erfolgt mit einem **Übertragungsbogen (Gesichtsbogen)**, mit dem die Lage der Scharnierachse angenähert (arbiträr) anhand von anatomischen Bezugspunkten (z. B. äußerer Gehörgang) ermittelt wird.
Zur praktischen Durchführung gehören folgende zahnärztliche Leistungen:
– Bestimmung der Scharnierachse,
– Anlegen eines Übertragungsbogens (Gesichtsbogens),
– Koordinieren des Übertragungsbogens mit einem Artikulator.

Die **zahntechnischen Leistungen**, insbesondere die Montage der Kiefermodelle in einem halbindividuellen Artikulator, werden **gesondert berechnet**.
Die erforderlichen **Registrierungen zur Montage des Unterkiefers** können mit den **GOZ-Nrn. 8010, 8050, 8060 bzw. 8065** berechnet werden.

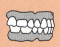 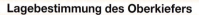

Lagebestimmung des Oberkiefers

GOZ 8030 Punkte EUR
 550 30,93

Kinematische Scharnierachsenbestimmung
(eingeschlossen sind die kinematische Scharnierachsenbestimmung, das definitive Markieren der Referenzpunkte, das Anlegen eines Übertragungsbogens, das Koordinieren eines Übertragungsbogens mit einem Artikulator)

GOZ 8035 Punkte EUR
 550 30,93

Kinematische Scharnierachsenbestimmung mittels elektronischer Aufzeichnung
(eingeschlossen sind die kinematische Scharnierachsenbestimmung, das definitive Markieren der Referenzpunkte, ggf. das Anlegen eines Übertragungsbogens, ggf. das Koordinieren eines Übertragungsbogens mit einem Artikulator)

Abrechnungsbestimmung
Neben den Leistungen nach den **GOZ-Nrn. 8020 bis 8035** sind die **Material- und Laborkosten** für die Artikulation des Ober- und Unterkiefermodells im (halb-)individuellen Arikulator **gesondert berechnungsfähig**.

Fachbegriffe

Scharnierachse	– Drehachse des Kiefergelenks, um die sich die Gelenkköpfchen bei Mundöffnung und Kieferschluss drehen
arbiträre Scharnierachsenbestimmung	
arbiträr	– näherungsweise Bestimmung der Scharnierachse anhand von anatomischen Bezugspunkten nach Ermessen, näherungsweise
kinematische Scharnierachsenbestimmung	
Kinematik	– exakte Bestimmung der Scharnierachse durch Messung bzw. Aufzeichnung der Unterkieferbewegungen
Artikulator	– Lehre von den Bewegungen
individuell einstellbarer (= voll adjustierbarer)	– technisches Gerät, mit dem die Unterkieferbewegungen nachgeahmt werden können (Gelenksimulator)
	Artikulator, bei dem die am Patienten gemessenen Werte individuell eingestellt (= adjustiert) werden können

Die **GOZ-Nrn. 8030 und 8035** werden für die
– **Lagebestimmung des Oberkiefers** in Bezug zum Schädel
– **zur Montage eines Oberkiefermodells** in einem **individuellen Artikulator**
– mit **exakter Bestimmung der Scharnierachse** der Kiefergelenke durch Aufzeichnung der Unterkieferbewegungen
berechnet.

Dies erfolgt
• **konventionell** mit einem individuell eingestellten Gesichtsbogen **(GOZ-Nr. 8030)**
• oder mit **elektronischer Aufzeichnung** **(GOZ-Nr. 8035)**.

Die **zahntechnischen Leistungen**, insbesondere die Montage der Kiefermodelle in einem individuellen Artikulator, werden **gesondert berechnet**.
Die erforderlichen **Registrierungen zur Montage des Unterkiefers** können mit den **GOZ-Nrn. 8010, 8050, 8060 bzw. 8065** berechnet werden.

GOZ-Nrn. 8020, 8030 und 8035 sind berechnungsfähig

☑ für die Lagebestimmung des Oberkiefers in Bezug zum Schädel
☑ **GOZ-Nr. 8020** für die arbiträre (angenäherte) Bestimmung der Scharnierachse anhand von anatomischen Bezugspunkten (z. B. äußerer Gehörgang)
☑ **GOZ-Nr. 8030** für die exakte Bestimmung der Scharnierachse anhand der Messung bzw. Aufzeichnung der Unterkieferbewegungen (kinematisch – anhand der Bewegung)
☑ **GOZ-Nr. 8035** für die exakte Bestimmung der Scharnierachse mit elektronischer Aufzeichnung der Unterkieferbewegungen
☑ je notwendiger Scharnierachsenbestimmung
☑ Material- und Laborkosten sind gesondert berechnungsfähig.

Montage der Kiefermodelle mithilfe der Funktionsanalyse

Die Abbildung zeigt die praktische Durchführung bei der Montage der Kiefermodelle mithilfe der Funktionsanalyse:
a) Anlegen des Gesichtsbogens
b) Abnahme des Gesichtsbogens zur Übertragung des Registrats auf den Artikulator
c) **Einartikulieren des Oberkiefermodells** mit dem Registrat nach **GOZ-Nr. 8030**
d) **Einartikulieren des Unterkiefermodells** und Einstellung des Artikulators mit einem Registrat nach **GOZ-Nr. 8050 oder 8060**.

Arbeitsablauf bei Bestimmung der Scharnierachse und Übertragung auf den Artikulator

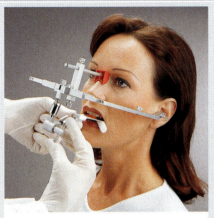

a) Angelegter Gesichtsbogen mit Registrat: Am Gesichtsbogen ist eine mit Wachs belegte Bissgabel befestigt, um die Position des Oberkiefers in Bezug zum Schädel zu registrieren.

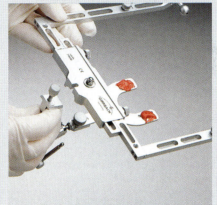

b) Der Gesichtsbogen wird abgenommen. Man sieht deutlich den Einbiss im Wachs.

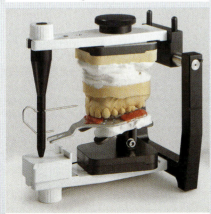

c) Das Registrat wird auf den Artikulator übertragen und das Oberkiefermodell entsprechend mit Gips einartikuliert. Zur Schonung des Artikulators kann man dazu einen baugleichen Okkludator verwenden.

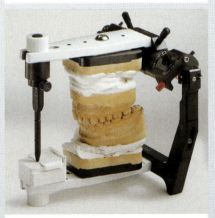

d) Anschließend wird der Unterkiefer durch ein geeignetes Registrat zum Oberkiefer einartikuliert.

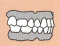

Registrieren der Unterkieferbewegungen

GOZ 8050
Punkte 500   EUR 28,12

Registrieren von Unterkieferbewegungen zur Einstellung halbindividueller Artikulatoren und Einstellung nach den gemessenen Werten, je Sitzung

GOZ 8060
Punkte 750   EUR 42,18

Registrieren von Unterkieferbewegungen zur Einstellung voll adjustierbarer Artikulatoren und Einstellung nach den gemessenen Werten, je Sitzung

GOZ 8065
Punkte 850   EUR 47,81

Registrieren von Unterkieferbewegungen mittels elektronischer Aufzeichnung zur Einstellung voll adjustierbarer Artikulatoren und Einstellung nach den gemessenen Werten, je Sitzung

Abrechnungsbestimmung
Neben den Leistungen nach den **GOZ-Nrn. 8050 bis 8065** sind **Material- und Laborkosten** für die Einstellung des (halb-)individuellen Artikulators nach den gemessenen Werten **gesondert berechnungsfähig**.

Abrechnungsbestimmung
Neben den Leistungen nach den **GOZ-Nrn. 8050 bis 8065** sind **Material- und Laborkosten** für die Einstellung des (halb-)individuellen Artikulators nach den gemessenen Werten **gesondert berechnungsfähig**.

Die **GOZ-Nr. 8050** wird für die
– **Registrierung von Unterkieferbewegungen** zur Einstellung eines **halbindividuellen Artikulators** und
– **Einstellung des Artikulators** nach den gemessenen Werten
– je Sitzung
berechnet.

Es sind in der Regel drei Registrate erforderlich:
– Registrierung der **Vorschubbewegung (Protrusion)**
– Registrierung der **Seitwärtsbewegung nach rechts** (Laterotrusion nach rechts)
– Registrierung der **Seitwärtsbewegung nach links** (Laterotrusion nach links).

Mit den **Registrierungen nach GOZ-Nr. 8050** können die **Bewegungen der Kiefergelenke angenähert reproduziert** und auf die künstlichen Gelenkbahnen des Artikulators übertragen werden.
Material- und Laborkosten sind **gesondert berechnungsfähig**.

Die **GOZ-Nrn. 8060 und 8065** werden für die
– **Registrierung von Unterkieferbewegungen** zur Einstellung eines **voll adjustierbaren Artikulators** und
– **Einstellung des Artikulators** nach den gemessenen Werten
– je Sitzung
berechnet.

Hierzu sind verschiedene Registrierungen erforderlich, z. B.:
– Registrierung der **Vorschubbewegung (Protrusion)**
– Registrierung der **Seitwärtsbewegung nach rechts** (Laterotrusion nach rechts)
– Registrierung der **Seitwärtsbewegung nach links** (Laterotrusion nach links).
– Aufzeichnung der **Gelenkbahnneigung**
– Messung der **Seitwärtsbewegung der Gelenkwalze (Kondylus)**.

Die **Registrierungen** werden
• **konventionell** aufgezeichnet (GOZ-Nr. 8060)
• oder **elektronisch** (GOZ-Nr. 8065).

Mit den **Registrierungen nach GOZ-Nr. 8060 bzw. 8065** können die **Bewegungen der Kiefergelenke reproduziert** und auf die künstlichen Gelenkbahnen des Artikulators individuell übertragen werden.
Material- und Laborkosten sind **gesondert berechnungsfähig**.

Diagnostik an Modellen

Zusammenfassung

GOZ-Nrn. 8010-8065 werden berechnet für:

GOZ-Nr. 8010 Registrierung der Zentrallage des Unterkiefers (Zentrikregistrat)

GOZ-Nr. 8020 Lagebestimmung des Oberkiefers zum Schädel (angenähert)

GOZ-Nr. 8030 Lagebestimmung des Oberkiefers zum Schädel (exakt, konventionell)

GOZ-Nr. 8035 Lagebestimmung des Oberkiefers zum Schädel (exakt, elektronisch)

GOZ-Nr. 8050 Registrierung der Unterkieferbewegungen (halbindividuell)

GOZ-Nr. 8060 Registrierung der Unterkieferbewegungen (individuell, konventionell)

GOZ-Nr. 8065 Registrierung der Unterkieferbewegungen (individuell, elektronisch)

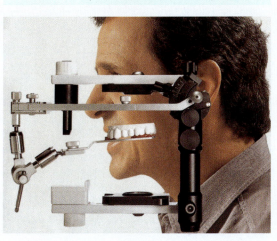

GOZ 8080	Punkte	EUR
	250	14,06

Diagnostische Maßnahmen an Modellen im Artikulator
einschließlich subtraktiver oder additiver Korrekturen, Befundauswertung und Behandlungsplanung, je Sitzung

Die **GOZ-Nr. 8080** wird für
– **diagnostische Maßnahmen an Modellen im Artikulator**
– einschließlich Korrekturen,
– Befundauswertung und
– Behandlungsplanung
– je Sitzung
berechnet.

Die **Leistung nach GOZ-Nr. 8080** setzt die **Montage von Kiefermodellen** in einem halbindividuellen oder voll adjustierbaren Artikulator voraus.

Die diagnostische Maßnahmen stellen die **Basis für die Therapie** dar. Hierzu gehören:
- **subtraktive Korrekturen:**
  Abtragen/Einschleifen der Kauflächen
- **additive Korrekturen:**
  Aufbau von Kauflächen durch Auftragen von Wachs
- **Auswertung des Befundes**
- **Planung der Therapie**.

Die **GOZ-Nr. 8080** ist nur **einmal je Sitzung** berechnungsfähig, unabhängig von der Zahl der vorgenommenen Korrekturen.

Material- und Laborkosten sind **gesondert berechnungsfähig**.

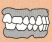

Diagnostischer Aufbau von Funktionsflächen, Einschleiftherapie

GOZ 8090	Punkte	EUR
	250	14,06

Diagnostischer Aufbau von Funktionsflächen am natürlichen Gebiss, am festsitzenden und/oder herausnehmbaren Zahnersatz,
je Sitzung

Die **GOZ-Nr. 8090** wird für den
– **diagnostischen Aufbau von Funktionsflächen**
– **am natürlichen Gebiss**,
– **am festsitzenden Zahnersatz**,
– **am herausnehmbaren Zahnersatz**
– je Sitzung
berechnet.

Diagnostischer Aufbau
Der **diagnostische Aufbau** einer neuen **Funktionsfläche** nach GOZ-Nr. 8090 wird zur Beurteilung von Veränderungen der Okklusion durchgeführt. Die Leistung erfolgt an einem funktionsgestörten Gebiss zur **Diagnostik vor therapeutischen Maßnahmen**. Der diagnostische Aufbau an natürlichen Zähnen erfolgt in der Regel mit der **Adhäsivtechnik**.
Material- und Laborkosten z. B. beim diagnostischen Aufbau von Funktionsflächen am Zahnersatz sind **gesondert berechnungsfähig**.

Therapeutischer Aufbau
Der **therapeutische Aufbau** einer Funktionsfläche wird mit der **GOZ-Nr. 8090 nicht abgebildet**. Entsprechend ist die **GOZ-Nr. 8090** hierfür nicht berechnungsfähig.
- Der **therapeutische temporäre Aufbau** von Funktionsflächen an Schienen wird mit den **GOZ-Nrn. 7010, 7020, 7080 und 7090** berechnet (siehe **Band I, Seite 240-243**).
   GOZ 7010 Eingliederung eines Aufbissbehelfs mit adjustierter Oberfläche
   GOZ 7020 Umarbeiten einer vorhandenen Prothese zum Aufbissbehelf
   GOZ 7080 festsitzendes Langzeitprovisorium, je Zahn oder Implantat
   GOZ 7090 festsitzendes Langzeitprovisorium, je Brückenglied
   Kontrollen und Korrekturen an Aufbissbehelfen nach den GOZ-Nrn. 7010 und 7020 werden mit den **GOZ-Nrn. 7030-7060** berechnet.
- Der **therapeutische definitive Aufbau** von Funktionsflächen erfolgt mit **Zahnersatz** (siehe Lernfeld 12.2.4-12.2.6: Kronen, Brücken, Prothesen) oder z. B. mit **Onlays oder Kunststoffaufbauten mit Adhäsivtechnik** (analog nach § 6 Abs. 1 GOZ berechnen).

GOZ 8100	Punkte	EUR
	20	1,12

Systematische subtraktive Maßnahmen am natürlichen Gebiss, am festsitzenden und/oder herausnehmbaren Zahnersatz,
je Zahnpaar

Die **GOZ-Nr. 8100** wird für
– **systematische subtraktive Maßnahmen**
– **am natürlichen Gebiss**,
– **am festsitzenden Zahnersatz**,
– **am herausnehmbaren Zahnersatz**
– je Zahnpaar
berechnet.

Die **GOZ-Nr. 8100** wird für **systematische Einschleifmaßnahmen** nach einer funktionellen Analyse angesetzt. Durch die Einschleiftherapie soll eine neue Zuordnung der Zähne bei der Okklusion und Artikulation erreicht werden.
Das Behandlungsziel wird in der Regel schrittweise erst in mehreren Sitzungen erreicht.
Die **Berechnung der GOZ-Nr. 8100** erfolgt **je Zahnpaar**, also jeweils für einen Zahn und den zugehörigen Gegenzahn (Antagonisten) zusammen.

Zusätzlich zur GOZ-Nr. 8100 können z. B. berechnet werden:
GOZ 4030 Beseitigung von scharfen Zahnkanten
GOZ 4040 Beseitigung grober Vorkontakte der Okklusion und Artikulation
GOZ 1020 Lokale Fluoridierung der beschliffenen Zahnflächen
GOZ 2010 Behandlung überempfindlicher Zahnflächen
GOZ 2130 Politur von Füllungen.

Okklusale Korrekturen im Zusammenhang mit der **Eingliederung von neuem Zahnersatz** können **nicht mit der GOZ-Nr. 8100** berechnet werden, da sie zum Leistungsinhalt der betreffenden Gebührenpositionen gehören.

Anhang

In diesem Buch werden folgende Abkürzungen verwendet:

Abb.	–	Abbildung	KFO – Kieferorthopädie
Abs.	–	Absatz	KG – Kiefergelenk
AEV	–	Arbeiter-Ersatzkassen-Verband	KIG – Kieferorthopädische Indikationsgruppe
Anm.	–	Anmerkung	KVK – Krankenversichertenkarte
AU	–	Arbeitsunfähigkeit	KZBV – Kassenzahnärztliche Bundesvereinigung
BEB	–	Bundeseinheitliche Benennungsliste für zahntechnische Leistungen	KZV – Kassenzahnärztliche Vereinigung
BEL	–	Bundeseinheitliches Leistungsverzeichnis	lat. – lateinisch
			LF – Lernfeld
BEMA	–	Bewertungsmaßstab	Nr., Nrn. – Nummer, Nummern
BG	–	Berufsgenossenschaft	OPG – Orthopantomogram
BKV	–	Bundeseinheitliches Kassenverzeichnis	PAR – Parodontal (-behandlung, -status)
bzw.	–	beziehungsweise	PKV – Private Krankenversicherung
ca.	–	circa	
d.h.	–	das heißt	PSI – Parodontaler Screening-Index
DTA	–	Datenträger-Austausch	PZR – Professionelle Zahnreinigung
eGK	–	elektronische Gesundheitskarte	RöV – Röntgenverordnung
FAL	–	Funktionsanalytische Leistungen	RVO – Reichsversicherungsordnung
FAT	–	Funktionsanalytische Therapie	S. – Seite
ff.	–	folgende	SGB – Sozialgesetzbuch
FRS	–	Fernröntgenseitenaufnahme	sog. – so genannt
FTL	–	Funktionstherapeutische Leistungen	Tab. – Tabelle
FU	–	Früherkennungsuntersuchung	u. – und
FZ	–	Festzuschuss	u.a. – unter anderem
ggf.	–	gegebenenfalls	u.v.m. – und vieles mehr
GKV	–	Gesetzliche Krankenversicherung	VdAK – Verband der Angestellten-Krankenkassen
GOÄ	–	Gebührenordnung für Ärzte	vdek – Verband der Ersatzkassen
GOZ	–	Gebührenordnung für Zahnärzte	vgl. – vergleiche
gr.	–	griechisch	z. B. – zum Beispiel
HKP	–	Heil- und Kostenplan	ZE – Zahnersatz
IP	–	Individualprophylaxe	zzgl. – zuzüglich
KB	–	Kieferbruch	§ – Paragraph
KCH	–	Konservierend/Chirurgisch	§§ – Paragraphen

Gebührenverzeichnis der Kassenabrechnung

Verzeichnis der Gebührenpositionen aus dem **BEMA** mit den zugehörigen **Seitenangaben**.

	I = Band 1			II = Band 2	

Geb.-Nr.	Kurzform	BEMA Leistungsbeschreibung (gekürzt)	Buchseite
1.		**Kons./Chirurgie**	
Ä 1	Ber	Beratung	I 73
Ä 161	Inz 1	Eröffnung oberflächl. Abszess	I 181
Ä 925a	Rö 2	Röntgen, bis zu 2 Aufnahmen der Zähne	II 10
Ä 925b	Rö 5	Röntgen, bis zu 5 Aufnahmen der Zähne	II 10
Ä 925c	Rö 8	Röntgen, bis zu 8 Aufnahmen der Zähne	II 10
Ä 925d	Stat	Röntgenstatus, mehr als 8 Aufnahmen	II 10
Ä 928		Röntgenaufnahme der Hand	II 10
Ä 934a		1 Röntgenaufnahme des Schädels	II 10
Ä 934b		2 Röntgenaufnahmen des Schädels	II 10
Ä 934c		mehr als 2 Röntgenaufnahmen des Schädels	II 10
Ä 935a		1 Röntgen-Teilaufnahme des Schädels	II 11
Ä 935b		2 Röntgen-Teilaufnahmen des Schädels	II 11
Ä 935c		mehr als 2 Röntgen-Teilaufnahmen	II 11
Ä 935d		Orthopantomogramm, Halbseitenaufnahme	II 11
01	U	Eingehende Untersuchung	I 80
01k		Kieferorthopädische Untersuchung	II 32
02	Ohn	Hilfeleistung bei Ohnmacht	I 165
03	Zu	Zuschlag, außerhalb der Sprechstunde	I 83
04		Erhebung des PSI-Code	II 21
05		Abstrich für zytologische Untersuchung	II 13
8	ViPr	Sensibilitätsprüfung der Zähne	I 86
10	üZ	Behandlung überempfindlicher Zähne	I 92
11	pV	Provisorischer Verschluss	I 92
12	bMF	Besond. Maßnahmen b. Präparieren/Füllen	I 93
13a	F1	Einflächige Füllung m. plast. Material	I 94
13b	F2	Zweiflächige Füllung m. plast. Material	I 94
13c	F3	Dreiflächige Füllung m. plast. Material	I 94
13d	F4	Mehr als dreiflächige Füllung/Eckenaufbau	I 94
13e		Einflächige Kompositfüllung, Seitenzahn	I 94
13f		Zweiflächige Kompositfüllung, Seitenzahn	I 94
13g		Dreiflächige Kompositfüllung, Seitenzahn	I 94
14		Konfektionierte Krone bei Kindern	I 100
16	St	Stiftverankerung einer Füllung	I 99
23	Ekr	Entfernung Krone, Brückenanker, Stift, Steg	I 100
25	Cp	Indirekte Überkappung	I 143
26	P	Direkte Überkappung	I 144
27	Pulp	Pulpotomie	I 145
28	VitE	Vitalexstirpation	I 147
29	Dev	Devitalisation	I 148
31	Trep1	Trepanation eines pulpatoten Zahnes	I 149
32	WK	Wurzelkanalaufbereitung	I 149
34	Med	Medikamentöse Einlage	I 150
35	WF	Wurzelkanalfüllung	I 150
36	Nbl 1	Stillung übermäßiger Blutung	I 179
37	Nbl 2	Blutstill. d. Abbind., Umstech., Knochenbolz.	I 179
38	N	Nachbehandlung	I 180
40	I	Infiltrationsanästhesie	I 141
41a	L 1	Leitungsanästhesie, intraoral	I 142
41b	L 2	Leitungsanästhesie, extraoral	I 142
43	X 1	Entfernung einwurzeliger Zahn	I 174
44	X 2	Entfernung mehrwurzeliger Zahn	I 174
45	X 3	Entfernung tief frakturierter Zahn	I 174
46	XN	Chirurgische Wundrevision	I 180
47a	Ost 1	Zahnentfernung durch Osteotomie	I 176
47b	Hem	Hemisektion	I 177
48	Ost 2	Entfernung ret./verlag. Zahn durch Ost.	I 176
49	Exz 1	Exzision Schleimhaut/Granulationsgewebe	I 182
50	Exz 2	Exzision Schleimhautwucherung	I 182
51a	Pla 1	Plast. Verschluss d. Kieferh. selbst./m. Extrak.	I 184
51b	Pla 0	Plast. Verschluss d. Kieferh. i.V.m. Ost.	I 184
52	Trep 2	Trepanation d. Kieferknochens	I 186
53	Ost 3	Sequestrotomie bei Osteomyelitis	I 186
54a	WR 1	Wurzelspitzenresektion Frontzahn	I 187
54b	WR 2	Wurzelspitzenresektion Seitenzahn, erste Wurzelspitze	I 187
54c	WR 3	Wurzelspitzenresektion Seitenzahn, weitere Wurzelspitze	I 187
55	RI	Reimplantation eines Zahnes	I 189
56a	Zy 1	Zystektomie	I 189
56b	Zy 2	Zystostomie	I 189
56c	Zy 3	Zystektomie i.V.m. Ost./Wurzelspitzenres.	I 189
56d	Zy 4	Zystostomie i.V.m. Ost./Wurzelspitzenres.	I 189
57	SMS	Beseit. Schleimh., Muskelans., Schlotterk.	I 192
58	KnR	Knochenresektion	I 196
59	Pla 2	Mundboden-/Vestibulumplastik	I 194
60	Pla 3	Tuberplastik	I 195
61	Dia	Diastema-Operation	I 200
62	Alv	Alveolotomie	I 197
63	Fl	Freilegung eines ret./verl. Zahnes	I 201
105	Mu	Mundschleimhautbehandlung	I 89, II 13
106	sK	Beseitigen scharfer Zahnkanten	I 90
107	Zst	Zahnsteinentfernung	I 91
151	Bs1	Besuch, einschl. Ber. und eingehend. Unters.	I 75
152	Bs2	Besuch eines weiteren Versicherten	I 75
153	Bs3	Besuch auf einer Pflegestation	I 75
161	ZBs1	a-f Zuschläge zu Nrn. 151, 153	I 76
162	ZBs2	a-f Zuschläge zur Nr. 152	I 76
165	ZKi	Zusch. z. Nrn.151-153 bei Kind. bis 4. Lebensj.	I 76
171	PBA1a	Zusch. z. Nrn. 151-153 bei pflegebedürf. Pat.	I 77
172	PBA1b	Zusch. z. Nrn. 151-153 bei weit. pflegeb. Pat.	I 77
601		Materialkosten für Stifte	I 71, 99
602		Telefon-, Versand-, Portokosten	I 71
603		Laborkosten Zahnarztlabor	I 71
604		Laborkosten Fremdlabor	I 71
605		Pauschalbetrag Abformmaterial	I 71
		Prophylaxe	
FU		Zahnärztliche Früherkennungsuntersuchungen	II 74
IP 1		Mundhygienestatus	II 79
IP 2		Mundgesundheitsaufklärung	II 79
IP 4		Lokale Fluoridierung	II 80
IP 5		Fissurenversiegelung	II 80

Gebührenverzeichnis der Kassenabrechnung

Geb.-Nr.	BEMA Leistungsbeschreibung (gekürzt)	Buchseite
2.	**Verletzungen des Gesichtsschädels, Kiefergelenkserkrankungen**	
2	Heil- und Kostenplan	I 205
7	Vorbereitende Maßnahmen, Abformung, Bissnahme	I 205
K 1	Einglied. Aufbissbehelf mit adjust. Oberfläche	I 206
K 2	Einglied. Aufbissbehelf ohne adjust. Oberfläche	I 206
K 3	Umarbeit. Prothese zum adjust. Aufbissbehelf	I 206
K 4	Semipermanente Schienung m. Ätztechnik	I 206
K 6	Wiederherst./Unterfütterung Aufbissbehelf	I 206
K 7	Kontrollbehandlung, ggf. einfache Korrekturen	I 206
K 8	Kontrollbeh. m. Einschleifen (subtrakt. Maßnahmen)	I 206
K 9	Kontrollbeh. m. Aufbau (additive Maßnahmen)	I 206
101	a, b Weichteilstützung bei Kieferdefekten	II 181
102	Eingliedern eines Obturators im Gaumen	II 181
103	a-c Resektionsprothesen	II 181
104	a, b Prothese/ Epithese bei extraoralen Defekten	II 181
3.	**Kieferorthopädische Leistungen**	
01k	Kieferorthopädische Untersuchung	II 32
5	Kieferorthopädische Behandlungsplanung	II 33
7	Vorbereitende Maßnahmen, Abformung u. Bissnahme	II 34
116	Fotografie	II 35
117	Modellanalyse	II 35
118	Kephalometrische Auswertung	II 35
119	Umformung eines Kiefers	II 36
120	Einstellung des Unterkiefers in den Regelbiss	II 37
121	Beseitigung von Habits	II 39
122	KFO-Verrichtung als alleinige Leistung	II 39
123	Offenhalten von Lücken nach Milchzahnverlust	II 39
124	Einschleifen von Milchzähnen	II 39
125	Wiederherstellung von Behandlungsmitteln	II 39
126	Eingliedern und Entfernung von Brackets/ Bändern	II 40
127	Eingliedern/ Ausgliedern eines Teilbogens	II 40
128	Eingliedern/Ausgliedern eines Vollbogens	II 41
129	Wiedereingliedern eines Voll-/Teilbogens	II 41
130	Eingliedern ergänzender festsitzender Apparaturen	II 41
131	Gaumennahterweiterung, Herbstscharnier, Gesichtsm.	II 41
4.	**Systematische Parodontalbehandlung**	
04	Erhebung des PSI-Code	II 21
4	Heil- und Kostenplan, Parodontalstatus	II 21
P 200	Geschlossene PAR-Behandlung, einwurzeliger Zahn	II 24
P 201	Geschlossene PAR-Behandlung, mehrwurzeliger Zahn	II 24
P 202	Offene PAR-Behandlung, einwurzeliger Zahn	II 25
P 203	Offene PAR-Behandlung, mehrwurzeliger Zahn	II 25
108	Einschleifen des natürlichen Gebisses	II 26
111	Nachbehandlung	II 26
5.	**Versorgung mit Zahnersatz und Zahnkronen**	
7	Vorbereitende Maßnahmen, Abformung u. Bissnahme	II 148
18	Vorbereiten eines wurzelgefüllten Zahnes für eine Krone	
18a	Stift- oder Schraubenaufbau	II 149
18b	Gegossener Stiftaufbau	II 149
19	Provisorische Krone, provisorisches Brückenglied	II 152
20	Versorgung eines Einzelzahnes durch eine Krone	II 156
20a	Metallische Vollkrone	II 156
20b	Verblendkrone	II 156
20c	Metallische Teilkrone	II 156
21	Provisorische Stiftkrone	II 152
22	Teilleistungen nach BEMA-Nrn. 18 und 20	II 158
24	Wiederherstellung von Kronen	
24a	Wiedereinsetzen einer Krone	II 158
24b	Erneuern/Wiedereinsetzen einer Verblendung	II 158
24c	Abnahme u. Wiederbefestigung einer prov. Krone	II 153, 158
89	Beseitigung grober Artikulations- und Okklusionsstörungen	II 151
90	Wurzelstiftkappe mit Kugelknopfanker	II 172
91	Versorgung eines Lückengebisses durch eine Brücke	
91a	Metallische Vollkrone	II 161
91b	Verblendkrone	II 161
91c	Metallische Teilkrone	II 161
91d	Teleskop-/Konuskrone	II 161, 177
91e	Geschiebe bei geteilten Brücken	II 161
92	Brückenspanne, Freiendteil	II 161
93	Adhäsivbrücke	II 163
94	Teilleistungen bei Brücken	
94a	Teilleistungen nach Nrn. 90-92	II 164
94b	Teilleistungen nach Nr. 93	II 164
95	Wiederherstellung von Brücken	
95a	Wiedereinsetzen einer Brücke mit 2 Ankern	II 165
95b	Wiedereinsetzen einer Brücke mit mehr als 2 Ankern	II 165
95c	Erneuern/ Wiedereinsetzen einer Verblendung	II 165
95d	Abnahme u. Wiedereinsetzen einer prov. Brücke	II 153, 165
96	Teilprothesen einschl. einfacher Halteelemente	
96a	Ersatz von 1-4 fehlenden Zähnen	II 168
96b	Ersatz von 5-8 fehlenden Zähnen	II 168
96c	Ersatz von mehr als 8 fehlenden Zähnen	II 168
97	Vollprothesen, Cover-Denture-Prothesen	
97a	im Oberkiefer	II 170
97b	im Unterkiefer	II 170
98a	Abformung mit individuellem Löffel	II 173
98b	Funktionsabformung, Oberkiefer	II 174
98c	Funktionsabformung, Unterkiefer	II 174
98d	Intraorale Stützstiftregistrierung	II 174
98e	Metallbasis bei Vollprothesen	II 175
98f	Doppelarmige Haltevorrichtungen, Stützvorrichtungen	II 175
98g	Modellgussgerüst	II 176
98 h1	Gegossene Halte- und Stützvorrichtung (eine)	II 176
98 h2	Gegossene Halte- und Stützvorrichtungen (mind. 2)	II 176
99	Teilleistungen bei Prothesen	
99a	Anatomische Abformung	II 178
99b	Maßnahmen bis zur Bissnahme	II 178
99c	Weitergehende Maßnahmen	II 178
100	Wiederherstellung und Erweiterung von Prothesen	
100a	kleinen Umfanges (ohne Abformung)	II 179
100b	größeren Umfanges (mit Abformung)	II 179
100c	Teilunterfütterung einer Prothese	II 179
100d	Vollständige Unterfütterung einer Prothese	II 179
100e	Vollst. Unterfütt. mit funkt. Randgestaltung im OK	II 179
100f	Vollst. Unterfütt. mit funkt. Randgestaltung im UK	II 179

Gebührenverzeichnis der Privatabrechnung

Verzeichnis der Gebührenpositionen aus der **GOZ** mit den zugehörigen **Seitenangaben**.

Geb.-Nr.	Leistungsbeschreibung (gekürzt)	Buchseite
A.	**Allgemeine zahnärztliche Leistungen**	
0010	Eingehende Untersuchung	I 114, II 188
0030	Heil- und Kostenplan	I 117, II 188
0040	Heil- und Kostenplan für KFO oder Funktionsanalyse/-therapie	II 66 / II 230
0050	Abformung eines Kiefers zur Planung	II 189
0060	Abformung beider Kiefer zur Planung	II 189
0065	Optisch-elektronische Abformung	II 189
0070	Vitalitätsprüfung	I 115
0080	Oberflächenanästhesie, intraoral	I 151
0090	Infiltrationsanästhesie, intraoral	I 152
0100	Leitungsanästhesie, intraoral	I 152
0110	Zuschlag für OP-Mikroskop	I 118
0120	Zuschlag für Laser	I 118
B.	**Prophylaktische Leistungen**	
1000	Mundhygienestatus, eingehende Unterweisung	II 82
1010	Kontrolle Übungserfolg, weitere Unterweisung	II 82
1020	Lokale Fluoridierung	II 84
1030	Individuelle Medikamentenschiene	II 85
1040	Professionelle Zahnreinigung	II 87
C.	**Konservierende Leistungen**	
2000	Fissuren-/Glattflächenversiegelung	II 90
2010	Behandlung überempfindlicher Zahnflächen	I 124
2020	Temporärer speicheldichter Verschluss	I 125
2030	Besondere Maßnahmen beim Präparieren/Füllen	I 125
2040	Anlegen von Spanngummi	I 126
2050	Einflächige Füllung mit plastischem Material	I 126
2060	Einflächige Füllung mit Adhäsivkomposit	I 127
2070	Zweiflächige Füllung mit plastischem Material	I 126
2080	Zweiflächige Füllung mit Adhäsivkomposit	I 127
2090	Dreiflächige Füllung mit plastischem Material	I 126
2100	Dreiflächige Füllung mit Adhäsivkomposit	I 127
2110	Mehr als dreiflächige Füllung mit plastischem Material	I 126
2120	Mehr als dreiflächige Füllung mit Adhäsivkomposit	I 127
2130	Kontrolle, Finieren/Polieren einer Restauration	I 129
2150	Einlagefüllung, einflächig	I 130
2160	Einlagefüllung, zweiflächig	I 130
2170	Einlagefüllung, mehr als zweiflächig	I 130
2180	Plastischer Zahnaufbau für Krone	I 131, II 190
2190	Gegossener Stiftaufbau für Krone	I 131, II 190
2195	Schraubenaufbau/Glasfaserstift für Krone	I 131, II 190
2197	Adhäsive Befestigung	I 132, II 191
2200	Vollkrone, Tangentialpräparation (Zahn/Implantat)	II 200
2210	Vollkrone, Hohlkehl- oder Stufenpräparation (Zahn)	II 200
2220	Teilkrone, Veneer	II 200
2230	Teilleistungen nach 2200-2220, ½ Gebühr	II 202
2240	Teilleistungen nach 2200-2220, ¾ Gebühr	II 202
2250	Konfektionierte Krone bei Kindern	I 133, II 202
2260	Provisorium, direkt ohne Abformung	I 133, II 203
2270	Provisorium, direkt mit Abformung	I 133, II 203
2290	Entf./Abtrenn. Inlay, Krone, Brückenglied, Steg	I 134, II 203
2300	Entfernen eines Wurzelstiftes	I 134, II 203
2310	Wiedereingl. Inlay, Krone, Verblend. heraus. ZE	I 135, II 204
2320	Wiederherstell. Krone, Brücke, Verblend. fest. ZE	II 204
2330	Indirekte Überkappung	I 153
2340	Direkte Überkappung	I 153
2350	Vitalamputation	I 153
2360	Vitalexstirpation	I 154
2380	Amputation der avitalen Milchzahnpulpa	I 155
2390	Trepanation eines Zahnes	I 157
2400	Elektrometrische Längenbest. d. Wurzelkanals	I 158
2410	Wurzelkanalaufbereitung	I 158
2420	Elektrophysikalisch-chemische Methoden, je Kanal	I 159
2430	Medikamentöse Einlage, je Zahn	I 160
2440	Wurzelkanalfüllung	I 160
D.	**Chirurgische Leistungen**	
3000	Entfernung einwurzeliger Zahn/Implantat	I 215
3010	Entfernung mehrwurzeliger Zahn	I 215
3020	Entfernung tief frakturierter/zerstörter Zahn	I 216
3030	Osteotomie eines Zahnes/Implantates	I 216
3040	Osteotomie eines ret./verlagerten Zahnes	I 216
3045	Umfangr. Osteotomie extrem ret./verlag. Zahnes	I 216
3050	Stillung übermäßiger Blutung	I 218
3060	Blutstill. d. Abbind., Umstech., Knochenbolzung	I 218
3070	Exzision Schleimhaut/Granulationsgewebe	I 220
3080	Exzision einer größeren Schleimhautwucherung	I 220
3090	Plastischer Verschluss der Kieferhöhle	I 221
3100	Plastischer Wundverschluss	I 222
3110	Wurzelspitzenresektion Frontzahn	I 223
3120	Wurzelspitzenresektion Seitenzahn	I 223
3130	Hemisektion u. Teilextraktion mehrwurzel. Zahn	I 224
3140	Reimplantation eines Zahnes	I 224
3160	Transplantation eines Zahnes	I 224
3190	Zystektomie i.V.m. Osteotomie/Wurzelspitzenres.	I 225
3200	Zystektomie, selbstständig	I 225
3210	Beseitigung störender Schleimhautbänder	I 228
3230	Knochenresektion am Alveolarfortsatz	I 233
3240	Vestibulum-/Mundbodenplastik kleineren Umfangs	I 228
3250	Tuberplastik	I 228
3260	Freilegen eines ret./verlagerten Zahnes	I 233
3270	Germektomie	I 216
3280	Diastema-Operation	I 233
3290	Kontrolle nach chirurgischem Eingriff	I 235
3300	Nachbehandlung nach chirurgischem Eingriff	I 235
3310	Chirurgische Wundrevision	I 235

Gebührenverzeichnis der Privatabrechnung — GOZ

Geb.-Nr.	GOZ Leistungsbeschreibung (gekürzt)	Buchseite
E.	**Leistungen bei Erkrankungen der Mundschleimhaut und des Parodontiums**	
4000	Erstellen eines PAR-Status	II 48
4005	Erhebung eines Gingiva-/PAR-Index	II 49
4020	Mundschleimhautbehandlung	II 50
4025	Subgingivale Medikamentenapplikation	II 51
4030	Beseitigung scharfer Zahnkanten, Prothesenränder	II 51
4040	Beseitigung grober Vorkontakte/Einschleifen	II 52
4050	Entfernung harter/weicher Beläge, einwurzel. Zahn, Impl.	II 53
4055	Entfernung harter/weicher Beläge, mehrwurzel. Zahn	II 53
4060	Kontrolle/Nachreinigung nach 1040, 4050, 4055	II 54
4070	Geschlossene PAR-Chirurgie, einwurzel. Zahn, Impl.	II 56
4075	Geschlossene PAR-Chirurgie, mehrwurzel. Zahn	II 56
4080	Gingivektomie, Gingivoplastik	II 57
4090	Lappen-Op, offene Kürettage am Frontzahn	II 58
4100	Lappen-Op, offene Kürettage am Seitenzahn	II 58
4110	Auffüllen parodontaler Knochendefekte je Zahn, Impl.	II 59
4120	Verlegen eines gestielten Schleimhautlappens	II 60
4130	Schleimhauttransplantation	II 61
4133	Bindegewebstransplantation	II 62
4136	Osteoplastik, Kronenverlängerung je Zahn, Implantat	II 62
4138	Membranverwendung bei Knochendefekt	II 63
4150	Kontrolle/Nachbehandlung je Zahn, Implantat	II 64
F.	**Prothetische Leistungen**	
5000	Vollkrone (Tangentialpräparation)	II 206
5010	Vollkrone (Hohlkehl- und Stufenpräparation)	II 206
5020	Teilkrone	II 206
5030	Wurzelkappe mit Stift	II 206
5040	Teleskop-/Konuskrone	II 206
5050	Teilleistungen nach GOZ-Nrn. 5000-5040, ½ Gebühr	II 209
5060	Teilleistungen nach GOZ-Nrn. 5000-5040, ¾ Gebühr	II 209
5070	Brücken-/Prothesenspanne, Freiendsattel	II 209, 217
5080	Verbindungselement	II 209, 217
5090	Wiederherstellung eines Verbindungselements	II 212
5100	Erneuern des Sekundärteils einer Teleskopkrone	II 212
5110	Wiedereingliederung einer endgültigen Brücke	II 212
5120	Provisorische Brücke, je Zahn, Implantat	II 195, 214
5140	Provisorische Brücke, je Spanne, Freiendsattel	II 195, 214
5150	Adhäsivbrücke, erste Spanne	II 214
5160	Adhäsivbrücke, jede weitere Spanne	II 214
5170	Anatomische Abformung mit individuellem Löffel	II 218
5180	Funktionsabformung OK mit individuellem Löffel	II 218
5190	Funktionsabformung UK mit individuellem Löffel	II 218
5200	Teilprothese mit einfachen, gebogenen Halteelementen	II 219
5210	Modellgussprothese	II 219
5220	Vollprothese oder Deckprothese im Oberkiefer	II 221
5230	Vollprothese oder Deckprothese im Unterkiefer	II 221
5240	Teilleistungen bei Prothesen	II 223
5250	Wiederherstellung/Erweit. einer Prothese ohne Abform.	II 223
5260	Wiederherstellung/Erweit. einer Prothese mit Abform.	II 223
5270	Teilunterfütterung einer Prothese	II 224
5280	Vollständige Unterfütterung einer Prothese	II 224
5290	Vollst. Unterfütterung mit funkt. Randgestaltung OK	II 224
5300	Vollst. Unterfütterung mit funkt. Randgestaltung UK	II 224
5310	Vollst. Unterfütterung Defektprothese mit funktioneller Randgestaltung	II 224
5320	Eingliedern einer Obturators im Gaumen	II 225
5330	Resektionsprothese bei Kieferdefekten	II 225
5340	Prothese/Epithese bei extraoralen Defekten	II 225
G.	**Kieferorthopädische Leistungen**	
6000	Fotografie	II 66
6010	Modellanalyse	II 66
6020	Kephalometrische Untersuchung	II 66
6030	Umformung eines Kiefers, geringer Umfang	II 67
6040	Umformung eines Kiefers, mittlerer Umfang	II 67
6050	Umformung eines Kiefers, hoher Umfang	II 67
6060	Einstellung der Kiefer in Regelbiss, geringer Umf.	II 67
6070	Einstellung der Kiefer in Regelbiss, mittlerer Umf.	II 67
6080	Einstellung der Kiefer in Regelbiss, hoher Umfang	II 67
6090	Einstellung der Okklusion durch alveolären Ausgleich	II 68
6100	Eingliederung eines Klebebrackets	II 68
6110	Entfernung eines Klebebrackets	II 68
6120	Eingliederung eines Bandes	II 68
6130	Entfernung eines Bandes	II 68
6140	Eingliederung eines Teilbogens	II 68
6150	Eingliederung eines ungeteilten Bogens	II 68
6160	Eingliederung einer intra-/extraoralen Verankerung	II 68
6170	Eingliederung einer Kopf-Kinn-Kappe	II 68
6180	Wiederherstellung/ Erweiterung herausnehm. Geräte	II 69
6190	Beratung mit Anweisungen bei Dysfunktionen	II 69
6200	Hilfsmittel bei Funktionsstörung (z. B. Mundvorhofplatte)	II 69
6210	Kontrolle bei KFO-Behandlung	II 69
6220	Vorbereit. Maßnahmen, Abformung u. Bissnahme	II 69
6230	Eingliederung von KFO-Behandlungsmitteln	II 69
6240	Offenhalten einer Lücke	II 69
6250	Beseitigung eines Diastemas	II 69
6260	Einordnung eines verlagerten Zahnes	II 69
H.	**Eingliederung von Aufbissbehelfen und Schienen**	
7000	Eingliederung Aufbissbehelf ohne adjust. Oberfläche	I 240
7010	Eingliederung Aufbissbehelf mit adjust. Oberfläche	I 240
7020	Umarbeiten einer Prothese zum Aufbissbehelf	I 240
7030	Wiederherstellung eines Aufbissbehelfs	I 240
7040	Kontrolle eines Aufbissbehelfs	I 240
7050	Kontrolle adjust. Aufbissb.: subtraktive Maßnahmen	I 240
7060	Kontrolle adjust. Aufbissb.: additive Maßnahmen	I 241
7070	Semipermanente Schiene mit Ätztechnik	I 225, 237, 241
7080	Langzeitprovisorium, Krone	I 241, II 197
7090	Langzeitprovisorium, Brückenglied	I 241, II 197
7100	Langzeitprovisorium, Wiederherstellung	I 241, II 197

Gebührenverzeichnis der Privatabrechnung

Geb.-Nr.	GOZ	Leistungsbeschreibung (gekürzt)	Buch-seite
J.		**Funktionsanalytische und funktionstherapeutische Leistungen**	
8000		Klinische Funktionsanalyse	II 229
8010		Registrieren der Zentrallage des Unterkiefers	II 231
8020		Arbiträre Scharnierachsenbestimmung	II 231
8030		Kinematische Scharnierachsenbestimmung	II 232
8035		Kinematische Scharnierachsenbestimmung mit elektronischer Aufzeichnung	II 232
8050		Registrieren von UK-Bewegungen f. halbindiv. Artik.	II 234
8060		Registrieren von UK-Bewegungen f. voll adjust. Artik.	II 234
8065		Registrieren von UK-Bewegungen f. voll adjust. Artik. mit elektronischer Aufzeichnung	II 234
8080		Diagnost. Maßnahmen an Modellen im Artikulator	II 235
8090		Diagnost. Aufbau im Mund/am Zahnersatz	II 236
8100		System. Einschleiftherapie im Mund/am Zahnersatz	II 236
K.		**Implantologische Leistungen**	
9000		Implantatbezogene Analyse und Vermessung	I 246
9003		Orientierungs-/Positionierungsschablone	I 248
9005		Navigations-/chirurgische Führungsschablone	I 248
9010		Implantatinsertion	I 249
9020		Temporäres/orthodontisches Implantat	I 251
9040		Implantatfreilegung u. Einfügen Aufbauelement	I 252
9050		Entfernen/Wiedereinsetzen eines Aufbauelements	I 252
9060		Reparatur eines Aufbauelements	I 253
9090		Knochengewinnung und -implantation	I 256
9100		Aufbau des Alveolarfortsatzes (Augmentation)	I 257
9110		Interner Sinuslift	I 258
9120		Externer Sinuslift	I 259
9130		Bone Splitting/vertikale Distraktion	I 260
9140		Knochenentnahme außerhalb des Aufbaugebietes	I 261
9150		Osteosynthese des Aufbaus	I 261
9160		Materialentfernung unter der Schleimhaut	I 262
9170		Materialentfernung aus dem Knochen	I 262
L.		**Zuschläge zu chirurgischen Leistungen**	
0500		Zuschlag zu Leistungen mit 250 - 499 Punkten	I 211
0510		Zuschlag zu Leistungen mit 500 - 799 Punkten	I 211
0520		Zuschlag zu Leistungen mit 800 - 1199 Punkten	I 212
0530		Zuschlag zu Leistungen mit 1200 u. mehr Punkten	I 212

Geb.-Nr.	GOÄ	Leistungsbeschreibung (gekürzt)	Buch-seite
B.		**Grundleistungen und allgemeine Leistungen**	
GOÄ	1	Beratung	I 103
GOÄ	2	Wiederholungsrezept, Befundübermittlung	I 104
GOÄ	3	Eingehende Beratung	I 103
GOÄ	4	Erhebung der Fremdanamnese	I 104
GOÄ	5	Symptombezogene Untersuchung	I 105
GOÄ	6	Untersuchung des stomatognathen Systems	I 105
GOÄ	15	Flankierende Maßnahmen	I 106
		Zuschläge zu GOÄ-Nrn. 1, 3-8	
A		Zuschlag außerhalb der Sprechstunde	I 106
B		Zuschlag, 20-22 oder 6-8 Uhr	I 106
C		Zuschlag, 22-6 Uhr	I 106
D		Zuschlag, Samstag, Sonn- und Feiertage	I 107
K1		Zuschl. zu GOÄ 5-8 bei Kind. b. vollend. 4. Lebensj.	I 107
GOÄ	30	Homöopathische Erstanamnese	I 107
GOÄ	31	Homöopathische Folgeanamnese	I 107
GOÄ	34	Erörterung lebensveränd./bedrohend. Erkrankung	I 108
GOÄ	45	Visite im Krankenhaus	I 78, 109
GOÄ	46	Zweitvisite im Krankenhaus	I 78, 109
GOÄ	48	Besuch eines Patienten auf einer Pflegestation	I 109
GOÄ	50	Besuch, einschl. Ber. und sympt. Untersuchung	I 109
GOÄ	51	Besuch eines weiteren Kranken	I 109
GOÄ	52	Aufsuchen eines Pat. durch nichtärztl. Personal	I 110
GOÄ	55	Begleitung eines Patienten, stat. Aufnahme	I 78, 110
GOÄ	56	Verweilen ohne Leistungserbringung	I 78, 110, 169
GOÄ	60	Konsil. Erörterung zwischen Ärzten	I 78, 111
GOÄ	61	Kollegialer Beistand eines Arztes, Assistenz	I 78, 111
GOÄ	62	Zuziehung eines ärztlichen Assistenten bei Op.	I 78, 111
		Zuschläge zu GOÄ-Nrn. 45-62	I 111
E		Zuschlag, dringend, unverzügl. Ausführung	I 111
F		Zuschlag, 20-22 oder 6-8 Uhr	I 111
G		Zuschlag, 22-6 Uhr	I 112
H		Zuschlag, Samstag, Sonn- und Feiertage	I 112
J		Zuschlag zu Visite, Bereitschaft	I 112
K2		Zuschlag bei Kind. bis vollend. 4. Lebensj.	I 112
GOÄ	70	Kurze Bescheinigung, Arbeitsunfähigkeitsb.	I 79, 113
GOÄ	75	Schriftlicher Krankheits-/Befundbericht	I 79, 113
GOÄ	76	Schriftlicher Diätplan	I 113
GOÄ	80	Schriftliches Gutachten	I 113
GOÄ	85	Aufwändiges schriftliches Gutachten	I 113
GOÄ	95	Schreibgebühr	I 113
GOÄ	96	Schreibgebühr, je Kopie	I 113
C.		**Nicht gebietsbezogene Sonderleistungen**	
GOÄ	250	Blutentnahme aus der Vene	I 165, 168
GOÄ	251	Blutentnahme aus der Arterie	I 165, 168
GOÄ	252	Inj., subkutan/-muköus, intrakutan/-muskulär	I 165, 168
GOÄ	253	Injektion, intravenös	I 165, 168
GOÄ	254	Injektion, intraarteriell	I 165, 168
GOÄ	255	Injektion, intraartikulär oder perineural	I 165, 168
GOÄ	267	Injektion zu Heilzwecken	I 152, 168
GOÄ	271	Infusion, intravenös, bis zu 30 Minuten	I 166, 168
GOÄ	272	Infusion, intravenös, mehr als 30 Minuten	I 166, 168
GOÄ	297	Abstrich für zytologische Untersuchung	II 43, 70
GOÄ	298	Abstrich für mikrobiologische Untersuchung	II 43, 70

Verzeichnis der Gebührenpositionen aus der **GOÄ** mit den zugehörigen **Seitenangaben**.
Die Punktwerte der GOZ und GOÄ unterscheiden sich:
1 GOZ-Punkt = 5,62421 Cent,
1 GOÄ-Punkt = 5,82873 Cent.

Im Rahmen der Kassenabrechnung kann auch ein Teil der **Gebührenpositionen der GOÄ** angewendet werden.
Im **Gebührenverzeichnis der Privatabrechnung** werden deshalb auch die Seiten der Kassenabrechnung aufgeführt, auf denen **Gebührenpositionen der GOÄ mit Bezug zur Kassenabrechnung** beschrieben werden.

Gebührenverzeichnis der Privatabrechnung GOÄ

Geb.-Nr.	GOÄ	Leistungsbeschreibung (gekürzt)	Buchseite
GOÄ	300	Punktion eines Gelenkes	I 166, 169
GOÄ	303	Punktion einer Drüse, eines Schleimbeutels	I 166, 169
GOÄ	429	Wiederbelebungsversuch	I 167
GOÄ	440	Zuschlag für Operationsmikroskop	I 118, 214
GOÄ	441	Zuschlag für Laser	I 119, 214
GOÄ	442	Zuschlag für amb. Op. mit 250 - 499 Punkten	I 214
GOÄ	443	Zuschlag für amb. Op. mit 500 - 799 Punkten	I 214
GOÄ	444	Zuschlag für amb. Op. mit 800 - 1199 Punkten	I 214
GOÄ	445	Zuschlag für amb. Op. mit 1200 u. mehr Punkten	I 214

E. Physikalisch-medizinische Leistungen

GOÄ	538	Infrarotbehandlung	I 236
GOÄ	548	Kurzwellen-, Mikrowellenbehandlung	I 236
GOÄ	552	Iontophorese	I 236

J. Hals-, Nasen-, Ohrenheilkunde

GOÄ	1465	Punktion der Kieferhöhle	I 222
GOÄ	1466	Endoskop. Unters. d. Kieferhöhle (Antroskopie)	I 222
GOÄ	1467	Op. Eröffn. der Kieferhöhle vom Mundvorhof aus	I 222
GOÄ	1468	Op. Eröffn. der Kieferhöhle von der Nase aus	I 222
GOÄ	1479	Ausspülen der Kieferhöhle (Keilbein-, Stirnhöhle)	I 222
GOÄ	1480	Absaugen der Nebenhöhlen	I 222
GOÄ	1486	Radikaloperation der Kieferhöhle	I 222
GOÄ	1508	Entfernung eingespießter Fremdkörper	I 182, 219
GOÄ	1628	Plast. Verschluss einer Kieferhöhlenfistel	I 222

L. Chirurgie, Orthopädie

GOÄ	2000	Erstversorgung kleiner Wunde	I 237
GOÄ	2001	Versorgung kleiner Wunde einschl. Naht	I 237
GOÄ	2002	Versorgung kl. Wunde einschl. Umschn. u. Naht	I 237
GOÄ	2003	Erstversorgung gr./stark verunrein. Wunde	I 237
GOÄ	2004	Versorgung gr. Wunde einschl. Naht	I 237
GOÄ	2005	Versorg. gr./ verunrein. Wunde m. Umschn. u. Naht	I 237
GOÄ	2006	Behandl. nicht primär heil. Wunde	I 236, 237
GOÄ	2007	Fädenentfernung	I 236, 237
GOÄ	2008	Wund- oder Fistelspaltung	I 181, 219, 236
GOÄ	2009	Entfernung oberflächl. Fremdkörper	I 182, 219
GOÄ	2010	Entfernung tief sitzender Fremdkörper	I 182, 219
GOÄ	2380	Überpflanzung von Epidermisstücken	I 193
GOÄ	2381	Einfache Hautlappenplastik	I 193
GOÄ	2382	Schwierige Hautlappenplastik	I 193
GOÄ	2386	Schleimhauttransplantation	I 231
GOÄ	2401	Probeexzision aus oberflächl. Region	I 182, 220
GOÄ	2402	Probeexzision aus tiefer Region	I 182, 220
GOÄ	2403	Exzision einer oberflächl. kleinen Geschwulst	I 183, 220
GOÄ	2404	Exzision einer größeren Geschwulst	I 183, 220
GOÄ	2428	Eröffnung oberflächl. Abszess	I 219
GOÄ	2430	Eröffnung tief liegender Abszess	I 181, 219
GOÄ	2432	Eröffnung einer Phlegmone	I 181, 219
GOÄ	2442	Impl. alloplast. Mat. zur Weichteilunterfütterung	I 232
GOÄ	2650	Entfernung extrem verlag./ret. Zahn	I 178
GOÄ	2651	Entf. tiefl. Fremdkörper/Sequestrotomie d. Ost.	I 182, 219
GOÄ	2655	Große Zystektomie	I 227
GOÄ	2656	Große Zystektomie i. V. m. Ost./Wurzelspitzenres.	I 227
GOÄ	2657	Große Zystostomie	I 227
GOÄ	2658	Große Zystostomie i. V. m. Ost./Wurzelspitzenres.	I 227
GOÄ	2670	Op. Schlotterkammentfernung	I 231
GOÄ	2671	Op. Schlotterkammentf. i. V. m. GOÄ 2675, 2676	I 231
GOÄ	2675	Part. Vest.-/Mundbodenplastik, gr. Tuberplastik	I 228
GOÄ	2676	Totale Mundboden-/Vestibulumplastik	I 229
GOÄ	2677	Submuköse Vestibulumplastik	I 229
GOÄ	2680	Einrenkung Unterkiefer	I 238
GOÄ	2681	Einrenkung Unterkiefer bei alter Luxation	I 238
GOÄ	2685	Reposition eines Zahnes	I 225, 237
GOÄ	2686	Reposition zahntrag. Alveolarfortsatz	I 225, 239
GOÄ	2687	Allmähl. Repos. Ober-/Unterkiefer/Alv.-Fortsatz	I 239
GOÄ	2688	Osteosynthese nicht disloz. Kieferfraktur	I 239
GOÄ	2690	Op. Repos. u. Osteosynthese Unterkieferfraktur	I 239
GOÄ	2694	Op. Entfernung von Osteosynthesematerial	I 239
GOÄ	2695	Intra-extraorale Schienung einer Kieferfraktur	I 239
GOÄ	2697	Anlegen Drahtligatur, Drahthäkchen	I 234, 239
GOÄ	2698	Schiene am unverletzten Kiefer	I 239
GOÄ	2699	Schiene am verletzten Kiefer	I 239
GOÄ	2700	Stütz-, Halte- oder Hilfsvorrichtung, Verbandplatte	I 239
GOÄ	2702	Wiederanbringung/Entfernung von Schienen	I 239

M. Laboratoriumsuntersuchungen

3511	Untersuchung mit Teststreifen/Testmaterial	II 92
3712	Untersuchung der Viskosität (Speichelfließrate)	II 92
3714	Bestimmung des pH-Wertes	II 92
3715	Bikarbonatbestimmung (Pufferkapazität des Speichels)	II 92
4504	Bakteriennachweis, direkt im Probenmaterial	II 93
4530	Bakteriennachweis, auf Nährböden	II 94
4538	Bakteriennachweis, auf Selektivnährböden	II 94
4605	Keimzahlbestimmung, semiquantitativ	II 94
4606	Keimzahlbestimmung, quantitativ	II 94
4715	Pilznachweis auf einfachem Nährmedium	II 94

N. Histologie, Zytologie, Zytogenetik

4852	Zytologische Untersuchung	II 95

O. Strahlendiagnostik, Nuklearmedizin, Magnetresonanztomographie und Strahlentherapie

GOÄ	5000	Röntgenaufnahme der Zähne (Zahnfilm)	I 116, II 43
GOÄ	5002	Panoramaaufnahme eines Kiefers	II 43
GOÄ	5004	Panoramaschichtaufnahme der Kiefer	II 43
GOÄ	5037	Bestimmung des Skelettalters	II 43
GOÄ	5090	Schädel-Übersicht	II 43
GOÄ	5095	Schädelteile in Spezialprojektion	II 43
GOÄ	5098	Nasennebenhöhlenaufnahme (NNH)	II 44
GOÄ	5130	Mundbodenaufnahme	II 44
GOÄ	5260	Röntgenuntersuchung von Hohlräumen, Fisteln	II 44
GOÄ	5298	Zuschlag für digitale Radiographie	II 44
GOÄ	5370	Computertomographie im Kopfbereich	II 45
GOÄ	5377	Computergesteuerte Analyse, 3D-Rekonstruktion	II 45

Stichwortverzeichnis

A

Abformung 34, 69, 148, 189
Abformung mit individuellem Löffel 173, 218
Abnahme eines Provisoriums 153, 194
Abstrich 13, 46, 92, 95
Abtrennen eines Brückengliedes 194, 203
additive Korrektur 228, 235
Adhäsivbrücke 159, 163, 214
adhäsive Befestigung 191
Adjustierung 156
Agglutination 93
andersartiger Zahnersatz 102, 105, 110, 125
Antagonist 151
API 76
Approximalraum-Plaque-Index 76
arbiträre Scharnierachsenbestimmung 228, 231
Artikulation 151, 156, 228
Artikulationsstörungen 151
Artikulator 228, 233
atrophierter zahnloser Kiefer 182, 183
Aufbau eines zerstörten Zahnes 190
Aufbau von Funktionsflächen 236
Aufbissaufnahme 44
Auffüllen parodontaler Knochendefekte 59
Auflagen 169, 175, 219, 220

B

Bakteriennachweis 93, 94
BEB 108, 142
Befestigung, adhäsive 191
befundbezogene Festzuschüsse 101, 107, 109, 111
Befunderhebung 21, 48
Befund: HKP 130
Befundklassen 108, 111
befundorientierte Festzuschüsse 101, 107, 109, 111
Begleitleistungen bei Regelversorgung 126, 127
BEL 108, 134, 142
BEL II 108, 134, 142–144
BEL II: Leistungsverzeichnis 143, 144
BEMA 10, 13, 14, 27, 72, 98, 108
Beseitigung grober Artikulations- und Okklusionsstörungen 151, 192
Beseitigung grober Vorkontakte 52, 151, 192
Beseitigung scharfer Zahnkanten 26, 51
Bewertungsmaßstab, einheitlicher 103, 108
Bikarbonatbestimmung 92
Bindegewebstransplantation 62
Bissnahme 34, 69, 148, 170, 189
Bonusheft 75
Bruchreparatur 118
Brücke, geteilte 113, 161, 162, 211
Brücken 112, 159–164, 205–214
Brückenanker 159, 207
Brückenanker auf Implantaten 208
Brücken, große 102
Brücken, kleine 102
Brückenkörper 159
Brücken- oder Prothesenanker 206–208
Brückenpfeiler 159
Brückenspanne 161, 163, 209, 210, 217
Brücke, zusammengesetzte 113, 161, 162, 211
Bundeseinheitliche Benennungsliste 108, 142
Bundeseinheitliches Leistungsverzeichnis 108, 142–144
Bundesleistungsverzeichnis 103, 108, 142
Bundesmantelvertrag 103

C

Computertomographie 45
Cover-Denture-Prothese 115, 167, 170–172, 177, 221, 222

D

3D-Rekonstruktion 45
Deckprothese 115, 170–172, 221, 222
Defektprothese 224, 225
Diastema-Therapie 69
digitale Röntgenaufnahmen 44
digitale Volumentomographie 45
Direktabrechnung 125
disparallele Pfeiler 159, 162, 211
DMF-S-Index 76
dmf-t-Index 73, 75, 76
DMF-T-Index 76
doppelarmige Haltevorrichtungen 169, 175
dynamische Okklusion 156, 228
Dysfunktion 69

E

Edelmetalllegierung 127
einfache Haltevorrichtungen 168, 219
einfache Stützvorrichtungen 169, 175
eingehende Untersuchung 188
Eingliederungsdatum 136
einheitlicher Bewertungsmaßstab 103, 108
Einschleifen des Gebisses 26
Einschleiftherapie, systematische 236
Einzelzahnlücke 182, 183
EM-Legierung 127
Endpfeilerbrücken 159, 210
Enface-Fotografie 29, 31, 35, 66
Entfernung einer Krone 158, 194, 203
Entfernung eines Wurzelstiftes 203
Entfernung harter und weicher Zahnbeläge 53, 54
Epikrise 31
Epithese 181, 225, 226
Erneuerung einer Suprakonstruktion 121, 122
Erneuerung einer Teleskopkrone 120, 161, 213
Ersatz von Auslagen 187
Erweiterung von Prothesen 118, 179, 180, 223, 224
Exfoliativzytologie 13, 46
Exostose 167, 175
externe Gingivektomie 57
extraoral 226

F

Fernröntgenseitenaufnahme 11, 35, 43, 66
festsitzende Apparaturen 40, 41, 68
festsitzende Langzeitprovisorien 197
Festzuschüsse, befundbezogene 101, 107, 109, 111
Festzuschüsse Befundklasse 1 111
Festzuschüsse Befundklasse 2 112, 113
Festzuschüsse Befundklasse 3 114
Festzuschüsse Befundklasse 4 115, 116
Festzuschüsse Befundklasse 5 117
Festzuschüsse Befundklasse 6 118–120
Festzuschüsse Befundklasse 7 121, 122
Festzuschüsse Befundklasse 8 123
Festzuschuss-Richtlinien 108, 109, 111
Fissurenversiegelung 72, 77, 80, 90
Fluoridierung, lokale 73, 77, 80, 84
Fluoridierungsmittel 84–86
Fluoridierung, systemische 77
Fluoridlack 73
Fotografie 29, 35, 66
Freiendbrücken 159, 210
Freiendsattel 209, 210, 228
Freiendteil 209, 210
Frühdiagnostik von Krebs 13, 46
Früherkennungsuntersuchung, zahnärztliche 72–74
FU 72, 74
Full-Mouth-Disinfection 89
Funktionsabdruck 167, 174, 218
Funktionsabformung 167, 174, 218
Funktionsabformung mit individuellem Löffel 174, 218
Funktionsanalyse 167, 227, 228–236
Funktionsanalyse, instrumentelle 229
Funktionsanalyse, klinische 229
funktionsanalytische Maßnahmen 101, 227–236
funktionstherapeutische Maßnahmen 101, 227, 236
Funktionstherapie 227–229, 236
Furkationsbeteiligung 15, 23

G

Galvanokrone 154, 199
Gaumennahterweiterung 41
gebogene Halte- und Stützvorrichtungen 169, 175
Gebührenordnung für Zahnärzte 108, 186
gegossene Halte- und Stützvorrichtungen 169, 176, 219, 220
gegossene Klammern 176, 219, 220
gegossener Stiftaufbau 149, 150, 190–192
Gelenkaufnahme 11, 12, 44
Gelenkbahnneigung 234
Geschiebe 161, 162, 207, 211, 217
geschlossene Kürettage 24, 56
geschlossene Parodontalbehandlung 24, 56
gesteuerte Extraktion 69
gestielter Schleimhautlappen 60
geteilte Brücke 113, 161, 162, 211
Gewährleistung 103
Gewährleistung bei Zahnersatz 137
gingivale Beläge 88
Gingivaindex 49
Gingivarezessionen 15, 60
Gingivektomie 57
Gingivitis 23
Gingivoplastik 57
Glasfaserstift 190–192
Glattflächenversiegelung 90
gleichartiger Zahnersatz 102, 105, 110, 125
GOZ 108, 186
große Brücken 102
Gruppenprophylaxe 71, 73

H

Habit 29, 31, 39
habituell 31
Halte- und Stützvorrichtungen, gebogene 169, 175
Halte- und Stützvorrichtungen, gegossene 169, 176, 219, 220
Haltevorrichtungen, doppelarmige 169, 175
Haltevorrichtungen, einfache 168
Handröntgenaufnahme 10, 11, 43
Härtefall 127
Härtefallregelung 127
Heil- und Kostenplan 21, 66, 128, 138, 188, 230
Heil- und Kostenplan, Ausfüllhinweise 129–136, 138
Heil- und Kostenplan für Funktionsanalyse und Funktionstherapie 230
Heil- und Kostenplan, KFO 66
Heil- und Kostenplan, PAR 21
Heil- und Kostenplan Teil 2 138, 147
herausnehmbarer Zahnersatz 165–180, 215–225
Herstellungsort 136
HKP 128
HKP, Ausfüllhinweise 129–136, 138
Hohlkehlpräparation 200, 206

I

Immediatversorgung 106, 169, 219
implantatgestützter Zahnersatz 182, 183
implantatgetragene Brücken- und Prothesenanker 208
Implantatkronen 156, 201
implantologische Leistungen 101
Indikationsgruppen, kieferorthopädische 28, 30, 31
individualisierter Abformlöffel 167
Individualprophylaxe 71–80, 81–95
Individualprophylaxe, Bonusheft 75
Individualprophylaxe, Vereinbarung 75
individueller Abformlöffel 167
individuelle Schiene als Medikamententräger 85, 86
Indizes 49, 76
instrumentelle Funktionsanalyse 229
Interimsversorgung 106, 117, 169, 175, 176, 219

Stichwortverzeichnis

interne Gingivektomie 57
intraorale Stützstiftregistrierung 167, 170, 174, 222, 231
IP 1 79
IP 2 79
IP 4 80
IP 5 80

J

Jacketkrone 199

K

Keimzahlbestimmung von Bakterien 94
kephalometrische Auswertung 12, 35, 66
Keramikverblendkrone 199
KFO-Abrechnungsschein 32
KFO-Behandlung 27–41, 65–69
KFO-Behandlungsplan 33, 66
KFO-Diagnostik 35, 66
KFO-Richtlinien 27–30
KFO-Therapie 36–41, 67–69
KFO-Untersuchung 32, 33, 35, 66
kieferorthopädische Indikationsgruppen 28, 30, 31
kieferorthopädische Leistungen 27–41, 65–69
Kieferrelationsbestimmung 170
KIG 28, 30, 31
Kinderuntersuchung 72, 73
Kinderzahnheilkunde 154, 202
Kinematik 228
kinematische Scharnierachsenbestimmung 228, 232
Klebebrücke 163, 214
kleine Brücken 102
klinische Funktionsanalyse 229
Knochendefekt 59, 63
Kombinationsversorgung 102, 165, 166, 177, 215
konfektionierte Kronen 154, 202
Konkrementenfernung 53, 54
Kontrolle des Übungserfolges 82
Kontrolle, KFO 39, 69
Kontrolle nach PAR-Chirurgie 64
Konuskrone 161, 177, 206, 207, 221
Kostenerstattung bei Zahnersatz 125
Kostenerstattung nach § 13 SGB V 145
Kostenvoranschlag 187
kraniofaziale Anomalie 31
Krebsfrüherkennung 13, 46, 95
Kronen 111, 154–158, 199–204
Kronen auf Implantaten 201
Kronenentfernung 158, 194, 203
Kronenverlängerung 62
Kugelknopfanker 116, 172, 207, 211, 217
Kunststoffprothese 168, 170, 219, 221
Kürettage, geschlossene 24, 56
Kürettage, offene 25, 58

L

Labordiagnostik 91
Laboruntersuchungen 91
Laktobazillen-Test 94
Langzeitprovisorien 197, 198
Lappenoperation 25, 58
Laterotrusion 234
LB-Test 94
Liquidation 186
Lokalapplikation, subgingival 51
lokale Fluoridanwendung 73, 77, 80, 84
lokale Fluoridierung 73, 77, 80, 84
lokale Medikamentenanwendung mit individueller Schiene 85
Lückenhalter 39, 69

M

Mantelkrone 199, 200
Maryland-Brücke 163, 214
Materialentfernung 64
Materialkosten bei Abformungen 137, 189
Membrantechnik 63
Membranverwendung 63
Metallbasis bei Teilprothesen 176
Metallbasis bei Vollprothesen und Cover-Denture-Prothesen 116, 175
mikrobiologische Untersuchung 46, 92
Mischfälle bei Zahnersatz 126
Mittelwert-Artikulator 228
Modellanalyse 35, 66
Modellgussprothese 114, 167, 169, 217, 219
Modellmontage im Artikulator 233
Motivation 77, 79, 82
Multibandapparatur 40, 41, 68
Mundbodenaufnahme 44
Mundgesundheitsaufklärung 79, 82
Mundhygienestatus 79, 82
Mundschleimhautbehandlung 13, 46, 50

N

Nachbehandlung nach PAR-Therapie 26, 64
Nasennebenhöhlenaufnahme 44
Nativmaterial 93
NEM-Legierung 106, 127
Nichtedelmetall 106, 127
Nonokklusion 31

O

Obturator 181, 225, 226
offene Kürettage 25, 58
offene Parodontalbehandlung 25, 58
Okklusion 151, 156, 228
Okklusion, dynamische 156, 228
Okklusionsstörungen 151
Okklusion, statische 156, 228
OPG 11, 12, 43
optisch-elektronische Abformung 189, 190
Orthopantomogramm 11, 12, 43
Osteoplastik 62

P

Panoramaaufnahme 11, 12, 43
Panoramaschichtaufnahme 11, 12, 43
Papillen-Blutungs-Index 49, 76
PAR-Behandlung 14–26, 47–64
parodontal abgestützt 167
Parodontalbehandlung 14–26, 47–64
Parodontalbehandlung, geschlossene 24, 56
Parodontalbehandlung, offene 25, 58
Parodontalchirurgie 55–64
parodontale Knochendefekte 59
Parodontalerkrankungen 14, 23, 47
parodontaler Screening-Index 14, 17, 21–23, 49
Parodontalindex 49
Parodontalsonde 22
Parodontalstatus 15, 18, 20, 48
Parodontitis 23
Parodontitistherapie 16, 18
PBI 49, 76
Periimplantitis 59
pH-Wert-Bestimmung 92, 93
Pilznachweis 94
plastischer Aufbau eines Zahnes 149, 150, 190, 191
Privatbehandlung auf Wunsch des Patienten 146
private Vereinbarung 146
Privatleistungen bei gesetzlich versicherten Patienten 145–147
Privatrechnung 186
professionelle Zahnreinigung 87
Profilanalyse 35, 66
Profil-Fotografie 29, 31, 35, 66
prophylaktische Leistungen 71–80, 81–95
Prophylaxemaßnahmen 71–80, 81–95
Prothesenanker 207
Prothesenanker auf Implantaten 208
Prothesenerweiterung 119, 179, 223
Prothesenreparatur 119, 179, 223
Prothesensattel 209, 210, 217
Prothesenspanne 209, 210, 217
Prothetik 97
prothetische Leistungen 99–183, 184–226
Protrusion 234
Provisorien 152, 153, 193–198, 203
provisorische Brücken 152, 195, 196, 214
provisorische Kronen 152, 194, 203
provisorische Stiftkronen 152, 194
Provokationstest 228
PSI-Code 14, 17, 21–23, 49
Pufferkapazität 92, 93
PZR 87

Q

Qualitätssicherung 103, 137
Quigley-Hein-Index 77

R

Radiographie, digitale 42, 44
Rechnung 186
Regelversorgung 102, 124, 131
Regelversorgung im HKP 131
Registrieren der Unterkieferbewegungen 234
Remotivation 77, 79, 82
Resektion 226
Resektionsprothese 181, 225, 226
Resilienztest 228
Retainer 29, 31, 40
Retention (KFO) 69
Rezementieren 120
Rezessionen 15, 60
Richtlinien § 92 SGB V 103
Richtlinien: Brücken 159
Richtlinien: Festzuschüsse 109
Richtlinien: Früherkennungsuntersuchung 73
Richtlinien für Zahnersatz und Zahnkronen 104
Richtlinien: Herausnehmbarer Zahnersatz 166
Richtlinien: Individualprophylaxe 76
Richtlinien: KFO-Behandlung 27
Richtlinien: Kombinationsversorgung 166
Richtlinien: Kronen 154
Richtlinien: Parodontalbehandlung 14
Richtlinien: Versorgung mit Suprakonstruktionen (Zahnersatz auf Implantaten) 182
Röntgenaufnahme der Hand 10, 11, 43
Röntgenaufnahme des Schädels 10, 11, 43
Röntgendiagnostik 10–12, 42–45
Röntgendiagnostik der Zähne 10, 43
Röntgenleistungen 10–12, 42–45
Röntgenstatus 12

S

SBI 49
Schädelaufnahme 10, 11, 43
scharfe Zahnkanten 26, 51
Scharnierachse 228
Scharnierachsenbestimmung, arbiträre 228, 231
Scharnierachsenbestimmung, kinematische 228, 232
Schleimhautlappen, gestielter 60
Schleimhauttransplantation 61
Schraubenaufbau 149, 150, 190, 191, 192
Schutzkrone 156
Seitwärtsbewegung 234
Sextant 22
SGB V 27, 72, 100
Sialographie 44
skelettale Dysgnathie 31
SM-Test 94
Sofortversorgung 106, 169, 219
Sozialgesetzbuch V 27, 72, 100
Speichelfließrate 93
statische Okklusion 156, 228
Steg 177, 207, 209–211, 217
Stegreiter 207, 210, 211, 217
Stiftaufbau 111, 149, 150, 190–192
Stiftaufbau, gegossener 149, 150, 190–192
Stiftentfernung 203
Stiftkronen, provisorische 152, 194
Stiftverankerung 149, 150, 190–192
Strahlendiagnostik 42
Streptococcus-mutans-Test 94
Stufenpräparation 200, 206
Stützkrone 156
Stützstiftregistrierung, intraorale 116, 170, 174, 222, 231
Stützvorrichtungen, einfache 169, 175

Stichwortverzeichnis

subgingivale Beläge 88
subgingivale Medikamentenapplikation 51
subtraktive Korrektur 228, 235
Sulkus-Blutungs-Index 49
supragingivale Beläge 88
Suprakonstruktionen 106, 110, 121, 182, 183
Suprakonstruktion, Erneuerung 121, 122
Suprakonstruktion, Wiederherstellung 121, 122
Suprastruktur 182, 183
systematische Einschleiftherapie 236
systemische Fluoridierung 77

T

Tangentialpräparation 200, 206
Teilabformung 189
Teilkrone 111, 156, 157, 161, 200, 206
Teilleistungen 123, 158, 164, 178, 202, 209, 223
Teilleistungen bei Brücken 164, 209
Teilleistungen bei Kronen 158, 202
Teilleistungen bei Prothesen 178, 223
Teilprothesen 114, 168, 169, 219, 220
Teilunterfütterung einer Prothese 119, 179, 180, 224, 225
Teleskopkrone 116, 161, 177, 206, 207, 221
Teleskopkrone, Erneuerung 120, 161, 212
Testmaterial 93
Teststreifen 93
Therapieplanung im HKP 132
Tiefziehschiene 85, 86
Torus palatinus 167, 175
Totalprothese 115, 170–172, 221, 222

U

Übergangsversorgung 106, 117, 169, 175, 219
Umgestaltung einer Vollprothese zur Suprakonstruktion 122
Unterfütterung einer Prothese 119, 179, 180, 224, 225

V

Verbindungselemente 166, 171, 172, 209, 211, 212, 217
Verblendgrenzen 154, 155, 159, 160
Verblendkrone 111, 155, 156, 161, 200, 206
Verblendung 102, 111–113, 116
Verschluss von Defekten 181, 225, 226
Viskositätsbestimmung 92
Vollgusskrone 111, 154, 156, 161
Vollkrone 111, 156, 161, 200, 206
Vollprothese 115, 170–172, 221, 222
Vollverblendung 155
Vorbereitung eines zerstörten Zahnes 149, 150, 190–192
Vorschubbewegung 234

W

Wasserstoffionenkonzentration 92
Weg des Heil- und Kostenplans 140
Weichteilstützung 181
WHO-Sonde 22
Wiederbefestigung eines Provisoriums 153, 194
Wiedereingliederung einer Brücke 165, 212
Wiedereingliederung einer Krone 120, 158, 204
Wiedereingliederung einer Verblendschale 120, 158, 204
Wiedereinsetzen einer Brücke 165, 212
Wiedereinsetzen einer Krone 158, 204
Wiederherstellung einer Suprakonstruktion 121, 122
Wiederherstellung eines Verbindungselements 212, 213
Wiederherstellungsmaßnahmen 118–122
Wiederherstellung von Brücken 165, 204, 212, 213
Wiederherstellung von Kronen 158, 204
Wiederherstellung von Prothesen 179, 180, 223, 224
Wirtschaftlichkeitsgebot 100, 104
Wurzelstiftkappe 116, 172, 206, 207

Z

zahnärztliche Früherkennungsuntersuchung 72–74
Zahnersatz 97, 124, 184
Zahnersatz, andersartiger 125
Zahnersatz auf Implantaten 182, 183
Zahnersatz, gleichartiger 125
Zahnersatzkunde 97
Zahnersatz-Richtlinien 104
Zahnfilm 10, 43
Zahnheilkundegesetz 76, 88
Zahnkronen 111, 154–158, 199–204
Zahnlockerung 15, 20
Zahnsteinentfernung 53, 54
zahntechnische Leistungen 103, 142, 187
Zelluntersuchung 13, 46, 95
Zentrallage des Unterkiefers 228, 231
Zentrikregistrat 231
zusammengesetzte Brücke 113, 161, 162, 211
Zuschussfestsetzung im HKP 135
zytologische Untersuchung 13, 46, 95

Bildquellenverzeichnis

Einzelpersonen

Prof. Dr. Dr. H. G. Bull, Düsseldorf: S. 41, 46

Scott Krausen, Dipl.-Biologe, Mönchengladbach: S. 8, 9, 16, 21–26, 35, 38, 40, 49, 51, 53 oben, 55-57, 61, 63, 66, 68, 70, 71, 80, 90, 97, 100, 108, 111–119, 141, 149, 150, 154–157, 159, 161-163, 165 Mitte, 168, 171, 172, 174, 177, 185, 190-192, 196, 199, 200, 207, 210, 211, 213, 214, 217, 219–222, 228

Dr. F. Schubert, Krefeld: S. 12, 53 unten

Prof. Dr. U. Stüttgen, PD Dr. A. Hugger, Dr. H. Cremer-Piel, Westdeutsche Kieferklinik, Düsseldorf: Fotografie S. 165 unten

Firmen

Girrbach Dental GmbH, Pforzheim: S. 227, 233, 235

Heraeus Kulzer GmbH & Co. KG, Hanau: S. 96

Sirona Dental Systems, Bensheim: S. 44

Leistungsabrechnung Band I

Sie wollen alles wissen?
Dann empfehlen wir unsere **Leistungsabrechnung Band I**:
- **Innovative Gestaltung** mit exzellenter Übersicht
- **Abrechnungswissen auf neuestem Stand**
- **Kassen- und Privatabrechnung** ausführlich erläutert
- komplette Abrechnung **Kons./Chirurgie, KG/KB**
- exakt auf die **Zahnmedizinische Assistenz** abgestimmt.

Dieses Werk bietet eine **hervorragende Einführung** in die **Leistungsabrechnung** und ist ein
verlässliches Nachschlagewerk für Schule und Beruf.

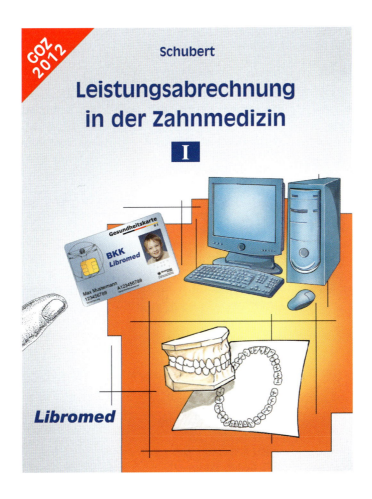

Die Lehrbuchreihe

Dieses Buch ist Teil einer **Unterrichtsreihe**. Dabei bilden die **Zahnmedizinische Assistenz** und die **Leistungsabrechnung Band I und II** die fachliche Grundlage.

Zur Unterrichtsreihe gehören:

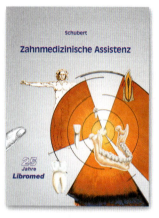

Zahnmedizinische Assistenz

ISBN 978-3-927 865-16-7
432 Seiten, gebunden
komplett 4-farbig

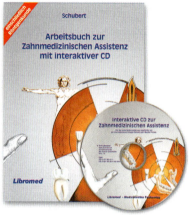

Arbeitsbuch zur Zahnmedizinischen Assistenz mit interaktiver CD

ISBN 978-3-927 865-20-4
176 Seiten, kartoniert
über 500 Arbeitsfolien

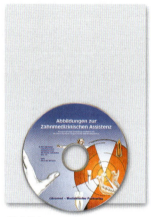

Abbildungen zur Zahnmedizinischen Assistenz

ISBN 978-3-927 865-22-8
über 600 Abbildungen
auf 418 Folien

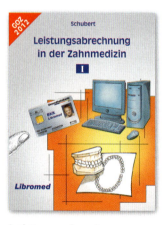

Leistungsabrechnung Band I

ISBN 978-3-927 865-12-9
276 Seiten, kartoniert
komplett 4-farbig
(Kons./Chirurgie)

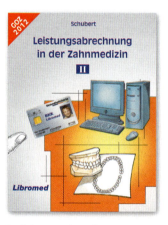

Leistungsabrechnung Band II

ISBN 978-3-927 865-13-6
248 Seiten, kartoniert
komplett 4-farbig
(Rö, PAR, KFO, IP, Prothetik)